医易同源

胡瑛君 著

中医古籍出版社
Publishing House of Ancient Chinese Medical Books

图书在版编目（CIP）数据

医易同源／胡瑛君著 .—北京：中医古籍出版社，2012.5（2023.3 重印）
ISBN 978-7-5152-0086-6
Ⅰ .①医…　Ⅱ .①胡…　Ⅲ .①运气（中医）– 研究　Ⅳ .① R226
中国版本图书馆 CIP 数据核字（2018）第 086905 号

医易同源
胡瑛君　著

责任编辑　刘　婷
封面设计　韩博玥
出版发行　中医古籍出版社
社　　址　北京市东城区东直门内南小街 16 号（100700）
电　　话　010-64089446（总编室）010-64002949（发行部）
网　　址　www.zhongyiguji.com.cn
印　　刷　北京市泰锐印刷有限责任公司
开　　本　787mm×1092mm　1/16
印　　张　26.25
字　　数　620 千字
版　　次　2012 年 5 月第 1 版　2023 年 3 月第 4 次印刷
书　　号　ISBN 978-7-5152-0086-6
定　　价　65.00 元

胡瑛君简介

胡瑛君，亦称胡迎军，男，中医师，北京著名的中医正骨专家，宫廷正骨秘传第十九代传人，传统中医文化挖掘、继承、研究者。

胡瑛君先生祖籍河北行唐，出生于中医世家，自幼受家庭熏陶。其祖父胡老盘一九三八年秘密加入中国共产党，以医生的身份为抗日做出过特殊贡献；其父胡耀明原北京军区战友文工团随团医生，其高中毕业后自学中医，先后通过了国家的学历资格考试和医师资格考试，一九九四年七月开始独立门诊直到现在。

一九九零年三月，曾在中国中医研究院针灸研究所进修。

一九九一年八月，拜北京宫廷正骨第十八代传人王大昌先生为师。

一九九八年二月，首钢报焦点人物栏目对胡瑛君先生的治疗事迹和治疗范围进行过报道，文章名称《正骨按摩写春秋》。

一九九八年十月，在北京针灸学会《北京针灸治疗提高班》进修。

二零零五年，由中国科学技术出版社出版的《中国当代特色医疗、名医名院概览》第二篇“特色医疗卷”中，将其治疗特色和治疗范围收录在内。

二零一二年五月，由北京中医古籍出版社出版了胡瑛君先生的巨著《医易同源》，全书完整的挖掘和阐述了传统中国医学的起源和理论基础。

二零一三年十月，由中国互联网新闻中心和中国文史出版社共同出版的《时代先锋》医疗与卫生篇中，以“《医易同源》为中医的事业插上翅膀”为题进行了采访。

今年出版的《异法归源》，则是另辟蹊径，从治疗八法的角度学习研究《伤寒论》的著作，而同时出版的《药食同源》，则是以《黄帝内经》为基础，从传统中医的角度阐述传统文化当中，“药”与“食”共同与区别关系的著作。

胡瑛君先生长期从事中医基础理论的研究，并把基础理论与临床实践相结合，二十多年来，经常深入民间，拜民间有真才实学者为师，深入挖掘民间行之有效的传统治疗方法，先后得到河南原阳“接骨圣手”李志安老先生及“易水学派”传承人，河北行唐获有“黄老邪”“黄老怪”“黄半仙”称号的黄发斌老先生的指教。

通信地址：北京石景山香山南路 168 号 1 号楼 3 单元 301 室

邮编：100144

邮箱：huyingjundaifu@ 163. com

微信：17701140314

自　序

中华医学是中国传统文化的一个重要组成部分，几千年来，随着时光的流转，岁月的更迭，虽然经历过无数次的战火硝烟和改朝换代，其他的古代文明及种族不是被同化，就是被战争或疾病所灭绝，而中华民族及中华传统文化在中华医学的扶助下得以生存，并使现在的中国人占了世界人口总数的五分之一。

历史上，每一次战争或自然灾害之后，都会有大面积传染病流行，自古就有“大灾之后有大疫，大兵之后有大疫”之说。但中华民族在中华医学的护佑下，在历代医学前辈们的呕心沥血，孜孜以求，不断努力下，不但控制住了疫情，使中华民族躲开了各种灭顶之灾，保证了中华民族的繁衍生机，同时还继承发展了中华医学的理论体系和治疗方法。

时至今日，科学昌明，通讯发达，全世界的现代医学工作者却在SAS、禽流感面前束手无策，日本、韩国以及欧美等国的医学家都在把眼光转向中华医学的时候，甚至有人说李时珍是韩国人的时候，呜呼！哀哉！我们居然还有个别人却叫嚣着要取消中华医学，说中华医学是伪科学。

中医虽然很伟大，但在阅读《黄帝内经》及各位前辈先贤的著作时，经常会看到关于司天在泉、主运客运、主气客气间气等方面的论述，简直一头雾水，尤其是在《黄帝内经》中经常要求医生的“上知天文，下知地理，中知人事”，更觉得玄之又玄，不知所云，茫然不知所措，上述三个方面的每一方面，现在都是一个独立的学科，穷一生之精力也未必能研究明白，更何况三个方面了。

中华医学如中华文化一样的博大精深，但中国的语言表达方式和书写方式经过两千多年的发展，已经发生了很大的变化，这就不免会使我们现代人在阅读传统医学经典的过程中感到非常艰涩，对其内容的理解非常困难和浅薄，对其中的深刻含义也不甚了了，所以学习起来枯燥乏味，总有一种摸不到门径的感觉，这也是造成中医治疗水平下降的原因之一，但这并不能阻碍我们去挖掘和探索中医学当中的精髓，提高我们的临床治疗水平。

2007 年 7 月 15 日星期日于京西八大处西山枫林

畅心斋主人

前　言

自学习中医以来，我虽阅读过张仲景之《伤寒杂病论》、吴鞠通之《温病条辨》、李东垣之《脾胃论》、杨栗山之《伤寒温病条辨》、张从正之《儒门事亲》、刘完素之《素问·玄机原病式》、朱丹溪之《丹溪心法》、王清任之《医林改错》等医家的著作，但总感觉中医很杂乱无章，并且没有任何头绪，在大脑中也形不成一个完整的图像，或者说一个完整的概念；所以对中医的理解始终是零零碎碎的、一知半解的、甚至是混混沌沌的；对许多中医前辈的学术争论也是分不清对与不对。

由于被以上的问题所困扰着，那就不得不从另一个角度反思中医的问题，如：中医真的是玄之又玄吗？中医是如何起源的？古人是如何在短短的时间内达到理、法、方、药、内、外、儿、妇等科样样精通那么高水平的？他们是依据什么原则组方用药，采药、制药的？我们如何才能真正快速地掌握中医的精髓？中医在临床治疗过程中有没有标准？以及当代为什么出不了中医学大师。有时也会想想什么是中医？什么是西医？作为医学它们的差别是什么？中西医能否结合？怎么结合等，但始终没有找到一个满意的答案。

后来在学习《黄帝内经》的过程中，为了便于日后查找资料，于是就把分散在各篇中的相关论述分门别类地编纂在一起，尤其是在整理五运六气时，由于内容繁杂凌乱而难懂，于是就不断地画图进行交叉比对，找其中的平衡点和结合点，在重新编排整理的过程中突然醒悟，终于明白了五运六气在中医学体系当中的重要地位，同时也找到了如何应用五运六气的方法，这时，一个完整的中医学体系就清晰了起来并展现在了眼前，上述百思不得其解的问题也找到了相对合理的答案。（学习者一定要认真细致的分析和研究书中的每一张图）

此时，终于明白了如何才能达到《黄帝内经》中所要求的“上知天文，下知地理，中知人事”了，终于找到了破解中医、理解中医、运用中医的钥匙，终于明白了五运六气学说在中医临床实践当中的重要意义。于是就把《黄帝内经》中的相关内容，及有关前辈的著述纲要摘录下来，结合我之心得体会，通过图解的方式整理成册，来阐释中医的基本要义，以使学习者能很快地了解中医的精髓，把握中医的实质，提高中医的临床应用水平。

由于受的文化水平和理论水平的限制，对中医的理解在细节方面可能不够全面和准确，甚至有谬误，欢迎广大读者朋友指正。只要大家能从此书中得到一点点的启示，认为没有浪费时间，我之心愿足矣。

此书在整理期间，北京易学研究会副会长何保宽先生曾赠赵之易先生之《知易术数学》一书，并提出过很多建设性的意见，使心中更加豁然开朗，同时也在赵之易先生的书中得到很多启示，在这里对何保宽先生表示感谢。

同时在此书的完善和出版过程中，还曾得到许卫东先生、刘洪泼先生、李德元先生等朋友的大力支持，对这些关心此书的朋友也表示衷心的感谢。

医易同源释

有曰：医易同源。又曰：医生于易。《易经》《黄帝内经》与《山海经》又被曰之为“上古三坟”。然而《易经》与《黄帝内经》到底是什么关系？要是“同源”则应是“一卵双生”或“一源双枝”的孪生关系，若《黄帝内经》是《易经》的衍生品，则不能称之为“同源”，因为它们是父子关系，也不应该和《易经》与《山海经》并列为“上古三坟”。

要想回答这个问题，必须要分析和研究《易经》与《黄帝内经》是如何产生的？它们产生和发展的理论根据是什么？

首先分析《易经》，翻遍所有关于《易经》产生的根源，几乎都是传说，伏羲氏画先天八卦、周文玉演后天八卦、河出图、洛出书。

关于伏羲氏的先天八卦，台湾的曾仕强氏与大陆的赵知易氏研究认为：是伏羲氏根据四季的阴阳变化，以图表的形式记录下来的。

为什么称之为“八卦”？那是因为“八卦”的产生是根据四季当中的冬至、夏至、春分、秋分四正，与立冬、立夏、立春、立秋四偶八个方位来确定的。至于每个卦为什么是“三爻”目前还没有人解释，吾认为就是每一个方位正好负责“三个节气”，三八二十四节气，正好完成一年阴阳、气候的变化。

周文王氏把伏羲氏平面的四季阴阳变化，按生、长、化、收、藏“五行”的顺序从新排列，演变成了所谓的后天八卦，然后再与先天八卦交叉进行时空运动，于是就出现了我们现在所看到的八八六十四卦的阴阳变化。周文王再把世间的一切事物分为八类，按先天和后天（或者说时间与空间）的运动方式进行推算，由此产生了《易经》。

先天八卦与后天八卦是用图表的方式推演自然万物的规律与变化，而河图、洛书则是以数字的方式推演自然万物的规律与变化，当代的数字化和信息化就是河图、洛书的具体表现形式，而非玄之又玄的封建迷信。

人体疾病的产生，不外乎内伤七情，外感风寒六淫，饮食劳逸，意外伤害，其中外感风寒六淫是疾病产生的主要原因。

风、寒、暑、湿、燥、火是自然界的正常气候变化，也是导致人体疾病的重要因素，这种气候在变化当中蕴含着生、长、化、收、藏五种运动规律，这五种运动变化又能产生出酸、苦、甘、辛、咸五种味道。

人体当中也有一个生、长、化、收、藏的运动变化和功能，自然界四季的异常变化会影响其内部的生、长、化、收、藏，使生物发生异常变化，同时也会影响人体的生、长、化、收、藏，使人体的正常功能发生异常变化，由此就产生了疾病，同时也造就形成了《黄帝内经》的理论基础。

《易经》的产生源于二十四节气的阴阳变化，《黄帝内经》的产生也源于二十四节气的阴阳变化，故曰“医易同源”。

2015 年 2 月 11 日　星期三

于北京西山枫林畅心斋

目　　录

第一章　中医漫谈

当翻阅此书时，请你放下已有的成见，随我一起细细地品味一下古代先贤们的聪明与智慧，荡涤一下我们内心的狂妄与无知。

一、天地运行法则与中医起源

《西游记》开篇说：天地的运行是有定数的，它以十二万九千六百年为一个周期，一个周期分为十二会，即：子、丑、寅、卯、辰、巳、午、未、申、酉、戌、亥十二个时期（地支），每一会有一万零八百年。

当戌会到来的时候，天地（太阳系）开始昏朦，万物逐渐死亡；经过一万零八百年，在戌会交亥会之初，天地黑暗，世间万物具不存在，故称之为混沌。再经过一万零八百年，亥会结束，贞下起元，在接近子之会时，天开始逐渐明朗，地开始有根。正如邵康节所说："亥至子之半，天心无改移，一阳初动处，万物未生时。"再过五千四百年，正当子会，这时轻清之气上腾，开始有日、有月、有星、有辰，日月星辰称之为四象，所以说："天开于子"。

又经过一万零八百年，子会将结束，丑会将开始，天逐渐坚实，地球开始凝结成冰。故《易经》说："大哉乾元，至哉坤元！万物资生，乃顺承天。"再过五千四百年，正当丑会之时，重浊之气下凝，天地开始有了寒热、升降、承受与转化之气，并形象地以木、火、土、金、水来进行概括，这五种气的运行被称之为五行之气，所以说："地辟于丑。"

经过了一万零八百年，丑会结束而寅会开始，这时万物生发，至此，天清地爽，阴阳交合。就如历法所说："天气下降，地气上升，天地交合，群物皆生。"再过五千四百年，正当寅会，地球上开始有人、有兽、有禽，这时才到我们所说的天地人三才定位，所以说："人生于寅。"

前面所说的一个周期，应该就是太阳系围绕银河系运行一周所需要的时间，也应该就是我们现在所谓的一个世纪，如：白垩纪、侏罗纪。天地运行一周的变化规律正好对应一日运行的变化规律，如：子时一阳之气初现，天地还是一片黑暗；丑时则鸡鸣，人们逐渐能分清天地的区别；寅时还不能见阳光；到卯时则太阳刚刚升起；辰时刚食过饭；紧接着是巳时；午时日挂中天；未时太阳西磋；申时日晡；酉时日落；戌时天地昏暗，合为一体；而亥时则是人们进入睡眠的时候。这一日，午时最热，子时最冷。

如何理解古人天地运行之定数呢？唯物辩证法认为，宇宙间所有的物质都是运动的并且是绝对的，而静止则是相对的。既然所有物质都是运动的，那么银河系就应该是运动的，太阳系作为银河系的一个组成部分，它必然会加入到银河系的运行当中去。月亮围绕地球旋转，地球围绕太阳旋转，那太阳系在银河系中也一定会围绕着某一星球旋转，太阳系在银河系运行一周，相当于地球绕太阳循环一周。地球绕太阳一周有春夏秋冬之分和寒热温凉之别，那么太阳系环绕银河系一周必然也会有春夏秋冬和寒热温凉的变化。地球作为太阳系的一个组成部分，除了自身有春夏秋冬四季变化之外，还要受太阳系的影响在太阳系的四季变化当中进一步发生变化，这就是古人的天地运行理论。

如果我们认可这种运行规律，就可以很明确的解释现在科学界许多悬而未决的命题，如：物种的起源，冰川运动的形成，白垩纪、侏罗纪时期生命的消失以及现代的温室效应，也可以推测未来人类的生存状况和发展前景。

物竞天择，适者生存，这是所有物种的生存法则。关于物种起源，它是地球在特定空间和特定时间范围内所出现的一种自然现象，因为银河系当中所有星系都是运动的，当太阳系运行到银河系的某一方位时，地球上的湿度和温度符合了所谓生命的生成，于是就产生了生命，也就是物种；当太阳系在运行过程中离开了银河系这一特定方位时，地球上的湿度和温度就不符合所谓生命的生成，于是生命就不复存在，物种就要灭亡，恐龙也就是在这种条件下消失的。

所以宇宙间没有绝对可以长期反复存在的事物，包括人类。人类也不过是在特定空间和特定时间下，地球上出现的一个物种而已，人类能在特定空间和特定时间下产生，也必然会在特定空间和特定时间下消亡，这是天地运行的自然规律，是不以人类的意志为转移的。达尔文在自己的《物种起源》中论证的两个问题：第一、物种是可变的，生物是进化的；第二、自然选择是生物进化的动力，这完全符合古人的天地运行理论。

关于冰川的形成，现代的基本解释是一个含有冰块的彗星撞击地球，造成大量的尘埃，遮蔽了太阳，瞬间使地球上的温度变低，造成大量的生物死亡，假设这种推理成立，那么有几个问题需要解释：

1. 地球是圆的，不管彗星撞击到地球的那一部分，它也只会影响被撞击的那一半，那另一半能受多大影响？

2. 巨大的尘埃能在空气中飘浮多长时间，足以使生物大量死亡？动物可能会大量死亡，植物会吗？

3. 一个多大质量的彗星可以使地球变成冰球？

4. 一个足以使地球变成冰球的彗星，它的撞击力度会不会改变地球的运行轨道？

5. 如果地球的运行轨道发生了改变，地球的温度会不会发生改变？如果地球的温度发生了改变，地球还会不会有生物？

这些问题不是简单地用彗星撞击说就能回答的，而用古人的天地运行理论就可以准确的解释。

关于古生物化石，它是怎样形成的？它是怎样进入到山石当中去的？人类已有上万年的历史，为什么没有在山石中发现人类化石，而只是在山洞中发现的是人类的遗骨？这些问题如何解释？

我们还可以用古人的天地运行理论论述古生物化石的形成过程：当太阳系运行到午时时，地球上的气温逐渐升高，水源慢慢枯竭，不少生物因没水而死亡，由于空气干燥，死亡的生物并不腐烂，经过风沙的掩埋，逐渐进入地下，在干燥高温的状态下，与沙土溶在一起，经过几十万年后，在地壳运动的变化下，有的进入到山石之中，有的还在坚硬的泥土当中，这就是古人给我们的答案。

有人会问：学习医学跟研究宇宙有关系吗？回答是肯定的。因为宇宙是运动的，银河系是运动的，太阳系是运动的，地球也是运动的，其运动是有规律的，是可以预知的，地球上的一切生物都是随着这种运动变化规律而不断地发生着变化的。人类是宇宙间一个小之又小的细胞，是地球上的一个物种，必然也会随着这种运动变化规律而发生变化，而造成人体疾病的原因也会发生变化，所以，研究人体的疾病必须要研究天地与环境的变化，这也就是《黄帝内经》要求医生“上知天文，下知地理，中知人事”的根本所在。

（如何做到“上知天文、下知地理、中知人事”呢？这就需要研究和了解中医的起源，只有找到中医的根源，我们才能真正地学习和理解中医，才能真正地把握中医的精髓，才能把真正的中医技法运用到临床，才能真正的提高治疗效果。不然，我们就会对中医的理论体系产生疑问和误解，甚至产生动摇，就会使我们在研究中医、运用中医时就如水中的浮萍一样没有根基而不牢固、不踏实，总会有知其然、不知其所以然之感。）

关于中医的起源，中医教科书普遍认为：在远古时候，原始人在生产劳动的同时，在长期同自然灾害、猛兽、疾病做斗争的过程，开始有了卫生保健。在寻找食物充饥的过程中，有时候会误食某些有毒的植物，因而发生呕吐、腹泻、昏迷甚至是死亡等情况，经过无数次的尝试，人们才逐渐发现某些植物对人体有益，某些植物对人体有害，某些植物可以治病。这样便积累了一些关于植物药的知识。因此有“神农……尝百草滋味，水泉之甘苦，令民知所避就。当此之时，一日而遇七十毒”《淮南子·修务训》的传说。因此在我国早期所发现的药物中，以草本植物为多，所以称“本草”。原始人在与猛兽搏斗和部落之间发生冲突时，常常会造成外伤。这样就产生了用树叶、草茎等涂裹伤口的方法。后来，人们便发现了一些外用药，这便是外治法的起源。

人类在利用烤火取暖的基础上，逐渐体会到用热烘的方法可以消除因受冷而引起的腹痛和因寒湿造成的关节痛等某些疾病。这就是原始的热熨法和艾灸法的起源。当人类进入原始氏族公社时期，随着石器工具的发展，逐渐产生了用砭石治病的经验，这不仅是外科方面原始的医疗工具，也是我国针术的萌芽。

教科书关于中医起源的论述，完全是现代人站在马克思“劳动创造人”的观点上，根据历史传说推演出来的，是否能站得住脚，经得起推敲呢？我们逐一进行一下分析：

一、关于“神农”尝百草之说作为“本草”的起源，这里有3个问题需要回答：

1. “神农……尝百草滋味，水泉之甘苦，令民知所避就。当此之时，一日而遇七十毒”的可信度有多少？“神农”如果作为人，偶然中一次毒可能命就没有了，怎么可能日遇七十毒呢？中一次毒半小时能缓过来吗？就算半小时中一次毒，一昼夜也只能中四十八次，离七十次还有一段距离呢。如果作为劳动人民集体智慧的代表也可以，那下面的问题如何解释？

2. “神农”尝百草是有目的的品尝还是没目的的品尝？要是他有目的地去品尝“百草”，那他的理论基础是什么？他凭什么来确定动物、植物及矿物的性、味、归经及主治范围的？还包括很多毒药和原产地并不是在中国的药物，神农是怎么品尝到的？

如：砒霜是由矿物质加工而成的剧毒物品，是谁首先发现它性热、有大毒、味辛、归肺、肝经，有蚀疮去腐、杀虫劫痰、平喘截症的治疗功效的？如果是品尝发现的，那第一个品尝的人如果被毒死了，还会再有第二个人去品尝吗？“敌敌畏”等杀虫剂也是毒药，也应该有治疗作用吧？现代的科技水平这样高，怎么就比不上古人对药物的品尝，也说一说敌敌畏的性、味、归经及主治范围呢？怎么就没有人想一想敌敌畏是否也可以治疗癌症呢？

3. 如果他没有掌握着某种基础理论，那他就是一个具有某种其他人所不具备的特殊能力，如特异功能，这又和“巫”相联系了。

二、关于外用药，用“原始人是在与猛兽搏斗或部族冲突中，因受伤而用树叶、草茎等涂裹伤口，于是发现了外用药，这就是外治法的起源”来解释似乎有些轻率。

如：蟾蜍是一种让人看了就恶心的动物，没有人觉得它比青蛙漂亮，但它皮上的分泌物却是治疗皮肤病的良药，古人不但知道它的性、味、归经，还知道它的主治范围，古人的审美观不会和现代人差这么多吧？是谁发现的？又是怎么发现的？不会是谁得了皮肤病，看着蟾蜍好看，或者看着蟾蜍恶心，拿它在身上涂着玩，然后发现了它的治疗作用吧？不去主动品尝它，那它的性、味、归经又是如何知道的？

中医的外用药都是可以内服的，而且大多数药是有毒的，翻开《本草纲目》不难发现，古人在日常生活当中随时随地都可以发现生物的药用价值，而且还能够娴熟的运用，而我们现在为什么就发现不了新的中药药源呢？

三、冬天趋暖，夏天就凉，这是人类的本能，何须逐渐体会到用热烘的方法消除因受冷而引起的腹痛和因寒湿造成的关节痛等疾病？如果把这作为热熨法和灸法的起源，那作为灸熨用的主要原料为什么会单单选艾草的绒呢？同时艾叶内服还可以温经止血，散寒除湿止痛，外洗可以治疗皮肤湿疹，这些作用古人是如何发现的？

四、关于经络理论和针刺原理，针刺是很疼的，尤其是用所谓石头磨成的针更疼，为什么古人还要用这种方法治疗呢？他们的经络理论是在什么情景下形成的？这个问题不研究清楚，所有治疗都是依葫芦画瓢。用“当人类进入原始氏族公社时期，随着石器工具的发展，逐渐产生了用砭石治病的经验，这不仅是外科方面原始的医疗工具，也是我国针术的萌芽”解释，只是一种没有得出正确答案后的敷衍。

带着这些问题，我们看看《黄帝内经》是如何回答的。在《素问·移精变气论》中，黄帝问：“我听说古时治病，只用移精变气或祝由而已；今世治病，用毒药治其内，针石治其外，或愈或不愈，为什么？”。岐伯回答说：“以前古人居住在禽兽之间，做动作以避寒，居住在阴凉处以避暑，内无眷慕之累，外无忧患困扰，在这种恬淡之世，外邪就不能深入侵犯肌体，故既不用毒药治其内，也不用针石治其外，只用移精祝由就可以了”。

随着社会的发展，人与人的关系发生了变化，人们开始“忧患缘其内，苦形伤其外，又失四时之从，逆寒暑之宜，贼风数至，虚邪朝夕，内至五脏骨髓，外伤空窍肌肤，所以小病必甚，大病必死”。再用“移精祝由”的方法就不管用了。于是到了上古时期，有使僦、贷季等医学家们通过观察四时、八风的寒热变化，发现事物都存在着五种基本属性，即生、长、化、收、藏五种运行规律，也就是所谓的木、火、土、金、水以及与人体色脉的对应关系，所以教导人们顺应自然，尽量调节人们的生活方式和生活习惯，从而就能达到远死而近生结果。(现代中医学的理论基础从此奠定了)

到了中古时期，治疗疾病一般就要服用一些热汤或草苏草荄之类的药物才可以治愈了。再往后都是在疾病刚发生的时候，医生“不本四时，不知日月，不审逆从”，只是等到疾病已经形成了，才开始“微针治其外，汤液治其内”，以为这样疾病就可以治好了，没想到的是旧病还没有治好，新病又开始萌生，这就是现代中医学发展演变的过程。

而在《素问·示从容论》篇中，古人明确地告诉我们，他们是通过观察，把自然界的日月变化、地理变化、生物变化以及人体的生理病理变化，与气候变化相结合，进行横向和纵向的比对分类，用“援物比类，取类比象”的方法发现的，这就是现代中医学的起源。

如何“援物比类，取类比象”？刘完素说：“太古先师设绳墨而取曲直，叔世方士，乃出规矩以为方圆。夫物各有性，制而用之，变而通之，施于品利，其功用岂有穷哉。故蛇之性上窜而引药，蝉之性外脱而退翳，虻饮血而用以治血，鼠善穿而用以治漏，此所谓因其性而为用者是也。弩牙速产，以机发而不括也；杵糠下噎，以杵筑下也；此所谓因其用而为使者是也；浮萍不沉水，可以胜酒；独活不摇风，可以治风；此所谓因其所胜而为制是也；麻，木谷而治风；豆，水谷而治水；此所谓气相同则相求者是也。牛土畜，其乳可以止渴疾；猪水畜，其心可以镇恍惚；此所谓因其气相克则相制是也。熊肉振羸，兔肝明目，此所谓其气有余补不足是也。鲤鱼之治水，鹜鸭之利水，此所谓因其气相感则以意使者是也。蜜成于蜂，蜜温而蜂寒；油生于麻，麻温而油寒，兹同质而异性是也；蘼芜生于芎䓖，蓬藟生于覆盆，兹名异而实同者是也。所以如此之类，不可胜举”。

《医林改错》中的抽葫芦酒：治腹大周身肿。

处方：自抽干葫芦，焙为末，黄酒调服三钱。若葫芦大，以黄酒入内煮一时，服酒颇效。方中用抽葫芦，是取其自抽之意也。我们可以再看看以下几个方子。

开骨散：治难产，五七日不下，及瘦小女子交骨不开，死在旦夕。

处方：当归1两，川芎5钱，龟板8钱，血余3钱，生黄芪4两，水煎服。

古方开骨散：龟板自死者佳，占卜次之，煮熟者不用，酒洗当归，川芎各一两，女人发一握，生男女者佳，煅存性，上为末，每服三钱，水一盏半煎服，约人行五里路时胎即下。龟板用自死者而不用煮熟者，就是取其开裂之意也；血余用生过孩子的女人发，也有此意。

《医方集解》中有阴阳水，又名生熟水，主治：霍乱吐泻。

处方：沸汤，井水，各半盅和服。汪昂解释说：这是中焦分理阴阳之药，霍乱是因阴阳不和而交争，故上吐下泻，饮此而辄定，是因其能分阴阳而使之平和，故仓促犯病，脉候未审之时，饮阴阳水最为妥当之法。

这就是中医“本草”的起源。在中医药古本当中，像这种“取类比象”的方子或药物比比皆是，这也是中医药的一大特点。所以，学习中医首先必须要掌握四季的寒热变化，环境变化以及由此对人体的影响，这也就是《内经》中要求医生要达到的“上知天文、下知地理、中知人事”，然后在掌握五脏六腑、气血经络、病因病机、遣方用药等等相关知识，按此路径，何愁不出大师？

关于“移精祝由”的方法是否就是所谓的巫术？有这种可能，是否是中医的起源呢？请看“医”字的繁体写法分别为“毉”或“醫”，一个“医”字是由医、殳（古代兵器的名字以竹、木制成，一端有棱）、巫三部分组成，一个是由医、殳、酉（酒也）三部分组成，由此可见巫术只是中医最早的治疗形式之一，而非现代中医学的起源。要是认为“巫”的产生是“阶级出现前后在意识形态方面的表现，是统治阶级利用自己掌管宗教迷信的特殊地位，吸取了简单的医药经验和知识，并以假借“鬼神”的姿态用祈祷的形式来给人治病，使原始的医疗活动披上了神秘的外衣，形成了原始末期‘医’和‘巫’混淆的现象”的看法显然是错误的，而中医所谓“医源于巫”的观点也是站不住脚的。

二、天文、地理与人事

《黄帝内经》中要求医生“上知天文、下知地理、中知人事”。天文、地理、人事，每条都是一个独立的学科，穷一生之精力也未必能够研究明白，既然前辈能提出了这样的要求，作为后学者就应该能达到这样的高度，如何能达到这样的高度，关于天文方面的内容，前辈在《黄帝内经素问·天元纪大论、五运行大论、六微旨大论、气交变大论、五常政大论、六元正纪大论、至真要大论》七篇大论中都做了详细的论述，也是本书的主要内容，将会在后面的文章中予以介绍。

下面我们分析一下地理环境对医学和人体的影响，《内经》中说：地理位置有高低的不同，气候就有温凉的差异；地理位置高则气候冷，地理位置低则气候热；因为天的阳气不足于西北方，所以北方寒、西方凉；故西北方属阴，在属阴的区域，阴精自下朝奉于上，阴精上奉，精不外泄，人们的寿命就长，所以西北方的人病了要用外散寒，里清热的方法治疗。

地的阴气不足于东南，所以东方温、南方热；故东南方属阳，在属阳的区域，阳精自上降于下，阳精下降，精气耗散，人们的寿命就短，所以，东南方的人病了要用收敛阳气，温其里寒的方法治疗。

中原的人阴阳比较平和，所以到了西北方容易出现腹胀病；到了东南方容易出现皮肤疮疡病；出现以上症状可以用温下法治疗腹胀病，用汗法治疗疮疡病。这些都是因区域不同所表现出来的阴阳盛衰之差异，这些差异对人体的健康和寿命都产生着重要的影响。

不同的区域其气候温度会有不同，即使是在同一个区域内，人们的生化寿夭也各不相同，这同样是因为地势的高低不同所造成的，凡是地势高的地方都会阴气用事，阴气用事则阴气盛，所以四时的气候晚于时令到；地势低的地方都会阳气用事，阳气用事则阳气盛，所以四时的气候早于时令而到，这也是因地理不同而表现的正常现象。

人类正常的生化活动规律是：生活在地势高的人多长寿；生活在地势低的人多短寿。这种差别会根据地域大小的不同也有所差别，地域小这种差别就小，地域大这种差别就大。

气候寒冷的地方多容易得外寒里热的病，因此治疗时，应服凉药清其里，外用温热水浸泡散其外。气候温热的地方多容易得因阳气外泄而里寒的病，因此治疗时，应服温热药以温内寒，使阳热强守于内而不外泄；这也符合中国的养生谚语："冬吃萝卜夏吃姜"的原则。

"冬吃萝卜夏吃姜"这句话，很多人不一定明白其中的深刻含义，如上所说它既是一个养生方法，同时也是一个治疗原则。例如：冬天天气寒冷，人们的各种运动相对比较少，出汗少，饮食物的热量相对比较大，所以容易产生内热，这时相对多吃一些性寒、味辛淡并有理气功能的萝卜，以保持体内的阴阳平衡；夏天天气燥热，出汗也多，人们又喜贪寒凉，所以阳气损失比较多，容易产生内寒，这是相对多吃性热、味辛的生姜以补阳而散寒，使人体内也保持一个相对的平衡，所以《内经》上说：冬养阴，夏养阳。作为一个医生，在接触临床之前，必须要搞清楚事物的自然规律、地理环境、阴阳盛衰以及六气的先后顺序，然后才可以谈治疗疾病。

总之，在临床治疗的时候也应考虑到这些因素，务必使人体当中的气与环境之气相同，这样才能达到平衡协调。如果出现了真寒假热或真热假寒证，则应当用相反的方法治疗。

由于地理位置的差异，人体的疾病也会产生差异，根据这些差异又派生出五种不同的

治疗方法

一、在东部地区，位于海边水旁，是盛产鱼和盐的区域，因此那里的人们吃鱼及咸味的食物较多，咸味的食物吃多了容易伤血，所以那里的居民皮肤大多色黑，肌腠疏松；鱼吃多了能使人体的体内发热，所以他们容易多发痈疡之类的疾病，而治疗痈疡病最适宜的方法就是用砭石治疗。

所谓砭石，《山海经·东山经》中记载："高氏之山……其下多箴石"。郭璞注释说："砭针，治痈肿者"，此"砭针"应该是针刀之针，而非针刺之针。许慎《说文解字》也提到"砭，以石刺病也"。在《黄帝内经》中有多篇文章都说到砭石，砭石是与针刺、艾灸、汤药、导引按摩并驾齐驱的中医治疗方法之一，是专门用于治疗痈疽疮疡的一种治疗方法，如《灵枢·玉版》说："其已成脓者，其惟砭石铍锋之所取也"，《素问·病能》说："夫痈气之息者，宜以针开除去之；夫气盛血聚者，宜石而泻之，此所谓同病异治也"。在《灵枢·痈疽》篇还详细地介绍了痈疽的发病机理和砭石的操作方法，砭石疗法实为割刺疗法。

治疗痈疽疮疡为什么要用砭石而不用刀具呢？是生产不出来吗？应该不是。因为这时经络理论和针刺方法已经非常完备，既然能制作比较复杂的毫针，那制作针刀也应该是不成问题的，之所以采用砭石割治，是因为只有这样才符合中医的阴阳五行生克理论。

内经上说："一切疮疡皆生于火"，疮疡生于火，火极可以化水（化脓）。从五行的生克关系来看，水者，要用土来克之也。砭石者，土也，故能克水也；刀者，金也，金能生水也；这应该是古人治痈疡用砭石而不用金属刀根本原因，也是砭石疗法的理论依据。

二、在南部地区，地理位置相对比较低凹，水土的性质也比较薄弱，阳气旺盛，雾露之气多聚集在那里。人们喜欢吃一些酸腐的食物，所以他们的肌肤腠理致密而色红，容易患拘挛、湿痹之类的疾病，对于这类疾病最适宜的治疗方法就是用针刺治疗，针刺疗法主要的治疗范围是经络不通所导致的疾病。现代也有专家到西南地区考察证明了以上说法。

经者，《说文解字》中说原指织布的纵线，是与"纬"相对的，故有"经正而后纬成，理定而后辞畅"之说。是指某一事物的纲领或定理。络者，网也；纵横交错，连接、广布之意也。脉者，连贯而成系统之事物也。

经络学说是中医理论体系当中的一个重要学说，在临床辨证治疗过程中发挥着十分重要的作用，但经络就像地下的河流一样看不见、摸不着，这就使很多人对它的合理性产生了怀疑。中外不少的科学家经过几十年的精心研究，也没有找出经络的产生原理和物质构成。

经络理论是如何产生？这个问题已经随着时间的推移而淹没在了历史长河当中，使我们看不到其发展渊源。但有一点是可以肯定的，那就是经络的产生是古代先贤们在某种特定环境或情景下得到了启发，再经过不断地摸索推敲和实践总结，逐步形成的理论体系。

仔细研究《黄帝内经》会发现，经络理论的产生与自然界的山川河流有着密切的关系。在《灵枢·经水》篇中说："天至高不可度，地至广不可量，且夫人生于天地之间，六合之内，而应阴阳也，不可不察"。《灵枢·邪客》说："天圆地方，人头圆足方以应之；天有日月，人有两目；地有九州，人有九窍；天有风雨，人有喜怒；天有雷电，人有声音；天有四时，人有四肢；天有五音，人有五脏；天有六律，人有六腑；天有冬夏，人有寒热；天有十日，人有手十指；辰有十二，人有足十指、茎垂以应之，女子不足二节，以抱人形；天有阴阳，人有夫妻；岁有三百六十五日，人有三百六十五节；地有高山，人有肩膝；地有深谷，人有腋腘；地有十二经水，人有十二经脉；地有泉脉，人有卫气；地有草蓂，人有毫毛；天有昼夜，人有卧起；天有列星，人有牙齿；地有小山，人有小节；地有山石，人有高骨；地有林木，人有募筋；地有聚邑，人有䐃肉；岁有十二月，人有十二节；地有四时不生草，人有无子；此人与天地相应者也”。明确地指出了：地有山石，人有高骨；地有林木，人有募筋；地有十二经水，人有十二经脉；地有泉脉，人有卫气。

《灵枢·经水》更进一步诠释说：经脉十二者，外合于十二经水，内属于五脏六腑。足太阳外合于清水，内属膀胱，而通水道焉；足少阳外合于渭水，内属于胆；足阳明外合于海水，内属于胃；足太阴外合于湖水，内属于脾；足少阴外合于汝水，内属于肾；足厥阴外合于渑水，内属于肝。

手太阳外合于淮水，内属于小肠，而水道出焉；手少阳外合于漯水，内属于三焦；手阳明外合于江水，内属于大肠；手太阴外合于河水，内属于肺；手少阴外合于济水，内属于心；手心主外合于漳水，内属于心包；凡此五脏六腑、十二经水者，外有源泉，而内有所禀，此皆内外相贯，如环无端，人体的经络也是如此。

既然经络与河流一样，那我们就先观察一下河流的运行方式。几乎每一条河的起源皆是由地表水和地下水组成，以地下的泉水为主；而结束则有三种方式：一是流入大海；一是汇入湖泊；一是因渗入地下而断流，不论哪种方式，水在流动过程中，都会不断地被补充和渗掉。在这个过程中，泉眼使地下水升到了地面，渗洞使地面水降到了地下，泉眼和渗洞即形成了河流，也完成了地面水与地下水的循环。地下河与地面河可称作阴阳两河，对应到人体则为任督阴阳二脉；泉眼和渗洞对应到人体则是“所出为井”“所入为合”。河长水多的流入大海与多气多血的阳明经相对应，河短水多的汇入湖泊与多血少气太阳经相对应，河短水少而断流者与多气少血的少阳经相对应，这完全符合五脏六腑与十二经脉的气血运行法则。

以上把经脉与河流的对应关系明白无误地表述出来了，“五输穴”又进一步把经络当中阴经和阳经的转化关系进行了阐述。

常言道：山有多高，水有多高。地下水随山势上行而出于“井”，地面河顺山势下行而入于“合”，一上一下，（当直立而双臂上举时，十二经脉当中的阳经从上向下行，阴经从下向上行）故“所出为井”，泉眼也；“所入为合”，渗洞也，一出一入，一阴一阳也。为了更进一步说明这个问题，《灵枢·本输》和《难经》中又说阴经的井穴为木，木者、升也；阳经的井穴为金，金者、降也；一升一降，一阴一阳也。（《内经》关于阴井木、阴井金的论述所隐藏的深刻含义，作者将在相关著作中做进一步的阐述。）

古人就是以自然界河流的运动形态比喻人体经气的运行情况，总结出“所出为井，所溜为荥，所注为俞，所行为经，所入为合”五种运动方式，并以这五种运动方式的发生点，作为调整本经的“穴”，故称之为五输穴。

“所溜为荥”指的是小溪；“所注为俞”指的是小溪注入河流的地方；“所行为经”指的是河流。故《素问·咳论》中说：“治脏者治其俞，治腑者治其合”，脏宜实，脏有病，补其俞，俞为经气所注之地；腑宜虚，腑有实，泻其合，合乃经气所出之处。《灵枢·邪气脏腑病形》还有“荥俞治外经，合治内腑”之说。“五输穴”的原理，从微观上理解，它们分别是十二经肘膝以下的五个特定穴，如果从宏观上看待“五输穴”，它可以表述整条经络的运行形态，其意义和作用更加深远。这样可以通过“五输穴”，使我们更加清晰地理解“上病下治，下病上治”的理论根源。

“地有山石，人有高骨；地有林木，人有募筋”，有山有林木的地方就有水，故前人在寻找经脉时有“筋之边，骨之旁”之说；而许多常用的重要穴位多在骨关节处或两骨之间，以下的特定穴可以更进一步证实了以上观点。

原穴：原者，本源、元气之意也。原穴是脏腑病变的反应之处，分布在腕踝关节附近，主治五脏六腑的病症。《灵枢·九针十二原》说：“凡此十二原者，主治五脏六腑之有疾者也”，《难经》也说：“五脏六腑之有病者，皆取之十二原也”。

络穴：络者，联络之意也，是指表里两经相互连接的部位。主治与表里两经相关的病症。

俞穴：俞者，传输、输送之意也，与五输穴中的俞穴意同而部位不同，这里是指脏腑之经气输注于背部。主治与脏腑相应的病症。

交会穴：奇经八脉与十二经相通交汇的地方。

八会穴：是指人体脏、腑、气、血、筋、脉、骨、髓之精气会聚之处。主治与其相关的病症。

郄穴：郄者，间隙之意也，是本经之气深聚的部位。主治急性病。

募穴：募者，是募集、汇集之意也。是脏腑经气汇集于胸腹的部位，主治脏腑及其局部的病症。

水在流经的过程中会遇到拐弯处、低洼处、急降处、渗出渗入处，与其他河流的交汇处，这些地方都会使水的流速发生变化；经络亦然，从特定穴的穴义不难看出，特定穴的功能和作用完全与河流的功能、作用相同。

从以上分析我们可以得出这样的结论：经络理论的产生和发现，是古人通过认真观察和研究河流山川后，根据河流山川的相互关系对应到人体上的，后又经过不断地摸索实践，而形成的一套完整的医学理论和治疗体系。

古语说：“流水不腐，户枢不朽”。由于南方地区地理位置比较低凹，水土的性质比较薄弱，阳气旺盛，雾露之气聚集，如果发生河水淤滞的现象，很快就可以嗅到酸腐之气。反之，由于这里的人们喜欢吃一些酸腐的食物，所以也会很容易的造成体内的“河流”发生瘀滞，于是就产生了针刺疗法。治疗经络病为什么要用金属的针刺呢？这与砭石疗法的原理一样，因为金能生水的缘故。

三、在西部地区，地理位置相对比较高，风沙大，多丘陵，气温也比较凉，水土的性质又很刚强。人们多穿皮毛并和衣而卧，居住在窑洞内，食物以肉类为主，虽然外邪不容易伤害到他们的形体，但疾病容易从体内产生，对于这类疾病最适宜的治疗方法就是用毒药治疗。所谓的毒药治疗就是现在的药物治疗，其治疗原理将在相关的文章中分析。

四、在北方地区，这里的地理位置高，风寒冰冻。人们多居住在高陵之上，长期在野外活动，吃乳酪类的食物，所以脏腑的寒气过盛，容易发生腹部胀满等疾病，对于这类疾病最适于的治疗方法就是用艾灸或热敷治疗。因寒气所导致的疾病宜用灸法或热敷法治疗，古人交代的何其清楚。

五、在中央地区，地势平坦，湿气很重，物产丰富。人们的饮食之物庞杂，劳动强度又不大，所以常患痿厥、寒热之类的疾病，对于这类疾病最适宜的治疗方法就是用气功或按摩以增强人体的主动或被动运动，从而达到治疗的目的。不同的疾病采用不同的方法，这是前辈对我们的教诲，切不可教条的理解古人的用意。

地理环境与人类的关系，现代已经快没人提及了，不管是科学家还是普罗大众，张嘴闭嘴就是某某食物不能吃，会致癌；某某食物可以吃，能治癌，人云亦云，似乎忘却了古人“一方水土养一方人”的教诲。例如：山西人喜欢食酸；河北山东人喜欢食咸；四川湖南人喜欢食辣；广东人喜欢食甜；他们长期食用也不会出现任何不良反应。如果让他们交换一下饮食方式，让山西人食辣、四川湖南人食酸、广东人食咸、河北山东人食甜，会出现什么现象，恐怕这些食物都是致癌物质。所以《黄帝内经》反复强调，作为一个医生要“上知天文、下知地理、中知人事”的必要性就在于此。

天文和地理不但对人体有影响，它对植物和昆虫也有影响。植物学、昆虫学是中医大夫必须要了解和掌握的一个学科门类，因为中医当中的药物主要来自于植物和昆虫，在不同的年份，（也就是年运或者说空间）对不同的植物和昆虫会产生不同的影响。这种影响运用到中医药物学上，可以使我们了解到，同样的药物在不同的年份（空间）当中，药物的药性是有高低不同区别的，这对于我们何时能采到高效的、地道的药材提供了帮助；同时，因为年份（空间）的不同，也影响到昆虫的生长发育，这为我们防止病虫害，提供了借鉴。如：

鹿，一名斑龙，睡时以首向尾，善通督脉，是以多寿。头为六阳之首，茸角终于鹿首，角遇夏至即解，禀纯阳之性，且不到两月即长至一二十斤，骨之速生无过于此者，故能峻补气血，岂寻常含血之物所可以比拟。鹿，阳兽也，其角得阴气而解，夏至时一阴初生之故也。

麋角遇冬至即解，冬至时一阳初生。麋，阴兽也，故其角得阳气而解。

半夏，中药名，有燥湿化痰、降逆止呕，消痞散结之功效。然其必须要等到夏至阳极阴生以后采集方有药效。

这里只是一个简单的提示，详细问题请参阅本书及相关书籍的内容。以上是关于天文与地理对人体的影响，下面我们再谈谈人体个体差异所产生的生理、心理变化。

作为医生，每天面对的都是人，常言道：“人过一百，形形色色”关于人事问题是为医者必须掌握和总结的一门学问，因为不同的年龄、不同的生活背景、不同的工作环境和不同的知识结构，会对一个群体或一个人产生不同的影响，使之产生相同或不同思维模式和行为模式，这些思维模式和行为模式在特定的社会环境下，都会对精神和心理产生影响，发展到极端可能就会产生疾病。《黄帝内经》不仅对普罗大众因“七情”造成的疾病进行了详细分析和总结，而且还对一些特殊形体，特殊性格的特殊群体，以及不同年龄，不同职业的人也进行了归类和详细的分析，同时还提出了不同的治疗方案，以供临床参考。其归类方法有以下几种：

第一种是以五行归类　《内经》说：天地之间，六合之内，一切事物的理都离不开五行，人也是这样分为五行，并在每一行当中又分为五种，共二十五种人：

木形的人，他们的特征是：皮肤苍白，像东方的苍帝，头小、面长、肩背宽大、身直、手足小、有才智，好用心机、体力不强、多忧劳于事物。

这一类型的人能耐受春夏，不能耐受秋冬，秋冬容易感受病邪而发生疾病。这一类型的人就像足厥阴肝经，柔美、安宁而庄重，是禀受木气最全的人。

其中还有四种性格特征偏重的人：一种是偏于谦让而态度和蔼；一种是偏于随和而顺从；一种偏于努力向前而进取；一种是偏于正直而不阿。

火形的人，他们的特征是：肤色赤，皮肤类似赤帝、齿根宽广、颜面瘦小、头小、肩背髀腹各部的发育匀称美好、肌肉丰满、手足小、行走时身体摇摆、步履急速、心性直、有气魄、性情急躁、轻财、好颜色、但少信用、多忧虑、很擅长观察和分析事物，不能长寿而多暴死。

这一类型的人多能耐受春夏的温暖，而不能耐受秋冬的寒冷，秋冬时易感受外邪而患疾病，其属于手太阴心经，是禀火气最全的人，讲求实效，对事物的认识很深刻。

其中也有四种性格特征偏重的人，一种是偏于光明正大而明白事理；一种是为人偏于多疑；一种是偏于勇猛而不甘落后；一种是偏于乐观，怡然自得而无忧愁烦恼。

土形的人，他们的特征是：皮肤的颜色黄，类似于黄帝，面圆、头大、肩背丰满而健美、腹大、大腿足胫部健美、手足小、周身上下各部匀称、步履稳重、做事足以取信于人、安静不急躁、喜好帮助人、不争逐权势、善于团结人。

这种类型的人属于足太阴脾经，禀土气最全，忠厚而诚恳、能耐秋冬而不能耐春夏，春夏之时感受到了外邪就容易生病。

其中也有四种性格特征偏重的人，一种是偏于平和而柔顺；一种是偏于喜悦快活；一种是为人偏于圆滑；一种是偏于坚韧执着，不怕困难。

金形的人，他们的特点是：皮肤色白，类似白帝，面方、头小、小肩背、小腹、小手足、足跟坚壮、其骨如生在足踵的外面一样，行动轻快、性急、不动则静、动则悍猛异常，明于吏治、有斧断之才、禀性廉洁。

这种类型的人属于手太阴肺经，禀金气最全，峭薄寡恩，能耐受秋冬，不能耐受春夏，感受了春夏的邪气就容易患病。

其中也有四种性格特征偏重的人，一种是偏于廉洁自守；一种是偏于俊美而潇洒；一种是偏于善于明察是非；一种是偏于威严而又庄重。

水形的人，他们的特征是：皮肤色黑，类似于黑帝，面多皱纹、大头、颐部宽广、肩小腹大、手足喜动、行走时身体摇摆、尻骨较长，脊背亦长、对人的态度既不恭敬又不畏惧、善于欺诈，常被刺杀身死。

这种类型的人属于足少阴肾经，禀水气最全，人格卑下，能耐受秋冬，不能耐受春夏，若春夏感受了外邪就容易产生疾病。

其中也有四种性格特征偏重的人：一种是神情偏于洋洋自得；一种是心情经常偏于郁闷不舒；一种是偏于文静，像水一样清澈；一种是偏于安定，有高尚的品德。

第二种是以阴阳归类，在《内经》中用阴阳也划分出五种人：

太阴之人，他们贪婪而不讲仁德，外表谦和，假装正经，内心却很阴险，只喜纳进，厌恶付出，喜怒不形于色，不识时务，惯于玩弄秋后算账的伎俩。

太阴之人，面色阴沉而黑暗，故作谦逊之态，身材本来高大，但假作卑躬屈膝之态，又不是真的患有佝偻病。

他们的体质多是阴盛而无阳，其阴血浓浊，卫气滞涩，阴阳不调，筋脉弛缓，皮肤较厚，治疗时假若不急泻其过盛之阴，病情就不会好转。

少阴之人，他们贪图小利，暗藏贼心，见到别人有所损失，就像自己有所获得一样幸灾乐祸，喜欢伤害他人，看到别人有荣誉，他反而感到气愤，嫉妒成性，对别人没有恩德。

其外表清高，但行动鬼鬼祟祟，像小偷一样心怀鬼胎，站立时躁动不宁，行走时俯身前行。

这类人阴气多而阳气少，胃小而肠大，因此六腑不调和时，则阳明脉小而太阳脉大，临床应细心审查并加以调理，这样的人容易出现气易脱血易败的现象。

太阳之人，他们喜欢处处表现自己，洋洋自得，好说大话，但实质上并没有多大本事，言过其实，好高骛远，行动办事不顾是非，刚愎自用，自以为是，常常把事情办坏了，还不知悔改。

其外貌高傲自尊，站立时仰腰挺胸，身体向后反屈，两腘曲折。

这类人阳气多而阴气少，必须谨慎的加以调理，不要损伤其气，也不要过多的耗伤其阳，如果阳气过多的受伤而浮于外，就会出现狂证，若阴阳均出现脱失，就会人事不知而突然死亡。

少阳之人，他们办事细心谨慎，有自尊心，做芝麻大点儿事就自鸣得意，好表现自己，善于对外交际，而不愿做一些实在的工作。

其外表是站在那里，常喜欢将头仰得很高，走起路来身体摇摆，并常喜（反剪）双手。

这类人也是阳气多而阴气少，经脉小而络脉大，血深在里，气浅在外，因而治疗时，充实其不足的阴气，泻其多余的阳气，如果只是过多地泻其络脉，就会使阳气很快脱失，于是形成中气不足，这时病就不容易治疗了。

阴阳平和之人，他们生活安静，不追逐个人名利得失，不以物喜，不以己悲，顺从事物发展的自然规律，不与世人相争，顺应时势的变化，地位虽尊却很谦虚谨慎，以德服人，而不以势压人。

其外貌从容稳重，举止大方，性情随和，态度严肃温和，待人和颜悦色，目光慈祥和善，处事条理分明。

这类人阴阳之气调和，血脉和顺，要仔细谨慎地诊察其阴阳盛衰，观察其邪正虚实，留意其面容仪态，而后审察其脏腑气血的有余或不足，如果邪气盛，就用泻法治疗，如果正气虚，就用补法治疗，如果既无邪盛也无正虚，就从其本经治疗。

众多的人是与这五种形态不相同的，前面所说的“阴阳二十五人”中，也不包括这五种形态的人在内，这五种形态的人是与众不同的一类特殊人群。

还有一种重阳之人，他们的阳气偏盛，其气如火热一般炽盛，说话很快，趾高气扬，其神气易于激动，这是由于其人心肺之气有余，阳气滑利充盛而激扬发越的缘故，所以其神气易动而针刺容易气行。

重阳之人当中，也有神气不易激动者，这种人阳气虽然偏盛，但阴气也多。多阳者精神愉快，而常有喜悦之情；多阴者精神抑郁，而常恼怒不快，好发脾气，但也很容易缓解。

在治疗的时候，对于阴阳协调，血气濡润滑利的人，只要针刺人体，气即运行。对于阴气多而阳气少的人，只有出针后，阳气才随针上浮而出现反映，这是因为阴气主沉而阳气主浮，阴气偏多，故沉潜敛藏。对于有些阴气过多，阳气过少，其气机沉敛而难至的人，必须要经过数次针刺后才会出现反映。

第三种是以人体肥瘦归类的，人的肥瘦有三种类型：即䐃肉不坚厚，皮肤弛缓的为膏类型；䐃肉坚厚，皮肤丰满的为脂类型；皮与肉不相分离而紧密相连的为肉类型。

属于膏类型的人，肌肉柔润，纹理粗疏，卫气外泄的身体多寒；纹理致密，卫气收藏的，身体多热。

膏类型的人，多阳气而皮肤宽松弛缓，多阳气则身体发热，身体发热则能够耐受寒气。

属于脂类型的人，肌肉坚厚，纹理致密的，身体多热；纹理粗疏的，身体多寒。

脂类型的人，肉坚而身形瘦小，其血清淡，气滑利而少，所以身形不大。

属于肉类型的人，身体宽大，多气血，形体充盛，形体充盛则气不寒不热而平和。

这些都是有别于其他一般人的情况。一般人他们的皮、肉、脂、膏、血、气都没有偏多的情况，所以他们的形体不小不大，身材均匀。以上是对不同类型的人进行的分析，下面则是对不同的人，提出的不同治疗方案和方法。

在《灵枢·逆顺肥瘦》中说：皮肤有黑白；形体有胖瘦；年龄有长幼，所以在针刺时的深浅和次数各有一定的标准。

1. 人的身体是有差异的，即骨节有大小，肌肉有坚脆，皮肤有厚薄，血液有清浊，气的运行有滑涩，经脉有长短等，这些都是指平民百姓而言的，所以针刺时，一般要深刺并留针。

2. 对于正常人，要辨别皮肤颜色的黑白，分别加以调治。对于那些端正敦厚的人，因其气血调和，针刺时不要违反常规。

3. 对于终日精肉美食的王公大人，他们的身体就柔脆，肌肉就软弱，血气的运行就疾速滑利，所以针刺时，宜浅刺并要缓慢进针。

4. 壮年人体格魁梧，气血充盛，皮肤坚固，感邪而发病，可以深刺而留针。

5. 瘦人的皮肤薄，颜色淡，肌肉消瘦，口唇薄，说话声音轻弱，血清稀而气滑利，即容易脱气也容易损血，针刺这种病人，应浅刺并快速出针。

6. 婴儿的肌肉脆嫩，血少气弱，针刺时应用运用毫针浅刺快出，一天可以两次。

7. 对于骨骼坚实，肌肉缓纵骨节外露明显的人，如果是动作缓重的人，因其气涩血浊，针刺时应深刺而留针，并增加针刺的次数。

如果是动作轻灵迅捷者，因其气滑血清，针刺时应浅刺并快速出针。

若是肩腋宽阔，项部的肌肉瘦薄，皮肤粗厚而色黑，口唇肥厚而下垂，性格好胜而勇于进取，慷慨乐施的人，因其血色黑而浓浊，气行涩而迟滞，针刺时可以深刺留针，并应增加针刺的次数。

8. 治疗寒痹可用纳热法；对于一般平民百姓中体质较好的病人，可以用烧红的火针刺治；而对于那些养尊处优，体质较差的病人，则要多用药熨地方法。

不同的形体会有不同的性格，不同的性格会有不同的心理变化，不同的心理变化会产生不同的疾病，所以，在临床治疗当中，应根据人的不同形体，适当地选择不同的治疗方法或药物。

三、中医生理病理与心理之关系

很多人从物理学和化学的角度观察中医，认为中医没有生理学或者认为中医的生理学是虚幻的，是不真实的，是不符合现代医学观念的，是不科学的，是应该否定的。以上观点是否准确，我们先做以下分析：

第一，持以上观点者，忘记了一个最基本的常识，早在二千多年前，中医纲领性的著作《黄帝内经》中就有了心、肝、脾、肺、肾等脏腑名称，并详细地介绍了这些脏腑的功能和作用。而西方的现代医学进入中国不过二百多年，不知是前辈翻译家为了图省事，还是为了让我们能更快地了解解剖学，或是他们对中医根本就一窍不通，但在对西方医学进行翻译的时候，却几乎盗用了所有中医脏腑器官的名称，这本来是严重地侵犯中医名称权和著作权的问题，现在怎么成了批评中医、否定中医的借口了呢？

第二，传统哲学认为：自然界存在着生、长、化、收、藏五种功能和作用，先贤们为了让人们更直观形象地了解这五种功能，故用自然界具有代表性的五种物质，木、火、土、金、水来表述，生、长、化、收、藏五种运动规律的生克转化之变化，故称木、火、土、金、水为“五行”这样它就可以对应方位上的东、南、中、西、北；也可以对应颜色上的青、红、黄、白、黑；还可以对应声音上的角、徵、宫、商、羽。因为人体内部也有生、长、化、收、藏的功能和作用，所以古人不能用生、长、化、收、藏或木、火、土、金、水，而是分别用肝、心、脾、肺、肾来表述这五种功能和作用，而非现代医学所指向的五个组织器官，中医肝、心、脾、肺、肾的功能与现代解剖学上肝、心、脾、肺、肾的功能完全是两码事。

第三，中国人做事讲究阴阳平衡，既然有《黄帝内经》阐述内、儿、妇、外科的生理功能，就应有《黄帝外经》讲解人体的解剖结构，如果只有《内经》而无《外经》，不符合中国人的做事原则。况且内经中也有：天的高度是难以计算的，地的广度也是难以度量的，而对于活着的人来说，因为皮肉俱在，可以从外部进行计算测量的，可以用手指切按而获得各部位情况的，人死之后也可以通过解剖来观察人体内在的情况，这样人体五脏的坚脆、六腑的大小、纳谷的多少、脉道的长短、血液的清浊、气血的多少，以及十二经是多血少气，或是少血多气，或是气血皆多，还是气血皆少等情况，都会得到一定的标准之论。

第四，即便是现存的《黄帝内经》也不是没有生理学和解剖学，在《灵枢·肠胃》、《灵枢·平人绝谷》、《灵枢·骨度》等篇中，对人体的生理结构都有详细的介绍，只是中医内、外、儿、妇科在临床辨证治疗过程中很少应用而已。濒临失传的中医骨伤科和已经失传的中医外科手术，在学习和临床当中必须要应用到生理学和解剖学，怎么可能没有呢。

（如果我们不脚踏实地的继承中医，几百年后若说中国还有一套独特的医疗体系，恐怕连我们自己都认为“胡说八道”）

我们看看《黄帝内经》是如何解释生理学的，中医认为：五脏的功能特点是藏蓄精气而不妄泻，只为精气充满而不为水谷充实；六腑的功能特点是传导变化之物而不蓄藏，只能为水谷充实而不能为精气充满。如饮食物从口进入胃之后，胃是充实的而肠道是空虚的；当饮食物从胃下行到肠道以后，胃是空虚的而肠道是充实的，所以说六腑是“实而不满”，五脏是“满而不实”。

在中医理论中，人体当中的肝对应于四季当中的春天，其功能对应于春天的升发之气，肝与筋相应，它的荣华表现在爪甲上，过多的饮食辛味，就会使筋脉拘急，爪甲枯槁；肺金可以制约肝木。

心对应于四季当中的夏天，其功能对应于夏天的生长之气，心与脉相应，它的荣华表现在面色上，过多的饮食咸味，就会使血脉凝涩不畅，面色发生变化；肾水可以制约心火。

脾对应于四季当中的长夏，其功能对应于长夏的转化之气，脾与肌肉相应，它的荣华表现在口唇上，过多的饮食酸味，就会使肌肉粗厚皱缩，口唇掀起；肝木可以制约脾土。

肺对应于四季当中的秋天，其功能对应于秋天的收敛之气，肺与皮肤相应，它的荣华表现在毫毛上，过多的饮食苦味，就会使皮肤枯槁，汗毛脱落；心火可以制约肺金。

肾对应于四季当中的冬天，其功能对应于冬天的固藏之气，肾与骨相应，它的荣华表现在头发上，过多的饮食甜味，就会使骨骼疼痛，头发脱落，脾土可以制约肾水。（这里讲的是功能，而不是指具体的脏器，这是学习中医或了解中医必须知道的。）

内经还认为：人体很多的经脉都注入于眼睛，很多的骨髓都汇聚于脑，很多的筋都连缀于关节，很多的血都灌注于心，很多的气都属于肺，而且气、血、筋、脉、髓的精气，每天都如同潮水一般灌注于人体的四肢及两腋、两肘、两髋、两腘八大关节。肝脏得到血的滋养，眼睛就能看东西；脚得到血的滋养，就能够行走；手掌得到血的滋养；就能握物体；手指得到血的滋养，就能捏拿东西；这些都与西医生理学不同。

胃、大肠、小肠、三焦、胆、膀胱，这六种脏器是禀受天气而生的，它们的功能特点就像天体一样的运转不息，只输泻而不蓄藏，它们将水谷的精气传授给五脏，将糟粕排出体外，使饮食物不能在此久藏，所以称作“传化之腑”。

称作“奇恒之腑”的脑、髓、骨、脉、胰、女子胞宫，这六种脏器是禀受地气而生的，它们的功能特点都是藏蓄阴精，就像大地承载万物一样，蓄藏而不妄泻。所以说，中医学当中五脏六腑的生理意义，与解剖学当中五脏六腑的生理意义是不相同的，不可混为一谈。

古人还把所有的营养物质统归为“营气”，在《灵枢·邪客》中说：饮食物进入胃中，其中的糟粕、津液、宗气分为三条道路行走。宗气积聚在胸中，出于喉咙，贯通心脉，以行呼吸；营气则是饮食物中分泌出来的最精微物质，其注入脉中，经心火赤化而成为血，它外荣四肢，内灌五脏六腑，昼夜运行；卫气是水谷中分别出来的剽悍滑疾之气，它首先运行于四肢、肌肉、皮肤之中，白天行于体表，夜晚行于内脏，行于内脏时，是先从足少阴肾经的起点开始，然后行于其他五脏六腑。

营气在身体中运行，以能饮食最为珍贵。饮食入胃后，经脾的运化生成水谷精气，上输于肺，由此而流溢于内，营养脏腑；布散于外，滋养形体。其中最精纯的部分，运行于脉道之中，周而复始，与天地运行的道理相同。在《五十营》中还讨论了营气在经脉之中围绕着人体运行一日一夜五十周次的具体情况。

掌握了人体的生理功能，那在治疗疾病的时候，首先就要谨慎地把握病机，认真地观察疾病的所属关系；对人体有邪还是无邪，疾病是实证还是虚证要进行详细的研究；还要分析五脏之气中何气最盛，然后再疏通其气血，使之调达舒畅、和顺平衡。中医认为：

凡是风病，振摇眩晕，都属于肝。

凡是寒病，收引拘急，都属于肾。

凡是气病，喘急胸闷，都属于肺。

凡是湿病，浮肿胀满，都属于脾。

凡是排泄的水液澄明清冷，都属于寒。

凡是突然发生的强直，都属于风。

凡是厥逆二便不通或失禁，都属于下焦。

凡是痿证，喘逆呕吐，都属于上焦。

凡是痛疼搔痒的疮疡，都属于心。

凡是热病，神志昏乱，肢体抽搐，都属于火。

凡是口噤不开、鼓颔战抖、神志不安，都属于火。

凡是躁动不安、发狂越常，都属于火。

凡是浮肿、疼痛、酸楚、惊骇不宁，都属于火。

凡是胀满腹大，都属于热。

凡是因病有声，叩之如鼓，都属于热。

凡是转筋反折，排出的水液混浊，都属于热。

凡是呕吐酸水，急剧的下利，都属于热。

寒至则发生腹部坚硬、痞闷、胀满、疼痛、下利等症。

热至则发生身热、呕吐、下利、霍乱、痈疽、疮疡、昏冒郁闷、泄下、肌肉润动、筋脉抽搐、肿胀、鼻塞衄血、头痛、骨节改变、肌肉疼痛、血外溢或下泄、小便淋漓、癃闭不通等症。

火热之病，反复恶寒发热，有如疟疾之状，或一天一发，或间隔数天一发。这是因为胜气与复气相遇之时，阴阳之气有多少不同所造成的。阴气多而阳气少则发作间隔的时日就长，阳气多而阴气少则发作间隔的时日就短。这是胜气和复气的相互搏斗，也是寒热盛衰的关键。疟疾的原理也是这样。

实证用泻法治疗，虚证用补法治疗；这些重要的理论要想得到很好运用，并能收到如拔刺泼雪、桴鼓相应一样的效果，就应该详细审察疾病发生发展变化过程中的病因、病机，切勿失却气机。

以上病机的注释与治疗方法请参阅刘完素的《素问玄机原病式》，关于外感发热性的疾病，将在后面“四季与伤寒”、“四季与温病”当中论述。

中医还认为：百病的生成，必先开始于皮肤，邪气侵犯皮肤则汗毛孔张开，汗毛孔张开则邪气侵犯络脉，如果留而不去，则内传入经，再留而不去，则内传入腑，居留于肠胃之间。邪气刚侵犯皮肤，汗毛孔张开、汗毛立起；邪气侵入到络脉，则络脉盛，络脉的颜色就会发生改变；侵入到经脉，经脉因感受虚邪而陷下；如果邪气留在筋骨之间，寒多则会痉挛骨痛，热多则会筋弛骨消，肉烫腘破，毛发垂败。

如果五脏的精气强盛，能守于内则生；五脏的精气衰弱，不能内守则死。五脏的精气充盛是身体强健的根本。

头是精气神明会聚的地方，如果头低重不能抬举，双目凹陷无光，表明精神即将衰败了。

胸背是心肺所居之处，如果胸背弯曲，两肩下垂，表明心肺的精气将要衰败了。

肾附于腰部，腰如果不能左右转侧，说明肾脏的精气将要衰败了。

膝腘部是筋会聚的地方，膝关节屈伸不利，行走时弓腰俯身，扶杖而行，表明筋已经衰败了。

骨是骨髓会聚的地方，站立不能持久，行走摇晃不稳，表明骨将要衰败了。

饮食劳逸也是造成人体疾病的重要原因，如：有的病人热病已经基本好了，但常常留有余热难以清除，这是因为在热势还比较重的时候，病人就勉强进食，因此形成余热难以清除的现象，热邪潜伏体内，勉强进食，食郁化热，两热相合，于是余热便难以清除了。热病稍有好转，吃了肥肉就容易引起热病复发，过多的饮食就会造成余热难以清除的现象，这都是热病应当禁忌的。

胃中有热，就会很快地消化掉谷物，叫人心似悬挂，总有饥饿感。脐以上的皮肤有热感，说明肠中有热，就会排出像糜粥一样的粪便。觉得脐以下的皮肤寒冷，就表明肠中有寒，会产生肠鸣飧泄的症状。如胃中有寒，肠中有热，就会导致胀满泄泻；胃中有热，肠中有寒，就会引起易于饥饿、而小腹胀满的症状。对于那些由热而致多食易饥的消渴病人，适合用寒凉的治法；属于寒邪内侵一类的病症，适合用温热的治法。

饮食吃得过饱，汗液出自于胃；大惊损伤心精，汗液出自心脏；长途跋涉，肩负重物，汗液出自肾脏；快步行走且又恐惧，汗液出自肝脏；过度劳作，身体不断摇动，汗液出自脾脏。

过食酸味，会使肝气淫溢而亢盛，从而导致脾气的衰竭；过食咸味，会使骨骼损伤，肌肉短缩，心气抑郁；过食甜味，会使心气满闷，气逆作喘，颜面发黑，肾气失于平衡；过食苦味，会使脾气过燥而不濡润，从而使胃气壅滞；过食辛味，会使筋脉败坏，发生弛纵，精神受损。因此谨慎地调和五味，会使骨骼强健，筋脉柔和，气血通畅，腠理致密，这样，骨气也就强壮了。

如果春夏秋冬四时阴阳变化适度，疾病的形成原因则会是由于身体劳损过度造成的，这是一般常理。

关于病因病机，中医有内因、外因、不内外因之说，内因包括：七情和饮食；外因包括：六淫和劳逸；不内外因是指意外伤害。而产生疾病最常见的原因就是伤风，《内经》常说："风为百病之长"。所以认为许多疾病的产生，都是由风、寒、暑、湿、燥、火六气的化与变所造成的。

现代心理学已经作为一个独立的学科，存在于医疗卫生体系当中，而中医心理学却是中医大夫必须掌握的一门学科，《内经》中要求医生"上知天文，下知地理，中知人事"，其中的"中知人事"就包含着心理学。

中医的心理学包括：德、气、生、精、神、魂、魄、心、意、志、思、虑、智十三个方面，岐伯解释说：天所赋予人的是"德"；

地所赋予人的是"气"；

天之向下流动的德与地之向上交汇的气相互搏结融合，才使万物得以化"生"；

所能化生生命的那个灵气叫作"精"；

男女交媾，阴阳两精结合而成的生机叫作"神"；

随着神往来的精神活动，叫作"魂"；

与精同时出入的叫作"魄"；

起着支配作用，并主宰生命活动的叫作"心"；

心有所想叫作"意"；

意能恒久存在叫作“志”；

为实现志向而反复思考叫作“思”；

在思考的基础上能筹划未来变化叫作“虑”；

通过深思远虑而能正确处理事物叫作“智”。

过度的恐惧和思虑能损伤心神，神气受到损伤则会更加恐惧，这样就会使神气飘荡而不能收敛，精气流散而难以固摄，时间久了会出现大肉消瘦、皮毛憔悴、气色枯夭、骨节酸痛、痿弱、四肢发冷、精液时时外流等症。心属火，冬季属水，所以容易在冬季死亡。心主藏脉，脉能舍神，心气虚则容易产生悲伤；心有实邪则嬉笑不止。

忧伤太过则会伤及脾脏，使气机闭塞不通，脾伤则所藏之意亦伤，意伤则胸膈满闷、手足无力上举、皮毛憔悴、气色枯夭。脾属土，春季属木，所以春季容易死亡。脾主藏营，营能舍意，脾气虚则四肢不能运动，五脏失养不能安和；脾有实邪发生腹中胀满，大小便不利。

悲伤太过则会伤及肝脏，使正气耗散，肝因悲哀太过而伤及所藏之魂，魂伤则狂妄而不能精明，举动失常，同时使人前阴萎缩、筋脉拘急、两胁肋骨不能上举、皮毛憔悴、气色枯夭。肝属木，秋季属金，所以在秋季容易死亡。肝主藏血，血能舍魂，肝气虚则易产生恐惧；肝有实邪则容易发怒。

喜乐过度会使神气涣散而不守，肺因喜乐太过而伤及所藏之魄，魄伤则会发狂，意识也会丧失，行为反常、旁若无人、皮肤干枯、毛发憔悴、气色枯夭。肺属金，夏季属火，所以容易在夏季死亡。肺主藏气，气能舍魄，肺气虚则容易发生鼻塞，呼吸不利，短气；肺有实邪则喘促胸闷，仰面呼吸。

大怒之后，能使神智迷惑而不能自我调理，肾因大怒不止而伤及所藏之志，志伤则记忆力减退，会忘掉自己从前说过的话，腰脊转动困难，不能俯仰屈伸，皮毛憔悴、气色枯夭。肾属水，长夏属土，所以长夏容易死亡。肾主藏精，精能舍志，肾气虚则四肢厥冷；肾有实邪则少腹作胀，五脏也不安和。

同时，嗜欲太过，恣意耗伤，也是造成五脏精气失藏，导致魂魄不定而飞扬，意志无主而慌乱，丧失思考决断能力的原因。

对于形体安逸，精神苦闷的人容易产生经络的病变；形体安逸，精神舒畅的人容易产生肌肉的病变；形体劳累但心情舒畅的人，容易产生筋的病变；形体劳累心情苦闷的人，容易产生咽喉的疾病；身形经常受到惊吓而恐慌，经脉气血就会不通，容易产生肌肉麻痹的疾病。

当人心情舒畅的时候，其喜悦的心情会表现在眼睛上；当人失意的时候，其忧伤就会表现在面色上。

哭泣而不流眼泪，是因为心里不悲伤，不哭是因为心神没有被感动，心神没有被感动，所以肾志就不悲。当肾志悲哀的时候，哀戚之气冲动阴气，阴气受到冲击，肾志便离开了眼睛，于是心神也就不能守精了，精与神都离开了眼睛，所以鼻涕眼泪一起都流了出来。

身体有病，同样会产生心理变化，如：善呕，呕有苦味，常常叹息，心中颤颤如将被人抓捕一样，其病邪在胆，而逆在胃。

现在的人精神败坏，神气外散，营血凝涩，卫气消散而不收，这都是因为欲望太高，忧心过重的缘故，由于神气的外散而不能发挥正常的作用，所以疾病就不容易治好。

还有一些突然发生的疾病，它们不按正常的传变规律进行，是由于气机逆乱所造成的。

如：暴怒则会使气机上逆，严重时会出现呕吐血液以及泻下没有消化的食物等症状；大怒伤肝，肝伤则肺气乘肝。

大喜则会使心气和缓，志意畅达，营卫之气通利；过喜之时就会伤心，心伤则心气虚，于是肾气就会乘心。

过度的悲伤会使心系拘急，肺叶伸展上举，上焦阻塞不通，营卫之气不能布散，郁而化热，热留于内，正气耗散；过忧则伤肺，肺伤则心气乘肺。

猝然惊恐则会使心悸而无依附，心神无归宿，心中疑虑不定则精气衰退，精气衰退则上焦闭塞，上焦闭塞则气还于下焦，气还留于下焦则下焦胀满；恐则伤肾，肾伤则脾气乘肾。

长久思虑的则会使心气凝聚，心神归于一处，正气郁滞而运行不畅。过思则伤脾，脾伤则肝气乘脾；这些疾病都是不依照正常规律进行的例子。

中医学的发展，始终是站在哲学的角度进行的，看待中医当中的生理学、病因学、治疗学等学科，也应该站在哲学的视角，而不应该站在纯技术的角度，如果用纯技术的角度研究中医，无异于让一个小学生指导博士生做课题研究一样可笑，因为中医学在临床实践过程当中，无时无刻不体现着哲学的智慧。

四、中医营养养生与治疗之关系

随着物质文明的高度发展，人们对于健康的要求越来越高，对于养生也越来越重视，现代科学技术在微观方面越来越清晰为人类提供了便利。

现代科技直观的告诉我们，造成人体亚健康或疾病的原因有三个：

①人体内微量元素缺失。②细菌、病毒对人体的侵袭。③遗传。

并简单的告诉我们，人体微量元素的缺失是因为食物中缺少造成的，所以要补充相应的营养产品。细菌和病毒对人体的肆掠侵袭则认为是环境和食物的污染造成的。对于治不好的疾病则以“遗传造成的”一言而概之。以上观点固然有其合理的成分，但要用逻辑推理的方法进行分析，会发现其有很多经不起推敲的地方。下面让我们对以上观点进行一下简单的分析：

原因①是对于人体内微量元素的缺失，是因为饮食物中缺失，还是因为挑食，还是人体不需要，读者可以从以下事例中进行思考。

工农红军五次反围剿的时候，红军战士几乎每天都在行军打仗，别说营养了，能吃饱就算不错了，极端的时候一天要跑上百里地，也没出现“腰酸背疼腿抽筋”的现象，也没出现缺钙的现象，和国民党军一样拼刺刀、抓俘虏，而唯一让领导层发愁的营养却是“盐”。我们现在的食物比红军时期的食物缺营养得多吧？红军战士吃不上、喝不上也没有因缺钙而出现骨质疏松，为什么现在长期坐办公室不运动的人会出现骨质疏松呢？答案很简单，就是因为长期不运动、骨骼不负重，所以骨骼不再需要钙造成的。至于钙流失，可以说是一个正常的生理现象。《生理学》证实，钙在人体当中主要负责肌肉的收缩与舒张，当钙进入肌细胞时肌肉就舒张，退出肌细胞时肌肉就收缩。人是一个小宇宙，它会维持自身的一个相对平衡，当肌肉紧张收缩的时候，它就会调动体内骨骼当中的钙缓解肌肉的紧张，使骨骼当中的钙流失到肌肉当中，造成肌肉的钙化或骨化。如果骨骼不负重，它就不需要钙，所以吃多少钙产品也是没用的。

再举一个例子，牛吃的食物是草，挤出来的奶却含有丰富的营养，牛肉也含有人体所需要的各种营养物质，只要想吃随时可以吃得到。在物质生活如此丰富的今天，人体怎么会缺营养呢？

原因②是关于细菌和病毒对人体的侵害，我们的主流声音归结为是环境污染、农作物速生以及大量使用化学制剂造成的，这些观点固然正确，（社会发展到现在这样一个阶段，谁又能阻止呢？象三聚氰胺等案件的发生，是社会道德和法律问题，不是医学问题。）但我们忽略了一个根本的问题，那就是人体的“内环境”。

所谓“内环境”就是指人体内部的温度、湿度及其相应的内容物之间的相互关系。当人体内部的温度、湿度和内容物超过或低于某一正常值，人体就会出现不平衡而产生疾病。

大家反思，在SAS流行初期，被传染者恐怕男女老幼皆有，而发病者并非全部，这里就有几个问题：

①同样被传染，为什么有人发病，有人不发病。

②发病者为什么不都是老幼体弱者，而年轻体壮者亦有之。

③发病者为什么有人死亡，有人治愈。

④死亡者为什么有年轻体壮者，治愈者也有老幼体弱者。

答案只有一个，那就是因为“内环境”不同造成的。为什么这么说呢？试想：如果人体内部的湿度和温度不能满足细菌或病毒的快速生长要求，就会出现以下两种情况：

①靠自身的免疫能力把细菌或病毒消灭在萌芽当中，虽被传染也不会发病。

②细菌或病毒的生长速度虽然略大于自身的免疫能力而发病，但在药物的介入下会很快痊愈。

如果人体内部的湿度和温度能够满足细菌或病毒快速生长的要求，也会出现两种情况：

①当细菌或病毒的生长速度与自身的免疫能力及药物的介入速度不相上下时，治疗就会持久而病难愈。

②当细菌或病毒的生长速度大于自身的免疫能力及药物的介入速度时，治疗就会无效而造成患者死亡，不论男女老幼，身体强弱与否。

“内环境”的改变，不但会使我们患急性病，同样也是形成现代慢性病的原因之一。

例如：很多心脏病患者的患病原因，就与胃中的饮食物过多有关。解剖学明确的显示，心中紧挨着胃，并且在胃的上面，当暴饮暴食使胃中的饮食物过多后，不进行适当的运动，直接坐在沙发或车内，充满饮食物的胃就会被托起，挤占心脏的运动空间，使心脏疲劳工作，长此以往就会形成疾病，这也是造成很多壮年人猝死的主要原因。

癌症目前是医学界尚未解决的一个难题，科学界所关注的只是如何改变微观的细胞系统，同样忽略了人体的“内环境”。癌症的发生，不论是主观原因还是客观原因，最终的结果就是造成中医所谓的痰、气、血的郁滞，从而形成肿瘤，如果没有湿热的参与，它就是一个良性的；如果有湿热的侵淫，使肿瘤部位的细胞发生了质变，就变成癌症了。为什么癌症的复发率那么高？原因很简单，那就是人体内部的湿热没有因治疗而达到正常水平，使没有被彻底切除的郁滞部位的细胞继续发生质变。所以，调整人体的“内环境”，不但可以预防癌症，同时它对癌症的治疗和恢复都有至关重要的作用，而非所谓的“人人都有癌细胞”那样危言耸听。

原因③是关于遗传的问题，似乎被说滥了，只要是目前医学解决不了的疾病，都说成是遗传原因，这个遗传是基因的遗传还是生活方式或饮食结构的遗传，这些问题很有必要探讨：

首先，我们分析一下，象每个人出生后，其五官都会或多或少的与父母相似，这是基因遗传的原故。

其次，对于家族有遗传病史的，子女往往一出生就有疾病，只有少数遗传病会在成人以后患病。

而对于现在常见的富贵病，也就是现代医学认为不能治愈的慢性病，都简单的说成是遗传造成的，是否有些草率？这个遗传如果是基因造成的，那为什么三十年前发病率很少，而现在却很多呢？并且发病年龄在逐渐地降低，这些现象如何解释呢？能简单地用一句“遗传造成的”来搪塞吗？

如果非要用“遗传”来解释，那只有是生活方式和饮食习惯的“遗传”。每个家庭都有其独特的生活方式和饮食习惯，其独特的生活方式和饮食习惯会影响这个家庭的每一个成员，若其父辈因这种独特的生活方式和饮食习惯形成了疾病，其子女也会因这种生活方式和饮食习惯形成疾病，这种“遗传”是行为习惯而非基因，是两个不同的概念。

通过以上的分析，我们已经知道了“内环境”和行为习惯对人体的影响，那么在养生、防病、治病的过程中，首先要做的工作就是改变人体的“内环境”和行为习惯，这样才能从根本上起到养生的目的。那么中医是如何对待养生的呢？

在中医的理论体系当中，人体所谓的健康就是阴阳平衡，所谓的不健康（也就是所谓患病）就是阴阳不平衡。关于阴阳很多人感觉太玄妙，不好理解；其实，阴阳就是唯物辩证法当中既对立的，又是统一之矛盾的两个方面，当矛盾的任何一方出现强盛或衰弱时，都会出现不平衡的现象，只要有这种不平衡的现象出现就会出问题，（大到国家会出现社会问题，小到人体会产生健康问题，故有大医治国，小医治病之说）所以高明的医生在调理机体时，都是要通过望、闻、问、切四诊的方法，找出这种偏性，然后根据这种偏性找出与其偏性相反的物质进行中和，这种物质即可以是食物也可以是药物，只要使机体达到相对的平衡就可以了，这就是为什么说中医是药食不分家的根本原因。中医认为造成人体不平衡的原因，主要有以下四个方面，即饮食结构、精神情绪、自然环境及年龄差异；故中医养生主要也是针对这四个方面的原因进行调理。下面我们逐一进行一下分析：

第一，从饮食结构方面，中医认为人体不论缺少哪种物质或者过多的堆积某种物质，都会使机体产生某种偏差，而出现或偏虚或偏实等生理变化，这就是所谓的亚健康；如果偏虚、偏实的生理现象更进一步，就是所谓的疾病。当机体出现或没有出现亚健康现象的时候，都会通过五谷、五果、五蔬、五肉对其进行调理。

中医的营养学不是建立在微观的化学成分基础之上，而是宏观的把握谷、蔬、果、肉之五味，用五味的相生相克关系，结合谷、蔬、果、肉的寒、热、温、凉之性质，来调节五脏。中医只是为人体提供一个相对平衡的内部环境，充分发挥人体自身的调节功能，让人体自动选择和吸收其所需要的营养物质，而非人为强加，这是中医营养学与现代营养学最根本的区别。

所以《黄帝内经》上说：食物的颜色和气味是与五脏相应的：如白色和辛味的稻、桃、鸡、葱等食物对应于肺；赤色和苦味的麦、杏、马、薤等食物对应于心；青色和酸味的豆、李、犬、韭等食物对应于肝；黄色和甘味的黄黍、枣、牛、葵等食物对应于脾；黑色和咸味的麻、栗、猪、藿等食物对应于骨。

当肝气旺盛的时候，宜食青色味酸的豆、李、犬、韭等食物以补之；宜食色黄味甘的黄黍、牛肉、枣、葵等食物以泻之。当肝气郁结的时候，宜食色白味辛的稻、桃、鸡、葱等食物以散之。

当心气旺盛的时候，宜食赤色味苦的麦、杏、马、薤等食物以补之；宜食色青味酸的豆、犬、李、韭等食物以泻之。当心气郁结的时候，宜食色黑味咸的麻、栗、猪、藿等食物以软之。

当肺气旺盛的时候，宜食青色味酸的豆、李、犬、韭等食物以敛之；宜食色赤味苦的麦、羊肉、杏、薤等食物以泻之。当肺气郁结的时候，宜食色白味辛的稻、桃、鸡、葱等食物以散之。

当脾气旺盛的时候，宜食色青味酸的豆、李、犬、韭等食物以损之；宜食色黑味的豆、猪肉、栗、藿等食物以泻之；也可以淡味的食物以渗之。当脾气虚衰的时候，宜食黄色味甘的黄黍、枣、牛、葵等食物以补之。

当肾虚衰的时候，宜食黑色味咸的麻、栗、猪、藿等食物以养之；宜食色白味辛的稻、鸡肉、桃、葱等食物以补之。

然而五味也有所禁：如辛味能发散、善走气，故气虚的病人不可多食辛味；肝虚的病人也禁止食用辛辣的东西（金克木）。咸味能软化、善走血，故血虚有热的病人不可多食咸味；心脏有病的人也禁止食用咸味的食物（水克火）。苦味能坚实、善走骨，故骨有病的人不可多食苦味（骨脆者，补之以苦，则物极必反也）；肺气郁结的病人也不要食用苦涩的食物（火克金）。甘味能缓急、善走肉，故肌肉无力的病人不可多食甜味；肾气虚的病人不要食用甘甜的食物（土克水）。酸味收敛、善走筋，故筋急挛缩的病人不可多食酸味。脾虚有病的人也禁止食用酸性的食品。这就是五味的禁忌。

《黄帝内经》还说：如果过食酸味的食品，就会使肝气淫溢而亢盛，从而导致脾气的衰竭；如果过食咸味的食品，就会使骨骼损伤，肌肉短缩，心气抑郁；如果过食甜味的食品，就会使心气满闷，气逆作喘，颜面发黑，肾气失于平衡；如果过食苦味的食品，就会使脾气过燥而不濡润，从而使胃气壅滞；如果过食辛味的食品，就会使筋脉败坏，发生弛纵，精神受损。所以，任何食品无论是补还是泻，都不可过多食用，过多食用则会出现物极必反的结果，只有谨慎地调和五味，才会使骨骼强健，筋脉柔和，气血通畅，腠理致密，这样做筋骨气血就精强有力了。

寒、热、温、凉四气在营养养生当中同样重要，体内有热，尽量多食用一些寒凉的食物；体内有寒则尽量多食用一些温热的食物。同样一种食品，因温度不同而作用也会发生变化。如秋梨，有润肺清热的作用，若是煎汤冷服则清热作用进一步加强；若是煎汤热服则清热作用消失或减弱，而转化为温肺驱寒。由此可见，中医的营养养生学与现代营养养生学有着本质的区别。（以上只是中医营养养生的一般原则，读者一定要领会精神，灵活运用，切勿

刻舟求剑）

第二，关于精神情绪方面，《黄帝内经》上说：许多疾病的发生，都是由气机失调引起的，如暴怒则会使气机上逆，大喜则会使气机舒缓，过度悲哀则会使气机消沉，过度恐惧则会使气机下降。遇寒则使气机收敛，受热则使气机外泄，受惊则使气机紊乱，过劳则使气机耗散，思虑则使气机郁结。这九种气机的不同变化，会引起九种不同的病理变化，如：

大怒会使肝气上逆，如果血随气逆，则会出现呕血；如果肝气乘脾，就会造成脾气更加虚衰而发生飧泄，所以说怒则气上。

大喜则会使气机和顺而意志畅达，荣卫之气通利，所以说喜则气缓。

过度悲哀则使心系急迫，悲为肺志，悲伤肺，则肺叶张举功能失调，上焦的气机会随之闭塞不通，营卫之气得不到布散，热气郁闭于中而耗损肺气，所以说悲则气消。

过度恐惧则会使精气下陷（如人在高度惊恐之下会遗尿），精气下陷则升降功能失调，升降失调则上焦闭塞，上焦闭塞则气还归于下，气郁于下则下焦胀满，所以说恐则气下。

寒冷之气侵袭人体，则会使腠理闭密，荣卫之气不能畅行，故而收敛于内，所以说寒则气敛。

火热之气则能使人的腠理开放，荣卫通畅，汗液大量外出，致使气随津泄，所以说热则气泄。

受惊则会使心中悸动而神志无所依附，神志无所依附则会疑虑不定，所以说惊则气乱。

劳役过度则气动喘息，气动喘息则汗出过多；喘息则内气泄越，汗出过多则外气泄越，内外之气皆泄越则耗气，所以说劳则气耗。

思则精力集中，心有所存，神归一处，以致于正气留结而不能运行，所以说思则气结。

鉴于以上原因，故前辈有祛病十要和病有八不治之说。

祛病十要

一要静坐观空，万缘放下，当知四大原假合，勿认此身为久安常住之所，战战以为忧也。

二要烦恼现前，以死喻之，勿以争长较短。

三要常将不如我者，巧自宽慰，勿以不适生嗔。

四要造物劳我以生，遇病却闲，反生庆幸。

五要深信因果，或者夙业难逃，却欢喜领受，勿生嗟怨。

六要室家和睦，无娇谪之言入耳。

七要起居务适，毋强饮食，宁节勿多。

八要严防嗜欲攻心，风露侵衣。

九要常自观察，克治病之根本处。

十要觅高朋良友，讲开怀出世之言，或对竹木鱼鸟相亲，悠然自得，皆却病法也。

病有八不治

室家乖戾，处事不和，动成荆棘一也

恣纵悦淫，不自珍重，二也

忧思想慕，得失萦怀，三也

今日预愁明日，一年营计百年，四也

烦躁暴戾，不自宽慰，五也

窘若拘囚，无潇洒志，六也

怨天尤人，广生懊恼，七也

以死为苦，难割难舍，八也

所以，明达事理的人，总是顺乎着自然来做事情，以恬淡的生活为快乐，即使在那种有很多干扰的环境内，也能去寻求到最大的乐趣。因此，他的寿命可以无穷无尽与天地共存。

第三，关于人与自然环境的关系，自古以来就是密切联系的，人与自然的密切结合是生命发生、发展的根本；更具体地说，生命产生的本身就来源于自然。

《黄帝内经》说：天之气是清净而光明的，并蕴藏着宽广仁慈的德性，所以其运行周流而不止、长存而不能去。如果天之气阴霾晦暗，昼不见日、夜不见月，阴阳失序，就会造成天地隔绝，邪气因此就会乘虚而入酿成灾害。

天之气如果因阳气不降而闭塞不通；地气不升而昏蒙不明，四时的变化失去了正常秩序，违背了正常的规律，就会使云雾不分而弥漫在一起，其相应的雨露就不能降下，雨露当降而不降，草木得不到滋润，生长之机郁塞，茂盛的万物就会枯槁不荣，生命因不能延续而死亡。

天地之气不交，恶劣的气候发作，风雨无时，不应季节的狂风和暴雨经常发作，也会出现万物的生命活不到一半就夭折的结果。

风是百病的开端，能够引起各种疾病，但只要能够使意志安闲，腠理就会闭密，阳气就会卫外，从而产生坚强的抵抗力，纵有大风或最邪的病毒，也很难侵入人体。当苍天之气清净的时候，人们的精神意志也会调畅平和，使阳气固密，即使有贼风邪气，也不能侵害人体。反之则阳气涣散不固，在内会使九窍闭塞，在外会发生肌肉臃肿的病变，使生命受到削弱，机体受到伤害。所以只有圣人才能够做到专心致志，运用阳气，而通晓阴阳变化之理。

春季的三个月，称之为发陈，是推陈出新生命萌发的时节，天地万物，都开始富有生气而显得欣欣向荣，这时必须要保障万物的生长，不要滥行砍伐；要多施予，少剥夺；要多奖励，少惩罚，这是春季的规律，也是养生的道理。违反了这个规律，使不能储备足够的夏季生长之气，便会损伤肝脏，到夏天就会发生寒性病变。违背了春生之气，使少阳之气就不能生发，也会导致肝气内郁而发生病变。因此，人们应该早睡早起，起床后应披散开头发，解开衣带，使形体舒展放松，缓缓地在庭院中漫步，务必使精神愉快，心情舒畅。

夏季的三个月，称之为蕃秀，此时是天气下降，地气升腾，天地之气相互交接，植物开花结果，长势旺盛的时候，是自然界万物繁茂秀美的季节。人们可以晚睡，但要早起，不要厌恶日长夜短，要使精神之英华顺应夏气之秀美，使气机宣畅，通泄自如；要精神外向，保持愉快的心情，切勿发怒；要对外界的事物保持浓厚兴趣。这既是顺应夏季的规律，也是保养生长的道理。如果违背了这些道理，就不能给秋天的收敛之气提供先决条件，就会损伤心脏，到了秋天就容易发生疟疾，冬天再次发生疾病。违背了夏长之气，使太阳之气就不能盛长，也会导致心气内虚。

秋季的三个月，称之为容平，这时自然景象因万物成熟而平定收敛，天高风急，地气清肃。人们应该早睡早起和鸡的活动时间相一致，要保持神志的安宁以减缓秋季肃杀之气对人的影响，要收敛神气以适应秋季容平的特性，不要使神思外驰以保持肺气的清肃功能，这些都是适应秋令的特点而保养人体收敛之气的方法。若违逆了秋天的收敛之气，就不能储备足够的冬藏之气，就会伤及肺脏，冬天就会发生飧泄之类的疾病。违背了秋收之气，使太阴之气就不能收敛，也会导致肺热叶焦而胀满。

冬天的三个月，称之为闭藏，是生机潜伏，万物蛰藏的季节，此时水寒成冰，大地龟裂。人们应该早睡晚起，应待到日光照耀时起床才好，不要轻易地扰动阳气，忘事操劳；要安静自若，使神志深藏于内，好像有个人秘密一样严守而不外泄；要像得到了渴望已久的东西一样把它秘藏起来；要躲避寒冷以求取温暖；不要使皮肤开泄而令阳气不断的损失，这是适应冬季的气候而保养人体阴精的养生方法。若违背了这些要求，就不能储备足够的春升之气，就会损伤肾脏，到春天就会发生痿厥之类的疾病。违背了冬藏之气，使少阴之气就不能潜藏，也会导致肾气不蓄，出现飧泄等疾病。

四时阴阳的变化，是万物生命的根本，阴阳四时既是万物的起始与结束，又是盛衰存亡的根本，违逆了他就会有灾害，顺从了他疾病就不会发生，这样才算是懂得了养生的道理。所以圣人在春夏季节保养阳气以适应生长的需要，在秋冬季节保养阴气以适应收藏的需要，顺从了生命发展的根本规律，顺从了天地阴阳的消长变化就能与万物一样，在生、长、收、藏的生命过程中运动发展，就能生存，就会正常。如果违背了这个规律，就会戕伐生命力，破坏真元之气就会出现乖乱，就会死亡。

对于养生之道，只有圣人才能够加以实施，才去适应环境变化，因注重养生之道，所以身无大病；而愚蠢的人则时常违背自然界的发展规律，使机体的生长之机不断竭绝而患病。

凡此天地之间，六合之内，不论是人的五脏六腑，还是人的九窍十二节，都是与自然之气相通的。自然之气可化生为风、寒、暑、湿、燥、火六类，可分为上中下三层。如果不善于调养自己的生活方式，经常触犯它，那么自然之气就会变为邪气而伤害人体；如果注意规避这些邪气，使之不侵害机体，这才是健身养生、延长寿命的根本。

所以，在日常生活中，应当注意寒温适中。天冷的时候，要添加衣服，不要使冻得发抖；天热时，要减少衣服，不要使热得出汗。在饮食方面，也不要吃过热、过凉的食物，这样就能使真气内收，邪气就无法侵入到人体，而导致发生疾病了。

如果疾病已经发生了，然后再去治疗；乱子已经形成了，然后再去治理，那不就如同临渴而掘井，战乱已发生了再去制造兵器一样，岂不是太晚了吗？

第四，关于年龄差异的问题，《黄帝内经》说：在一般的情况下，年龄只要过了四十岁，阴气就会减少一半，起居动作就会有明显的衰退现象；到了五十岁，身体就会觉得沉重，耳目也不够聪明了；到了六十岁，阴萎弱，肾气大衰，这时九窍的功能也会明显减退，阴虚于下，阳浮于上，常常会不自觉的流着鼻涕和眼泪，衰老的迹象出现了。如果能够知道七损八益的道理，很好的调和阴阳之气，使机体的阴阳达到平和的状态，使机体的阳气密藏，人的精神就会旺盛；否则就会出现阴阳离绝而不交合的现象，那样精气就会随之而竭绝，机体就会早早地衰老，因此说，阴阳之气调和，这是最好的养生方法。这里所说的阴气是指蓄藏于体内的精气，其能不断地扶持资助机体的阳气，这里所说的阳气是温润机体保护坚固人体肌肤腠理的卫外之气。

阴阳之气的变化，是一切事物生成的原始动力，阴阳之间是相互为用的，阴在内，为阳之镇守；阳在外，为阴之役使；阴阳平衡的关键在于阴气宁静，阳气固密。如果两者不和，不论是偏盛还是偏衰，只要失去了平衡，就好像一年当中只有春天没有秋天，只有冬天没有夏天一样。

如果阳气太盛，不能密藏，阴气就会亏耗，阴不胜阳，阳气亢盛，脉之往来就搏疾有力，则容易出现发狂病。假如阳不胜阴，阴气亢盛，就会使五脏之气不能调和，以致九窍闭塞不通。所以同样是生活在这个世上，但人体的健康结果却有很大的不同，凡是聪明而懂得调摄的人，在还没有疾病的时候就注意养生，故身体强健，精力充沛，耳聪目明，身轻体壮，即使年龄已经很老了也可以焕发青春，本来就强壮的人会更加强壮了；凡是愚蠢而不懂得调摄的人，身体就容易衰老，在发病的时候才知道治疗，故常常会感到体力不支。

所以圣人讲阴阳，就是要使人们注意阴阳之间的平衡，不要使之有所偏胜，这样做则筋脉舒展，骨髓坚固，气血流畅，耳聪目明，内外调和，就不会受邪气的伤害，气的运行也就能始终如一了。

五脏的功能强健，气血调和，肌肉之间通利无滞，皮肤固密，营卫的运行不失其正常状态，呼吸均匀徐缓，全身的气机有规律的运行，六腑也能正常地消化饮食，使水谷精微敷布周身，以营养人体。五脏六腑的功能正常，所以才能使生命维持长久而长寿。

所以，远古的圣，在教导后人的时候都说：必须要避开自然界致病因素的侵袭，思想上要保持清心寡欲。要做到情志安逸，而不要追求过多的欲望；要心地安静，而不要大惊卒恐；要适当劳动，而不要过度劳累，只有这样做，人体的真气才能运行正常，精气和神气才能固守于内。精气运行才能通顺。

每个人都要根据自己的需要，适当的满足一下自己的愿望，无论吃什么样的饮食都要认为是甘美的，无论穿什么样的衣服都要觉得是华美的，对自己的生活习俗总要有满足、顺心的感觉，对别人的一切都不要羡慕，只有这样的人，他的思想才算达到了纯朴的境界，他的眼睛才不会被纷繁的物质世界所劳累，他的精神才不会被淫邪的事物所迷惑。

无论是愚笨的、聪明的、贤能的或者是无能的，只要不处心积虑地追求物质享受，就符合养生之道，他们的寿命即使活到一百多岁，动作也不会衰退，这是他们掌握并运用了周全的养生方法，所以才不会处于危险的境地。

远古的时候，有一种被称为真人的人，他们能够把握天地阴阳的变化，呼吸自然界清新的空气，心神内守而不弥散，肌肉如同刚出生的婴儿一样丰满，他们的寿命能够同天地一样长久而没有终了的时候，这是他们认真养生的结果。

中古的时候，有一种被称为至人的人，他们道德纯朴，养生之道周全，能调和四时阴阳、寒暑的变化，远离世俗的干扰，积蓄精气，保全神气。所以他们能够潇洒自如地生活在自然界之中，能视听到远达八方之外的声音，也能强壮身体，增加寿命，他们也属于真人一类。

其次，有一种被称之为圣人的人，他们能安然地生活在自然当中，顺从八方之风的变化，虽然生活在世俗社会之间，但没有恼怒怨恨之心；行动虽不离世俗之间，但举止却与世俗不同；外不为事务所累，内无过多的思想忧虑，专心致力于安静愉快的生活，努力保持自得其乐的心情，形体也不过度疲劳，精神也不过于外散，所以，他们的寿命也可以达到一百多岁。

再其次，有一种被称之为贤人的人，他们在养生中，以天地运行为准则，以日月变化为准绳，能辨别星辰的位置，能推理天象的演变，能顺应四时阴阳的变化，他们养生的原则、方法与远古得道之人是相符的，所以他们也可以增加寿命，并使其达到顶点。

中医的营养养生是全方位的，不是简单的锻炼锻炼或保证饮食的营养成分就可以了，他应该包括：人与自然的和谐统一；情志的自我调理；居室的环境；睡眠的保证；着装的舒适度；如何处理家庭成员及社会成员的关系；饮食结构的合理化及饥饱程度；适度的锻炼等等，哪一点把握不好，都会使身体产生疾患。

中医的治疗学是一个很有意思的学科，如果不站在哲学和易学的角度来看，会觉得非常的神秘和不可思议，如果站在哲学和易学的角度又觉得非常简单。中医的治疗一般都采用以下四种手段：

第一，顺水推舟法：发汗、呕吐、泻下是人体正常的生理和病理反映，中医治病非常重视人体本身的这种调节功能，经常会主动采用汗、吐、下的方法治疗疾病，这在《伤寒论》中有详细的论述，是中医治病的重要方法之一。

第二，气味搭配法：这种方法主要应用于中草药的使用上。中医用药，一般不考虑药物的成分，而是以物质的寒、热、温、凉四气与酸、甘、苦、辛、咸、淡六味的偏性，对应脏腑的好恶与身体寒、热、温、凉所产生的偏性，也就是疾病，进行平衡，从而达到治疗疾病的目的，这是中医用药的根本理论和方法，是中医区别于西医的根本点。

第三，干支选择法：这种方法主要应用于时空与疾病的辩证关系及对疾病的预测和防范（如五运六气的应用，将会在后面的文章中进行详细论述）；针刺治疗（子午流注开穴法）。

第四，经络循行及循经取穴法：这种方法主要应用于疾病的诊断及其治疗，如针刺、按摩、灸法等等。

气味搭配法是中医用药的基本原理，也是学习中医的重要内容，这是一个看似容易，其实很难的问题，下面我们就四气五味这个问题进行一下分析。

四气者，寒、热、温、凉是也。其中寒与热相对应；温与凉相对应；正好与四季相应也，从而确立了中医一个重要的治疗原则。

五味者，辛、酸、甘、苦、咸是也，其中辛味具有发散的作用；酸味具有收敛的作用；甘味具有弛缓的作用；苦味具有坚燥的作用；咸味具有软坚的作用。在临床治疗疾病时，要用毒药的五味攻伐邪气，要以五谷的五味为滋养；以五果五味为辅助；以五畜的肉为增益；以五菜五味为补充；用谷、肉、果、菜的气味调和服食，可以补益精气。因为这五谷、五肉、五果、五菜都各有辛、酸、甘、苦、咸气味之别，所以在治疗疾病时一定要根据四时和五脏的具体情况，进行适当的选用。

五味者，可以应五方，五方者可以应五脏。东方者，为春也、为肝也、为酸也、为青也、为温也。温者，热之渐，为升发，在味应为辛，辛能发散，而为酸者何？春天者，万物升发，因酸能收敛，可以抑制温之升发，使之不要太过也，故春生酸。（临床应用：肝火旺，用微酸收敛即可，若过用酸味，则会使肝气郁滞。故用酸味，微为泻火；过则补火。肝气郁滞者，则要以辛味发散也。）

南方者，为夏也、为心也、为苦也、为红也、为热也。热者，温之极，万物热极而化也，在味应为咸，咸能软坚散结、化解万物，而为苦者何？夏天者，万物迅速生长变化，因苦能固涩也，可以抑制热之生化，使之不可太过也，故夏生苦。（临床应用：心火旺，以微苦固涩即可，若是过用苦味，则使心火郁滞。故用苦味，微为泻火，过为补火。若心火郁滞者，则要以咸味软之。）

西方者，为秋也，为肺也，为辛也、为白也，为凉也。凉者，寒之渐，为收敛也，在味应为酸，酸能收敛，而为辛者何？秋天者，万物收敛，因辛能发散，可以抑制凉之收敛之气，而使之不可太过，故秋生辛。（临床应用：肺气郁滞，则以微辛发散，若是过用辛味，则伤肺之阳气，使卫外之阳气损耗，而产生寒证。故用辛味，微为补阳，过则泻阳。若是肺气宣散太过，则要以酸味敛之。）

北方者，为冬也，为肾也，为咸也，为黑也，为寒也。寒者，凉之极，为坚固也，在味应为苦，苦能固涩，而为咸者何？冬天者，万物收敛固涩，因咸能软坚散结，可以抑制寒之固涩之气，使之不可太过，故冬生咸。（临床应用：肾阳不足，则补以微咸，过用咸味则会使肾阳不固。故微咸补阳，过咸泻阳。若肾阳不固者，则要补之以苦。）

脾胃者，居于中央，为长夏、为黄色，为四季土，以甘淡应之。土者，松散而不动也；松散者，以甘调和而统一也；不动者，以淡渗泄而化解也。（临床应用：脾虚者，补之以甘，脾实者，泻之以淡。过食甘则脾实，过食淡则脾虚。）

可见五味之产生，皆以天地制化而形成，而非人类之规定也。当我们了解了四气五味的应用以后，前辈所说的治疗原则就清晰可见了。

比如：《内经》上说：肝属木，旺于春季，在经为足厥阴肝经和足少阳胆经，其旺日为甲日和乙日。肝最害怕拘急，当肝筋发生拘急时，应马上服用甘味的药以缓和拘急。肝气喜欢舒散，应用辛味药物促其舒散，用辛味药补它，用酸味药泻它。当肝脏有病时，可针刺其经，并可使穴位出血。

心属火，旺于夏季，在经为手少阴心经和手太阳小肠经，其旺日为丙日和丁日。心气最害怕弛缓，当心气涣散时，应马上服用酸味药加以收敛。心希望软，应用咸味药使它软，用咸味药补它，用甜味药泻它。当心脏有病时，可针刺其经，并刺舌下、委中出血。

脾属土，旺于长夏，在经为足太阴脾经和足阳明胃经，其旺日为戊日和己日。脾最害怕湿气，当脾为湿困时，应马上服用苦味药以燥除湿气。脾喜弛缓，应服用甜味药使它安缓，用甜味药补它，用苦味药泻它。当脾有病时，可针刺其经，并刺足少阴肾经的穴位出血。

肺属金，旺于秋季，在经为手太阴肺经和手阳明大肠经，其旺日为庚日和辛日。肺最怕气机上逆，当气机上逆时，应马上服用苦味药以泻其气。肺喜收敛，应服用酸味药使它收敛，用酸味药补它，用辛味药泻它。当肺有病时，可针刺其经，并刺足太阳外侧，足少阴出血。

肾属水，旺于冬季，在经为足少阴肾经和足太阳膀胱经，其旺日为壬日和癸日。肾最害怕干燥，当肾干燥时，应马上服用辛味药以濡润，因为辛味能宣通肌肤腠理，畅达气血，促使津液产生。肾喜坚实，应服用苦味药使它坚实，用苦味药补它，用咸味药泻它。肾脏病时，可取本经，并可针刺出血。

理解了中医的用药方法和原则，那么中医的治疗原则和方法就一目了然了，中医的临床治疗效果会大大提高。

治疗要想使阴阳气血恢复平衡协调，还可以用针刺的方法除去瘀血，并活动四肢以疏通阳气，要多穿衣服温暖形体以资助阳气，通过发汗以宣表，利尿以通里的方法，就能使精气正常运行，五脏的阳气布达，形体充盛，骨骼肌肉相互协调了。

身体壮实能耐受毒药的，就用性味厚的药物治疗；身体虚弱不能耐受毒药的，就用性味薄的药物治疗。若病气与六气相反的，病在上从下治，病在下从上治，病在中从左右治，治热性病用寒药，当温服；治寒性病用热药，当凉服；治温病用凉性药，当冷服；治清冷病用温药，当热服。无论是用清法、削法、吐法、下法、补法、泻法或新病、久病都应当遵守这个原则。

逆者正治，从者反治，从少从多，要根据病情来决定。热因寒用、寒因热用、塞因塞用、通因通用，要想制服其主病，必须先找出其致病的原因，然后再运用反治的方法。在刚开始治疗时，药物的性质会与疾病的某些症状似乎是相同的，但最终的结果会是相异的。

当疾病初起的时候，可以用针刺的方法；病邪轻浅的，用发散的方法治疗；病邪深重的，用削减的方法治疗；正气不足的，用补益的方法治疗；形体不足的，用甘温益气的方法治疗；阴精不足的，用甘润味厚的药物治疗；病邪在上的，用涌吐的方法治疗；病邪在下的用攻下的方法治疗；中焦壅胀满闷的，用消导的方法治疗；兼有表证的，可用煎药熏洗发汗的方法治疗。当病邪旺盛时，要等它稍微衰退后再治疗（注：这句话应该是针对针刺法说的）。

《内经》说："急则治其标，缓则治其本"。标本的治疗原则，谈起来很容易，但要真正掌握它也是比较难的，如果不知标本，相反而治则为逆治；如果熟知标本，相顺而治则为从治。

如果是先发生病变而后出现气血逆乱的，要治本；

如果是先发生气血逆乱而后产生疾病的，要治本；

如果是先感受寒邪而又产生其他疾病的，要治本；

如果是先患有其他疾病而后有寒证的，要治本；

如果是先发热而后产生疾病的，要治本；

如果是先出现病变而后产生泄泻的，要治本；

如果是先出现泄泻而后产生其他疾病的，要治本，必须首先调理好泄泻，才能治疗其他疾病；

如果是先患腹部胀满而后产生心烦的，要治本；

如果是先发热而后产生腹部胀满的，要治标；

如果是先出现疾病而后产生腹部胀满的，要治标。

当人体感受了外界的邪气，体内也有正气，大小便不通利的应当先治标；大小便通利的应当先治本；先患大小便不通利而后产生疾病的，首治本病。

当疾病发生后出现了有余的征象，这时应采用本而标之的治疗方法，即先治本病后治标病。

当疾病发生后出现了不足的征象，这时应采用标而本之的治疗方法，即先治标病后治本病。

所以要谨慎地掌握疾病的轻重，根据情况进行适当的调整，病情轻的，标本同治；病情重的，或治标或治本。

五脏与六腑本来是互为表里的，经络和肢节都会产生虚实的病症，治疗时应根据病变所在的部位进行调理。如：病在脉时可以调治它的血；病在血时可以调治它的络脉；病在气分时可以调治它的卫气；病在肌肉时可以调治它的骨，或用大针，或用药熨都可以治疗。如果疾病的部位不知道疼痛，以针刺阴、阳跷脉为上策；如果身体疼痛，而九侯脉象正常，可以用缪刺的方法治疗；如果疼痛部位在左侧，而右脉出现了病象，要用巨刺的方法治疗。

邪在皮肤的可以用发汗的方法以散邪；邪气剽悍滑疾的可以用按摩的方法使其收敛；邪气盛实的可以用外散或泻下的方法以除邪。要审察阴阳的刚柔属性，确定病邪在气或在血，而分别予以治疗，阳病要治其阴，阴病要治其阳，如果是血分邪实，宜破血逐瘀；如果是气虚下陷，宜益气举陷。总之，以达到人体的阴阳平衡为治疗的最大原则。

五、中医与西医之异同

在中国的医疗体系当中，有“中医”和“西医”之分，而“中医”和“西医”的概念，在学术界和现实生活当中混乱的，什么是中医？什么是西医？中西医能否结合？怎样结合等一系列的问题，我们争论了六十年，还没有一个统一的认识。

关于中西医的区别，有些人认为：“中医嘛，就是中国的医学；西医想当然就是西方的医学。”如果按照这种逻辑思维，那世界医学应该分为东方医学（东医）和西方医学（西医）。

东方医学按照国家的不同可分为：中医、日医、韩医、印医（印度、印度尼西亚）等等。

西方医学可分为欧医（欧洲）和美医（美洲）两大类；欧医又可分为：英医、法医、德医……美医可分为：美医（美国）、加医（加拿大）、巴医（巴西）、古医（古巴）等等才对，为什么要把其他国家的医学统称为西医，而单单把中国的医学称之为中医，这种分类方法合理吗？

还有一些人认为：“采用天然药物进行治疗的是中医；采用化学药物进行治疗的是西医”。这里也存在着问题，①现在非洲地区有的原始部族也采用植物的根或叶进行治疗，我们能说人家是用中医治病吗？②中医所用的药物有些也是经过化学反应后才使用的，这又如何解释？

要解释这些问题，首先要分析和了解中医与西医的理论基础是什么？他们之间有何区别？只有这样才能准确地把握和运用中医与西医，才能使中西医有机地结合在一起。

中医之所以叫中医，这与中国为什么叫中国有直接关系。中国为什么叫中国呢？有些人认为这是中国古代的先人们太自大、太狂妄，目光太短浅，自以为华夏民族是生活在世界的中心，所以把自己的国家称之为“中国”，这种理解是对古人的误解。中国古代的先贤们认为：宇宙万物的生长和发展，都要在一个相对平衡的状态下相互依存，相互制约，就如同“太极”一样，你中有我、我中有你，只有这样才能达到和谐共存。他们把这种相对平衡的状态称之为中庸，认为一个国家要想长治久安，也应该用这种中庸平和的心态和手段进行治理；同时还认为尊重自然、顺应自然，而不破坏自然，改造自然，这才是最佳的治理方法，基于这种思想，所以叫中国。

中国的医学体系也是建立在这种哲学思想和思维方式上的，所以叫中医。用我们现代的语言应该称之为平衡医学或平衡医。中医认为所有的疾病都是机体不平衡所造成的，不管是内因还是外因，不管是兴奋还是抑制，只要造成过度的不平衡就是疾病，让它恢复到相对平衡的过程就是治疗，达到了相对的平衡就是治愈。所以中医是站在哲学的角度看待和治疗人体疾病的一门学科，因此就决定了他的诊断和治疗都是从宏观方向入手的。

而与之相对应的是所谓西方医疗体系，则是建立在物理学和化学等实证理论体系上的。西医所谓的疾病，就是指凡不符合多数人也就是根据多数人的理化指标制定的所谓正常人体解剖学、细胞学、组织学等数据者，就是患有疾病，使之恢复并达到这一数据标准的过程称之为治疗，达到了这一数据标准称之为治愈，这就是中医与西医最根本的区别。所以西医是站在化学和物理学的角度看待和治疗人体疾病的一门学科，因此也就决定了他的诊断和治疗是从微观方向入手的。

中医和西医的区别不是操作方法和药物成分上的区别，而是理论体系的不同。中医就如同政治经济学当中的“上层建筑”，西医就如同“经济基础”，中西医是两股道上共同奔跑的两部马车，是不存在优劣之分的。

中西医能否结合呢？是完全可以的，这同样如政治经济学当中的上层建筑和经济基础之间的关系一样，经济基础的发展可以促进上层建筑发生改变，但上层建筑决定着经济基础的发展方向，两者既矛盾又统一，这种结合是相互促进，共同发展，而非相互融合或相互倾轧。

西医的发展可以促进中医理论体系的完善，中医的理论可以整体把握指导西医的临床治疗和技术研究的方向，中西医的结合不应当是简单的中医＋西医，中医治不了的病找西医，西医治不了的病找中医，应该在理论体系上找出它们的共同点和差异点，把古人的智慧和现有的科学技术相结合，这样才能做到一加一大于二，才能真正做到中西医结合。

上面分析了中西医的区别，我们再来探讨一下什么是中药？什么是西药？由于对中西医的界定没有分清楚，所以直到现在也没有一个准确的、没有瑕疵的药物分类方法。

医学界及大众普遍认为天然的、植物的药物是中药；生物的、化学的药物是西药，这种分类方法正确吗？我们首先看看中药当中的这些药物，如砒霜、水银、轻粉、升药、铅丹、枯矾等药物基本上都是通过烧制加工后的产物，都产生过化学反应，它们是西药吗？

中药炮制学当中有酒炒、醋炒、童便炒等炮制方法，它们的目的和作用是什么？不就是要改变药物的原有性能吗？这算不算化学制品？

还有原产地的问题，西洋参产自美国；高丽参产自韩国；犀角产自非洲和亚洲的印度、缅甸、泰国、马来西亚和印尼；血竭产自伊朗、马来西亚、印尼和我国台湾等等，我们凭什么把这些药说成是中药？

我们再来看看以“中草药”为基础开发出来的注射液，如柴胡注射液、鱼腥草注射液等算中药还是西药？柴胡注射液的作用是清热解表，用于治疗感冒、流行性感冒及疟疾等的发热，而缺少了疏肝解郁、升举阳气的作用，其用药的指导思想是用西医的物理化学理论；鱼腥草注射液的功效是清热、解毒、利湿，用于肺脓疡、痰热咳嗽、白带、尿路感染、痈疖等症，其用药的指导思想既不是西医的物理化学理论，也非中医之阴阳平衡理论，所以临床应用很快就出现了毒副作用；这样用药还能算中药吗？

还有西药也有性味归经的问题，以维生素为例：VB_{12}是甘味；VB_1 是苦味；VC 是酸味，它们完全具备中医的用药原则，再看看它们的主治是不是和中药有相同的地方？如果我们用中医的理论使用它们，那它们是不是也可以算做中药呢？

其实药本身应该是没有归属的，给它一个什么样的标签它就是什么药？如同人一样，今天有一个中国人的身份，你就是中国人；明天给你一个美国的身份，你就是美国人，后天再给你换一个联合国的身份，你就是世界人，药品也是一样。人就是人，给你哪个国家的身份，你就是哪国人，药品就是药品，你用中医的理论用药，什么药都是中药，你用西医的理论用药，什么药都是西药。

鱼腥草作为中药使用了上千年也没出现毒副作用，经过现代高科技提纯后的注射液却因有毒副作用而不能使用。那么关于药物有毒、无毒的问题，中国古代医学家早就说过："是药三分毒"。中医在使用药物的时候为什么很少出现毒副作用呢？这是因为中医对药物的认知和西医是不同的，中医认为：药物之所以称之为药，是因为它有寒、热、温、凉的偏性，不管它是偏寒、偏凉、偏温、偏热，只要它中和了疾病的寒、热、温、凉它就是补品，只要它助长了疾病的寒、热、温、凉它就是毒品。

以水为例：水是一切生命的源泉，没有水就没有生命，如果水运用不当，一样可以使生命死亡。例如：南方潮湿闷热地区的植物一般都喜水，而北方的植物水浇多了就容易烂根。再例如：一个在冰天雪地里冻了一天的人，让他喝一大杯带冰碴的水（细菌含量绝对符合国际标准）会出现什么现象？他极有可能发烧泄泻。一个在三伏天的中午跑了二十公里的人，让他喝一杯 80°的开水，他极有可能嘴上起泡，昏厥而死。反之，在冰天雪地里冻了一天的人，让他喝一杯 80°的热水，马上会温暖舒服，一个在大热天跑了二十公里的人，让他喝一杯冰水，马上就会感到神清气爽。同是标准的水，因应用方法不同而产生不同的结果，那水到底是有毒还是无毒？是食品还是药品？是补品还是毒品？

现代有人试验用砒霜治疗白血病，效果不错，砒霜是剧毒之品，这是世人皆知的，在服用剂量合适的情况，对于白血病病人来说，砒霜就是补品。饭吃多了，超过了胃的容量极限，胃也会不舒服，总不能因饭吃多了造成的胃不舒服，就说饭是毒药而把饭戒了吧？临床上面对的群体都是人，所要解决的问题都是人体不正常的功能和器官，所以不管是中医还是西医，能把患者的痛苦解决了就是好医；不管是中药还是西药，毒药还是补药，只要对症就是好药。

说到这里就引出了一个用药标准化的问题，这是一个让中医界感到很没面子的问题，也是中医在学习、实践及发展过程当中困扰中医的瓶颈，所有的人都认为中医用药是不能量化的，是不能制定标准的，这也是很多人批评中医，否定中医的依据。在这里提醒读者，应该好好的、细细的读一读《伤寒论》《温病条辨》等经典著作，在这些著作里都详细地谈到了方剂应用时的用药标准。

如桂枝汤，张仲景要求："煮取三升，去滓，适寒温，服一升，服已须臾，啜热稀粥一升余，以助药力，温覆令一时许，遍身漐漐微似有汗者益佳，不可令如水流离，病必不除；若一服汗出病瘥，停后服，不必尽剂；若不汗，更服依前法，又不汗，后服小促其间，半日许，令三服尽；若病重者，一日一夜服，周时观之，病症犹在者，更作服，若不汗出，乃服至二、三剂”。麻黄汤则要求“煮取二升半，去滓，温服八合，覆取微似汗”为度，由此可见，凡是服解表药，都以发出汗来为标准。

如瓜蒂散，茶调散等吐剂的服用剂量则以能探吐为标准；如大、小承气汤等泻下剂的服用剂量则以见微利或泻下若干行为标准，中医的标准是因人而异的，是以人的临床表现为标准的。古人常说：没有规矩，不成方圆。中医怎么会没有标准呢？只是中医订的是一个活标准（大标准），它可以涵盖西医的死标准（小标准），而西医的死标准（小标准）套不上中医的活标准（大标准）而已。

比如饮酒，应当制定一个什么标准来确定人喝到了最佳状态？一两？二两或三两？半斤？亦或一两至三两之间？亦或是二两至半斤之间？中国人饮酒有喝一两即醉的，有喝半斤、八两没事的，请问这个标准如何定？对于这个问题中国古人的智慧是以血流加快，面红耳赤，神志清醒，思维敏捷为标准或原则，具体数量还是因人而异，请问两种标准哪一种更科学？哪一种更安全？

根据这样一种标准和原则，临床用药时，任何药物都不会出现毒副作用，出现毒副作用不是药物本身的问题，而是人们使用不当或者说是标准的定义不科学造成的，（例如，李可先生用大毒、大辛之附子治疗心脏病，剂量曾用到过200克，治疗效果如汤泼雪，若是所有心脏病患者都用到这个剂量，恐怕就要死人了。李可先生举出这样一个极端病例，只是想告诉我们，临床治疗要辨证施治，用药剂量当大就大，当小就小，不可拘泥，学者也不可教条。）根据这样一种标准，我们可以少淘汰多少种药？可以节约多少研究成本？可以使老百姓少花多少钱？政府拿着这些钱又能为老百姓多做多少事啊？

如何才能算是一个真正的中医，这个问题提出来，有人会感到很莫名其妙，有人会问：中医学院毕业的不是真正的中医吗？要回答这个问题，请大家先听一个真实故事。

九十年代末，在河北行唐有一个姓黄的大夫，这个人颇有些神奇，他能根据坟上的草（一种有根、有叶，无茎的草，叶似韭菜）判断死去的人是男、是女、是老、是少，是病死的还是意外死的。

这个人看病还有一套方法，如一次有一个病人找黄大夫治疗，黄大夫通过四诊没有发现问题，于是从衣袋里掏出六个制钱，摇了一卦，就对病人说：“你家的房子是不是有问题?”病人回答说：“一年前新盖的房子，房子盖好后有一面墙始终不干，用火烤都没用。”黄大夫说：“问题就出在这，你回家后让你爱人点一颗蜡烛，贴着湿墙正转xx圈，反转xx圈就可以了”。患者依言而行，果然第二天墙也干了，患者病也好了。

黄大夫身材矮小而消瘦，五十多岁的年龄，面孔黝黑，二目有神。在向他探讨关于看草判断人死前的基本情况和拿蜡烛照墙治病是不是特异功能时，黄大夫说：“这是我们的不传之秘，也是我们宣传自己的有效方法，看草判断人死前的基本情况不是特异功能，而是生活经验，在天地万物之间，每种生物都有其特殊的气场，人也有气场，并且每个人和每个人的气场是不同的，不同的气场会对周围的环境和事物产生不同的影响。如人与人之间，气场相近的就容易沟通，就容易成朋友；气场相佐的就不容易沟通，就容易相互反感。人死以后埋在地下，其气场会对周围的环境产生影响，因为死去的人的死亡原因不同，其气场也就不同，由于这种不同的气场，会使周围植物的根和叶发生细微的变化，我就是根据草的根和叶的这种细微的变化，来判断人死前的基本情况”。

人死之后，其气场既然可以影响到周围的植物，那会不会也能影响到人呢？如果死去的人气场很强，影响到人那该怎么办呢？应该用什么方法治疗呢？祝由是否就是解决这方面问题的方法呢？

“关于拿蜡烛照墙治病，这是《易经》方面的知识，因为病人命相当中湿气偏重，又住在新盖的房子内，其身体的湿气与住宅当中的湿气相应，所以他家的墙总是不干。他用火烤为什么烤不干呢？因为他用的火大故为相火，只能形成外面干而里面湿，火以撤去湿就出来的现象。所以应该用小火、小火为君火，能使火气慢慢进入到墙内，这样墙就干了，墙与病人身体上的湿气不能相互呼应，于是病人的疾病自然就随之而愈了。”

在某种情况下，治疗疾病也是这样，比如外感寒邪，就应当马上用大剂量的辛温解表药发汗除邪，一次搞定；如果患者体内虚寒，就不能用大剂量的温里药来补，而应当采用小剂量，多次数渐补的方法进行治疗，俗语说：“虚不受补”就是这个道理。

出于好奇，就顺便询问起他学医的经历，黄大夫说：“我连小学都没有上过，自幼在老师家打杂，跟随老师采药、制药。所有的字都是通过抄方子、背汤头、背经文认识的”。随后，他成段地背诵了一些《易经》《黄帝内经》等方面的经文或歌诀。在接触过程中确实发现他对易经，中医理论，中药的采集、炮制、功效，方剂，丸散膏丹的制作，内、外、儿、妇、针灸、推拿、接骨都有研究，并能很熟练的运用。一个没有接受过任何学院教育的民间医生，能有如此的修为，也不得不让人佩服。作为一个中医，只有达到这种水平，才能算得上是真正合格的医生。

黄大夫虽然有如此高超的技术水平，但其子女却对中医丝毫不感兴趣。曾经和他谈起过传承问题，黄大夫摇着脑袋说：“难啊，身边没有相得中的，城里的人吧，也不一定能看得起我们这些民间医生，只能随缘吧”。后来听说他带了几个徒弟，能否遇到有悟性并有灵性的传人继承下来，很不好说，极有可能把中医的这一枝血脉带到棺材里去。

都说中医治病慢，中医治病慢，中医治病真的慢吗？近期，通过朋友介绍认识了河南民间的一个骨科医生，祖传四代的接骨神药，不论是开放性的还是粉碎性的骨折，都能很快的让它愈合。不可思议的是，他的接骨药必须要用他自己酿制的黄酒，也称之为酸酒的酒来熬制，效果甚佳，不用此酒，效果一般。

此酒酸而微甘，其酿制方法完全继承着传统的制作工艺，每一步工序都有特殊要求，少说一句或少问一句都可能使此制作工艺失传，可见继承和发展真正的传统中医是何等困难。

在《伤寒论》中有苦酒之说，有专家解释为是醋。然而在晋朝葛洪的《肘后备急方》一书中，苦酒是苦酒，酽醋是酽醋；在南北朝时期，雷敩的《雷公炮炙论》中，莪术、荜拨等是用醋炮制而不是苦酒，可见苦酒并非是醋，那么苦酒具体为何物，已不得而知，但通过这个骨科医生自己酿制的酒来看，张仲景所谓的苦酒应该就是这种类似的酸酒，况且张仲景也是河南人，一个本来很简单的事情，因书中没有记载，却成了千古之谜。

通过以上事实，我们不难看出，有多少好东西是在不知不觉当中，在我们的不经意当中慢慢丢失的，我们有多少人能静下心来继承、挖掘这些珍贵的遗产，尊重这些中医“古董”呢？我们又有多少人真正的、没有偏见的研究中医？使中医的血脉原汁原味地传承下去呢？我们是不是应该少谈些发展，多谈些继承呢？

第二章　医易同源

所谓“同源”者，乃一卵而双生也，即孪生之关系也，若是一个事物从另一个事物发展而来，则不能称之为“同源”而是分支，即父母与子女的关系。既然说“医易同源”或“易医同源”，那它们两者就应该为孪生关系，而非父母与子女关系，本章我们将分析《易经》与《内经》“同源”在何处。

第一节　易经与黄帝内经

《易经》与《黄帝内经》都是中国传统文化的组成部分，都是中国传统哲学的起源。然而一般人认为只有《易经》才是中国传统文化的组成部分，才是中国传统哲学的起源，同时也是中医基础理论的根和起源，这种观点明显是错误的，《易经》和《内经》其实它们是一个根上长出的两颗大树，只是《黄帝内经》研究的内容相对专业，而《易经》研究的范围更加广泛而已。

《易经》和《黄帝内经》分别都是古人站在哲学的高度，通过观察天地之间四时的寒热变化以及五运六气和二十四节气之间的关系，通过“援物比类，取类比象”的方法，探讨万事万物的发展规律及其变化过程而产生的两部专著。因《易经》与《黄帝内经》所阐述的内容不同，所以它们的论述方法也就发生了差异，这就是为什么在读《黄帝内经》时，总有与《易经》似曾相识的感觉，这也就是为什么学习中医的人一定要懂得《易经》的缘故，“他山之石可以攻玉”。

《黄帝内经》是中国传统哲学理论思想在人体疾病与治疗学上的具体体现，是集哲学、地理学、气象学、人文学、植物学、养生学、生理学、病理学、治疗学、心理学、预防学等于一体的一部著作。《黄帝内经》是祖国传统医学的理论基础和宝库，是中医学的核心内容，所有应用于临床的理论学说皆出于此，是需要学医者终生把玩的一部著作。

所以，不研究《易经》和《黄帝内经》，就不明白天地运行之道；不明白天地运行之道，就不了解天地阴阳之变化；不了解天地阴阳之变化，就不了解人体阴阳之变化，以及人体与天地阴阳之关系，所谓的中医也就成了无源之水，无根之木。只是《易经》发展到现在已经被披上了神秘的面纱，使人感到深不可测，《黄帝内经》也有这方面的趋势，其原始根源几乎已无人考证。

本章的内容将主要论述《易经》与《黄帝内经》的起源，以及《易经》与《黄帝内经》之间的关系。

《经》曰：“道生一，一生二，二生三，三生万物也。”学习中医必须遵守这一原则，如果不遵循这一原则，就不会明白“道”为何物，就永远像水中的浮萍那样没有根基，只有认真的研究四时寒热以及五运六气与二十四节气之间的关系，才能真正地理解《易经》与《黄帝内经》。

天寒地暖、天暖地寒，人居天地之间，感受天地寒暖二气之影响。人体感受了风寒之邪气后，首先会得外感之病，同时还会传变到脾胃；人体感受了暑热或疫毒之邪后，首先也会有外感之症，同时也会传变到脾胃；脾胃既是阴中之阳，又是阳中之阴，居于阴阳之中。因此，脾胃作为后天之本与伤寒、温病三者，奠定了中医病因、病机及治疗之根本，中医就是在此基础上产生出无数的分枝而使得中医这棵大树枝叶繁茂，人才辈出。

只有掌握和理解了中医的根本，才能使中医的枝和叶自然地长出来，才能使中医这棵大树生长的枝繁叶茂，生机盎然，开花结果。只有掌握和理解了中医的根本，学习和研究中医才不会偏离大道，出现差之毫厘，谬之千里的现象；才不会被各家学说所左右。

所以学习中医，首先要明白哪些书是必须深入研究的、是需要读懂、读透的，哪些书是作为参考、借鉴的，只有把握住了方向，才可以不被迷惑。

一、易经、“河图”“洛书”以及大衍之数

《易经》又称之为《周易》，相传为伏羲氏所创立。伏羲者，中华民族文化之始祖，是我国古籍中记载的最早的王，所处的时代约为新石器时代早期，他根据天地万物的变化，发明创造了八卦，成了中国古文字的发端，从而结束了“结绳记事”的历史，同时也标志着中华文明的开始。

也有人认为《周易》是因周文王演八卦而为《周易》，非也。《易经》是研究万事万物周而复始，循环往复，不断变化的一门学科，周文王是因在推演八卦时得到了智慧，故取国号为“周”，这与后者朱元璋一样。朱元璋在参加农民大起义之前曾是“明教”教徒，故其得天下后取国号为“明”。所以我们不要把因果关系搞反了。

《易经》的出现，是古人仰以观天，俯以察地，对日常的生产、生活进行总结时发现的，因为各种自然现象会随着时间、温度的变化而变化，其运行有一定的部位和秩序，并遵循着一定的规律。

古人发现，当天气最热的时候，树叶茂盛，树的倒影会比较短；到了天气最冷的时候，树叶凋零，树的倒影反而比天气热的时候长。在太阳初升或落下的时候，天气较冷，树木的倒影比较长；当太阳升到最高的中间时，树木的倒影比较短，也是这一天温度最热的时候。

发现了倒影变化与天体、地球生物之间的对应关系，并把倒影最长和最短的两个点确定了名称，倒影最短的点称之为——太阳；倒影最长的点称之为——太阴。倒影最短的时候是太阳时间最长，体现太阳功能最突出的时候，所以又将这个点定名为——夏至；到了倒影最长的时候，太阳照射的时间最短，温度最低，太阳不能完整的发挥功能，所以将这一点定名为——冬至。在完成这一循环的过程中，太阳升落365次，也就是365天，成为一周年。

随后又对这个循环过程进行了进一步的划分，在倒影经过太阴（冬至）点后，白天的日照时间一点点增加，天气一天天变暖，倒影一天天缩短；而经过了太阳（夏至）点后，日照时间一点点减少，天气一天天变冷，倒影一天天增加。在太阴（冬至）到太阳（夏至），太阳（夏至）到太阴（冬至）的过程中，出现了一个重复点，虽然是在两个过程中，但此时白天的日照时间几乎相等，循环中两个点形成一条直线，正好对应种植与收获两个季节，也就是太阴（冬至）至太阳（夏至），太阳（夏至）至太阴（冬至）之间的中分点，

将太阴到太阳之间的中分点定名为——少阳（春分），将太阳到太阴之间的中分点定名为——少阴（秋分）。为什么这样定名呢？少阳是太阴向太阳的转化过程中，阴大于阳，故名少阳；少阴是太阳向太阴的转化过程中，阳大于阴，故名少阴。

这时一个完整的循环分成了四个部分，四个部分的划分使原本混沌的循环过程，变得清晰可见，并把这个对应天地万物的变化现象定名为——春夏秋冬。然后确定岁首为冬至，并以此开始，改用观察圭表日影的方法来确定节气变化的时间，随着日月的运行来推算节气的盈余，直到下一个岁首，整个年度的变化就可以完全计算出来了。

天地为太极，一年也为太极；太极分阴阳，一年分寒热，寒热即阴阳。从立春——夏至——立秋为热、为阳；从立秋——冬至——立春为寒、为阴。

地球绕日一周，谓之一岁。而一岁当中的气候不同，一是由于所处的位置不同，二是由于地球距离太阳的远近和角度不同所造成的。以北半球而言，当地球行至南纬二十三度二十七分四十五秒南回归线时，得太阳斜射，故气候寒冷，谓之“冬至”。

当行至北纬二十三度二十七分四十五秒北回归线时，得太阳正射，故气候炎热，谓之“夏至”。

当地球行至冬至与夏至轨道之中间时，寒热适中，谓之“春分”。

当地球行至夏至与冬至之轨道中间时，寒热适中，谓之“秋分”。

前人在反复观察的过程中，不但发现一年当中温度会在不同的时间发生变化，而且这种变化有风、寒、暑、湿、燥、火之不同，这种不同会随年份的不同而有强弱之分，把这种强弱之分上升的哲学的高度，分别以子丑、寅、卯、辰、巳、午、未、申、酉、戌、亥来代表，故称之为“十二地支”，也用来代表时间。

前人还发现温度的变化不但有风、寒、暑、湿、燥、火之不同，还可以使万物具有生、长、化、收、藏五种功能，这种功能也因年份的不同而有太过和不及之区别，把这种区别上升到哲学的高度，分别以甲、乙、丙、丁、戊、己、庚、辛、壬、癸来代表，故称之为“十天干”，也用来代表空间；这也就是《易经》的最基本原理和出处。

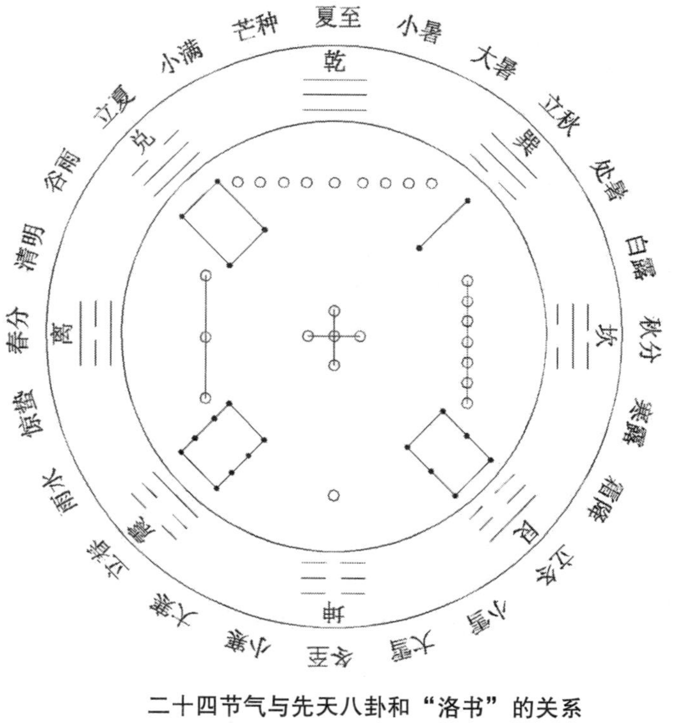

二十四节气与先天八卦和“洛书”的关系

二十四节气及先天八卦描述的是春、夏、秋、冬的寒热变化，“洛书”是古人站在地的角度观察四季寒热变化的，在冬天虽然四周很寒冷，但已经有一阳初生；春天虽然阳气渐盛，但仍然被强大的阴气包围；夏天阳气很盛，但仍有阴气存在；秋天阳气减退，阴气渐盛；不管四季如何变化，在地的中心始终有阳气存在。

《易经》看似很神秘，始终让我们对它充满着敬畏而崇拜之心，其实整部《易经》就讲了一个极其简单的问题，就是关于寒与热相互转化的问题，也就是一天的寒热转化，或者一年的寒热转化，或者一纪元的寒热转化而已，也就是所谓阴与阳的转化问题。当然在这个转化过程中，隐藏着、或者说包含着无限可分的事物。周者，周而复始也；易者，生生不息，不断变化也；周易者，是指一切事物都是沿着特定的轨迹，周而复始，生生不息，不断地发生着变化，这种变化是不以人的意志为转移的，人类只有服从他、顺应他、了解他、掌握他，就可以很好地利用他，这就是中国古代先贤们留给我们的巨大智慧和财富，如果我们轻易否定他，就是否定智慧。一个否定智慧的人是一个愚蠢的人；一个否定智慧的民族是一个愚蠢的民族。

《易经》之所以让人们感到神秘，不是伏羲氏或周文王的缘故，这里有两个原因：一是《易经》的原文过于简洁，使现代人读不懂，不理解。二是后来的注释者故弄玄虚或本身就一知半解，所以使我们越学越糊涂。

对中国传统文化稍有了解的人都知道阴阳二字，阴阳在最初实际指的就是寒热。为什么古代先贤用阴阳而不用寒热呢？因为寒热指的是具体的感觉或现象，它不能涵盖其他事物，不能上升到哲学的层面，所以被阴阳所代替。阴阳是广义的，寒热是狭义的，阴阳可以代表寒热，而寒热不能代表阴阳，但可以解释和说明阴阳。

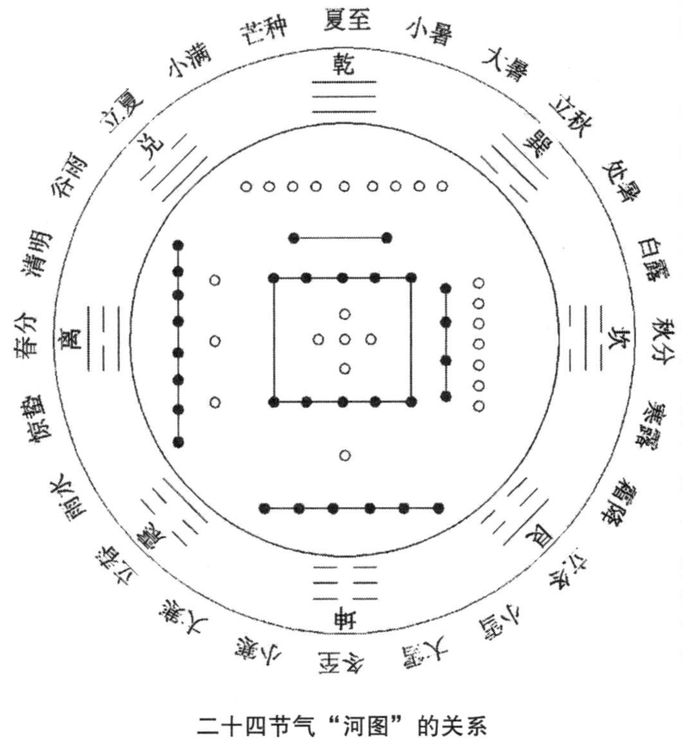

二十四节气“河图”的关系

“河图”是古人站在天的角度观察四季的变化，冬天阴气虽盛，但也有一阳存在；春天阳气渐盛，阴气亦盛；夏天阳气虽盛，但有一阴存在；秋天阴气渐盛，阳气亦盛；不管四季如何变化，但天上的阴阳始终是平衡的。

同理，八卦和天干、地支也是通过自然界的寒热变化，从不同的角度发现了其运行规律，并把它上升到哲学的高度，就可以诠释宇宙间的所有事物和现象了，明白了这个道理，《易经》和中医就很好学、很好理解了。

“河图”与“洛书”是《易经》的一个组成部分，“河图”是站在“天”的角度看待四季寒热阴阳之间，此消彼长的转化过程；“洛书”是站在“地”的角度看待四季寒热阴阳之间，此消彼长的转化过程，是对四季寒热阴阳转化过程的高度总结。

所以，《内经》上说，天地是自然万物的上和下；左右是阴阳运行的道路；水火是阴阳的象征；阴阳可以是男和女，也可以是气和血；阴阳是万物生成的原始。阴精藏于内，为阳气的镇守；阳气运行于外，为阴精的役使。

自然界的轻清之气上升，从而形成天；重浊之气下降，从而形成地。阴性柔和而安静，阳性刚强而躁动。阴阳的相互作用，形成了生、长、化、收、藏的过程，也就是木、火、土、金、水五行相生的过程。阳施化清气，阴凝聚成形。寒到了极点就转化为热，热到了极点就转化为寒；寒气演化为浊阴，热气转化为清阳。在人体中，清气不升而下陷，就会产生完谷不化的泄泻；浊阴不降而上逆，就会形成脘腹胀满之疾患，这都是阴阳运行失常违反了正常生理规律的一种表现。

阴阳的对立统一是自然界的普遍规律，是万事万物的分类纲领，是事物变化的元始，是事物新生与消亡的根本，是事物变异并表现于外的场所，所以治疗疾病时，必须要探求阴阳这个根本。

“河图”、“洛书”与大衍之数

中华文化又称之为河洛文化，中医是中华文化的组成部分，它与河洛文化的关系密不可分，故有医易同源之说。河洛就是指“河图”、“洛书”。“河图”相传是伏羲氏看到龙马负图越出黄河而绘制，“洛书”是大禹治水时观神龟而得。“河图”“洛书”是在说什么呢？赵知易先生在《知易术数学》中揭开了他神秘的面纱，“河图”与“洛书”是古代先贤们在大量实践与参悟之中得到的宇宙真谛，是一幅描述万物规律的象数模型。

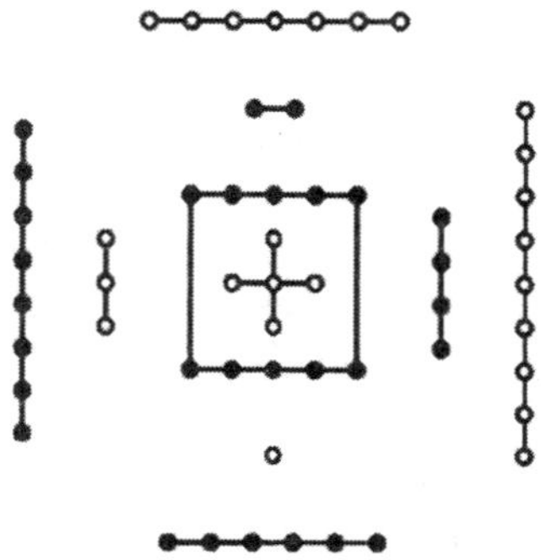

“河图”

《易经·系辞》言：乾道变化，各正性命，保合太和，乃利贞。那么怎样才能各正万物的性命？怎么才能达到万物最佳的太和状态呢？对于《系辞》中的问题，老子做出了肯定正确不疑的回答：“道生一，一生二，二生三，三生万物，万物负阴而抱阳，冲气以为和”。万物的性命只有两种情况：负阴抱阳或者负阳抱阴。但是阴阳只是一个外在的现象，要想真正各正性命，必须要掌握阴阳的量化，就是“冲气以为和”的境界，才能真正了解性命。

阴阳二气在十二个月之中，阴进阳退，阳进阴退，你来我往，相互摩擦。十二个月中每时每刻都有物生也有物死，生者必是时空条件符合其真性方可得生，死者必是时空条件背离其真性方死。腊月寒冬，有顶雪开放的梅花腊月位于一阳复始之后，其性阴寒，那么梅花负阴抱阳而生。每一个节气都有花开花落，九月百花开败，可是菊花却显芬芳。

“河图”告诉了我们什么契机呢？请看“河图”的下方，一个空心的圆点表示阳，外围六个实心的圆点表示阴。一元复始，阳生于阴，负阴而抱阳。那么在这个节气得生者，必符合阳一阴六的气场特征。冬至后，气转东方，阳气上升，在左边出现了三个阳点与八个阴点配合，此时阴气仍然存在，地温逐渐升高，阴气被阳气驱逐，春天到来，百花齐放，这个节气得生者，必然与此时的气场相吻合。“河图”的上方，两个阴点与七个阳点配合，此时阳极生阴，得生者负阳而抱阴。右边四个阴点与九个阳点配合，此时得生者，必负阳而抱阴，但阳气会小于夏至时，阴气会大于夏至时。

世间万物，无不得道者昌，失道者亡。“河图”所透露的天机就在于告诉我们万物所遵循的秩序规律，只有遵循这个秩序法则才能“自天佑之，吉无不利”

“洛书”是由“河图”演变出来的，表示天地万物在阴阳数理下的和合状态，从“洛书”的数理分布可以看出，不论是横竖斜相加都等于十五，与“河图”相比舍去十不用，其数总和为四十五。

从排列上来看，“洛书”是对于“河图”的分列，“河图”是阴阳重叠的数理排列，而“洛书”是对“河图”的分解，阴阳成单一列队间隔排列。从图中我们可以看到，冬至一阳复始的阳点没有动，而原来下方的六个阴点移到了右边；同样三个阳点下方的八个阴点也移到了对应的右边。而阴点的位置排列却不同，七、九的阳点位置发生改变，九个阳点排在了上方，七个阳点排在了右方，而二、四却分布在九阳点的左右。“洛书”为什么会出现这样的排列组合呢？实际是“河图”、“洛书”在从天地两个角度描述阴阳数理变化与万物的关系。

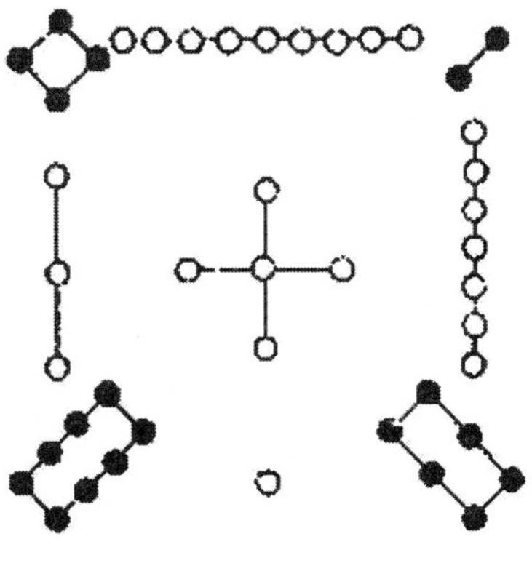

“洛书”

《易经·系辞》中说：“在天成象，在地成形，变化见矣”。“河图”即天象，“洛书”

即地象。“洛书”是从地的角度出发，描述了人所见到的阴阳量变，阳主生，阴主亡，故四阳之气占据主位，四阴之气占据四偶之地，同时遵循阳顺阴逆的法则。从感知学的角度出发，冬至一阳生于众阴之中，腊月是一年当中最冷的时候，故将八个最重的阴点放在十二月与正月之间；春天阳气上升，春分后阳气大于阴气，四个阴点位于三四月之间；夏至阳气极旺，故以九个阳点表示，其次秋天的阳气略次于夏天，以七个阳点表示。阴生于阳中，阳极生阴，故将阴生排在阳极之后。

再者“河图”为天象，“洛书”为地象。“洛书”反映的是一年与一日太阳运动对地球的照射及阴阳二气的变化，奇数为天，偶数为地，中五为太阳，其数理阴阳相交重叠，是万物在负阴抱阳，负阳抱阴之间变化的数理模型，与“河图”异曲同工。

早晨太阳从东方升起，此时天有三分阳，地有七分阴；太阳到东南方位，阳气迅速增加，阴气退却，故有四分阴气，六分阳气；中午太阳正南，是一日中阳气最旺的时刻，阳气九分，阴气一分；此后太阳运动到西南方位，阴气复生，阳气渐消，用二分表示初生的阴气，阳气八分；日头转西，阳气还剩下七分，阴气则有三分；傍晚时分阴气上升，阴气为六分，阳气则剩下四分；晚上子时时分阳余一分，阴盛九分；天亮以前，阴气八分，则阳升二分。阴阳相对、相乘、相交、相和，体现了“一阴一阳，进退之间相生相和”的大道真理与阴阳数理。

《易经·系辞》第九章：“天一、地二、天三、地四、天五、地六、天七、地八、天九、地十。天数五，地数五，五位相得而各有合；天数二十有五，地数三十，凡天地之数五十有五，此所以成变化而行鬼神也。大衍之数五十，其用四十有九”。此数出之于“河图”。天地之说并非指天地，此处是指阴阳二气，阳者为天，阴者为地。天一者，冬至一阳所生之地，阳生于阴中，故与地六并排于坤位，象征老阴之气。地二者，夏至阴生之地，阴生于阳中，故与天七并排于乾位，象征老阳之气。此谓天地定位，实则阴阳所变之地。

负阴抱阳；冬至后，气转东方，阳气上升，天三出现，但阴气仍然存在，地温逐渐升高，阴气被阳气驱逐，人体的感应器官随阳气上升而转向开辟，此时阳气鼓动，使春天的风增加，驱走冬天的余寒，由于阳气的开辟，人体感觉到春天的湿寒比冬天更冷，为什么呢？因为人体的器官已经随着阳气的上升而转向开放，春天的阳气驱使阴气快速退离，这时人体对阴气的承受能力已经不如冬天。冬天时，人体器官正处在收藏翕阖，与阴气的收敛相对应，所以人体感觉春天似乎比冬天更冷，故用地六表示冬天，地八来表示春天的寒气与天三并排离宫，象征少阳之气。

负阳抱阴；夏至后，阴气上升，地四出现，阳气仍然处在上风，人体的感应从夏天的炎热还没有完全转向翕阖，白天仍是阳气占主导地位，人体的感觉则趋向阳气压倒阴气，此时只有在晚上才能感觉到阴气。秋阳似火，没有阴气的调和，人体器官随节气转向翕阖，感觉比夏天闷热，因为阴气从地心向外生长，驱使阳气向外加快发散，虽然此时阳光、温度、湿度还不错，可是万物加速成熟，不再生长，开始进入收藏的季节。夏天虽然炎热，阳气旺盛，但万物生机勃勃，秋阳之气则更盛于夏。此时天九来表示秋天的肃杀之气，与地四并排坎宫，象征秋天的少阴之气。

阴阳二气此消彼长，循环往来，阳中有阴，阴中有阳。太阳高挂空中，不论四季变化，始终发光发热，出则阳，没则阴。由于地域广阔，阴阳之气随时推移，时同地域不同，则阴阳之气不同。天五之阳居于中央，不随时而变。地十居于中央，表示地之阴气无处不在，与天之长阳相配，来表示道的气机枢纽。

天数五，地数五，五位相得而各有合：

天数有五，地数有五，阴阳相配，如影随行。一六、二七、三八、四九、五十，天地相合，阴阳既济，故五位相得而各有合。

天数二十有五，地数三十，凡天地之数五十有五，此所以成变化，而行鬼神也。

将五个天数相加得二十五，五个地数相加得三十，天地之数的总和为五十五。数者，阴阳之变，是阴阳二气的运动表现，具体表现了天地气变的状态。由气到数，由数到相，由相到理，由理到气，此中之变，知一而通。此数乃阴阳变化之机，鼓之以雷霆，润之以风雨，行乎于莫测，谓之鬼神。故数成阴阳变化，而变化之道行乎鬼神。

大衍之数五十，其用四十有九。

大衍之数，衍者，变化也。何以阴阳之数五十五，而取五十。五十五折乃"河图"之数，是道的变数。"在天成象，在地成形"，此中因天五的原因，天五为太阳，不随四季而变。今天我们知道太阳是一颗恒星，不随时变，故舍五不用，以象其不变，只取五十。（太阳在太阳系是恒星，在银河系可能就是行星）以上论述读者若是还不理解，那么我们换个角度看"河图""洛书"的阴阳与数字关系，"河图"是古人站在空间范畴看阴阳与数字的关系，"洛书"则是在时间层面看阴阳与数字的关系，也可以把"河图"视为后天八卦的数字版，把"洛书"视为先天八卦的数字版。

二、干支与二十四节气的关系

所谓"干支"，即"天干"与"地支"的简称，郭沫若在《甲骨文研究》中说："《白虎通》'甲乙者干也，子丑者枝也'由干枝而为干支"。也就是说任何事物都如同一棵大树一样，天干代表的是事物的主干，地支代表的是事物的枝杈；同时干代表的是天，是空间；支代表的是地，是变化，故称之为天干、地支。

《黄帝内经》说：上天布列者精气凝聚的星象，围绕在太空之中，五行之气附着在上面清净而光明，其德性隐密而运转不息，不显露于地。

大地承载着有形之物质，在太空的中间，在人的下面，是太空中的"气"把他举起来的，而大地上的燥气可以使他干燥，暑气可以使他蒸发，风气可以使他动荡，湿气可以使他滋润，寒气可以使他坚实，火气可以使他温暖。大地之形质与上天之精气之间的运动，就像树之根本与枝叶的关系一样紧密。

天之五行木、火、土、金、水分阴阳，以为十干，代表天、代表主干、代表空间；所以一年的四时，会各随其五行的配合而分别当旺。而木火土金水又随时间的变化递相承袭，各有当旺之时，到一年终结时，再开始从头循环。

四时阴阳的有序变化，是自然万物赖以生长的根本，自然界的万物正是运行在春生、夏长、秋收、冬藏的道路上才得以生成；如果自然界恶劣的气候不散，风雨不调和顺畅，违背了这个基本原则，就会伤伐到其根本，于是草木就会枯槁不荣。如果是这样同样会损害到人的天真之气，所以圣人们都在春夏两季养生、养长；秋冬两季养收、养藏。

地之六气风、寒、暑、湿、燥、火分阴阳，以为十二支，代表地、代表分枝、代表时间；地支再分阴阳可以代表二十四节气。一年中的二十四个节气，计十二个节十二个气，即一个月内有一个节一个气，其中月首者称之为“节”，月中者称之为“气”。《春秋传》说：“履端于始，谓节也”。

在每两个相互连接的“节”与“气”之间，平均需要约十四天左右。而阴历每月之日数为二十九天半，大概每三十四个月左右，必会遇到其中两个月仅有节而无气，或仅有气而无节的现象。有节无气之月，即阴历之闰月，有气无节之月不为闰月。

二十四节气自春分起算，将周天分为三百六十度，则春分适当零度，夏至九十度，秋分一百八十度，冬至二百七十度，再将相距之九十度六分之，得每分十五度，一个周天有二十四个十五度，以分为二十四节气。

二十四节气歌

春雨惊春清谷天，（立春、雨水、惊蛰、春分、清明、谷雨）

夏满芒夏两暑连，（立夏、小满、芒种、夏至、小暑、大暑）

秋处露秋寒霜降，（立秋、处暑、白露、秋分、寒露、霜降）

立雪雪冬小大寒。（立冬、小雪、大雪、冬至、小寒、大寒）

每月两节不变更，最多相差一两天，上半年来六、廿一，下半年来八、廿三。

节气与阴历月份对应十二地支的关系列表于下：

立春正月节，雨水正月气，应寅。　惊蛰二月节，春分二月气，应卯。

清明三月节，谷雨三月气，应辰。　立夏四月节，小满四月气，应巳。

芒种五月节，夏至五月气，应午。　小暑六月节，大暑六月气，应未。

立秋七月节，处暑七月气，应申。　白露八月节，秋分八月气，应酉。

寒露九月节，霜降九月气，应戌。　立冬十月节，小雪十月气，应亥。

大雪十一月节，冬至十一月气，应子。小寒十二月节，大寒十二月气，应丑。

二十四节气说的就是气温由寒变热，由热转寒的过程。每年气温由寒变热，都是起自于大寒，大寒时，天地间气温最低，最为寒冷，然而物极必反，这时一阳开始初生，天气开始渐暖，发展到大暑，阳气最盛，天地间气温最高，最为暑热，这时一阴初生，天气开始逐渐变冷，慢慢又回到大寒，完成了一年的寒热交替。二十四节气中的每一个节气都有其特定的意义，节气的名称便已说明这段时间的气象条件及万物的变化。

四时阴阳的有序变化，是世间万物的开始与终结所在、是生与死的根本，如果上天的阳气闭塞于上，在下的地气蒙蔽于下，天地之气因此不能交流而被阻隔，就造成云雾不能清净，雨露不会降临，天地之气不能布达于四方，自然界万物的生命就不能延续。如果违背了它的规律就会灾害丛生，顺从了它的规律便不会产生疾病；违背了它的变化规律就会生病甚至死亡，顺从了它的变化规律就会健康长寿，这样做就能称得上是掌握了养生之道，所以聪明的人都遵循这个原则，愚昧的人都违背这个原则。

关于二十四节气，李可先生在《圆运动的古中医学》当中也进行了一番的注释：小暑大暑二节，太阳直射地面的热，称之曰暑。大暑者，一年的地面的热此时最大也。太阳的热，为万物生命的元素。此热经秋由地面降入地面之下，经冬则下沉而藏于地下的水中。次年交春，由水中与水化合升出地面之际。交夏浮于地面上的天空，再经秋，偕地面新到之热，降入地下的水中。此宇宙一年的圆运动也。“地面上的天空”，此“的”字，注意，言不甚远也。热之能降，金气之力。

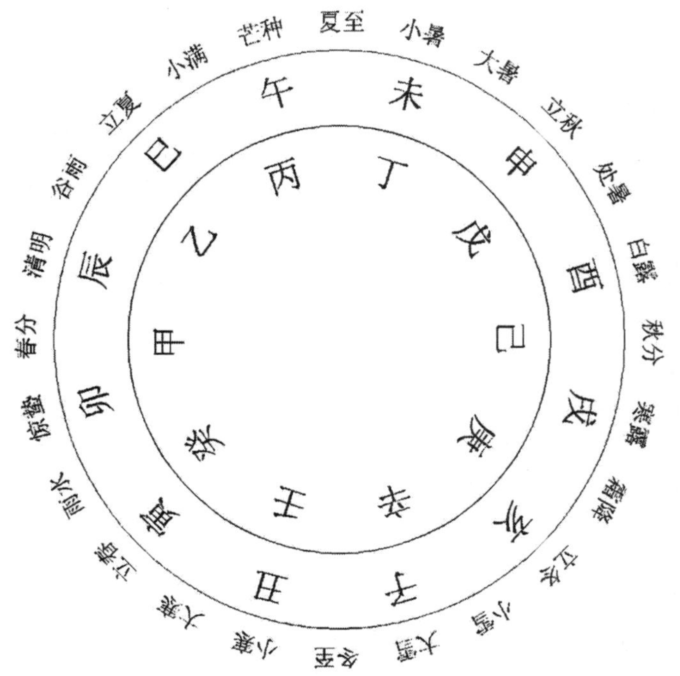

天干、地支与二十四节气的关系

地支代表的是一个时间的概念，又代表着事物在这一时间段的某种状态，这种状态可以引申到各个领域。

天干代表的是一个空间概念，又代表着事物在发展过程中所受到的某种制约，这种制约也可以引申到各个领域。

立秋处暑二节，此节，为一年圆运动的起点。立秋时，距地面不远的天空之上，压力初降，降到处暑，此压力增多，遂将降到地面而未入土之热，压入土内。处者，归也，入也。言地面的热，经秋金之降，归入土内也。此时正当中伏。夏至第三庚日起，为初伏，第四庚日起，为中伏，第五庚日起，为末伏。伏者，言金之降气，将地面之热，降伏而入于土内也。初伏前，地面虽热，不觉热气熏鼻。初伏以后，地面上即觉有热气熏鼻。中伏之日，人行地面上，觉热气由地而上蒸，特别浓厚，即是暑气入地的前驱。中伏过了，便是末伏。末伏在处暑前后，一过处暑，地面上便觉清凉，便是暑气入地已多之现象。庚金之降气，即大气的压力。秋气肃杀，此“杀”字，古文亦作“降”字解。人都认为生杀之杀，以为秋乃枝上之阳，降入于根。谚语有落叶归根之言，言始终仍是一事云耳。立秋处暑之后，阳气下降，万物得根，人身即较强健也。

白露秋分二节。热降液生，此时地面早晚便有露气，秋分之前，地面上的热多，地面下的热少。到秋气下降，暑气入地，地面上有了露时，地面上的热，与地面下的热，多少一样，上下平分，故曰秋分。

寒露霜降二节。过了秋分，地面上的热，降入地面下者多，天空的压力，压入地面下者亦多，地面上遂寒冷起来。白露时的露，但觉得凉，此时的露，便觉得寒。再过半月，地面上的热，降入地面下者更多，大气中收敛力量更大，寒气增加，露便成霜。西北方居住土穴的人，穴内的感觉，特别明显。东南方亦感觉秋后屋内有热气。此时地面上觉得凉，地面下已温了。人身亦下部增温也。

立冬小雪二节。一年的大气，秋降冬沉，春升夏浮。明是大气在降沉升浮，其实是大暑小暑的阳热在降沉升浮。立冬者，降下的阳热，开始在沉也。倘或今年小暑大暑之时的阳热，不降沉下去，或降沉者少，明年春夏，便无阳气升浮上来。不惟禾稼无粒，人身且多虚寒死病。阳热由降而沉入土下的水中，地面上由凉而寒，地面下由温而热。寒则收敛力大，雨使成雪也。矿坑下的工友，夏着棉衣，冬则赤体，地面下夏寒冬热之故。

大雪冬至二节。大雪之时，阳热下沉愈深，地面上的雪愈大。见地面上的雪大，则知地下的阳热沉得愈深。气体的圆运动个体，阳热降极则升，冬至者，阳热降极而升之位也。此时若天暖不冷，或闻雷，或起雾，阳气为外泄，便起上热下寒人死最速的温病，来年春夏病更大也。冬至之时，天人的下部阳多，阳多则动，多病遗精白带。

小寒大寒二节。降极则升，这升降是带有直上直下性的，不能生育成物。生物的大气的升降，是圆的，阳热之性，原是动的，动则直上，自然之理。唯其冬至后，继以小寒，再往大寒。寒能封藏，阳热经寒的封藏，便不能任性直升。小寒大寒者，封藏又封藏也。沉于地下水中的阳热，为万物发生的生命根本。冬至后，寒藏的足，根本深厚，生长乃足。故冬至后寒冷，明年乃能丰收，乃无危险的病。向来无冰雪之地，冬季亦须寒冷，乃能少病。地下水中封藏的阳热，升出地面，则成雷，成雾。冬季阳热应当封藏，而反升泄，根本拔起，故重庆冬季雾大，病人多宜附子补阳。

立春雨水二节。冬寒之后，春气转温。温者，冬时封藏于地下水中的阳热，升出地面，火从水出，其气温和也。立春者，大气的阳热，由沉而升也。雨水者，阳热秋降，地面气冷，露则成霜。阳热春升，地面气温，雨则成水也。此时阳根动摇，小儿即多虚病。

惊蛰春分二节。冬时阳热，收藏于地下水中，万物即随阳热之沉而蛰藏。交春鸟兽交尾，蛇虫启蛰，草木萌动，万物随封藏的阳气升发起来，而惊动也。春分对秋分而言。秋分节前，地面上阳热多，地面下阳热少。秋分节后，地面下阳热多，地面上阳热少。春分节前，地面下阳热多，地面上阳热少。春分节后，地面上阳热多，地面下阳热少。地面下阳热减少，故春分后的时令病，多是下虚。

清明谷雨二节。阳热初升于地面，阳气弥漫，地面不明。经春分节后，再升于地面之天空，则地面清明也。此时阳热升出地面者多，雨水亦多，好种谷也。阳热升出于地面者多，地下阳根则少矣，所以此时外感发热，食凉药多坏。

立夏小满二节。地下封藏的阳热，由升而浮，则成夏季。立夏以后地面阳热较多。满者，地面上阳热满也。曰小满者，比较大暑而言也。此时地面阳热小满，不止旧年降沉的阳热升现出来的关系。今年太阳由南往北，地面受热的关系亦居其半。但生物的阳根，则旧年降沉的阳热负责较多。地面之际，阳热小满，地面之下，阳热已大虚矣。故小满节后，多下寒之时病也。

芒种夏至二节。地面之际，阳热小满，雨水又足，麦穗生芒，将成熟也。夏至者，至者，极也。冬至为阳热降极而升之时，夏至为阳热升极而降之时。夏至之后，经小暑大暑，于是立秋。冬至之后，经小寒大寒，于是立春。立春则阳升，立秋则阳降。夏至阳降，必经小暑大暑之热，然后降。冬至阳升，必经小寒大寒，然后升。升降的范围大，则由升降而生的圆运动的中气足。所以夏极热、冬极冷的地方的人，特别聪明。冬至以后，交立春而后阳升。夏至以后，却未交立秋，先有初伏、中伏，而阳已先降。造化之道，唯恐阳气不降。因阳性本升，所难得者，阳之降也。所以《内经》曰：夫虚者，阳气出也。夫实者，阳气入也。阳升则出，阳降则入，所以人身交春夏则倦怠，交秋冬则健康也。

二十四节气，简言之，就是夏季太阳射到地面的热，经秋降入土下，经冬藏于土下的水中，经春由土下的水中，升出地面，经夏浮于地面之天空，再同夏季太阳射到地面的热，降入土下。升降一周，则生中气。

秋收冬藏，秋降冬沉，春生夏长，春升夏浮。升者，阳热升也。浮者，阳热浮也。降者，阳热降也。沉者，阳热沉也。藏者，藏阳热也。收者，收阳热也。长者，长阳热也。生者，生阳热也。

节气的“节”字，就是竹节。节与节之间，是滑利的。一到节上，便难过去。宇宙大气，交节必郁而后通。久病之人，交节前三日多死。大气郁，人身亦郁。久病之人，腠理干塞，交节不能通过，是以死也。凡病，节前有起色，以后即愈得快，可见中医学是人身一小宇宙之学矣。一日之卯午酉子，一年之春夏秋冬，大自然之宇宙，如此而已，甚寻常事耳。

伤寒论肠胃之热证，申酉时必热加。遗精白带，半夜病作。春病温病，夏病霍乱，秋冬人则身体特别健康。故学医必知二十四节气，须用功夫，一点不可含糊。务必于事实上，随时随地找出凭据。欲找凭据，须在病人身上去找。

三、二十四节气与七十二候的意义

《黄帝内经》把五日称为一候（候者，征候、征兆也。是指事物在变化过程中，初期所呈现的某种状态或程度。），三候称为一气（气者，精微物质也。是指事物发展过程中产生了根本的改变），六气称为一时（时者，阶段也。是指事物完成了一个周期性变化），四时称为一岁。一年的四时，各随其五行的配合而分别当旺。而木火土金水又随时间的变化递相承袭，各有当旺之时，到一年终结时，再开始从头循环。一年分立四时，四时分布二十四节气，二十四节气再分七十二候，如环无端，就这样的逐步推移下去。

七十二候是古代劳动人民通过对自然规律的详细观察，所作出的具体总结，是对二十四节气更进一步的阐述，它以五日为一候，把一年的二十四节气，共分为七十二候，每候均以一个物候现象来对相应，称之为候应。其中有以植物的幼芽萌动、开花、结实等为候应；有以动物的始振、始鸣、交配、迁徙等为候应；有以始冻、解冻、雷鸣、电闪等自然现象为候应。七十二候应的依次变化，反映了一年当中气候及生物变化的一般情况。虽然它反映的是古代华北地区，或者说黄河流域的气候现象及其变化规律，但对于我们研究中医仍然具有一定的参考价值。

七十二候更加详细地诠释了二十四节气的阴阳变化及其规律特征，万物皆有灵，天地阴阳的细微变化皆能敏感的感受得到。当天地之阴阳之气发生变化的时候，万物都会随之而变化，决不会逆阴阳而动。顺则生，逆则死，这是自然运行法则，也是《内经》中谆谆教导我们的根本所在。

作为医生，认真的解读和研究七十二候，对于我们了解动植物的药性，采集高质量的药物提供了详细的时间表，同时也为我们治疗疾病提供了理论依据，如现代广为流行的“伏贴”。

中医有“冬病夏治，热病冬治”之说，伏天是天之阳气最盛的时期，相应的也是人体阳气最盛的时期，这时治疗因寒邪导致的哮喘、咳嗽、关节疼痛等症，可以起到事半功倍的作用。

大寒：寒是指寒冷的意思，一年中最寒冷的时候，称之为大寒。**初候**鸡乳；鸡，水畜也，得初阳之气而能卵育，故云乳。**二候**征鸟厉疾；征鸟，指鹰隼之属，这时杀气盛极，猛厉迅疾而善于搏击也。**三候**水泽腹坚；东风未至，阳气尚未完成到达，故水泽正结为冰而坚硬。

立春：立是开始的意思，立春表示春天已经到来，气温开始逐渐变暖。**初候**东风解冻；这时阳和之气已至，故坚凝散也。**二候**蛰虫始振；振者，动也。**三候**鱼陟负冰；陟者，升也、高也。因阳气已动，鱼渐上游而近于冰也。

雨水：表示少雨水的冬季已经过去，降雨开始。**初候**獭祭鱼；此时鱼肥而出，故獭先祭而后食。**二候**候雁北；大雁开始自南而北也。**三候**草木萌动；是为可以耕作之候。

惊蛰：蛰是藏的意思，这时钻进土里冬眠的动物开始钻出地面活动，从惊蛰日开始，可以听到雷声，古人认为冬眠的昆虫和动物是被雷声震醒的，故称惊蛰。**初候**桃始华；阳和之气发生，自此渐盛。**二候**仓庚鸣；仓庚者，黄鹂也。**三候**鹰化为鸠，鹰鸷鸟也；此时鹰化为鸠，至秋则鸠复化为鹰。

春分：表示昼夜平分，古时称日夜分，同时这个时间正好处在立春和立夏之间，故称春分，它与秋分相对立。**初候**玄鸟至，雁来也。**二候**雷乃发声，雷者阳之声，阳在阴内不得出，故奋激而为累。**三候**始电，电者阳之光，阳气微则光不见，阳盛欲达而抑于阴，其光乃发，故云始电。

清明：天气晴朗、温暖，草木开始现青。**初候**桐始华；**二候**田鼠化为鴽，牡丹华；鴽，鹌鹑属，鼠阴类，阳气盛则鼠化为鴽，阴气盛则鴽化为鼠。**三候**虹始见；虹，阴阳交会之气，纯阴纯阳则无，若云薄漏日，日穿雨影，则虹见。

谷雨：降雨开始明显增加，雨水可以促使农作物生长发育。**初候**萍始生；**二候**鸣鸠拂其羽，飞而两羽相排，农急时也。**三候**戴胜降于桑，织网之鸟，一名戴鵀，降于桑以示蚕妇也，故曰女红兴而戴鵀鸣。

立夏：表示夏天已经开始，气温明显开始增高。**初候**蝼蝈鸣；蝼蛄也，诸言蚓者非。**二候**蚯蚓出；蚯蚓阴物，感阳气而出。**三候**王瓜生；王瓜色赤，阳之盛也。

小满：夏熟作物的籽粒开始饱满，但未成熟，故称小满。**初候**苦菜秀；火炎上而味苦，故苦菜秀。**二候**靡草死，葶苈之属。**三候**麦秋至；秋者，百谷成熟之期，此时麦熟，故曰麦秋。

芒种：芒是指有芒的作物，种是指种子。芒种是指小麦、大麦等有芒的种子已经成熟，可以收割。**初候**螳螂生；俗名刀螂，说文名巨斧。**二候**鵙鸟鸣；鵙，屠畜切，伯劳也。**三候**反舌无声，百舌鸟也。

夏至：表示炎热的夏天就快要到了。**初候**鹿角解；鹿，阳兽也，得阴气而解。**二候**蜩始鸣；蜩，蝉也。**三候**半夏生，药名也，阳极阴生。

小暑：暑是炎热之意，是一年中最热的季节。小暑是炎热的开始。**初候**温风至。**二候**蟋蟀居壁；亦名促织，此时羽翼未成，故居壁。**三候**鹰始挚 zhi；鹰感阴气，乃生杀心，开始学习搏击之事。

大暑：是一年中最热的时候。**初候**腐草为萤，离明之极，故幽类化为明类。**二候**土润溽暑；溽者，湿也。**三候**大雨行时。

立秋：表示秋天已经到来，气温开始逐渐变冷。**初候**凉风至。**二候**白露降。**三候**寒蝉鸣；蝉小而青赤色者。

处暑：处是终止、躲藏的意思。处暑表示炎热的夏天快要“躲藏”起来了。**初候**鹰乃祭鸟；鹰，杀鸟，不敢先尝，示报本也。**二候**天地始肃；肃，清肃也，寒也。**三候**禾乃登，稷为五谷之长，首熟此时。

白露：处暑后气温开始降低，夜间温度已达到可以成露的条件，早晨呈现白色露水。**初候**鸿雁来，自北而南也；一曰：大曰鸿，小曰雁。**二候**玄鸟归，燕去也。**三候**群鸟养羞；羞，粮食也，养羞者，储备粮食以过冬月也。

秋分：表示昼夜平分，同时又处在立秋和立冬之间，故称之为秋分。**初候**雷始收声；雷于二月阳中发生，八月阴中收声。**二候**蛰虫坯户；坯者，培也；坯户，指蛰虫开始培益其洞穴，准备蛰伏也。**三候**水始涸；《国语》曰：辰角见而雨毕，天根见而水涸，雨毕而除道，水涸而成梁。辰角者，角宿也；天根者，氐房之间也。见者，旦见于东方也。辰角见九月本，天根见九月末，本末相去二十一余。

寒露：气温进一步降低，露水更多，也更凉，人们已经能感到阵阵凉意，故称寒露。**初候**鸿雁来宾；宾者，客也；先至者为主，后至者为宾，盖将尽之谓。**二候**雀入大水为蛤；飞者化潜，阳变阴也。**三候**菊有黄花；诸花皆不言，而此独言之，以其华于阴而独盛于秋也。

霜降：气温已经寒冷，开始有白霜出现。**初候**豺乃祭兽；孟秋鹰祭鸟，飞者形小而杀气方萌，季秋豺祭兽，走者形大而杀气乃盛也。**二候**草木黄落，阳气去也。**三候**蛰虫咸俯；俯，蛰伏也。

立冬：表示冬天已经开始，气温明显降低。**初候**水始冻。**二候**地始冻。**三候**雉入大水为蜃；蜃，蚌之属。

小雪：入冬后，天气寒冷，开始有小雪降下。**初候**虹藏不见，季春阳胜阴，故虹见；孟冬阴胜阳，故藏而不见。**二候**天气上升，地气下降。**三候**闭塞而成冬；阳气下藏地中，阴气闭固而成冬。

大雪：这时雪会下得大，地面可有积雪。**初候**鹖鴠不鸣；鹖鴠，夜鸣求旦之鸟，亦名寒号虫，乃阴类而求阳者，兹得一阳指生，故不鸣矣。**二候**虎始交；虎本阴类，感一阳而交也。**三候**荔挺出；荔，一名马蔺叶，似蒲而小，根可为刷。

冬至：表示寒冷的冬天即将到来。**初候**蚯蚓结；如阳气未动，屈首下向，阳气已动，回首上向，故屈曲而结。**二候**麋，阴兽也，角得阳气而解。**三候**水泉动，天一之阳气生也。

小寒：表示一年当中最寒冷的季节已经开始。**初候**雁北乡；一岁之气，雁凡四候，如十二月雁北乡者，乃大雁，雁之父母也；正月候雁北者，乃小雁，雁之子也。盖先行者其大，随后者其小也。此说出晋·干宝，宋人述之以为的论。**二候**鹊始巢；鹊知气至，故为来岁之巢。**三候**雉雊；雉鸣也；雉火畜，感于阳而后有声。

四、二十八宿

《素问·无运行大论》说：“戊己分者，奎壁角轸，则天地之门户也”。此语不看下图，不明其意。从下图可知奎壁对应的是立冬，角轸对应的是立夏，所以说它们是天地之门户，阴阳之分界。二十八宿看似很玄妙，但从本质上说的还是阴阳四季的变化。

戊己者，由于居于天干之中央，所以说戊己分者，阴阳之分也。甲乙、丙丁为木火，为阳；庚辛、壬癸为金水，为阴；戊己居于阴阳之间，为土，故为阴阳之分也；戊为阳土，己为阴土。

“天门”“地户”者，是指太阳在黄道上运行时特定的时间段，也就是指温度由此发生彻底改变而言。

时交四月，太阳运行到立夏节时，即处于角轸二宿之间，太阳开始经历立夏、小满、芒种、夏至、小暑、大暑、立秋、处暑、白露、秋分、寒露、霜降十二个节气，这个时间段是白天较长，气温偏高，万物处于生长旺盛期的半年，故把角轸二宿之间称之为“天门”，表示万物生长之门已经打开。

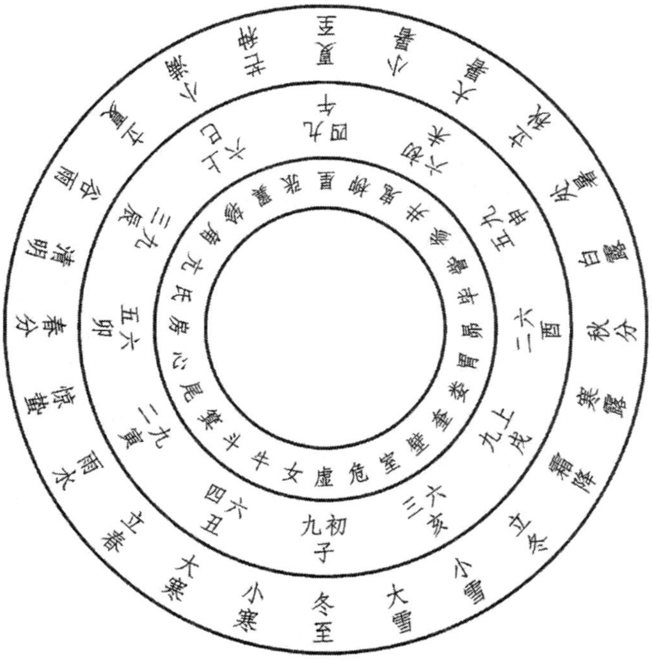

时交十月，太阳运行到立冬节，即处于奎壁二宿之间，太阳开始经历立冬、小雪、大雪、冬至、小寒、大寒、立春、雨水、惊蛰、春分、清明、谷雨十二个节气，这个时间段白天较短，气温较低，万物处于收藏阶段的半年，故把奎壁二宿之间称之为“地户”，表示万物已经收藏封闭。张景岳说：“日之长也，时之暖也，万物之发生也，皆从奎壁始；日之短，时之寒，万物之收藏也，皆从角轸，故曰春分司启，秋分司闭，要非门户而何？然自奎壁而南，日就阳道，故曰天门；角轸而北，日就阴道，故曰地户”。从上图看，张景岳所阐发的论述，其意义无疑是正确的，而其论述的方位却是错误的，这一点读者一定要注意。

以上内容，请学习中医者一定要认真阅读，要真正的理解，万物的生长发育皆受阴阳变化的影响，人也一样，因此人出生的季节、时间和空间会对其基因产生影响，所以也就对其一生的身体健康情况及命运产生影响；同时季节本身的寒热变化对机体也产生着极其重要的影响，这是我们研究中医的基础。

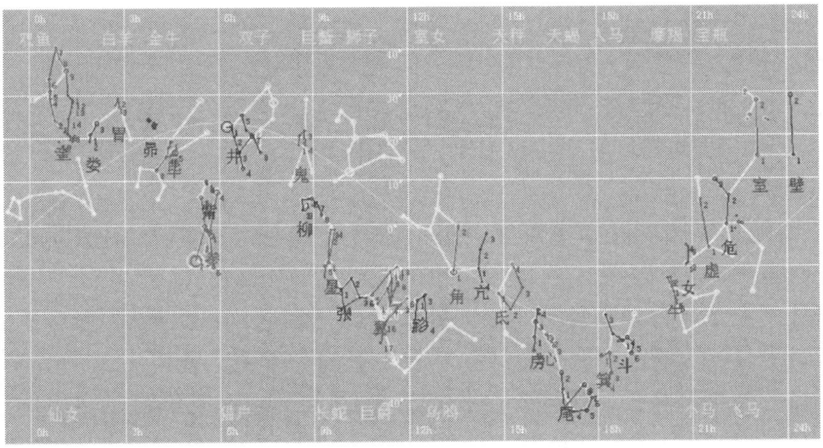

（二十八宿与十二星座对照图）

五、一日可分为四时

中医学的产生是建立在四季寒热阴阳运行变化过程之上的；是古代贤者通过观察四季寒、热、温、凉的温度变化和升、降、沉、浮的气机变化，以及由此变化对人体和植物所产生的影响的基础上发展起来的；是四季阴阳运行变化的另一种表现形式，这才是中医的根源。如果学习中医不知道或不理解四季寒热阴阳的变化规律与中医学的关系，那么所有对中医学的诠释都是片面的、主观的，是有偏差的，甚至是荒谬的。下面我们继续在《黄帝内经》中寻找中医学的秘密。

《内经》上说：春天的阳气是生发的，夏天的阳气是隆盛的，秋天的阳气是收敛的，冬天的阳气是闭藏的，这是一年当中四时之气变化的一般规律，四时的不同变化，也会使人体当中的阳气发生相应的盛衰变化。

当受病的内脏被时日所克时，则病情加重；当受病的内脏克制所逢时日时，则病情减轻。

如果以一个昼夜来划分四时话，早晨就像春天，在五脏为肝，这时如果身体突然出现明显的症状，一般都与肝有关；中午就像夏天，在五脏为心，这时如果身体突然出现明显的症状，一般都与心有关；傍晚就像秋天，在五脏为肺，这时如果身体突然出现明显的症状，一般都与肺有关；半夜就像冬天，在五脏为肾，这时如果身体突然出现明显的症状，一般都与肾有关。

人在清晨的时候，身体的阳气升发，邪气就衰退，所以病人会感到神志清爽；到了中午的时候，人体的阳气逐渐隆盛，正气就能战胜邪气，所以病人会比较安静；到了傍晚的时候，人体的阳气开始收敛，邪气逐渐嚣张，所以病情就会加重；到了半夜，人体的阳气闭藏于内，只有邪气处于没有制衡的地位而存在于身形之上，所以病情就会甚为严重。

有的疾病在一天当中，其轻重变化与旦慧、昼安、夕加、夜甚不相符合，这是因为脏腑本身的病变单独支配着病情的变化，所以时日的影响就表现不出来。

治疗时如果能根据日、时的五行配属与受病内脏的五行配属关系，施以补泻，避开时日克脏的时间，顺应时气的盛衰，根据脏腑的虚实加以治疗，那么治愈疾病就大有希望了，这才是一个高明医生所要做到的。

下面我们再看看四时（四季）与五行、五脏等等事物的对应关系：

东方属春，春之阳气上升则生风，风能滋养木之升发之气；木气生酸，酸味可以养肝，肝血可以养筋（角马或鹿出生后微风一吹即可站立行走）；由于筋能生于肝，肝属木，木能生火，所以筋又能养心。肝开窍于目，肝气之精华藏于其中，它的变化在天的五行当中为木；在地的六气当中为风；在人体中为筋；在五脏中为肝；在五色中为苍（青）；在五音中为角；在五声中为呼；在五味中为酸；在五畜中为鸡；在五谷中为麦；在气味中为臊；在四时中为岁星；在五行成数中为八；在情志为怒，过怒则伤肝，但悲伤可以抑制怒（悲为肺志，以金克木）；风气能够伤筋，但燥能抑制风（燥属金，金克木）；过食酸味也能够伤筋，但辛味可以抑制酸味（辛属金，金克木）。在人体的变化中为握；发病多在头部，肝有病会发生在筋的方面。

南方属夏，夏之阳气大盛则生热，热能使火气旺盛，火气能生苦味，苦味可以养心，心生血，血养脾（火生土）。心开窍于舌，心气之精华藏于其中，它的变化在天的五行当中为火；在地的六气当中为热；在人体中为血脉；在五脏中为心；在五色中为红；在五音中为徵；在五声中为笑；在五味中为苦；在五畜中为羊；在五谷中为黍；在气味中为焦枯；在四时中为荧惑星；在五行成数中为七；在情志为喜，过喜则伤心，但恐可以抑制喜（恐为肾志，以水克火）；热能够伤气，但寒水可以抑制热（寒属水，水克火）；过食苦味也能够伤气，但咸味可以抑制苦味（咸属水，水克火）。在人体的变化中为气逆；发病多在五脏，心有病会发生在血脉的方面。

中央属长夏，长夏之气蒸腾而生湿，湿气可以使土的运化功能增强。土能生甘味，甘味能滋养脾气，脾气能滋养肌肉，肌肉强壮可以使肺气充实（土生金）。脾开窍于口，脾气之精华藏于其中，它的变化在天的五行当中为土；在地的六气当中为湿；在人体中为肌肉；在五脏中为脾；在五色中为黄；在五音中为宫；在五声中为歌；在五味中为甘；在五畜中为牛；在五谷中为稷；在气味中为香；在四时中为镇星；在五行成数中为五；在情志为思，思虑过度则伤脾，但怒可以抑制思虑（怒为肝志，以木克土）；湿气能够伤肌肉，但风气能够抑制湿（风属木，木克土）；过食甘味则能够伤肌肉，但酸味可以抑制甘味（酸属木，木克土）。在人体的变化中为干哕；发病多在脊部，脾有病会发生在肉的方面。

西方属秋，秋之阴气急切而生燥，燥气可以使金之凉气旺盛。金能产生辛味，辛味能滋养肺气，肺气滋养皮毛，皮毛润泽又能滋生肾水（金生水）。肺开窍于鼻，肺气之精华藏于其中，它的变化在天的五行当中为金；在地的六气当中为燥；在人体中为皮毛；在五脏中为肺；在五色中为白；在五音中为商；在五声中为哭；在五味中为辛；在五畜中为马；在五谷中为稻；在气味中为腥；在四时中为太白星；在五行成数中为九；在情志为忧，过忧则伤肺，但喜气可以抑制忧（喜为心志，以火克金）；过热则伤皮毛，但寒能抑制热（秋为凉，何来热？难道是燥热伤皮毛?）；过食辛味也能够伤皮毛，但苦味可以抑制辛味（苦属火，火克金）。在人体的变化中为握；发病多在肩背，肺有病会发生在皮毛的方面。

北方属冬，冬之气阴凝而寒，寒气可以使水的固藏功能旺盛。水气能生咸味，咸味能养肾气，肾气能生长骨髓，骨髓若是充实则又能养肝（水生木）。肾开窍于耳及二阴，肾气之精华藏于其中，它的变化在天的五行当中为水；在地的六气当中为寒；在人体中为骨髓；在五脏中为肾；在五色中为黑；在五音中为羽；在五声中为呻吟；在五味中为咸；在五畜中为猪；在五谷中为豆；在气味中为腐臭；在四时中为辰星；在五行成数中为六；在情志为恐，过度恐惧则伤肾，但思虑可以抑制恐惧（思为脾志，以土克水）；寒气能够伤血，但燥热能抑制寒气；过食咸味也能够伤血，但甘味可以抑制咸味（甘属土，土克水）。在人体的变化中战栗；发病多在四肢，肾有病会发生在骨质的方面。

六、手足与日月、阴阳的关系

五行的分配，在方位上的东方，会对应于天干中的甲乙而属于木，木气旺于春季。在颜色上对应于青色；在内脏对应于肝，在经脉上对应于足厥阴，这是一般常用的对应规律。

这次的五行配天干是与平时的规律不相符合的，用东方甲来对应左手的少阳，是根据天地阴阳消长变化的规律来配合干支，以此来分别说明手足经脉的阴阳属性，而不是按四时顺序的五行属性配合干支来分阴阳的，况且阴阳是一个抽象的概念，有名而无形，用它可以推演万物的变化，可以由十到百、到千、到万，乃至无穷无尽。

所以《内经》上说：在人体腰以上为阳，相当于天；人体腰以下为阴，相当于地。

手的十个手指头，对应于一月中的十个日次，日生于火，属阳，所以在上的为阳。手在上属阳，手上的阳经为阳中之太阳，所以阳气比较隆盛；而手上的阴经为阳中之少阴，所以阴气比较微弱。把这种阴阳划分的方法应用到五脏上：心肺居于膈上，属阳部，心为火，肺为金，故心为阳中之太阳，肺为阳中之少阴；（注：热邪在上，首先伤及内阴。心肺处于阳位，肺为阳中之少阴，阴气最少，故受到外邪之阳气时，首先伤及肺阴；心为阳中之阳，再感阳邪，则物极必反而出现厥逆。温病之三焦辨证，是否受此启发?）

肝脾肾居于膈下，属阴部，肝为木，脾为土，肾为水，故肝为阴中之少阳，脾为阴中之至阴，肾为阴中之太阴。

足的阴阳十二经脉对应一年中的十二个月份，月生于水，属阴，所以在下的为阴。

经脉与十二月的阴阳有着配属关系，正月、二月、三月人的正气偏盛于左侧，治疗时不宜针刺左足的三阳经。四月、五月、六月，人的正气偏盛于右侧，治疗时不宜针刺右足的三阳经。七月、八月、九月，人的正气偏盛于右侧，治疗时不宜针刺右足的三阴经。十月、十一月、十二月，人的正气偏盛于左侧，治疗时不宜针刺左足的三阴经。（注：足经循月有宜与不宜刺之说，手经是否也应循日有宜与不宜刺之说？此不宜应是指在正气偏盛之时，不要轻用泻法，也没必要用补法，如果是正邪相争，则应酌情治疗。）

足在下属阴，足上的阳经为阴中之少阳，所以阳气比较微弱；而足上的阴经为阴中之太阴，所以阴气比较隆盛。（注：寒邪在下，首先伤及外阳，足太阳膀胱经在下、在外，所以首先就会受到寒邪的侵害，这应该是六经辨证的出处。）

人的躯体、四肢及经脉既然有阴阳之别，有偏盛偏衰之分，那么当太阳明朗气候温和的时候，人体的气血就像潮水一样上涨，同时卫气也浮动于上，血液运行流畅；当天气阴沉寒冷的时候，人体的气血就凝涩而流行不畅，同时卫气也会沉潜于下。

关于日月阴阳在临床当中的应用，我们看看李东垣在解释骨蒸劳热病病因时是如何说的："昼热夜静者，是阳气旺于阳分也；昼静夜热者，是阳气下陷入阴中也，名曰热入血室；昼热夜热，是重阳无阴也；当亟泻其阳，峻补其阴。昼病则在气，夜病则在血"。并用清骨散予以治疗：

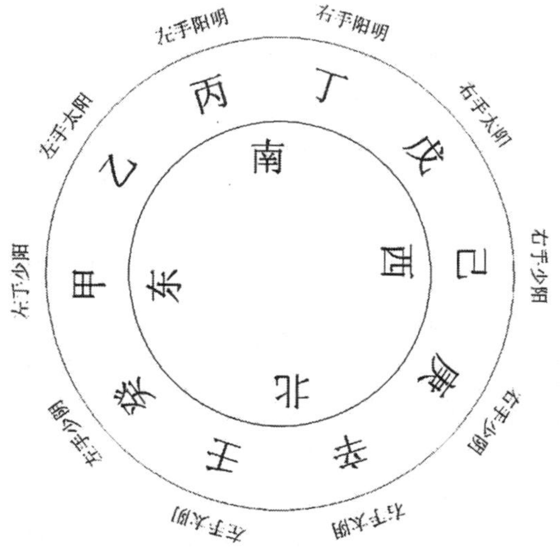

十指与十日的关系

此图用甲来配属左手的少阳，与平日五行配天干的规律不相符合，这次是根据天地阴阳消长变化的规律来配合干支，以此来说明手足经脉的阴阳对应关系，而不是按四时顺序的五行属性配合干支来分阴阳的，况且阴阳是一个抽象的概念，有名而无形，所以用它可以推演万物的变化。

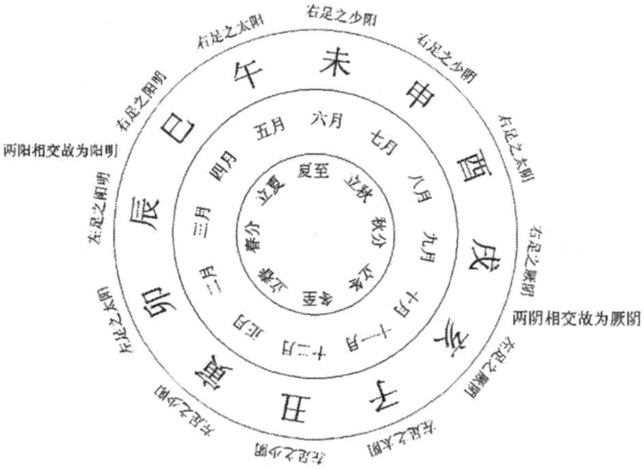

足之十二经与十二月的关系

正月、二月、三月人的正气偏盛于左侧，治疗时不宜针刺左足的三阳经；四月、五月、六月，人的正气偏盛于右侧，治疗时不宜针刺有组的三阳经；七月、八月、九月，人的正气偏盛于右侧，治疗时不宜针刺右足的三阴经；十月、十一月、十二月，人的正气偏盛于左侧，治疗时不宜针刺左足的三阴经。

处方：银柴胡钱半，胡黄连、秦艽、鳖甲童便炙、地骨皮、青蒿、知母各一钱，炙甘草五分。

方中用地骨皮、胡黄连、知母之苦寒，清阴分之热而平于内；用柴胡、青蒿、秦艽之辛寒，除肝胆之热而散之于表；鳖阴类而甲属骨，能引诸药入骨而补阴；甘草甘平，能和诸药而退虚热。

因此，作为医生应该随时根据星辰所在的位置，仔细观察日月的运行规律及八正之气的强弱，分析判断来自八方的气是否为虚邪。（注：八正之气是指八方按时令所来的气为正气，非其时令所到的气为邪气。所谓虚邪，是指来自八方的致病邪气，这种邪气伤人较重；所谓正邪，是指人体在饥饿或劳力汗出、肌肤腠理开泄时，遭受到的风邪侵袭，这种病邪伤人轻微。具体判断方法请阅读《灵枢·九宫八风》）

要根据太阳的寒温，月亮的盈亏，以及四时之气的浮沉变化进行综合分析，从而判断人体卫气的浮沉，要做到在病情尚未完全显露于外的时候就已经知道，并能对人体进行适当的调整。要根据四时气候的变迁，并按照时序的不同，让人们调整生活起居，以避免和邪气接触，这样的医生才能算是一个通晓天地无穷变化的医生，他的经验才可以流传后世，而不至于误人子弟。

凡是治病，必然会有一定的方法和原则，那就是必须遵循天地阴阳及日月星辰的运行规律，要随时观察四时八正之气的变化，要在人体气血安定的时候再进行治疗。

七、四季与血脉经络的关系

作为基本知识，我们应该了解一点阴阳历法。“阳历”就是我们现在日常生活中常用的公历。“阴历”又称“太阴历”，系以月球环绕地球一周为一月，在配合地球绕日一周之时数为一年。是我国人民在民国纪元前普遍采用的历法，现代主要适用农业生产，故又称之为“农历”。

太阴历，在中国历史上曾因岁首不同而出现过四种推算方式：秦建亥，即以现行的阴历十月初一为正月初一。周建子，即以现行的阴历十一月初一为正月初一。商建丑，即以现行的阴历十二月初一为正月初一。夏建寅，以周历的三月为正月，即寅月（十一月为子月，十二月为丑月），新年春联“斗柄回寅”既是此意。我国现行的阴历推算法，就是采用夏朝正月建寅的太阴历，故称之为“夏历”。

月球绕地球运行的轨道，名曰“白道”，地球围绕太阳公转的运行轨道“黄道”。“白道”与“黄道”同为天体上之两大圆，以五度九分而斜交，月球绕地球一周，出没于“黄道”两次，历二十七日七小时四十三分十一秒半，为月球公转一周所需时间，谓之“恒星月”。

当月球绕地球之时，地球因公转而位置亦有变动，即前进二十七度余，而月球每日行十三度十五分，故月球自合朔，全绕地球一周，复至合朔，实需二十九日十二时四十四分二秒八，谓之“朔望月”，习俗所谓一月，即指朔望月而言。

因每月天数不能有奇零，故阴历一个月为二十九日或三十日。每月以合朔之日为首，即朔日为初一日。每年以接近立春之朔日为岁首。

地球绕日一周，即月绕地球十二次又三分之一，一年之内月数不能有奇零，故一年十二个月，仅三百五十四日，与岁实相较，约余十一日，积至三年，余三十三日，故每三年须置一闰月，尚余三日或四日，在积二年共余二十五日或二十六日，可置一闰月。平均计算，每十九年须置七闰，以有节无气之月为闰月，有闰月之年为闰年，闰年有十三个月，平年则十二个月。

月球绕地球而行，地球至何处月球亦随之而行，每日行十三度十分有奇，故每月有盈亏之别，阴历每月一朔一望，月初则全“晦”，经历二三日成弯形，再四五日见其半，再七八日见其盈，然后又渐渐亏缺以致于“晦”。

因月球无发光之本能，恒籍日光之反射而有不同，当全晦时，即月在日与地球之间，日月同一经度，月之受光面不能反射于地球之上，称之为“朔”。

离开“朔”七日余二距日九十度时，日在月后，渐见其半面，是谓“上弦”。

行至于月与日正对面为一百八十度，日月又同一经度，地在日与月之间，月球之受光面完全面向地球，故光圆而为“望”。

离开“望”七日许，距日亦九十度，日行于月前，又仅见其半面，是谓“下弦”。至距日愈近，仍介于日与地之间时，光又全晦而为朔矣，如此循环往复。

日月与地球之间有“朔”“望”之变化，大海因此而有“潮汐”之反复，人体的血脉也因此有“盈亏”之现象。

当月亮初生的时候，人体的气血就开始充盈，卫气也会随之畅行；当月亮圆满的时候，人体的气血就旺盛，肌肉也坚实；当月亮完全无光的时候，人体的肌肉就消减，经络就空虚，卫气也随之空虚，这时只是形体在单独存在着，所以在治疗的时候，一定要顺应天时的变化来调养气血。

春天，自然界的阳气开始上升，地面之阴气开始疏泄，冰冻的大地开始溶化解散，河水开始流通，人体经脉当中的血气也开始畅行，这时的血气多分布在经脉。

正月建寅，属太阳。正月的阳气虽然已经上出地面，但阴气还盛，阳气还不能发挥其应有的作用，这时如果太阳经出现病变就会腰肿及臀部疼痛。

正月的阳气虽然已经使地面解冻，地之暖气也由下而出，但这时还会受到冬天寒气的影响。由于人体的阳气还不充足，所以容易出现由于阳气偏虚造成的跛足而行的现象。足废不能行的瘖痱证，则是因为少阴肾虚，肾精内脱所形成的厥逆证。

在正月里，之所以会出现颈项强急，牵引至背的症状，都是由于阳气上升与寒气争扰所形成的；之所以耳聋、耳鸣，都是由于阳气过盛而蒸腾，循经逆行、气逆上浮造成的。

所谓阳气过盛而发生的癫狂，都是由于阳气浮于上部，而阴气沉于下部，使上部阳盛，下部阴虚所造成的，所以才会出现癫狂症。

所谓阳气入于内而形成的喑哑、不能言语，则是因为阳气盛到了极点，然后由盛转衰造成的。房劳过度，精气内伤，会进一步造成喑哑而不能言。

夏天，经脉当中的血气充盛，血气满溢到孙络，孙络接受了血气补充，因此使人体的皮肤表现为丰满坚实。

三月建辰，属厥阴。三月的阳气方盛而未盛，阴气将尽而未尽，阴邪内积在厥阴，所以会出现颓疝以及妇人少腹肿胀的病症。

三月阴气未尽，阴邪会滞留在肝脉当中，使厥阴经气不通，所以会出现颓癃疝，前阴肿胀疼痛，腹胀等症。

三月阴气将尽，阳气方盛，阴阳交争，阴衰阳胜，所以会出现热中而咽喉干燥。

三月阳气方振，万物开始繁茂，叶布枝垂，俯而不仰。人体也会如此，出现腰痛而身体不能前俯后仰的现象。

长夏季节，经脉、络脉当中的血气均匀充盛，于是就内溢到肌肉之中。

五月建午，属阳明。五月的阳气正在旺盛，阴气始生。在人体当中一阴加在盛阳之上，故身体常常会出现阵阵寒冷的现象。

五月的阳气盛极而衰，一阴始生，阴与阳争，使阳明经气不利，所以常会出现足胫浮肿，大腿弛纵而不能收持的现象。

五月阴气开始下行，时而阳气上行，上行至脾胃之间，使水气不能运化，所以会出现上气喘息而为水肿的症状。

五月阳气微下，阴气微上，阴气与阳气相迫，水火不容，所以病重的人就会出现厥逆，不愿见人与火光，听到木质的声音就惊惕不止的现象。

阴气与阳气相迫，阳气将尽，阴气方盛，阴气喜静，故病人欲关门闭窗，独自而处。

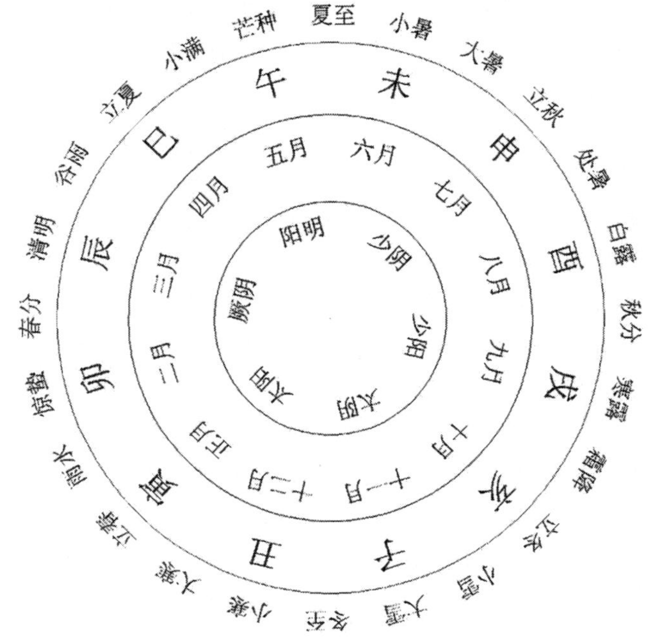

六经与四季的关系

正月寅为太阳、三月辰为厥阴、五月午为阳明、七月申为少阴、九月戌少阳、十一月子为太阴，此六经的关系与伤寒六经传变以及太阳表、阳明里、少阳半表半里的六经关系似乎很乱，如果对照二十四节气及十二地支的寒热关系，就知道古人虽然都用六经，但所表述的意思是不同的，这一点学者一定要分清楚。

阴阳之气反复相争，阴并于阳，阴虚而阳实，所以病发时就想登高而歌，脱衣奔跑。

阳明经气上逆，逆于阳明孙络即会出现头痛、鼻衄；逆于太阴孙络即会出现腹部肿胀等症。

所谓胸部疼痛少气的，是因为水气停留在脏腑之间，水为阴邪，阴气内留，阳气受阻，故出现胸部疼痛少气的症状。

七月建申，属少阴。七月阴气初生，万物伤损；人体的阳气也开始衰减，所以腰部疼痛。

七月之时阳气在上，阴气在下，诸经的阳气上浮，无所依附，所以会出现呕吐、咳嗽上气、喘息等症状。

阳气盛于上，上部络脉充盈，阳络伤损，所以会出现咳嗽带血，鼻孔出血的症状。

七月之时阴阳交争而安定，万物未有所生，秋凉之气刚刚开始产生，微霜开始下降，肃杀之气始成，阴阳二气均损伤于内，所以会出现忧虑太过，不能久站或坐久了突然站起时眼花缭乱，视物不清的症状。

七月初秋，万物尚未尽衰，这个时节阳气刚刚开始下降，阴气较少，阴阳交争，所以会出现恐惧的现象。

阳气下降，阴气上升，火不生土，所以胃气衰弱，会出现厌恶闻到饮食气味的现象。

秋天，自然界开始收敛，人体的腠理开始闭合，皮肤开始收缩。

九月建戌，属少阳。此时阴气已盛，阳气衰少，少阳之气为心火之标气。因为阴气已生，少阳之气不能发挥作用，所以使阳气不能宣泄，肝失疏泄而郁结，所以少气多怒，病名叫作煎厥。

九月阳气渐衰，阴气渐盛，少阳之火被阴气制约，所以会出现心胁疼痛的症状。

九月阴气渐盛，阴主潜藏而不动，所以身体会出现不能侧身转动的现象。秋季精气内伤，所以会面黑如炭色。

九月万物衰败，草木凋零，残叶坠落，人体之气也从阳转阴，阴气盛则阳气走于下部，故行走时会常常跌倒。

冬天，自然界的一切深伏潜藏，人体的血气也伏藏于内，并深入骨髓与五脏相通。

十一月建子，属太阴。十一月万物潜藏，人体的阳气也潜藏于内，唯独阴气用事，所以会出现腹胀的症状。

阴气过盛而上犯阳明，阳明之脉上通于心，于是产生嗳气。阴气上犯阳明则脾运失常，使胃中盛满而上溢，所以会出现一吃东西就要呕吐现象。

十一月阴气由盛而将衰，阳气将出，所以病人大便一通利或放屁后，马上就会感觉非常爽快，病也像减轻了许多一样。

自然界的致病邪气，总是随着四时之气而侵袭人体的血气，它们的变化难以猜测，所以在治疗时，必须要依据四时之气的不同变化，采用适当的治疗方法以清除邪气。如果违背了四时之气的变化规律，就会造成气机紊乱，使病情不断地向恶性的方向发展。

八、四季与脉象

古人制定的法则，都是通过观察自然与人体的关系后确定的，一定是与自然相应的。如：当天地温和的时候，十二经脉就安静；当天寒地冻的时候，十二经脉就凝涩；当炎热酷暑的时候，十二经脉就满溢；当狂风暴起的时候，十二经脉就如波涛汹涌。当邪气侵入到经脉时，如果是寒邪，那么血气就凝滞不畅；如果是热邪，那么血气就润泽流畅；如果是风邪，那么血气就像受到了暴风的袭击一样而垅起，经脉的搏动明显。

血气在经脉中流动，是有一定次序的，当到达寸口的部位时，其鼓指的感觉有时大、有时小；大表示邪气亢盛，小表示邪气平静。邪气在体内流行，没有固定停留之处，有时在阳，有时在阴，不容易猜测，只能通过三部九侯的方法来进行观察，一旦抓住了病邪，就应当及时阻止其发展的道路。

春季的脉当属肝脉，肝与东方木气相应，是自然万物发生的本源，因此肝脉来的时候，脉象濡润柔弱、虚软而滑、正直而长，像弓弦一样，所以称之为弦脉。与其相反的脉为病脉；其脉气充实有力强劲的为脉气太过，表示病邪在外，会使人出现健忘，眼睛视物模糊、眩晕、冒闷以及头部有疾病等；其脉气不充实而且软弱无力的为脉气不及，表示病邪在里，会使人出现胸部疼痛，痛牵背下，两胁肋胀满等症状。

夏季的脉当属心脉，心与南方火气相应，是自然万物盛长的本源，因此心脉来的时候充盛，去的时候反衰，像钩一样，所以称之为钩脉。与其相反的为病脉；其脉来时充盛，去也充盛的，为脉气太过，表示病邪在外，会使人出现身体发热，肌肤疼痛，甚至患浸淫疮等症状；其脉来时不充盛，去时反而充盛的，为脉气不及，表示病邪在里，会使人出现心烦，上面咳嗽吐痰，下面放屁等症状。

秋季的脉当属肺脉，肺与西方金气相应，秋季是自然万物收成的季节，因此肺脉来的时候急，而去的时候散漫，轻虚而浮，像水中的浮物，所以称之为浮脉。与其相反的为病脉，其脉来时轻虚而浮，中部坚实而两旁空虚的为脉气太过，表示病邪在外，会使人出现气机上逆，背痛，郁闷不畅等症状；其脉来时轻虚而浮且微弱的为脉气不足，表示病邪在里，会出现气喘，肺中有声，呼吸少气，咳嗽，甚至咯血等症状。

冬季的脉当属肾脉，肾与北方水气相应，是自然万物收藏的本源，因此肾脉来的时候，沉而搏指，如石沉水中，所以称之为石脉。与其相反的为病脉；其气来时如用手弹石，为脉气太过，表示病邪在外，会使人肢体倦息，少气懒言，脊背疼痛；；其气去时如数的为不及，表示病邪在里，会使人出现心中空悬如饥饿一样，季肋空软处清冷，脊中疼痛，小腹胀满，小便改变等症状。

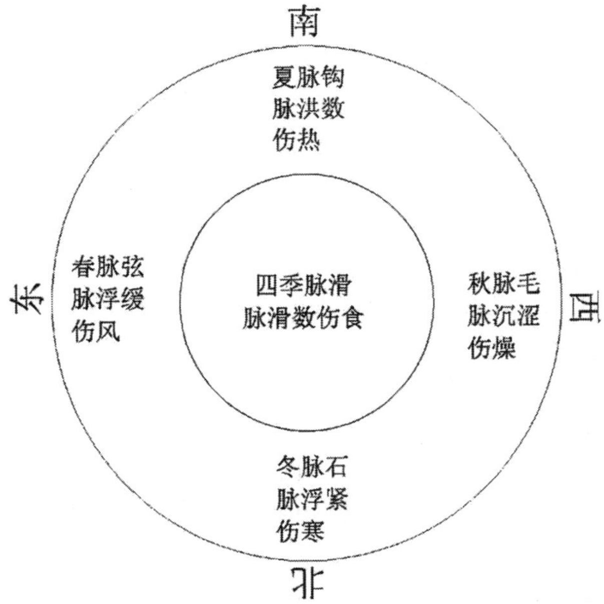

四季与五脏之脉的关系

此图反映的是五脏正常之脉、病脉与四季的关系。

脾脉与中央的土气相应，为一个孤脏，位居中央，化生精气以灌溉四旁。脾脏正常时显示不出来，但病态却可以反映出来，其脉来时像流水一样，为脉气太过，表示病邪在外，会使人四肢不能抬举；如鸟嘴一样的为脉气不及，表示病邪在里，会使人九窍不通，身重而不能自如活动。

《脉要》说："春脉无沉象；夏脉无弦象；冬脉无涩象；秋脉无数象；是四时生气闭塞"。此春脉是指肝脉，不能出现沉象；夏脉是指心脉，不能出现弦象；冬脉是指肾脉，不能出现涩象；秋脉是指肺脉，不能出现数象，如果出现这种现象，说明四脏的生气出现了闭塞。

沉而太过的是病脉，弦而太过的是病脉，涩而太过的是病脉，数而太过的是病脉，参差而见的是病脉，去而复见的是病脉，气未去而脉先去的是病脉，气已去而脉不去的是病脉，脉与气相反的是死脉。

所以说：气与脉相守，象权衡之器一样不可有差失。大凡阴阳之气，清静则生化正常，扰动就会导致疾病发生。

《内经》上说：诊脉首先要确立每年的运气，以测知岁气与脉象相应的正常情况，明确左右间气应当出现的位置，然后才可以预测人的生死和病情的逆顺。

当脉气与岁气相应时就平和；脉气与岁气相违时就生病；相应之脉不当其位而见于他位的就要生病；左右之脉互移其位的就要生病；相应之脉位反见克贼脉象的，病情就危重；两手尺脉和寸脉相反的，就要死亡；左右手互相交见的，也要死亡。

气至而脉和缓的是平人，气至而脉应过甚的是病态；气至而脉相反的是病态，气至而脉不至的是病态；气未至而脉已至的是病态；阴阳交错更易的其病危重。

脉与病似相同而实相反，脉至与症相从，但按之不鼓击于指下，诸似阳证的都是这样。凡是阴证而相反，脉至与症相从，但按之却鼓指而强盛有力。

凡是形体与神气表现一致的可以治疗；颜色浮现润泽的容易治好；脉搏变化与四时阴阳变化一致的也可以治疗；脉象从容柔和滑利有胃气的容易治疗，所有这些均应当及时地治疗。

凡是形体与神气表现不一致的为难治；颜色枯槁不润泽的难以治好；脉象坚硬劲疾的，表明病情严重；脉搏的变化与四时阴阳变化不一致的不可以治疗。

脉搏变化与四时阴阳变化不一致的情况是：春季诊得肺脉；夏季诊得肾脉；秋季诊得心脉；冬季诊得脾脉，而且这些脉象均表现为浮悬而欲断绝，或沉而涩，就称之为脉搏变化与四时阴阳变化不一致。

如果在春季、夏季脉象沉涩，在秋季、冬季脉象浮大，也称之为脉搏变化与四时阴阳变化不一致。所以诊察疾病时必须留意观察上述四种难治的情况，并明确地告诉病人。

诊治疾病，同时还必须要注意观察病人的形体、神气以及色的枯荣、脉搏的盛衰，病的新久，然后给予及时的治疗，而不要延误时机。

凡患热性病的脉象反而安静；患泄泻的脉象反而大；大失血的病人脉象反而坚实；疾病在里时脉象反而坚实，疾病在外时脉象反而不坚实；像这些脉症相反的情况，都难以治疗。

凡脉象盛大，皮肤发热，腹部胀满，大小便不通，心闷烦乱者，称之为五实证；凡脉搏细弱，皮肤寒冷，少气不足以息，大小便泄利，不能进饮食者，称之为五虚证。如果病人吃了稀粥以后，大小便泄注停止了，表明胃气渐渐恢复，五虚证就有可能痊愈。如果病人身上汗出，大便通利，表明病邪有外出之机，五实证也有治愈的可能。

厥阴之气到来，其脉为弦；当厥阴经脉的经气过盛时则产生寒痹，不足时则产生热痹。脉滑则患狐疝风，脉涩则病少腹积气等症。

少阴之气到来，其脉为钩；少阴经脉的经气过盛时则产生皮痹、隐疹，不足时则产生肺痹。脉滑则患肺风疝，脉涩则患积聚、尿血等症。

太阴之气到来，其脉为沉；太阴经脉的经气过盛时则产生肉痹和中寒证，不足时则产生脾痹。脉滑则患脾风疝，脉涩则患积聚、心腹胀满等症。

少阳之气到来，其脉为大而浮；少阳经脉的经气过盛时则产生筋痹、胁下胀满，不足时则产生肝痹。脉滑则患肝风疝，脉涩则患积聚、筋脉拘急、眼睛疼痛等症。

阳明之气到来，其脉为短而涩；阳明经脉的经气过盛时则产生脉痹、身体发热，不足时则产生心痹。脉滑则患心风疝，脉涩则患积聚、惊惧不宁等症。

太阳之气到来，其脉大而长；太阳经脉的经气过盛时则产生骨痹、身体沉重，不足时则产生肾痹。脉滑则患肾风疝，脉涩则患积聚及头部疾患。

脾病，冲阳脉绝，多属死症。肺病，尺泽脉绝，多属死症。

肾病，太溪脉绝，多属死症。肺病，天府脉绝，多属死症。

肝病，太冲脉绝，多属死症。心病，神门脉绝，多属死症。

以上是诊脉的要领，是天下最重要的道理。推测五色，脉象的正常与变异，其关键在于一点，即神的运转总是向前而不回返，若是神回返而不向前运转，便失去了它的生机，所以说，这些最重要的理论都是极其微妙的。

第二节　太乙游宫与八卦

一、太乙游宫与八卦

太乙游宫是古代先贤根据特定时期的气候变化，推演其后气象的变化、农作物的收成，人民的幸福指数，防灾减灾以及国家内政的改变等方面的问题，很值得观察与研究。

太乙者，七曜也，北斗七星者是也；九宫者，九星者是也。《鹖冠子·环流》曰：“斗柄东指，天下皆春；斗柄南指，天下皆夏；斗柄西指，天下皆秋；斗柄北指，天下皆冬。”

《黄帝内经》上说：在我们生活的空间当中，有一个太乙，也就是北斗星的斗柄，它日复一日地游历于九宫之中，从冬至开始，每宫居留四十六日，至立冬结束，然后仍回到冬至。就这样周而复始，年复一年，循环不休的运行着。

太乙在冬至那天，气候如有暴变，可以预测其君主有所反应；移至春分那一天，气候如有暴变，可以预测其反应在相；移至中宫土旺主令那一天（立春、立夏、立秋、立冬），气候如有暴变，可以预测其反应在吏；移至秋分那一天，气候如有暴变，可以预测其反应在将；移至夏至那一天，气候如有暴变，可以预测其反应在老百姓。（注：气候的暴变，大可以到国家和省，小可以到市和县，一把手都可以称之为君主，因为中国古代是由大小不同的诸侯国组成的。）

所谓气候有暴变，就是指当太乙分别居于上述五宫的那一天，出现大风折断树木，飞沙走石等异常现象时，其方位所主者就会发生变化。如果太乙在交换节气，也就是过宫的那一天，风调雨顺，就是吉利的征象，农作物就会丰收，人民就能安居乐业、少患疾病。

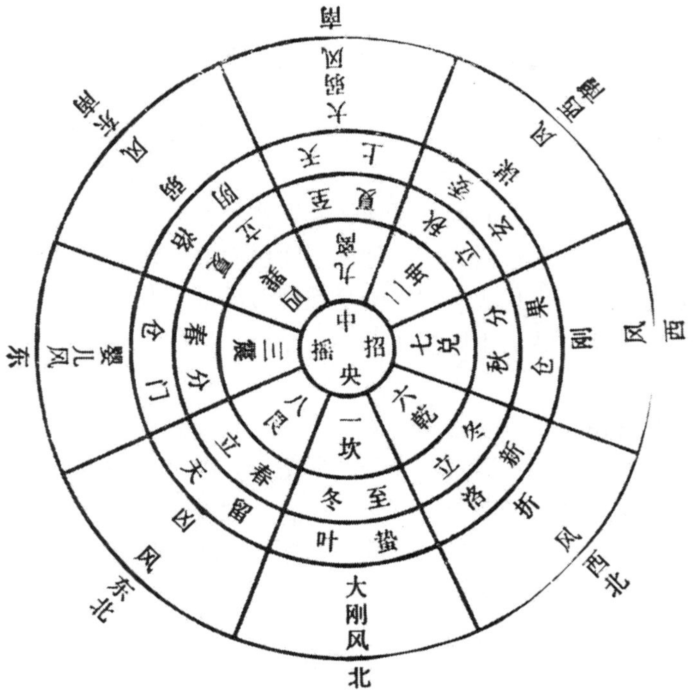

《太乙游宫图》

假如在交换节气之前出现风雨交加的现象，就会多涝；若在交换节气之后出现风雨交加的现象，则会多旱。

在太乙游宫的过程中，还可以通过观察风从那个方向刮来，来预测生物生长的情况：

凡是风来自太乙当令的方位，与季节气候相适应，就叫作实风，这样的风主生长，主养育万物。凡是风从太乙当令之风相对的方位而来，与时令季节相反，就是虚风，它就会伤害人体，这样的风主摧残，主对万物有害。

对于这种虚风，人们必须要注意适时地加以回避，至于那些对养生之道有较高修养的人，就深知回避虚邪贼风的道理，他们会像躲避箭矢一样的躲避虚邪贼风，使它们不能侵犯到自己的肌体。

太乙游宫，名为九宫实为八方，八方正好与先天八卦相吻合；所谓九宫，则是八方加中央，正好与后天八卦相吻合。八卦应该就是通过这种“援物比类，取类比象”的方法而产生的，是对自然万物的高度分类和对应，随着时代的发展和后人的不断补充，而更加丰富多彩。八卦既代表着四季八正，也代表着方位，同时又有其自身的深刻含义。

二、先天八卦与后天八卦

一年因寒热而分四时：春分、秋分、夏至、冬至。太极因阴阳可生四象：少阳、太阳、少阴、太阴。四时可分八正：立春、春分、立夏、夏至、立秋、秋分、立冬、冬至以应八方。四象可生八卦：震、离、兑、乾、巽、坎、艮、坤；以八卦应八方。

在八正或八方当中，每一方正好负责三个“节”和“气”，而每一个节或气当中亦有“三候”的阴阳变化。把这些自然现象上升到哲学的高度，八方应八卦，三个节气可以应三爻，三候也可以应三爻，八卦的基本定义出来了。

先天八卦应该是伏羲氏根据自然界的地理位置和温度变化总结出来的，其中的三爻到底是伏羲氏根据天地人三才建立的，还是根据季节建立的，不得而知。但不管怎样，太乙游宫的每一个方位，也就是卦宫分别统领三个节气，正好与八卦的三个爻相对应，形成一个完整的卦象。

伏羲氏所创立的八卦只是在时间的层面研究事物的变化，这只是一个平面研究，还有很多问题不能解决。周文王通过研究后，他把空间层面的变化也结合起来，使两个卦象相互重叠，一个代表时间，一个代表空间，于是就推演出来了八八六十四卦，使得八卦更加深入、更加广泛地体现了事物的不同变化。

先天八卦

先天八卦的产生是由东北方开始的，即：

震卦：立春、雨水、惊蛰；**离卦**：春分、清明、谷雨；

兑卦：立夏、小满、芒种；**乾卦**：夏至、小暑、大暑；

巽卦：立秋、处暑、白露；**坎卦**：秋分、寒露、霜降；

艮卦：立冬、小雪、大雪；**坤卦**：冬至、小寒、大寒。

八卦的变化即包含着四季的变化。

震——离——兑——乾：是阳气由弱到强的过程（阴气由强到弱）。位置是由东北向南的变化。

巽——坎——艮——坤：是阳气由强到弱的过程（阴气由弱到强）。位置是由西南向北的变化。

坤卦是阴气达到了极点，震卦是一阳初生，阳气生于阴中，故震、离、兑、乾四卦的上卦都是阴气领先，然后转向阳卦。

乾卦是阳气达到了极点，巽卦是一阴初生，阴气生于阳中，故巽、坎、艮、坤四卦的上卦都是阳气领先，然后转向阴卦。

同时，八卦又有着特定的意义，如：

乾的意思是刚健，即代表事物向上生长的大动能；又象征天的自强不息，恒久主动。天、君、父、首、马，都属于乾的性质。

坤的意思是柔顺，即代表事物收缩、安静的包容性；又象征地的厚德载物，安顺贞吉。地、臣、母、腹、牛，都属于坤的性质。

震的意思是启动，即代表事物起伏的状态；又象征春雷发声，地下震动。雷、长男、足、龙，都属于震的性质。

坎的意思是下陷，即代表事物的危险状态；又象征水的难以治理和深浅莫测。水、雨、中男、耳、猪，都属于坎的性质。

艮的意思是止，即代表事物的运行非常艰难；又象征山路难行，有停滞不前的现象。山、少男、手、狗，都属于止的性质。

巽的意思是齐入，即代表事物整齐划一的状态；又象征风的无孔不入，草木顺势伏地的特征。风、木、长女、股、鸡，都具有巽的性质。

离的意思是美丽光明，即代表事物为了盲目追求美丽光明而离心离德；又象征火焰明亮，终将因燃烧完而熄灭。火、日、中女、目、雉，都具有离的性质。

兑的意思是喜悦，即代表使人喜悦的景象；又像沼泽一样，可以反映天象，使人赏心悦目。泽、少女、口、羊，都具有喜悦的性质。

后天八卦

后天八卦则是在先天八卦与“洛书”相结合的基础上发展出来的，把南方的乾卦改为离卦，以应九数；北方的坤卦改为坎卦，以应一数；

东南方的兑卦改为巽卦，以应四数；西南方的巽卦改为坤卦，以应二数；

东北方的震卦改为艮卦，以应八数；西北方的艮卦改为乾卦，以应六数；

东方的离卦改为震卦，以应三数；西方的坎卦改为兑卦，以应七数；中央以应五数。八方加中央为九宫，故后天八卦又称之为九宫八卦，这样上下左右之数相加，皆为十五。

如果把先天八卦和后天八卦也互为空间和时间的对应起来，其在实际生活当中的作用，要发生根本性的改变。具体应用方法和范围请研究《易经》方面的读物。

上为天，下为地，左为升，右为降，中央为转化。这样就形成了离为火、坎为水，巽震为木，兑乾为金，艮坤为土的五行八卦，也就是后天八卦，用以表述空间层面，后世李玉山之象数之学即是在此基础上发展起来的。《梅花易数》则是根据事物的方向，性质或数字推算出卦象，再根据卦象对应的事物推论出结果，这种方法简单、快速，但不够具体。

六爻则是用铜钱摇出六个不同的阴阳面，以组成一个卦象，然后再根据这个卦象推论出结果，而《易经》中的八字推算法则与《内经》之五运六气推算法相同。

后天八卦与人体的对应关系

八卦应用到人体上，从整体的结构分布来说，在后天方位图中：

	离头	
巽左肩		坤右肩
震左手臂		兑右手臂
艮左腿足		乾右腿足
	坎阴部	

离代表头；坎代表阴部；震代表左手臂；兑代表右手臂；头离与左手臂震之间是巽，为左肩；头离与右手臂兑之间是坤，为右肩；人体的左下方是艮，为左腿足；右下方是乾，为右腿足。

从躯体上分布：离为头；坎为阴；震为左肋；兑为右肋；艮为左下腹；乾为右下腹；巽为左肩；坤为右肩。

在面部的分布：额代表头，为离；下巴代表阴部，为坎；左颧骨代表左手臂，为震；右颧骨代表右手臂，为兑；头与左手臂之间的太阳为左肩，为巽；头与右手臂之间的太阳为右肩，为坤；面部的左腮至左下巴为左腿足，为艮；右腮至右下巴为右腿足，为乾；中央的鼻子代表的是五脏。

《黄帝内经》对这一原则也有运用：天不足西北，故西北方为阴，所以人右边的耳目不如左边聪明；地不满东南，故东南方为阳，所以人左边的手足不如右边强健。东方为阳，阳气上升，人体的精气也随之上升，精气上升则上明而下虚，所以使人的耳目聪明而手足不便捷；西方为阴，阴气下降，人体的精气也随之下降，精气下降则下盛而上虚，所以使人的耳目不聪明而手足便捷。(注：左为东、为升，为肝；右为西、为降，为肺。)

先天八卦与人体的对应关系

乾卦：

身体：头、骨、肺。

疾病：头面之疾、肺疾、筋骨疾、上焦疾。

坤卦：

身体：腹、脾、肉、胃

疾病：腹疾、脾胃之疾、饮食停滞、饮食不化。

震卦：

身体：足、肝、头发、声音。

疾病：足疾、肝经之疾、惊恐不安。

巽卦

身体：四肢、股，气、风疾。

疾病：股肢之疾、风疾、肠疾、中风、塞邪之疾。

坎卦

身体：耳、血、肾。

疾病：耳痛、心疾、感染、肾疾、胃冷、水泻、痼冷之病、血病。

离卦

身体：目、心、上焦。

疾病：目疾、心疾、上焦病、夏为伏暑、时疫。

艮卦

身体：手指、骨、鼻、背。

疾病：手指之疾、脾胃之疾。

兑卦

身体：舌、喉、肺、痰、涎。

疾病：口舌、咽喉之痰、气逆喘疾、饮食不餐。

三、八风致病

如何来判断八风的方向，《黄帝内经》中假设让太乙移居中宫，以它为定向的标准，然后根据斗星旋转的方向，确定八风的方位，并借此来推测凶吉。(我们可以假设太乙就是一个风向标，矗立在院子当中，这样就可以测量风向了)。

《黄帝内经》称：南方来的风，叫作大弱风，它侵害人体时，内可及心，外留血脉，其气主热性病，所应之数为七。

西南来的风，叫作谋风，它侵害人体时，内可及脾，外留肌肉，其气主衰弱的病，所应之数为二。

西方来的风，叫作刚风，它侵害人体时，内可及肺，外留皮肤，其气主燥病，所应之数为九。

西北来的风，叫作折风，它侵害人体时，内可及小肠，外留手太阳经脉，若手太阳脉气竭绝，则为邪气充盈流溢，若脉气闭塞，则为结聚不通，常常会使人突然死亡，所应之数为四。

北方来的风，叫作大刚风，它侵害人体时，内可及肾，外留骨骼与肩背的膂筋部位，其气主寒性病，所应之数为六。

东北来的风，叫作凶风，它侵害人体时，内可及大肠，外留两胁腋骨下和肢节等处，所应之数为一。

东风来的风，叫作婴儿风，它侵害人体时，内可及肝脏，外留筋的相结处，其气主湿性病，所应之数为八。

东南来的风，叫作弱风，它侵害人体时，内可及胃腑，外留肌肉，其气主身体着重的病，所应之数为三。

以上所说的八风，都是从时令季节（太乙）所居方位的对方而来的虚风贼风，所以能够使人生病。

如果人体虚弱，又逢天气三虚（年虚、月虚、日虚，下面要讲），内外相合，就容易得暴病而死亡。如果三虚之中只犯一虚，其发病最多为疲劳困倦，寒热相间等症。若在雨湿的地方，感受了雨湿之气，就会患痿病。如果既有三虚又偏中了邪风，就会骤然昏扑倒地如被击倒一样，或患半身不遂之类的病证。所以，深知养生之道的人，回避风邪就像躲避矢石射击一样。

所谓三虚，是指遇到岁气不及的虚年，又逢月亏无光的黑夜，加之气候反常，就易被虚邪贼风所伤，本来就虚弱的人，就会出现暴死、暴病的情况，这就叫作三虚。一个不了解三虚致病理论的医生，只能算是个学识粗浅的医生。

如果遇到岁气旺盛之年，又逢月亮圆满，加上气候正常调和，那么即使有虚邪贼风，也不能危害人体，这叫作三实。

四、四时八风与人体

观测四时八风对人体的影响，常常用这样的方法：在冬至这一天，太乙位于叶蛰宫。假如到了这一天有风雨出现，风雨从北方来，称之为实风。要是风雨从南方来，称之为虚风，它就是能够伤害人的贼邪。如果风雨是在半夜到来，此时人们都已经入睡，所以就不会被侵犯，也就很少会有人得病。如果风雨是在白天来临，人们疏于防范，就会被虚风伤害，使很多人得病。假使虚邪在冬季侵入骨骼，当时没有发病，等到了立春之后，阳气升发，腠理开泄时，伏邪就会伺机发病了。

假如在立春那一天，又有虚风从西方刮过来，人们再一次被虚风伤害，这样伏邪与新邪相互搏结，积留在经脉之中，两邪抟合就会发病，这就是所谓的冬伤于寒，春必病温之原理，依此类推，春伤于风，邪气留连，乃为洞泄；夏伤于暑，秋为痎疟；秋伤于湿，上逆而咳，发为痿癖；所以必须加以预防。人们在风雨无常的季节，很容易患上疾病，我们将这种现象称之为“遇岁露”。

如果一年当中气候调和，贼风较少，人们就会减少发病，也会很少有人死亡；如果一年当中贼风邪气较多，寒温不适，得病的人就多，死亡的人也会多。

虚邪贼风伤人之后，所引起疾病多少和轻重的情况，是可以根据正月初一这一天太乙移居天留宫时的风向进行推测：

如果只刮西北风而不下雪，就使生病的人多死亡。

如果黎明刮北风，则春季患病的人多死亡。

如果黎明有北风经过，患病的人就多，约十分之三。

如果中午刮北风，到了夏天，病死者就多。

如果傍晚刮北风，到了秋天，患病的人多死亡。

如果整天都刮北风，则大病流行，约有十分之六的人死亡。

正月初一，如果风从南方来，叫作旱乡；从西方来，叫作白骨，将有灾难导致许多人死亡。

正月初一，如果风从东方来，摇撼房屋，飞沙走石，国家就会有大灾。

正月初一，如果风从东南来，患病的人到春天就会死。

正月初一，如果气候温和，没有刮风，这是丰收年景的先兆，人们很少得病；如果天气寒冷而有风，则是年景歉收的先兆，得病的人就多。这就是根据正月初一的风向，来预测当年虚邪贼风致人发病多少的情况。同时在：

二月的丑日，如果不刮风，人们就多患心腹之病。

三月的戌日，如果天气不暖和，人们就多生寒热病。

四月的已日，如果天气不热，人们就多得瘅热病。

十月的申日，如果天气不冷，人们则多暴死。

以上所说的风，都是指能摇撼房屋，折断树木，飞沙走石，使人毫毛竖立，腠理开泄的邪风。

五、释疑解答

关于虚邪贼风的一些具体问题，《黄帝内经》也进行了详细的回答：

问：常说贼风邪气伤害了人体才会生病，但是有的人并没有离开房屋而且保护得很严密，没有被贼风邪气侵害，却突然生病了，这是什么缘故？

答：这是平素已经受到了邪气的伤害，比如曾经为湿气所伤，湿邪潜伏在血脉之中或分肉之间，长久滞留在体内没有被驱除出来；或是因为从高处跌下来，致使瘀血滞留在体内；或是突然发生过度的喜怒；或是因为饮食不当；或是因为在气候冷热交替的时候，不注意调摄，使腠理闭塞，壅而不通；或是正当腠理开泄的时候感受了风寒，使血气凝结；或是新的正常的风寒和宿邪相互搏结，也会形成疾病。这些人虽然未受到贼风邪气的侵袭，但因原有宿邪，并新加外感的因素，所以就使人发病了。

问曰：有人既没有外来邪气的侵犯，也没有受惊恐等情志的刺激，却突然发病，是否是鬼神作祟呢?

答：这也是因为有宿邪潜伏在体内而未发作的缘故。如：由于情感上有所变化，或者是有厌恶之事，或者是有所怀慕而不能遂心等原因，引起体内的血气逆乱，并和潜伏在体内的病邪两相结合，因此就发生了病变。这种现象在体内的变化极为细微，没有明显的迹象，是看不见听不到的，所以好像有鬼神作祟一样。

问：在四季当中，八风对人体的伤害，本来就有寒暑气候的不同。气候寒冷时，皮肤就致密而腠理闭塞；气候炎热时，皮肤就弛缓而腠理开泄。在这种情况下，虚邪贼风是乘虚侵入人体的呢？还是必须遇到四时八节的反常气候才会伤害人体呢？

答：虚邪贼风伤人，不一定要等到特定的时期，但必须是在腠理开泄时乘虚侵入，邪气侵入越深，病情就越严重，发病就越急暴。若在腠理闭塞时，即使有邪气的侵入，也只能停留在浅表部位，发病也会较为迟缓。

问：气候寒温适宜，腠理也没有开泄，却有突然发病的人，这是什么原因呢？

答：人体在正常情况下，腠理的开泄和闭合，皮肤的松弛和致密，都是有一定时间的。因为人是与自然界密切相关的，是与日月的运行相应的。

当月亮圆满时，海水向西涌动，形成大潮。人体的气血在此时也就充盈，肌肉饱满，皮肤致密，毛发坚固，腠理闭合，皮脂多而肌表固。在这种情况下，即使遇到虚邪贼风，其侵入的部位也比较浅，而不会太深。

到了月亮亏缺的时候，海水则向东涌动，形成大潮，人体的气血在这时也就比较虚弱，卫气衰退，形体虽然如常，但肌肉消瘦，皮肤松弛，腠理开泄，毛发脱落，皮肤光滑滋润，皮脂剥落。此时如果遇到虚邪贼风，侵入的部位就比较深，发病也就比较急暴。

一年当中，会有许多人得了同一种病，这是四时八节的气候影响所致。自然界的八风是外部的致病邪气，它侵犯到经脉，就会使经脉产生疾病，如果邪气继续循着经脉逐渐深入侵犯到五脏，就会使五脏也发生病变。

一年当中的四个季节，存在着相互克制的关系，如春胜长夏，长夏胜冬，夏胜秋，冬胜夏，夏胜秋，冬胜春。如果某个季节出现了克制他的季节气候，这就是所谓四时相胜，就会出现病变。

东风生于春季，如果有虚邪之风侵袭，病多发生在肝，肝的经气输注于颈项。

南风生于夏季，如果有虚邪之风侵袭，病多发生于心，心的经气输注于胸胁。

西风生于秋季，如果有虚邪之风侵袭，病多发生于肺，肺的经气输注于肩背。

北风生于冬季，如果有虚邪之风侵袭，病多发生于肾，肾的经气输注于腰股。

长夏季节和中央的位置属于土，如果有虚邪之风侵袭，病多发生于脾，脾的经气输注于脊。

所以春季的邪气伤人，多病在头部，易发生鼽衄；夏季的邪气伤人，多病在心，易发生胸胁方面的疾患；秋季的邪气伤人，多病在肩背，易发生风疟；冬季的邪气伤人，多病在四肢，易发生痹厥；长夏多发生洞泄等里寒证。

第三节　天干与五运

一、天干与万物的关系

所谓天干者，五行分阴阳也：即甲、乙、丙、丁、戊、己、庚、辛、壬、癸是也。（十天干）如甲乙为东方木，甲为阳木，乙为阴木；丙丁为南方火，丙为阳火，丁为阴火；庚辛西方金，庚为阳金，辛为阴金；壬癸北方水，壬为阳水，癸为阴水，中央戊己土，戊为阳土，己为阴土。

《皇极经世》说：“十干，天也”。古人用“天干”是来记“岁”和“日”的，此“岁”和“日”非指时间，而是指空间、方位和基本属性。俗曰：天上一日，地上十年；天上十日，人间百载；就是这个意思。

天干除了代表天，也就是空间层面五种基本属性的变动和方位以外，同时还代表者四季的寒热变化以及万事万物的生长发展阶段。下面是十干所代表的基本属性：

壬为“任”或“妊”：是指万物此时正在孕育、酝酿当中。壬起于小寒节。

癸为“揆”：是度量和揣度的意思，是指万物正在等待时机，随时准备萌芽。癸起于雨水气。

甲就是“铠甲”：是指万物要冲破其“甲”奋力而出。甲起于惊蛰与春分之间。

乙就是“轧”：是指万物正在伸长。乙起于清明节。

丙为“炳”：是指万物已经有了显著的变化。丙起于小满气。

丁为“壮”：是指万物已经达到了很强壮的程度。丁起于小暑节。

戊为“茂”：是指万物茂盛、繁荣。戊起于处暑气。

己为“起”：是指万物因茂盛而发生了变化。己起于白露与秋分之间。

庚为“更”：是指万物已经开始更新。庚起于寒露节。

辛为“新”：是指万物已经产生了新的变化。辛起于小雪节。

天干捷诀

1. **天干所属阴阳：**甲丙戊庚壬为阳；乙丁己辛癸为阴。

2. **天干合化：**甲己合化土；乙庚合化金；丙辛合化水；丁壬合化木；戊癸合化火。

3. **天干相冲：**甲戊相冲；乙己相冲；丙庚相冲；丁辛相冲；戊壬相冲；己癸相冲；庚甲相冲；辛乙相冲；壬丙相冲；癸丁相冲。（注：所谓相冲，就是相互冲突的意思）

4. **天干所属方位：**甲乙为东方木；丙丁为南方火；戊己为中央土；庚辛为西方金；壬癸为北方水。

五行捷诀

1. **五行方位：**甲乙寅卯东方木；丙丁巳午南方火；戊己中央土，辰戌丑未四库土；庚辛申酉西方金；壬癸亥子北方水。

2. **五行相生：**金生水、水生木、木生火、火生土、土生金。

3. **五行相克：**金克木、木克土、土克水、水克火、火克金。

天干的五行寓意

甲木为纯阳之木，为大林之木：有参天之势，其性坚质硬，可做栋梁之材，故为阳木。

乙木为纯阴之木，为花草之木：有娇艳大地之美，其性柔质软，情满人间，故为阴木。

丙火为纯阳之火，为太阳火：有光明天地之功，其性猛烈，欺雪侮霜，普照万物，故为阳火。

丁火为纯阴之火，为太阴火：有照明千家万户之功，其性柔质弱，为人不为己，故为阴火。

戊土为纯阳之土，为城垣之土，为万物司令：其性高质亢，硬而向阳，生育万物，故为阳土。

己土为纯阴之土，为田园之土，有培木止水之能：其性湿质软，低洼向阴，造福人间，故为阴土。

庚金为纯阳之金，为剑戟，有刚健肃杀之力：其性刚质硬，肃杀万物，故为阳金。

辛金为纯阴之金，为珠玉，有镶嵌珠宝之用：其性温柔，质温清韵，装饰人间，故为阴金。

壬水为纯阳之水，为江河湖海，通天河而周流不息：其性猛质硬，灌溉万物，故为阳水。

癸水为纯阴之水，为雨露之水，有气化之神：其性至静至弱，滋生万物，故为阴水。（注：这里和前面十干所代表的含义，以及地支的含义，都包含着很深的、援物比类的、只可意会不可言传的意义，学者一定要用心揣摩。）

天干与人体

十干配人体：甲为头、乙为肩、丙为额、丁为齿舌、戊己为鼻面、庚为筋、辛为胸、壬为胫、癸为足。

十干配脏腑：甲胆、乙肝、丙小肠；丁心、戊胃、己脾乡；庚是大肠、辛是肺；壬属膀胱、癸肾扬。

天干日与经脉的关系

甲日与左手的少阳经相应；已日与右手的少阳经相应；戊日与右手的太阳经相应；丙日与左手的阳明经相应；丁日与右手的阳明经相应。丙丁都属火，两火合并，所以称之为阳明。

庚日与右手的少阴经相应；癸日与左手的少阴经相应；辛日与右手的太阴经相应；壬日与左手的太阴经相应。

足在下属阴，所以足的阳经为阴中的少阳；足的阴经为阴中的太阴。

手在上属阳，所以手的阳经为阳中的太阳；手的阴经为阳中的少阴。

腰部以上属阳位，腰部以下属阴位。

二、天干与五运

在《黄定内经》中，十干化为五运的规律是甲己化土运、乙庚化金运、丙辛化水运、丁壬化木运、戊癸化火运，与《易经》中的五行合化相同。这种配属关系是按十干的顺序，分为前后各五干以对应五行，这样在整个十干当中，居于第一位的甲与居于第六位的己正好相合；居于第二位的乙与居于第七位的庚相合；居于第三位的丙与居于第八位的辛相合；居于第四位的丁与居于第九位的壬相合；居于第五位的戊与居于第十位的癸相合，即：

甲年、己年土运通纪它的全年；甲为阳土，己为阴土。

乙年、庚年金运通纪它的全年；乙为阴金，庚为阳金。

丙年、辛年水运通纪它的全年；丙为阳水，辛为阴水。

丁年、壬年木运通纪它的全年；丁为阴木，壬为阳木。

戊年、癸年火运通纪它的全年；戊为阳火，癸为阴火。

其中阳干又主运之太过，阴干又主运之不及。天干的五行合化不但表述天有五种基本属性，即风、火、湿、燥、寒，同时也在表述这五种属性本身也是在不断变化的。（注：学

习天干、地支，一定要把它们看成是一个活的、运动的事物，绝对不能看是死的、静止的，这样就比较容易理解它们之间的关系了）

五　运

“五运阴阳者，天地之道也”。五运和阴阳都是自然界变化的一般规律，是自然万物的一个总纲，是事物发展变化的基础和生长毁灭的根本，是宇宙间无穷无尽的变化所在。

《内经》上说：任何事物的开始发生都叫作“化”，发展到极点叫作“变”，难以探测的阴阳变化叫作“神”，能够掌握和运用这种无形变化原则的人叫作“圣”。

天复于上，地载于下，所以天地是万物的上下；阳升于左，阴降于右，所以左右为阴阳的道路；水属阴，火属阳，所以水火是阴阳的象征；万物发生于春属木，成实于秋属金，所以金木是生成的终始。

广阔无垠的天空，是物质生化的本元和基础，是万物滋生的开始。五运运行于天道之中，终而复始，布施着天地的真元之气，概括着大地的生化本元；九星悬照天空（九星者，即是九宫也），七曜按周天之度旋转（七曜者，即是北斗七星也），于是万物才有了阴阳的不断变化，才有了刚柔的不同性质；幽暗和光明才能按照一定的次序出现，寒冷和暑热才能按一定的季节往来，这些生生不息之机，变化无穷之道，都是通过阴阳、五行把宇宙万物的不同形象都表现出来了。

“神明”的作用，在天为风，在地为木；在天为热，在地为火；在天为湿，在地为土；在天为燥，在地为金；在天为寒，在地为水。所以在天为无形之气，在地为有形之质，形与气互相感召，就能变化和产生出宇宙万物。

阴阳的作用，在广袤的宇宙空间中有着无穷无尽的变化；在无限的大地上表现为万物的生化，物质因生化而产生了五味。如果在人则表现为对事物自然规律的认知，认识了自然界的变化规律，就能产生出无穷的智慧。

阴阳之气并不是一成不变的，它也会有多少的不同；有形的物质在其发展过程中也存在着旺盛和衰老的区别。事物的本质只有被在上之气和在下之质互相感召，其太过和不及的形象就都显露出来了。

五运是根据五行的气化特征，用以表示气候的不同变化。不同的年份有不同的运，五运当中代表一年的为年运，年运又称之为中运；在一年当中，温度是不断变化的，并有其固定的规律，故以角、徵、宫、商、羽五音来表示五种温度的变化，称之为主运；由于年运的不同，会对主运产生影响，影响主运的五种温度变化称之为客运。

五运的应用是以天干合化为基础的，所以，甲己年为土年，乙庚年为金年，丙辛年为水年，丁壬年为木年，戊癸年为火年。在五行主干中，甲丙戊庚壬为阳干，故甲为阳土、丙为阳水、戊为阳火、庚为阳金、壬为阳木，年为太过；己辛癸乙丁为阴干，故己为阴土、辛为阴水、癸为阴火、乙为阴金、丁为阴木，年为不及。而不是以五行的方位来对应年运的。壬癸之阳，为阴中之少阳；丁戊之阴，为阳中之少阴。

五运的每一运各主七十三日零五刻，太过之年，大寒前十三日气交，名曰“先天”。不及之年，大寒后十三日气交，名曰“后天”。平气之年，正大寒日气交，名曰“齐天”。这些细节读者一定要注意并记住

五运者，木、火、土、金、水是也。五运分阴阳与天干相联系，以固定的顺序决定着

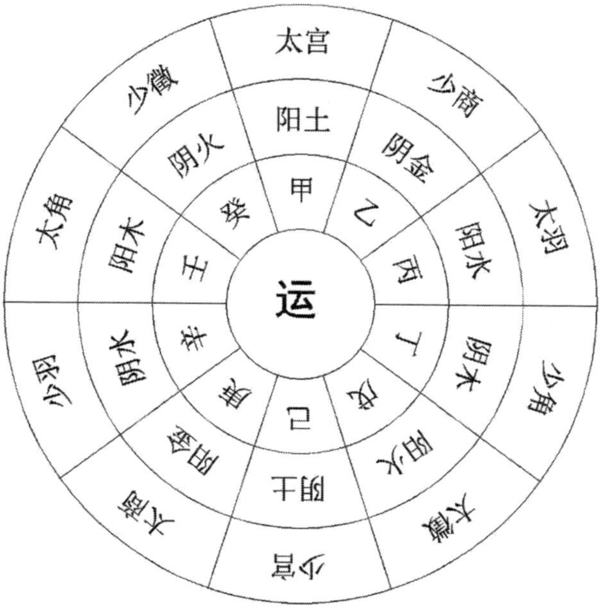

丁壬之年木运主治，恶寒而怕燥，宜用和剂平之。
戊癸之年火运主治，宜寒不宜热，宜用凉剂解之。
甲己之年土运主治，宜暖不宜寒，宜用温剂助之。
乙庚之年金运主治，宜清不宜燥，宜用平剂清之。
丙辛之年水运主治，宜暖不宜寒，寒则凝，宜用热剂温之。

年运的变化，这种变化是以五行的特性为基础的。年运是一个空间的概念，所以《黄帝内经》认为每一年的年运是不一样的，也就是说每一年地球所在的空间是不同的，由于每年的空间都在发生变化，所以每年四季气候的温度也会发生相应的变化，临床的治疗原则也要随着时间、空间的不同而进行调整。

年运是个空间概念，六气是个时间的概念，五运与六气结合起来是个什么关系呢？就是同一个时空点下，因时间的不同，事物的发展是不同的；同理，在同一个时间点下，因空间不同，事物的发展同样不同，更何况在不同的时空、不同的时间呢。疾病的发展如此，疾病的治疗同样如此。

再一次提醒，学习中医的五运六气，一定要与人体相结合，不要把自然界五运六气的相互生成、相互制约的关系与人体五脏六腑之间相互生成、相互制约的关系割裂开来看，因为中医学的产生是通过“援物比类，取类比象”的方法，把自然界的变化对应在人体上的。

自然界的异常变化及其灾难发生之间的相互关系，对应在人体上，就是身体的异常变化和疾病产生的辩证关系，习学者一定要时时留意。

司天的就是天文，司地的就是地理，通达人与气候变化的就是人事。当时令未到而与该时令相应的气候已经来临，称之为太过；时令已到而与该时令相应的气候未到，称之为不及，这种运气的变化会对人体产生一定的影响。

天之五运交替主治，与地之六气相互呼应，就形成了阴阳互换，寒来暑往的自然现象，从而使人体的真气与邪气相搏击，如果造成了人体内外的功能不能协调，六经之气血动荡不宁，五脏的血气也就失去了平衡，于是疾病就要产生了。

中运的功能

所谓中运，就是指统主一年的“运”，也称之为年运或大运。中运反映的是全年的气候特征和民病的特点，反映的是年与年之间的差异。

中运之气，来时会有提前或延后的不同。中运太过的年份，年运之气会先于时令而至；中运不及的年份，年运之气会后于时令而至，这都属于正常的气候。如果中运之气没有太过和不及的现象出现，都正当其时令而至，就不会发生自然灾害了。

每年的中运之气都有五步之位，它们的太过与不及之气是不相同的，太过之气来时缓慢而时间持续较长；不及之气轻易不来，来时急骤而容易消失。

木运的功能

木运的正常功能称之为“敷和”，在敷和的年份，木的德性布达于四方，使阳气舒畅，阴气散布，温暖柔和之气能使万物荣茂繁华；木气正直，性顺从，如树木的枝干一样曲直，能自由的伸展；能使五行的气化作用都能发挥其正常的功能。

木运的属类是草木；其功能是发散；其性能是温和；其表现是风；应于五脏为肝，肝畏惧清凉的金气（金克木），肝开窍于目。

木气能使谷类的麻、果类的李获得丰收；在物体属中坚，能使物质的核类得到充实；其所应的四时为春；所感应的动物在虫类为毛虫，在畜类为犬，并能使其生长旺盛；其所应的颜色为苍色，所养护的身体部分为筋；如发病则为里急而胀满；其在五味为酸；在五音为角；在数为八。

火运的功能

火运的正常功能称之为“升明”，在升明的年份，南方火运正常行令，其德性明朗而有盛长之气，并能普及四方；火气上升，性急速，为燃烧，其生化作用能使万物繁荣茂盛；能使五行的气化功能得以平衡发展。

火运的属类是火；其功能是光明显耀；其气候是炎暑；其表现是热；应于五脏为心，心畏惧寒冷的水气（水克火），心开窍于舌，所以主于舌。

火气能使谷类的麦，果类的杏获得丰收；在物体属于络脉一类，能使物质的丝络得到充实；其所应的四时是夏；所感应的动物在虫类为羽虫，在畜为马，并能使其生长旺盛；其所应的颜色为赤色，所充养的身体部分是血；如发病则身体抽搐掣动；其在五味为苦；在五音为徵；其在数为七。

土运的功能

土运的正常功能称之为“备化”，在备化的年份，天地的气化功能协调和平，其德性流布四方，其生化之气能使万物具备形体，使五行之气化作用得到充分的发挥。

土气和平，性和顺，能上能下；其生化作用能使万物成熟丰满；其功能可以使之安静；其气候是湿热交蒸，表现为湿；应于五脏为脾，脾畏惧风（木克土），脾开窍于口，所以主于口。

土气能使谷类的稷（粟），果类的枣获得丰收；在物体来说是属于肌肉一类，能使物质的肉得到充实；其所应的四时为长夏；其所感应的动物在虫类为裸虫，在畜类为牛，并能使其生长旺盛；其所应的颜色为黄色，所充养的身体部分是肉；若发病则为痞塞；在五味为甘；在五音为宫；在数为五。

金运的功能

金运的正常功能称之为“审平”，在审平的年份，金虽主收束，但无剥夺现象，虽主肃杀，但无残害的情况，能发散宁静和平之气，使万物结有果实，使五行的气化作用都得以宣畅清明。

金气清洁，性刚强，成熟散落；其生化作用能使万物结实收敛；其功能是清劲严肃；其气候是清凉，表现为燥；应于五脏是肺；肺畏火（火克金）肺开窍于鼻；所以主鼻。

金气能使谷类的稻，果类的桃获得丰收；在物体是属于外面包裹的一类，能使物质的外壳得到充实；其所应的四时为秋；所感应的动物在虫类为介虫，在畜类为鸡，并能使其生长旺盛；其所应的颜色为白色，所充养的身体部分是皮毛；如发病则为咳嗽；在五味为辛；在五音为商；在数为九。

水运的功能

水运正常功能称之为“静顺”，在“静顺”的年份，水运能够纳藏而无害于万物，其德性平顺而下行，有着寂静和顺之气，水气明静，性向下，为灌溉；其生化作用能使万物凝固、归藏，能使五行的气化都得以完整的保存。

其功能是流动不息；其性能是严寒阴凝，表现为寒冷；应于人体五脏为肾，肾怕湿土（土克水），肾开窍于二阴，所以主二阴。

水气能使谷类的豆，果类的栗获得丰收；在物体来说是属于流动的液体一类，能够使物质的汁液得到充实；其所应的四时为冬；其感应的动物在虫类为鳞虫，在畜类为猪，并能使其生长旺盛；其所应的颜色为黑色，所充养的身体部分是骨髓；如发病则为厥逆；在五味为咸；在五音为羽；在数是六。

三、主运与客运

五运的中运统司一年的二十四节气，而每年五运又有主运和客运之分，主运万载不易，客运则每岁更迭；主运与客运的时运变化分别以角、徵、宫、商、羽来表述。主运和客运是在相互的冲撞和摩擦过程中，产生出了不同的气候现象，所以了解和掌握主运和客运的变化规律，对于分析疾病的发生、发展及其治疗，就显得非常重要了。

主　　运

主运是指一年当中常规的温度变化过程，是始终不变的规律；是指一年之中春、夏、长夏、秋、冬五个不同的季节，把这五个季节时令的变化规律，分别用木、火、土、金、水五运相应的表现出来，就是主运。主运又称之为五步，分别为初之运、二之运、三之运、四之运、终之运。主运开始于木角音，终结于水羽音。

主运以木角为初之运，火徵为二之运，土商为三之运，金宫为四之运，水羽为五之运。对应到四季正好是春为初之运，夏为二之运，长夏为三之运，秋为四之运，冬为五之运。

水能生木，故初之运为角木，主春令，司大寒——春分之间；木能生火，故二之运为徵火，主夏令，司晴明——芒种之间；火能生土，故三之运为宫土，主长夏，司夏至——处暑之间；土能生金，故四之运为商金，主秋令，司白露——立冬之间；金能生水，故终之运为羽水，主冬令，司小雪——大寒之间。

在子、辰、申年：

初之运：开始于（上年）大寒日寅时初初刻。

二之运：开始于春分后十三日寅正一刻。

三之运：开始于芒种后十日卯初二刻。

四之运：开始于处暑后七日卯正三刻。

终之运：开始于立冬后四日辰初四刻。

在丑、巳、酉年：

初之运：开始于（上年）大寒日巳时初初刻。

二之运：开始于春分后十三日巳正一刻。

三之运：开始于芒种后十日午初二刻。

四之运：开始于处暑后七日午正三刻。

终之运：开始于立冬后四日未初四刻。

在寅、午、戌年：

初之运：开始于（上年）大寒日申时初初刻。

二之运：开始于春分后十三日申正一刻。

三之运：开始于芒种后十日酉初二刻。

四之运：开始于处暑后七日酉正三刻。

终之运：开始于立冬后四日戌初四刻。

在卯、未、亥年：

初之运：开始于（上年）大寒日亥时初初刻。

二之运：开始于春分后十三日亥正一刻。

三之运：开始于芒种后十日子初二刻。

四之运：开始于处暑后七日子正三刻。

终之运：开始于立冬后四日丑初四刻。

在每年的主运当中，也存在着太过与不及之别。在壬、癸、甲、乙、丙这五年，主运总是以太角、少徵、太宫、少商、太羽的顺序五步不变，故将壬、癸、甲、乙、丙五年的主运五步，统称为“太角统运”。

在丁、戊、己、庚、辛这五年，主运总是少角、太徵、少宫、太商、少羽的顺序五步不变，故将丁、戊、己、庚、辛五年的主运五步，统称为“少角统运”。

“太”为太过，“少”为不及。所以主运之气的到来，也会有先后的不同。主运太过的，运气会先时令而至；主运不及的，运气会后时令而至，这些也都属于正常的气候现象。

客　运

主运在一年当中的顺序始终不变，客运则不然，它是以年运为初之运。如：甲乙年，甲为土运，初之运即为土；土生金，二之运即为金；金生水，三之运即为水；水生木，四之运即为木；木生火，五之运即为火；火生土……其他年份也依此为规律。

客运是相对于主运而言的，也是用来表述春、夏、长夏、秋、冬五个季节气候变化规律的，因其逐年有别，往来如客，故名客运。

客运五步的“太”“少”推移方法与顺序，及交司时刻均与主运相同；所不同的就是客运的初运与主运的初运有所区别，这一点一定要注意。

主运是年年始于春季之角木，终于冬季之羽水，五步次序，万年不变。而客运则顺从于年运的变化周期，每年的客运顺序都是以当年的年运为初运而进行推演的。

客运的变化在十年之内，会年年不同。凡甲己、乙庚、丙辛、丁壬、戊癸诸年，均有“太”“少”之差异，都遵循着五行相生之次序，太少相生，周而复始。

甲子六十年各年的初之客运推算法：

甲子、甲午、甲寅、甲申、甲辰、甲戌六年，客运五步均以太宫为初之运；

丙子、丙午、丙寅、丙申、丙辰、丙戌六年，客运五步均以太羽为初之运；

戊子、戊午、戊寅、戊申、戊辰、戊戌六年，客运五步均以太徵为初之运；

庚子、庚午、庚寅、庚申、庚辰、庚戌六年，客运五步均以太商为初之运；

壬子、壬午、壬寅、壬申、壬辰、壬戌六年，客运五步均以太角为初之运；凡以上三十年，客运五步皆起于“太”。

乙丑、乙未、乙卯、乙酉、乙巳、乙亥六年，客运五步均以少商为初之运；

丁丑、丁未、丁卯、丁酉、丁巳、丁亥六年，客运五步均以少角为初之运；

己丑、己未、己卯、己酉、己巳、己亥六年，客运五步均以少宫为初之运；

辛丑、辛未、辛卯、辛酉、辛巳、辛亥六年，客运五步均以少羽为初之运；

癸丑、癸未、癸卯、癸酉、癸巳、癸亥六年，客运五步均以少徵为初之运；凡以上三十年，客运五步皆起于“少”。

中运、主运、客运的应用请读者参阅第七节的内容。

当位与不当位

当位就是指木运遇卯（木）年；火运遇午（火）年；土运遇辰戌丑未（土）年；金运遇酉（金）年；水运遇子（水）年，叫作当位，也就是平气，又称之为“岁会”。“岁会”如同行令（注：岁会就如同现在的行政告知）；如果感受了行令之邪，发病就缓慢，而邪、正之气一般呈相持状态。

不当位就是指主岁的天干与地支不能相会于五方正位。如果遇到：土运主岁而太阴司天（土气）；火运主岁而少阴或少阳司天（火气）；金运主岁而阳明司天（金气）；木运主岁而厥阴司天（木气）；水运主岁而太阳司天（水气）；这时司天之气与主岁的运气相合，在《天元册》里称作“天符”。“天符”如同执法（注：天符就如同现在的行政执法）；如果感受了执法之邪，发病就急速而危险。

“天符”与“岁会”相合叫作“太乙天符”。“太乙天符”如同贵人（注：太乙天符就如同现在的领导督办）。如果感受了贵人之邪，发病不但急骤，并且容易死亡。

如果君居臣位则是顺，臣居君位则是逆。逆则发病急，顺则发病缓。这在推算年运变化时，一定要注意。

四、运气的变化

《内经》上所说的形有盛衰，是指天干所主的运气，各自都有太过与不及的区别。例如：我们设定某一年，如果是太过的阳年，那么太过的阳年过后，随之而来的是不及的阴年；不及的阴年过后，随之而来的是太过的阳年……只要明白了迎之而来的是属于什么气，随之而去的属于什么气，对一年中运气的盛衰情况就可以有一个大概的预知。

在一甲子当中，岁运太过与司天之气同化的现象有三次；岁运不及而与司天之气同化的现象也有三次；岁运太过与在泉之气同化的现象有三次；岁运不及而与在泉之气同化的现象也有三次。

属于这类情况的共有二十四年：

甲辰、甲戌年中运太宫，为土运太过，下面还加太阴湿土在泉。

壬寅、壬申年中运太角，为木运太过，下面还加厥阴风木在泉。

庚子、庚午年中运太商，为金运太过，下面还加阳明燥金在泉。像这种情况有三次。

癸巳、癸亥年中运少徵，为火运不及，下面还加少阳相火在泉。

辛丑、辛未年中运少羽，为水运不及，下面还加太阳寒水在泉。

癸卯、癸酉年中运少徵，为火运不及，下面还加少阴君火在泉。像这种情况有三次。

戊子、戊午年中运太徵，为火运太过，上面还临少阴君火司天。

戊寅、戊申年中运太徵，为火运太过，上面还临少阳相火司天。

丙辰、丙戌年中运太羽，为水运太过，上面还临太阳寒水司天。像这种情况有三次。

丁巳，丁亥年中运少角，为木运不及，上面还临厥阴风木司天。

乙酉、乙卯年中运少商，为金运不及，上面还临阳明燥金司天。

己丑、己未年中运少宫，为土运不及，上面还临太阴湿土司天。像这种情况有三次。除此二十四年之外，就是中运与司天在泉不加不临的年份。

“加”的意思是：岁运太过而与在泉相加的是“同天符”。岁运不及而与在泉相加的是“同岁会”。

“临”的意思是：岁运太过或不及与司天相临的都叫作“天符”。

凡是一年当中，中运之气与司天之气相符的，属于“天符”之年；凡是一年当中，中运之气与年支的五行相同的，属于“岁直”之年；凡是一年当中，中运之气与司天之气及年支的五行均相合的，属于“三合”之年；这些不同都会对气候环境和人体产生影响。由于运气的变化有太过不及的不同，所以病情的变化会有轻微与严重的差异，生死转归也会有早晚的区别。

五运的太过与不及

五运之气始终存在着太过与不及的现象，在运气太过的年份，因其运气太过则会强硬的行使其正常的权力功能，就会对被我所胜者横施暴虐，其结果反而会导致有胜我者前来报复，从而产生灾害。若是运气能平和的行使政令，合乎正常的规律，即使有所胜之气也能被同化。

在运气不及的年份，其所胜与所不胜之气，都会乘其衰弱而前来行使政令，好像不速之客一样，不招自来，并且暴虐而毫无道德，由于施暴者的无德，迫使年运之子前来报复，其结果也会使施暴者自己受到损害。

凡是施行暴虐轻微的，其所受到的报复也轻；凡是施行暴虐厉害的，其所受到的报复也厉害。这种有胜必有复的情况，是运气当中的一种常规现象。

木　运

木运不及称之为“委和”，委和的年份称为“胜生”，又称之为少角。因无阳和之气，所以使万物萎靡不振。

“胜生”不能很好地行使职权，会使生化之气得以发扬（土不畏木），生长之气过于平静（木不生火），收令之气提早发生（金胜木），因此会造成风云突变而凉雨不时下降，万物早秀而不能及时地繁荣，早熟并且容易干枯凋落，果实的皮肉充实而坚硬。

1. 在委和的年份，如果起初是一片萧瑟肃杀的景象，那随之而来的则是火热蒸腾现象，其灾害会应于三（东方），这是由于金气克木，迫使火气前来报复的缘故。

当火气来复的时候，多见飞虫、蠹虫、蛆虫和雉。如果木郁火复，则发为雷霆。在人体会因炎热之气郁于皮肤，而多病寒热、疮疡、痱疹、痈痤等症。在天上会出现金、火二星光明的现象。

2. 木运不及则金气克木，会使其气收敛，作用拘束，不能曲直伸展。木运不及，燥气就会旺盛，生长之气与时令不相适应，草木不能及时生长繁荣，而萧瑟肃杀之气的亢胜，会使坚硬的树木因受金刑而碎裂如劈，本来柔嫩苍翠的枝叶会变的萎弱干枯。在气候方面则是冷雨不时下降；在天上会出现金星光明的现象；在五谷则是青色的谷物不能成熟。

在这种情况下，人们易患筋络拘挛无力或者惊骇等症，其应于内脏为肝，其病在内为胁肋部，在外为筋骨关节。

3. 若逢阳明燥金司天，则木运更衰。若木运能顺从金气用事，则会成为金气的平气，所以，逢上商便和正商相同。

阳明司天，金气抑木，木气失去了应有的生气，草木到夏秋季节才能开始繁荣，所以开花结果的时间非常急促，很快就会凋谢。

金气抑木，木起反应而生火，于是就会炎热如火，湿润的变为干燥，柔嫩脆弱的干枯焦槁，枝叶从根部重新生长，开花与结果并见。在天上会出现金、土二星光明的现象。

这个时候，人体易发生四肢痿弱、痈肿、疮疡、生虫等病，这是邪气伤肝的缘故。

4. 木运不及，如果春天有和风绚丽，草木萌芽抽条的正常时令，那秋天也就有雾露润泽而凉爽的正常气候；如果春天见到寒霜冷冻、凄惨残败的秋天气候，那么夏天就会有特别炎热的反映。它的自然灾害发生在东方。

在这种情况下，人们多患中气虚寒，胁肋部疼痛，少腹痛，腹中鸣响，大便溏泄。

如果人体的脾土先受其邪，火气后起，心气亦继之亢盛。火气克金，金气乃得抑制，造成谷物不能成熟，在疾病方面则会出现咳嗽、闭塞等症。在天上会出现金星与木星光明的现象。

5. 木运不及，白霜会提前下降，秋收肃杀之气流行，使寒雨非时而降损害万物；这时味甘色黄之物多被虫蛀，五谷外强中干，秀而不实，所以稻谷会没有收获。

6. 木运不及，其在谷类所应的黍、稻和果类所应枣、李不能收获，所充实的是壳硬、核软；在五味是酸而辛；在颜色是白而苍；在畜类是犬和鸡；在虫类是毛虫和介虫；在声音为角、商。所主的气候是雾露寒冷之气，若发生病变则是摇动和恐惧，这是由于木运不及而从金化的关系，所以，少角等同于判商。

7. 若逢厥阴风木司天，则不及的木运得司天之助也可成为平气，所以委和逢上角，则其气化作用可与正角相同。

8. 若逢太阴湿土司天，因土不畏木，亦能形成土气用事而成为土之平气。所以，逢上宫则和正宫相同。

木运太过称之为“发生”，“发生”的年份称之为“启陈”，又称之为太角。“启陈”是指木气能使土气疏松虚薄，草木之青气发荣，阳气温和而布化于四方，阴气会随阳气而动。木运太过会过早地散布温和之气，因生长之气淳厚，万物会提早发育，因此而欣欣向荣。

木运的正常功能是风和日暖，能使万物奢靡华丽，其表现为舒展畅达，推陈出新；若发生异常变动则为狂风怒吼，折树拔根；在人体则会出现眩晕和巅顶部疼痛等疾病。

1. 木运太过，金气来复，则相当于金气司天，故太角与上商同。如果木运太过失去了正常的性能，则金之收气来复，以致于会发生秋令劲切的景象，甚至有肃杀之气，使气候清凉，草木凋零。

这时如果人体发生病变，是金之邪气伤害肝脏所致，病人会出现胁部疼痛，呕吐不止等症状；若是冲阳脉绝，多会死亡而无法治疗。在天上会出现金星光明的现象，这是木胜而金气制之的结果。

2. 木气太过若逢上徵，正当火气司天，木运太过亦能生火，火性上逆，木旺克土，所以会病发气逆、吐泻等症。

3. 木运太过，则风气流行，脾土就会受其侵害，人们因此而多患消化不良的泄泻、饮食减少、肢体沉重无力、抑郁烦闷、肠中鸣响、肚腹胀满等症，这都是由于木气太过的缘故。这时在天上会出现木星光明的现象，显示木气过于亢盛的征象。

如果出现易怒，头昏眼花等头部病症，好像天上的云在飞跑，地上的万物迅速变动，草木动摇不定，甚至树倒草偃，这是土气无权，木气独胜的现象。（胡按：这是否是美尼尔综合征的病因病机）

4. 在物体则会应在物质的核或壳坚硬，在果实为桃、李，在谷类为麻、稻丰收；在畜类为鸡、犬；在颜色为青、黄、白三色杂见；在五味为酸、甘、辛皆存；其象征为春天；在虫类为毛虫、介虫多见；其在人体经络应足厥阴、足少阳；发病在内脏为肝、脾部位，若发病则为怒。这是木运太过是为太角的缘故。

火　运

火运不及称之为“伏明”，是指火运缺少温暖之气，使万物暗淡无光。伏明的年份又称之为“胜长”，是指其生长之气不能发扬，而收藏之气反见布散，收藏之气擅自行使职权，使生化之气平定而不能发展，寒冷之气常现，暑热之气衰薄，万物虽承土的化气而生，但因火运不足，虽生而不能成长，虽能结实，然而不能硕大，乃至在生化过程尚未完成的时候，就已经衰老。

1. 火运不及，则寒气旺盛，阴寒凝滞之气过盛，则阳气不能生化，繁荣美丽的生机就会受到摧残。因夏天的生长之气不能发挥作用，缺乏积极向上的力量，所以万物就不会茂盛。寒气旺盛，则火气郁结，而当其发作时，必然横暴。其疾病的变动为隐现多变，发病为痛，应于五脏为心。

人们的疾病是胸中疼痛，胁部胀满、疼痛，上胸部、背部、肩胛之间及两臂内则都感疼痛，抑郁眩晕，头目不清，心痛，突然失音，胸腹肿大，胁下与腰背相互牵扯而痛，甚至四肢蜷曲不能伸展，髋骨与大腿之间不能活动自如。这时在天上会出现水星光明的现象，火星失明，水星光明，赤色的谷类则不能成熟。

火被水抑，火起反应则生土气来复，于是就会出现尘埃郁冒，大雨倾盆的气候现象，这时水气受到抑制，故见大便溏泄，腹中胀满，饮食不下，腹中寒冷鸣响，大便泄泻如注，腹中疼痛，两足拘挛、萎缩、麻木、不能行走等病症。在天上也会出现土星光明，水星失明的现象；黑色的谷类也不能成熟。

2. 火运不及，如果夏天有景色繁荣的正常气候，那冬天也就有严肃寒冷的正常时令。若逢阳明燥金司天，因金不畏火，形成金气用事，而成为金之平气，所以伏明逢上商则与正商相同。火运衰，所以会有阴凝惨淡，寒风凛冽的现象，如果夏天反见萧条凄惨寒冷的冬天气候，那时常会有随之而来的是倾盆大雨。它的自然灾害应于九（也就是南方），这是土气来复，以至于出现暴雨下注，雷霆震惊，乌云蔽日，阴雨连绵的现象。其所发之病，都是由于寒之邪气损伤心阳的缘故。

3. 火运不及，则阳气屈服，所以蜇虫早早藏匿。其所充实的物质是络和汁液，因此会使豆和稻、栗和桃类的谷果不能丰收。其在五味为苦和咸；在颜色为玄和丹；在畜类为马和猪，在虫类为羽虫和鳞虫多见，在气候主冰雪霜寒，在声音为徵、羽，若发生病变则为精神昏乱，悲哀易忘，这是火运不及而从水化的关系。所以少徵和少羽相同。

火运太过称之为“赫曦”，是指其散布着强烈的火气，能使万物像烈焰一样躁动不安。赫曦的年份，又称之为“蕃茂”，是指少阴之气从内而化，使火之阳气发扬在外，炎暑的气候得以施行，其生化之气可以使万物得以茂盛成长。

火气的性质是上升的；其功能是活动闪烁、燃烧发热的，并且因为过热而缭乱烦扰；其正常的性能是暑热郁蒸；其变化是热度高涨如烈火；其表现是声色显露的。

1. 火运太过，若逢火气司天，二火相合，则金气受伤，就会使金之收气不能及时行令。在人体出现胸中疼痛、胁下胀满、胁痛、胸背肩胛间疼痛、两臂内侧疼痛、身热肤痛、浸淫疮等症，这是金气不振，火气独盛的现象。

由于火运过于暴烈，使燥金之子寒水之气来复，以至于会经常见到阴凝惨淡、甚至雨水霜雹，转而变得寒冷的景象。若是有病变也多是因为水之邪气伤害于心脏所致。

2. 火运太过，则暑热流行，肺谨受到火邪之后，人们多患疟疾、少气、咳嗽气喘、吐血、衄血、二便下血、水泻如注、咽喉干燥、耳聋、胸中热、肩背热等疾病。这时在天上会出现火星光明的现象，这是火热之气过于亢盛的征象。

3. 火运太过，如果遇到少阴或少阳司天的年份，火热之气会更加亢盛，以致水源干涸，植物焦枯。这时人们发病多见谵语妄动，发狂越常，咳嗽、气喘痰鸣，火气盛则血从二便下泄不止。若是太渊脉绝，多会死亡而无法治疗。这时在天上会出现火星光明的现象，这是火热过盛的表现。

火气过旺就会有雨水霜寒的变化，这是火热之极寒水来复的现象。这时在天上会出现水星光明的现象，这是因为火气过盛而水气前来制止的表现。

4. 火运太过，若逢太阳寒水司天，水能胜火，适得其平，故赫曦逢上羽则和正徵相同。水运既平，金不受克，所以收令得以正常。因为水气司天，火受水制，所以人们容易病发为痉症。

5. 火运太过，会使其在谷的麦、豆和在果的杏、栗获得丰收；使在畜类的羊、猪和在虫类的羽虫、鳞虫容易生长；其在颜色为赤、白、黑；在五味为苦、辛、咸；其象征的是夏天；在人体的经络是手少阴、手太阳、手厥阴、手少阳；在五脏为心、肺；在人体则属于经络和津液；在人体如要发生病变则会因为心气实而狂笑，若伤于暑则患疟疾、疮疡、失血、发狂、目赤等症。

土　运

土运不及称之为“卑监”，因无生化之气，故使万物萎弱无力。卑监的年份又称之为“减化”，是指土的生化之气不能行使其命令，而造成木的生化之气反而独旺，使生长之气自然能完整如常，但雨水不能及时下降，草木虽然繁荣美丽，然而秀不能成实，所能收获的只是空壳或不饱满的一类东西。因其气散漫，其作用不足而会显得过于静定，并发展为水气不行，其所应五脏为脾。在人体则会病发疮疡、脓多溃烂、痈肿等症。

1. 土运不及，风气会因此而流行，使土气失去了应有的生化能力。风气旺盛，则草木茂盛繁荣，但因土气的生化无能，则会秀而不实。这时人们所患的疾病多见消化不良的泄泻，上吐下泻的霍乱，身体重，腹中痛，筋骨动摇，肌肉跳动酸痛，时常容易发怒。在天上会出现木星光明的现象。

2. 土运不及，若逢厥阴风木司天，则土运更衰，顺从木气用事而成为木之平气，所以逢上角则与正角相同。如果发病则会出现消化不良的泄泻，这是邪气伤脾的表现。

土衰木胜，所以会见到风势振动，摧折飘扬的现象，随之而来的就是草木干枯凋落，其灾害会出现于中宫而通于四方。因木胜风动，有振动摧折之势，在音为宫、角，在人体发病为胀满痞塞不通，这是土运不及而从木化的现象，所以少宫和少角相同。

3. 土运不及，寒水之气因失去制约而旺盛，虫类会提早蛰伏藏匿，人体则会病寒泄中满。这时在天上会出现水星光明，土星失明，黄色之谷类不能成熟的现象。

4. 土运不及，则木邪抑土，土起反应则金气来复，由于金气来复，又主败坏折伤，犹如虎狼之势，于是就会使秋收之气当令，出现一派严肃峻烈之气，就是坚固的树木也不免要枝叶凋谢。当清气发生作用时，生气便会被抑制而不能行使权力，人们多会出现饮食减少，食而无味，胸胁急剧疼痛，涉及少腹，常会因少气而叹息。因为邪气客于脾土，使味甘色黄之物均被虫蛀餐食，而青色的谷类也会受到损害。这时在天上会出现金星光明，土星减亮的现象。

5. 土运不及，如果遇到厥阴司天相火在泉之年，则流水不能结冰，本来早已冬眠的虫类，会重新又活动起来。不及的土运得在泉相火之助，使寒水之气不能独旺；土得火助，木气也不能克土，所以也不会有金气的反应，人们也就健康舒适。这时在天上的土星就会正常光明。

6. 土运不及，如果逢辰、戌、丑、未月有尘土飞扬，和风细雨的正常时令，那春天也就有风和日暖的正常气候；如果辰、戌、丑、未月能见到狂风大作，那秋天也就是久雨霜雪的现象。它的自然灾害在四隅，在人体应在脾脏，其病在内为心腹，在外为肌肉四肢。

7. 土运不及，若逢太阴湿土司天，得司天之助，也可成为平气，所以卑监逢上宫则与正宫相同。

由于土运不及，因其所充实的是汁液和核，会使在果的李和栗及在谷的豆和麻不能丰收；其在五味为酸、甘；在颜色为苍、黄色；在畜类为牛和犬；在虫类为裸虫和毛虫多见。

土运太过称之为“敦阜”是指其具有浓厚坚实之气；敦阜的年份又称之为“广化”，是指其德性浑厚而清静，能使万物顺时生长直至充盈；土的至阴之气充实，则万物能生化而有形，如果太过反而使万物不能成形。

土运太过，可见土气蒸腾如烟，笼罩于山丘之上，大雨会时常降下，湿气用事，则燥气退避。

其气化功能圆满、丰盛；其性能柔润而静，能使万物不断地得到润泽；其表现是周密而详备；如果发生变动则湿气积聚，甚至暴雨骤至，雷霆震动，山崩堤溃。

1. 土运太过，则雨湿之气流行，人们多病腹痛，四肢厥冷，情绪忧虑，身体困重而烦闷，这是土气太过所致。在天上会出现土星光明的现象。

2. 土运太过，若遇土旺之时，则水气无权，肾就会受到湿邪的侵扰。土气独旺，则湿令大行，因此泉水喷涌，河水高涨，本来干枯的池沼也会滋生鱼类。

3. 土运太过，若木气来复，则会出现风雨暴至，使堤岸崩溃，河水泛滥，陆地也可见到鱼类的现象。人们就会病肚腹胀满，大便溏泄，肠鸣，泄泻不止等症状。如果太溪脉绝，多会死亡而无法治疗，在天上会出现木星光明的现象。

4. 土运太过，木气来复，则会造成土病而不能克水，以致水饮之邪积于体内而生胀满，饮食减少，四肢无力，不能举动，甚至肌肉枯萎，两足痿弱不能行动，抽掣挛痛等症状。由于土运太过，木气来复，所以大风会迅速而来，其所见的疾病多由于木之邪气伤害脾脏所造成。

5. 土运在物体属于肌肉之类，土运太过则使在谷类的稷、麻和在果类的枣、李获得丰收；其在畜类的牛、犬和在虫类的裸虫、毛虫发育迅速而多见；其在颜色为黄、黑、青色；在五味为咸；其象征的长夏；其在人体的经络是足太阴、足阳明；在五脏是脾、肾；在身体的病变为腹中胀满，四肢沉重，举动不便等。

金　　运

金运不及称之为“从革”，是指其没有坚硬收敛之气，使万物的质地松散而无弹性。“从革”的年份又称之为“折收”。是指其收敛之气不能及时发挥作用，而生长之气反而得以发扬，生气和化气相得而合，使火气能够得以实行其权利，于是万物繁盛。火气得以发扬，因其作用急躁，所以在人体如果发生病变则为咳嗽失音，烦闷气逆，甚则咳嗽气喘；其所应五脏为肺。

金运不及而从火化，其所充实的壳则不坚而络则丰富；其所应的果类李和杏及谷类的麻和麦有欠收、有丰收；其在五味为苦与辛，在颜色为白和朱红色；在畜类的鸡和羊及在虫类的介虫和羽虫生长发育而多见；其在音为商、徵；因为金虚火盛，有发光灼热之势，在人体如果发生病变则为喷嚏，咳嗽，鼻塞流涕，衄血等症，这是因为金运不及而从火化的关系。所以少商和少徵相同。

1. 金运不及，火气和木气就相应的旺盛，长夏之气专胜，所以万物因而茂盛，干燥烁热，在天上应火星光明，人们多患肩背闷重，鼻塞流涕，喷嚏，大便下血，泄泻如注。

2. 金运不及，金衰火旺，所以火势炎热，但随之而来的就是冰雪霜雹，这是水气来复的缘故。故见鳞虫提前伏藏，猪鼠阴沉懒惰。冬藏之气提早而至，于是会发生大的寒灾，其灾害会发生于西方，其数为七。阴气厥逆而格拒，使阳气反而上行，所以头后部疼痛，痛势连及头顶，发热。

3. 金运不及，则秋收之气不能及时而至，白色的谷类不能及时成熟，火邪抑金，水起反应而来复，于是会出现寒冷之气突然而来，以致冰雹霜雪杀害万物。在天上会出现金星失明，水星光明，火星光明的现象，在谷类应红色之谷不能成熟。人多病口腔生疮，甚至心痛。

4. 金运不及，如果夏天有景色鲜明，树木茂盛的正常时令，那冬天就有冰冻寒冷的正常气候。如果夏天出现如火烧灼，过于炎热的气候；那秋天就会有冰雹霜雪的反应。它的自然灾害在西方，在人体应肺，其病在内为胸胁肩背部位，在外为皮毛等处。

5. 金运不及，若逢阳明燥金司天，得司天之气相助，也能转成平气，所以“从革”逢上商与正商相同。

6. 金运不及，若逢厥阴风木司天，则木不畏金，亦能使木气用事而成为木之平气，所以逢上角与正角相同，其病变会由木之邪气伤于肺脏所得。

金运太过称之为“坚成”，是指其具有强硬之气，能使万物刚直。“坚成”的年份又称之为“收引”，是指这时的天气清爽结净，地气明朗安详，阳气会跟随着阴气的权力而生化，因为阳明燥金之气当权，所以都能够使万物成熟。由于金气太过，会使秋收之气旺盛而四布，以致长夏的化气顺从于收敛之气而行令，使其化气提早完成。因其气削伐，其权力严厉肃杀，所以它的表现尖锐锋利而刚劲；其正常的性能是布散雾露凉风；其变化则是肃杀凋零的景象；其在人体的病变则为强烈的折伤和疮疡、皮肤病等症。

1. 金运太过的年份，剧变暴虐的收敛之气，会使各种树木受到影响，而不能发荣，使得草木柔软脆弱。但继而火气来复，好像夏天的气候前来相救，炎热天气又开始流行，蔓草会被灼热的火气烧烤而渐渐枯槁。这时人们所发生的病变多是由于火之邪气伤及肺脏所引起，甚则发生喘息咳嗽，呼吸困难，肩、背、尻、阴、股、膝、髀、腓、胫、足等处都感疼痛的疾病，在天上应火星光明。

2. 金运太过，则燥气流行，燥之邪气伤肝，人们多患两胁之下及少腹疼痛，目赤而痛，眼梢溃烂，耳朵听不到声音等疾病。

3. 金运太过，燥金之气过于亢盛，就会身体沉重而烦闷，胸部疼痛并牵引背部，两胁胀满而痛势下连少腹，在天上会出现金星光明的现象。

4. 如果金气突然亢盛，会使水气下降，草木的生长之气被收敛，于是枝叶干枯凋落，人们发病多见胁肋急剧疼痛，不能转动翻身，咳嗽气逆，甚至吐血、衄血。若太冲脉绝，多死亡，而无法治疗。在天上会出现金星光明的现象。

5. 金运太过，若逢火气司天的年份，因为火能克金适得其平，所以上徵与正商相同。金气得到抑制，则木气不受克制，生气就能正常行令，发生的病变为咳嗽。

其所生成的物体是属于皮壳和筋络一类；应在谷类是稻、黍；应在果类是桃和杏；在畜类是鸡和马；在虫类为介虫、羽虫；在颜色是青、白、丹；在五味为酸、苦；其象征的是秋天；在人体相应的经脉是手太阴、手阳明；在五脏为肺与肝；如果发生病变大都为气喘有声而呼吸困难等症。

水　　运

水运不及称之为“涸流”，是指其没有封藏之气，容易使万物干枯。因其气不够流畅，故其作用为暗中渗泄，其变动为症结不行，发病为干燥枯槁，其应五脏为肾。“涸流”的年份又称之为“反阳”，是指其因封藏之气衰弱，不能行使其权力，反而使火之化气昌盛。因为生长之气宣行而布达于四方，所以蛰虫应藏而不藏，土地润泽而泉水减少，草木条达茂盛，万物繁荣秀丽而丰满。

1. 水运不及，湿土之气因此大盛，故尘埃昏蔽或骤然下雨，但随之而来的就是大风震动，摧折倒拔，其灾害会发生在北方，其数为一，这是木气来复，所以容易见到毛虫狐獾等善于变动而不主闭藏的动物。水不制火，火气反而生旺，天气炎热，不时下雨，万物的生化很迅速，在天上会出现土星光明的现象。

人们多患腹胀，身体困重，大便溏泄，阴性疮疡脓水稀薄，腰股疼痛，下肢关节活动不利，烦闷抑郁，两脚痿软疼痛，甚至足背浮肿逆冷等症，这是由于冬藏之气不能发挥作用，肾气不平衡缘故，在天上应土星光明，水星失明。在谷类应黑色的黍类不能成熟。

2. 水运不及，若逢太阴土气司天，则水运更衰，顺从土气用事，所以“涸流”逢上宫与正宫相同。其发病则见大小便不畅或闭塞不通，这是土之邪气伤于肾脏所致。太阴司天，则寒水在泉，寒气时时侵袭，虫类很早就会冬眠，地上的积水结成厚冰，阳气伏藏，不能发挥它应有的温暖作用，人们多患下半身的寒性疾病，甚至腹满浮肿，在天上会出现土星光明，水星失明的现象。在谷类应黄色的稻成熟。

3. 水运不及，则土之邪气抑水，水起反应则生风木，因此会出现大风暴发，草类偃伏，树木凋零，而生发的力量则不能表现出来，人们的面色会时时改变，同时筋骨拘急疼痛，活动不利，肌肉跳动抽掣，两眼昏花，视觉不明或失常，视物体若分裂，皮肤出现风疹。若邪气侵入胸膈之中，就心腹疼痛。这是木气太过，土气受伤的缘故，黄色的谷类也会没有收获，在天上会出现木星光明，土星失明的现象。

4. 水运不及，辰、戍、丑、未月会有尘沙飞扬而无暴雨的气候，也会时常有和风生发的正常气候。如果辰、戍、丑、未月出现飞沙走石，狂风暴雨的气候，则时时会有吹断的树木飘荡的反映。它的自然灾害在北方，在人体应在肾脏，其发病的部位内在腰脊骨髓，外在肌肉之会和小腿膝弯等处。

水运所充实的是汁液和肉；其在果为枣、杏；在谷类为黍和稷；在五味为甘和咸；在颜色为黄和黑；在畜类为猪和牛；在虫类为鳞虫和裸虫；在音为羽、宫；在人体的病变为痿厥和下部的症结，这是水运不及而从土化的关系，所以少羽与少宫相同。

水运太过称之为“流衍”是指其具有溢满之气，可使万物漂流而不能归宿的能力。“流衍”的年份又称之为“封藏”，是指其寒气执掌着万物的变化，天地之间的严寒阴凝，闭藏之气是其所行使的权利，它可以使火的生长之气不得发扬。水的气化功能为凛冽、坚凝；其权力为安静，它的表现是流动灌注，其活动是漂浮、或下泻、或灌溉、或外溢；其性能是阴凝惨淡，寒冷雾气；其气候变化为冰雪霜雹。

1. 水运太过，则寒气流行，寒之邪气损害到心。人们多患恶寒发热、心痛、心悸、烦躁、四肢逆冷、谵语妄动等病症。寒气非时早至，在天上应水星光明。

2. 水邪亢盛则会出现腹水、足胫浮肿、气喘咳嗽、盗汗怕风等病症。水运太过，则土气来复，这时会出现大雨下降，尘土飞扬，如雾露一样的迷蒙郁结的现象。在天上也会出现土星光明的现象。

3. 水运太过，如遇太阳寒水司天，二水相合，流衍逢上羽，火气更衰，火的生长之气更加不能发挥作用。如果水气太过，则土气来复，而化气发动，以致地气上升，则雨水霜雪不时下降，湿气大盛，物变其形，人们身上所发生的病变，都是由于土之邪气伤于肾脏造成的。人们会患腹中胀满，肠鸣便泻、食不化、渴而妄冒等病症。如果神门脉绝，多会死亡而无法治疗。在天上会出现火星光明，水星失明的现象。

水运反映在物体属于汁液、肌肉一类；在谷类为豆、稷；在果类为栗、枣；在畜类为猪、牛；在虫类为鳞虫、裸虫；在颜色为黑、朱红、黄；在五味为咸、苦、甘；其象征为冬天；在人体相应的经络是足少阴、足太阳；在内脏为肾和心；如果发生病变是胀。

五、五音建运

五音建运是指用五音来表述五运的方式。五音即角、徵、宫、商、羽是也，五音以其音韵特征配属五行，角音属木、徵音属火、宫音属土、商音属金、羽音属水。

王冰说："角谓木音，调而直也；徵谓火音，和而美也；宫谓土音，大而和也；商谓金音，轻而柔也；羽谓水音，沈而沉也"。

《晋书》说："角者，触也，象诸阳气触动而生也，其化丁壬；徵者，止也，言物盛则止也，其化戊癸；商者，强也，言金性坚强也，其化乙庚；羽者，舒也，言阳气将复，万物将舒也，其化丙辛；宫者，中也，无往无畜，又总堂室奥阼谓之宫，所围不一，盖以土气贯于四行，王于四季，荣于四藏，而总之之谓也，其化甲已"。

可见五音之角、徵、宫、商、羽与五行之木、火、土、金、水的意义是一致的，都是为了象征事物生、长、化、收、藏的过程。

六、五运与四时的关系

在木运不及之年，如果春季出现了春风和畅的正常生化之气，那么在秋季就有雾露清凉的正常气候。如果春天出现了寒冷的金气，夏天就会有炎热烧烁的复气，它所造成的自然灾害多出现在东方；在人体则多会出现肝病，病邪发生的部位内在胸胁，外在关节。

在火运不及之年，如果夏季有明亮显耀的正常生化之气，那么冬天则是冰冷严寒的正常气候。如果夏天出现了凄惨寒冷的胜气，那么随时就会有大雨昏蒙的复气，它所造成的自然灾害多出现在南方；在人体则多出现心病，病邪发生的部位内在胸胁，外在经络。

在土运不及之年，如果在三、六、九、十二这四个月，有云飞润泽的正常生化之气，春季就有和风鸟鸣，万物萌芽的正常气候。如果在三、六、九、十二这四个月，出现了狂风怒吼，折草摇木的胜气，那么秋季就有阴雨不止的肃杀复气，它所造成的自然灾害多出现在四方；在人体多会为脾病，病邪发生的部位内在心腹，外在肌肉四肢。

在金运不及之年，如果夏季有阳光显明、照耀郁蒸的正常生化之气，那么冬季就有严寒整肃的正常气候。如果夏天出现了炎热火燎的胜气，那么秋季就有冰雹霜雪的复气，它所造成的自然灾害多出现在西方；在人体多会为肺病，病邪发生的部位内在胸胁肩背，外在皮毛。

在水运不及之年，如果在三、六、九、十二这四个月，有尘埃般云雾湿润的正常生化之气，随时就有和风生发的正常气候。如果在三、六、九、十二这四个月出现了尘埃般昏蒙、暴雨倾盆的胜气，那么随时都会有大风振荡，摧折树木的复气，它所造成的自然灾害多出现在北方；在人体多会为肾病，病邪发生的部位内在腰脊骨髓，外在肌肉交汇处及脚膝。

五运之气的变化，就如同秤杆和秤砣一样，过高的就会加以抑制，过低的就会加以抬举。有正常的生化之气，就会出现正常的感应；有异常急骤的变化，就会有复气加以抑制，这是自然万物生长化收藏变化过程中的正常规律，如果违反了这个规律，那么天地之气就会闭塞不通，所以说天地的变化是通过自然万物的变化表现出来的，而阴阳的交替则是通过寒暑变化表现出来的。

七、五运之气郁

五运之气郁，是因为正常的时令及岁气运行规律发生了错乱，使其生、长、化、收、藏的政令不能行使正常权力，于是就出现了郁滞。当五运之气郁到了极点，就会有复气暴发，不过它必须要等待一定的时机。由于五运之气当中有太过和不及的不同，其发作也会有轻微和严重的差别；不及者，发作徐缓、轻微，只限于本气；太过者，发作急暴、严重，则兼见于其下承之气；急暴者，致病严重；徐缓者，致病持续。如果能预见到其下承之气的变化，郁气发作的情况就可以提前知道了。作为医生，如果能细心地观察时令，也可以提前预知疾病的发生情况。

气太过，其气化之数为五行的成数；不及者，其气化之数是五行的生数。唯有土运，不管太过不及，其气化之数，皆是生数。（注：气化之数，对应的应该就是后天八卦之数）

五气之郁，在郁极的时候，都提前有先兆，而后发生的则是报复之气。五郁之气的发作，如果不发在其应发之时，是因为时间上的差异，这种差异会出现在应发时之后三十余日。这里需要指出的是：木郁的发作没有固定的时间；而水郁的发作是在君、相二火主时的前后。

水郁的发作为冰雪霜雹；土郁的发作为瓢泼大雨；木郁的发作为毁坏折断；金郁的发作为清爽干旱；火郁的发作为热气熏蒸。

土气之郁

土气郁极而要发作的现象是：开始云雾横贯于天空与山谷之间，或聚或散，忽生忽灭，漂浮不定，云气奔向雨府，早霞映贯于朝阳之处，随后天空开始昏暗如有尘埃，山泽不清，这就是土郁开始要发作的现象，发作的时间多在四之气的时候。

土郁发作，雷声震于气交之时，山谷惊动，犹如山崩石陷。天空昏暗如有黄黑色的尘埃，湿气蒸发化为白气，疾风骤雨降于高山深谷之间，山洪暴发，大水随之而至，河流湖泊泛滥漫衍，水去之后，土质破坏，田地荒芜，只可牧畜而一时无法耕种。

土郁发作，土之气化得以敷布，喜降应时之雨，万物开始生长化成。湿气过胜则会影响到人体，使人体运化水湿的功能受到影响，所以，人们易患心腹胁部胀满、肠鸣、呕吐霍乱、水饮发作、大便泻泄频数、浮肿身重、甚至心痛等病。

金气之郁

金气郁极而要发作的现象是：天地之气清爽明净，风清凉，气急切，凉气大起，草木之上轻浮着云烟；燥气流行，时常会有雾气弥漫；肃杀之气至，则草木干枯凋落，夜间降下白露，丛林深处风声凄凉，山泽干枯，地面凝聚着如霜一样的卤碱，这就是金郁开始发作的现象，发作时间多在五之气的时候。

燥气过胜会使木的气化功能受到影响，所以，人们易患心与胁部胀满并牵引少腹部经常急剧疼痛，不能转动；咳嗽气逆，咽喉干燥；面色难看如烟等病。

水气之郁

水气郁极而要发作的现象是：天空中的气散乱如麻，阳气不能主治，阴气聚积于空中，白色如尘埃样的雾气昏暗深远，隐约可见，这是水郁将要发作的先兆；如果见到颜色黑而微黄的雾气，乃是水郁开始发作的现象。这时阳气退避，阴气骤起，寒气乃至，江河湖泊被严寒冻结，寒冷的雾气结为霜雪，甚至会出现昏暗黄黑的雾气把天空遮蔽，霜雪肃杀之气流行于气交之时，这是水郁已经出现的征兆。其发作的时间多在君火与相火主时的前后。

人们易患因寒冷侵犯肌体而出现的心痛、厥逆、腹部痞满坚硬、腰尻部疼痛、大关节活动不灵，屈伸不便等病。

木气之郁

木气郁极而要发作的现象是：天空中如有尘埃般苍茫，与山脉同样的颜色，呈现出黄黑色浊气；云雾飘动，郁滞不散，云虽然横于空中，而雨水不降。大风乃至，房屋被刮，树木折断，草木之类也会发生变化，如原野中的草木皆低垂不起，柔软的叶子皆背面反转向外；高山之松因被风吹而作响，虎吼叫于山崖峰峦之上，这就是木郁开始发作的现象。

人们易患心腹脘痛、两胁胀满、咽喉隔塞不通、饮食难咽、头晕目眩、耳鸣、二目视物不清、甚则突然僵直扑倒等病。

火气之郁

火气郁极而要发作的现象是：在花开之时，突然水结成冰，山川出现冰雪，火气被郁，而在午时，见有阳热之气生于湖中，这是火郁将发的先兆。

当天空中出现有黄赤之气遮蔽，太阳光不在明亮，火热流行，大暑乃至，高山湖泽似被火烧燎一样，使流动的水减少，蔓草类的植物焦枯干黄，树木流出汁液，在大厦房屋之上如有烟气升腾，地面上浮现出霜卤样物质，风热炽盛，湿之化气随后而至。每日在百刻终尽之后，阳气来复，气候大温，汗湿毛孔，这是火郁开始发作的现象。任何事物都是动极则静，阳极则阴，热极之后，湿气乃化乃成，其发作的时间多在四之气的时候。

人们会出现胸胁腹背头面四肢因胀满而不适，语言惑乱、目赤昏晕、心中烦闷懊恼、少气，腹中急剧疼痛、呕逆、泄泻不止，温疟，筋脉抽搐、骨节疼痛，血外溢、流注不止，精液乃少，疮疡肿痛、痱子等病，并容易突然死亡。

五郁的治疗

五郁的治疗应当根据其气的特性加以疏导，如肝木郁，应当舒畅条达；心火郁，应当折损抑制；脾土郁，应当劫夺；肺金郁，应当发散；肾水郁，应当渗泄；只有这样去治疗，才能调整五脏的气机。

凡是气太过的疾病，都应当用折服的方法折其气，也就是用所谓的泻法。

如果主气出现不足而需要假借它气时，就必须遵守“用寒远寒，用热远热”等治疗原则和禁忌法则。

八、五运太过、不及的治疗示范

对于五运太过、不及的治疗，宋·陈言（无择）在《三因极一病证方论》中为我们提供了如下思路：

六壬之年，岁木太过，脾胃病，苓术汤主之

治脾胃感风，飧泄注下，肠鸣，腹满，四肢重滞，忽忽善怒，眩冒，颠晕，或左胁偏痛。

白茯苓、厚朴姜汁炒、白术、青皮、炮干姜、半夏汤泡去滑、草果去皮、炙甘草，各等分。

上挫为散，每服4钱，水盏半，姜3片，枣2枚，煎7分，去渣，食前服。

六戊之年，岁火太过，肺病，麦门冬汤主之

治肺经受热，胸胁胀满，痛连肩背，两臂膊痛，息高，上气，咳喘，咯血，痰壅，嗌干，耳聋，泄泻。

麦门冬去心，香白芷，半夏汤泡去滑，竹叶，炙甘草，钟乳粉，桑白皮，紫苑取茸，人参，各等分。

上挫为散，每服4钱，水盏半，姜2片，枣1枚，煎7分，去渣，食前服。

六甲之年，岁土太过，肾病，附子山茱萸汤主之

治肾经受湿，腹痛，寒厥，足痿不收，腰椎痛，行步艰难，甚则中满，食不下，或肠鸣，溏泄。

炮附子去皮脐、山茱萸各1两，木瓜干、乌梅各半两，半夏汤泡去滑、肉豆蔻各3分，丁香、藿香各1分。

上挫为散，每服4钱，水盏半，姜7片，枣1枚，煎7分，去渣，食前服。

六庚之年，岁金太过，肝病，牛膝木瓜汤主之

治肝虚遇岁气，燥湿更胜，胁连小腹拘急，疼痛，耳聋，目赤，咳逆，肩背连尻、阴、股、膝、髀、腓、胻皆痛。

牛膝酒浸、木瓜各1两，芍药、杜仲去皮姜制炒丝断、枸杞子、黄松节、菟丝子酒浸、天麻各3分，炙甘草半两。

上挫为散，每服4钱，水盏半，姜3片，枣1枚，煎7分，去渣，食前服。

六丙之年，岁水太过，心病，川连茯苓汤主之

黄连、茯苓各1两，麦门冬去心、车前子炒、通草、远志去心姜汁炒各半两，半夏汤泡去滑、黄芩、炙甘草各1分。

上挫为散，每服4钱，水盏半，姜7片，枣1枚，煎7分，去渣，食前服。

六丁之年，岁木不及，肝病，苁蓉牛膝汤主之

治肝虚为燥热所伤，胁肋并小腹痛，肠鸣，溏泄，或发热，遍身疮疡，咳嗽，肢满，鼻鼽。

肉苁蓉酒浸，牛膝酒浸，木瓜干，白芍药，熟地黄，当归，炙甘草各等分。

上挫为散，每服4钱，水盏半，姜7片，枣1枚，煎7分，去渣，食前服。筋痿脚弱，镑鹿角屑同煎。

六癸之年，岁火不及，心病，黄芪茯神汤主之

治心虚夹寒，心胸中痛，两胁连肩背支满，噎塞，郁冒，蒙昧，髋髀挛痛，不能屈伸，或下利溏泄，饮食不进，腹痛，手足痿痹，不能任身。

黄芪，茯神，远志去心姜汁腌炒，紫河车，酸枣仁炒各等分。

上挫为散，每服4钱，水盏半，姜3片，枣1枚，煎7分，去渣，食前服。

六己之年，岁土不及，脾病，白术厚朴汤主之

治脾虚风冷所伤，心腹胀满，疼痛，四肢筋骨垂弱，肌肉瞤动酸楚，善怒；霍乱，吐泻，或胸胁暴痛，下引小腹，善太息，食少，失味。

白术、厚朴姜炒、半夏汤泡去滑、桂心、藿香、青皮各3两，炮姜、炙甘草各半两。

上挫为散，每服4钱，水盏半，姜3片，枣1枚，煎7分，去渣，食前服。

六乙之年，岁金不及，肺病，紫苑汤主之

治肺虚感热，咳嗽，喘满，自汗，衄血，肩背瞀重，血便注下，或脑户连囟顶痛，心痛，发热，口疮。

紫苑茸，白芷，人参，炙甘草，黄芪，地骨皮，杏仁去皮尖，炙桑白皮各等分。

上挫为散，每服4钱，水盏半，姜3片，枣1枚，煎7分，去渣，食前服。

六辛之年，岁水不及，肾病，五味子汤主之

治肾虚坐卧湿地，腰膝重浊疼痛，腹胀满，濡泄无度，行步艰难，足痿，清厥，甚则浮肿，面色不常，或筋骨并辟，目视𥆨𥆨，膈中咽痛。

五味子，炮附子去皮尖，巴戟天去心，鹿茸燎去毛炙酥，山茱萸，熟地黄，杜仲，各等分。

上挫为散，每服4钱，水盏半，姜7片，枣1枚，煎7分，去渣，食前服。

第四节　地支与六气

一、地支与万物的关系

所谓地支，即是地之六气风、寒、暑、湿、燥、火分阴阳也，分别用子、丑、寅、卯、辰、巳、午、未、申、酉、戌、亥来记录，称之为十二支；一日也可以根据日出日落分为十二时，古人用此来记“月”和“时”，所以说“地支”是一个时间单位。

月亮盈亏一次为一个月，经过一节和一气；一岁当中月亮共盈亏十二次，所以经过二十四节气。风、火、暑、湿、燥、寒，每气可以分属四个节气，“六气”正好分属二十四个节气。

地支主要表述的时间层面事物的变化，任何事物在不同的时间层面，会有不同的变化，都会跟随着季节或者说是寒热的变动而变动的，这种变化各有其不同的含义，下面是十二地支所代表的含义：

子对应的是大雪节：“子”代表的是“孽”，指树木被砍或倒下后再生出来的枝芽虽然可以生长繁茂，但由于受大雪节的影响，只能蓄势待发。

丑对应的是小寒节：“丑”代表的是“纽”，是指用绳子捆住的意思，这是天气最冷开始，任何生物都要收藏。

寅对应的是立春节：“寅”代表的是“演”或“螾：指蚯蚓”，指万物已经有了开始伸长的意思。

卯对应的是惊蛰节：“卯”代表的是“茂”，是指万物已经有了生长繁茂的基础。

辰对应的是清明节：“辰”代表的是“伸”或“震”或“长”，指万物已经开始震动伸长。

巳对应的是立夏节：“巳”代表的是“已”，是指万物已经基本长成。

午对应的是芒种节：“午”代表的是“仵”，是指万物已到盛极之时，又是阴阳相交的时候。

未对应的是小暑节：“未”代表的是“味”，是指万物已成滋味。

申对应的是立秋节：“申”代表的是“身”是指万物又粗又具身形。

酉对应的是白露节：“酉”代表的是“老”或“鲍”，是指万物已经十分成熟。

戌对应的是寒露节：“戌”代表的是“灭”，是指万物开始消灭归土。

亥对应的是立冬节：“亥”代表的是“核”，是指万物又回归到“种子”。

地支分五行

如果把时间的“地支”分五行，则：寅卯为木，寅为阴木，卯为阳木；巳午为火，巳为阴火，午为阳火；申酉为金，申为阳金，酉为阴金；亥子为水，亥为阳水，子为阴水；丑、辰、未、戌为四季土，辰、未为阳土，戌、丑为阴土。

为什么以寅卯配木，巳午配火，申酉配金，亥子配水，辰戌丑未配土呢？这是由十二地支的方位和记月决定的。地支与记月的关系是：每年的正月属寅，二月属卯，三月属辰，四月属巳，五月属午，六月属未，七月属申，八月属酉，九月属戌，十月属亥，十一月属子，十二月属丑。

正月、二月时值春季，木旺于春，春居于东方，故东方属木；寅、卯亦居于东方，故亦属木。

四月、五月时值夏季，火旺于夏，夏居于南方，故南方属火；巳、午亦居于南方，故亦属火。

七月、八月时值秋季，金旺于秋，秋居于西方，故西方属金；申、酉亦居于西方，故亦属金。

十月，十一月时值冬季，水旺于冬，冬居于北方，故北方属水；亥、子亦居于北方，故亦属水。

五行之中以土最为重要，土旺于四季，一年四季皆有土。春季的三月、夏季的六月、秋季的九月、冬季的十二月，位居四方，即是四季交替的月份，亦是土旺的月份，故有

"土旺四季之末"之说；辰、未、戌、丑亦位居于四方，故为土，亦称四季土。

地支与时辰

我国传统计时方法是以十二地支表示十二时辰，每一时辰分为八刻，同时又分为上四刻与下四刻。时辰与小时对照列表如下：

子时：下午十一时至夜一时。

丑时：夜一时至三时。

寅时：夜三时至五时。

卯时：晨五时至七时。

辰时：上午七时至九时。

巳时：上午九时至十一时。

午时：中午十一时至一时。

未时：中午一时至三时。

申时：下午三时至五时。

酉时：下午五时至七时。

戌时：下午七时至九时。

亥时：下午九时至十一时。由此可知，传统的十二时辰是以夜十一时为起算，十一时以前为一日，十一时之后为次日，与阳历零时，即夜十二时起算相差一小时。

地支与生肖

子属鼠、丑属牛、寅属虎、卯属兔、辰属龙、巳属蛇、午属马、未属羊、申属猴、酉属鸡、戌属狗、亥属猪。是谓"十二属相"，又称"十二生肖"。

地支配脏腑

寅为胆，卯为肝，巳为心，午为小肠，辰戌为胃，丑未为脾，申为大肠，酉为肺，亥为肾，子为膀胱。

地支与人体

子为耳，丑为胞肚，寅为手，卯为指，辰为肩胸，巳为面、齿，午为眼，未为脊梁，申为经络，酉为精血，戌为命门、腿、足，亥为头。

地支捷诀

地支所属阴阳：子、寅、辰、午、申、戌为阳；丑、卯、巳、未、酉、亥为阴。

地支六合：子丑合土；寅亥合木；戌卯合火；辰酉合金；巳申合水；午未合日月。

地支相冲：子午相冲；卯酉相冲；寅申相冲；巳亥相冲；辰戌相冲；丑未相冲。

地支相刑：子刑卯；巳刑申；丑刑戌；戌刑未；寅刑巳；辰午酉亥自相刑。

地支相穿：子午相穿；丑午相穿；寅巳相穿；卯辰相穿；申亥相穿；酉戌相穿。

地支三合：申子辰会成水局；亥卯未会成木局；寅午戌会成火局；巳酉丑会成金局；辰戌丑未会成土局，即为四库。

地支暗藏：子宫单癸水；丑宫己癸辛；寅宫甲丙戊；卯宫独乙木；辰宫戊乙癸；巳宫丙戊庚；午宫丁己土；未宫乙己丁；申宫戊庚壬；酉宫独辛金；戌宫辛戊丁；亥宫壬甲木。

二、六气的推求

五运六气的学习，是一个极其困难和棘手的问题，在《黄帝内经》中虽然有详尽的解释，但因缺少系统和明确的主线把它们连接起来，使学习者的茫然而不知如何去进行研究，但这些知识又是中医学习者必须要掌握和理解的。

所谓六气，从广义上说，它既是指每一年气候的变化，也是指每一年时间的变化；从狭义上说，它是指能够侵害人体的外感六淫之气。

要了解六之气，首先要了解何为六步？所谓“步”就是指地球运行六十度有零所需要的时间，每年是六步，四年一个周期，共二十四步。

《黄帝内经》认为：太阳运行第一周时，天时开始于一刻；太阳运行第二周时，天时开始于二十六刻；太阳运行第三周时，天时开始于五十一刻；太阳运行第四周时，天时开始于七十六刻；太阳运行第五周时，天时又开始于一刻；周流不息，终而复始。

天气完成四周的大循环，就叫作“一纪”所以寅、午、戌三年，岁时与六气会同；卯、未、亥三年，岁时与六气会同；辰、申、子三年，岁时与六气会同；巳、酉、丑三年，岁时与六气会同。

六气就是把一年的十二个月，按温度的变化及气化属性分成六份，每份大约六十天，分主六步气数，分别以厥阴风木代表春天的风气；少阴君火、少阳相火代表夏天的火气；太阴湿土代表长夏的湿气；阳明燥金代表秋天的凉气；太阳寒水代表冬天的寒气，称之为六之气。这些不同的属性是按一定运行规律周而复始循环变化的。它们的运行是有次序的，开始与终止也是有一定方位的。

它们通常都是在正月初一平旦的时候就开始进行观察，在六气的实际观察当中，又有分为主气和客气之分。

主气是指每年的六种气流与气候的常规变化，是一年四季当中温度由寒到热，由热到寒的变化过程，把这个过程分为六个阶段，分别用六气表示。六气从每年的大寒日开始，将二十四节气分属于六步六气之中，即四个节气为一步一气，六步六气为一年，年年无异，因此叫“主气”。

从大寒、立春、雨水、惊蛰为初之气，以厥阴风木表示；

春分、清明、谷雨、立夏为二之气，以少阴君火表示；

小满、芒种、夏至、小暑为三之气，以少阳相火表示；

大暑、立秋、处暑、白露为四之气，以太阴湿土表示；

秋分、寒露、霜降、立冬为五之气，以阳明燥金表示；

小雪、大雪、冬至、小寒为六之气，以太阳寒水表示，这个顺序固定不变。

客气是指一年当中六气的变化之气，这些变化虽有规律可循，但它年年转移，每间隔六年来一次，象客人一样，所以叫“客气”。客气的初之气，以图表中在泉之气的左手为初之气，确定了初之气，二、三、四、五、六之气按下面的顺序对应主气的顺序。

客气的排列顺序为：厥阴风木、少阴君火、太阴湿土、少阳相火、阳明燥金、太阳寒水。**这里一定要注意，主气当中的相火和湿土的位置是与客气当中相火和湿土的位置是不同的**。

《寿世保元》说：“经曰：天地者，万物之上下也。左右者阴阳之道路也。地之左间为初之气，天之右间为二之气，司天为三之气，天之左间为四之气，地之右间为五之气，司地为终之气，各旺六十日八十七刻半有奇。

甲子辰年，大寒日自寅初一刻交初之气，至春分日子时之末交二之气，至小满日亥时之末交三之气，至大暑日戌时之末交四之气，至秋分日酉时之末交五之气，至小雪日申时之末交终之气，所谓一六天也。

巳酉丑年，大寒日自巳初一刻交初之气，至春分日卯时之末交二之气，至小满日寅时之末交三之气，至大暑日丑时之末交四之气，至秋分日子时之末交五之气，至小雪之日亥时之末交终之气，所谓二六天也。

寅午戌年，大寒日自申初一刻交初之气，至春分日午时之末交二之气，至小满日巳时之末交三之气，至大暑日辰时之末交四之气，至秋分日卯时之末交五之气，至小雪之日寅时之末交终之气，所谓三六天也。

亥卯未年，大寒日自亥初一刻交初之气，至春分日酉时之末交二之气，至小满日申时之末交三之气，至大暑日未时之末交四之气，至秋分日午时之末交五之气，至小雪之日巳时之末交终之气，所谓四六天也。主气临于客气之下，天时所以不济，民病所由生也。”

刘完素在《素问玄机原病式》中，概括了六之气的分属关系。初之气，自大寒至春分属风木，故温和而多风也；二之气，自春分至小满属君火，故暄暖也；三之气，自小满至大暑属相火，故炎热也；四之气，自大暑至秋分属湿土，故多湿阴云雨也；五之气，自秋分至小雪属金，故凉而物燥也；六之气，自小雪至大寒属水，故寒冷也。

六气运行于五行的变化当中，六气中的每一气所占的位置是有始有终的，一气中又分为初气和中气，由于天气和地气的不同，所以推求起来是有差异的。

天气始于天干之甲，地气始于地支之子，子和甲结合起来，就叫“岁立”，谨密地注意交气的时间，六气变化的情况，就可以推求出来。

三、六气的位置及主治

六气主气的位置在一年当中的是固定不变的，他面北而立，以立春之时为坐标，在他的右边是少阴君火的位置。

君火的右边向后退一步是少阳相火主治的位置；再后退一步是太阴湿土主治的位置；再后退一步是阳明燥金主治的位置；再后退一步是太阳寒水主治的位置；再后退一步是厥阴风木主治的位置；再后退一步是少阴君火主治的位置……如此循环往复。

《黄帝内经》把“天元”本气称之为初气，与之相表里的就是中气，初气占一气中的三十度有零，中气也占一气中的三十度有零。分初气与中气是为了区别天气与地气用事的时间。

初气为地气用事，中气是天气用事。气的升降是天气和地气相互作用的结果。地气是可以上升的，但升到极点就要下降，而下降乃是天气的作用；天气是可以下降的，但降到极点就要上升，而上升乃是地气的作用。天气下降，其气流荡于地；地气上升，其气蒸腾于天。由于天气与地气之间的上升和下降相互为因，相互招引，所以才能使天气和地气不断地发生变化。

当少阳司天时，火气主治，少阳与厥阴相表里，故厥阴风气为中见之气。

当阳明司天时，燥气主治，阳明与太阴相表里，故太阴湿气为中见之气。

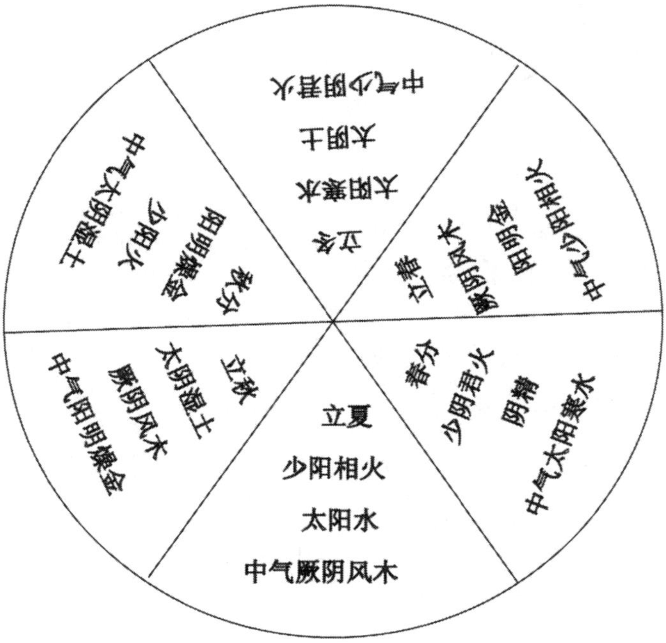

六气位置图

当太阳司天时，寒气主治，太阳与少阴相表里，故少阴热气为中见之气。

当厥阴司天时，风气主治，厥阴与少阳相表里，故少阳火气为中见之气。

当少阴司天时，热气主治，少阴与太阳相表里，故太阳寒气为中见之气。

当太阴司天时，湿气主治，太阴与阳明相表里，故阳明燥气为中见之气。（以上讲述的即是天地的表里关系，也是针灸十二正经表里关系的出处）

在相火主治之位的下面，会有水气来制约它；在寒水主治之位的下面，会有土气来制约它；在湿土主治之位的下面，会有风气来制约它；在风木主治之位的下面，会有金气来制约它；在燥金主治之位的下面，会有火气来制约它；在君火主治之位的下面，会有阴精来制约它。（注：以上解释的是六经的生克问题）

如果六气有太过或不及的情况，就会产生伤害作用，从而形成灾难，败坏六气的生化之机，出现极大的病变，所以要随时克制它，只有随时对它加以克制，才能使其生化的作用得以发扬。不合其位的称之为邪气，合其位的称之为正气；邪气导致的疾病变化多，正气导致的疾病较轻微。

了解六气的之间的相互关系，也就理解了六经的生克关系，这对于学习中医、理解中医与天地之间的联系，东方医学与西方医学的区别，就一目了然了。

四、六气的运行

气来叫作“至”，气去叫作“分”；气至之时其气同，气分之时其气异。所以，春分、秋分的二“分”和夏至、冬至的二“至”，是天地之间正常气化功能的纪时纲领。

“气有非其时而有其化的现象，这是气太过的缘故，其气化会正当其时；气不及者，其气化则归之于胜己者之所化”。这句话可以这样理解：就是在某一时期的正当之气由于太盛，到了下一个时期应该逐渐减弱而不减弱，称之为太过；而下一个时期的正当之气，由于受上一个时期太过之气的欺负而不能发挥正常作用，故称之为不及。

气的运行有逆有顺，气的往来有快有慢。气太过的，其气化作用会先于天时；气不及的，其气化作用会后于天时。春气生于东而西行；夏气生于南而北行；秋气生于西而东行；冬气生于北而南行。所以，春气自下而升于上；秋气自上而降于下。夏气生长万物，其气布化于中；冬气严于表，而其气始于标。春气在东，故始于左；秋气在西，故始于右；冬气在北，故始于后；夏气在南，故始于前，这就是四时正常气化的一般规律。

高原地带，气候寒冷，冬气常在。低洼地带，气候温和，春气常在。这些变化必须要根据不同的时间、不同的地点，仔细地加以观察。

气交与六气失守

在六气的相互运动和转化过程中，天气居于上，地气居于下，而气上下交汇的地方就是生命物质所居住的地方。所以说：天枢以上为天气主之；天枢以下为地气主之；而在气交之处，所有的生命物质顺从着天地之气的变化而化生。

就一年而言，从冬至到夏至，是阳气上升，阴气下降的时候；从夏至到冬至，是阴气上升，而阳气下降的时候。

如果将一年十二个月的圆周期分为十二节和十二气，那么用“节”来表示每一个月的开始，等到月圆的时候正好经过十五天，这时虽然“节”的本质没有发生大的变化，但是阴阳二气的能量却发生了变化，所以在月当中设置一个“气”来加以区分。

在一年十二个月中，阴阳二气由阳盛变为阴盛，然后又从阴盛转为阳盛的这些节气点，就是“气交”。每年节气区分最大的时间点是在农历的二月份和八月份，它是一年的节气点。

在气交的过程中，如果受到司天或在泉之气的影响，不能迁正或退位，或出现左右间气升降不前的反常现象时，就叫作“失守”。

气交失守，使主时之气不能及时移易其位，这样就要发生非常的变化，就会使四时的节令失去正常的秩序，万物的生化功能也因此就不能及时发挥作用，人类也会因气候的异常变化而产生疾病。

气交所发生的变化，是天地运转过程中所故有的机理，于是就会出现以下情况：有升之不前的；有降之不下的；有降之不下而升之提前的；有升降俱不能前进的区别。

这些区别，是气交在变化过程当中的各种不同表现，由此所产生的自然灾害，也会有轻有重。

气欲降而不能降，气欲升而不升，是五运之气窒抑和相胜所导致的。如：五运之气太过，先天时而至，会使气交升降不前。岁气欲升而不能升，是受中运的阻抑；欲降而不得降，也是受中运的阻抑的结果。

五、六气的有余与不足

气在上下交汇的过程中，始终存在着有余与不足的问题，如何确立气的有余与不足，首先要推算气候到来的时间，那么从什么时候开始向下推算呢？

推算气候到来的时间，一般情况下是从立春开始，如果是时令未到而气候先期来到的，称之为太过。某气的太过，就会侵侮其所不胜之气，欺凌其所胜之气，这就叫作“气淫”。

如果是时令已到而气候没到，称之为不及。某气的不及，则会使其所胜之气因缺乏制约而妄行，使其所生之气因缺乏资助而困弱；其所不胜之气则会更加侵迫，这就叫作“气迫”。

凡是气有余的，则能克制自己所能克制的气，又能欺侮克制自己的气；凡是气不足的，则克制自己的气会更加前来欺侮，而自己所克制的气也会趁机轻蔑地欺侮自己。当本气有余而进行欺侮别气或乘别气之不足而进行欺侮的时候，往往也会使自己受到邪气的侵害，这是因为他无所畏忌而缺少防御能力所造成的结果。

六气在四季之中的运行是有规律的，如果六气不按规律依次相承，就会出现反常的现象，出现这种反常的现象就会使人生病。如在某一时令出现了反常的气候，被当旺之气所胜，这种情况下发病就轻微，如：火气出现在水气当旺之时，肾水的病情就轻微；若是为当旺之气所不胜，其发病就深重，如：火气出现在金气当旺之时，则肺金的病情就会深重；若是同时还感受了其他的邪气，就会造成死亡。

所谓“求其至”，就是根据时令来推求气候到来的早晚，气候的到来是可以预期的，如果搞错了时令或违反了时令与气候之间的关系，就判断不出六气当旺的时间，当邪气内扰、病及于人的时候，就是再好的医生也不能判断和控制；所以细心地、谨慎地观察时令的变化，那么疾病发生的情况就可以提前预知了。

六、胜复之气

气有上下之分，人亦有上下之分；身半以上，其气有三，是人身应天的部分，由司天之气所主持。身半以下，其气亦有三，是人身应地的部分，由在泉之气所主持。用上下来解释胜气和复气，用气来指示人体的部位，从而说明疾病发生的原因。“半”就是指天枢。

上部的三气胜则下部的三气都病，故以地气之名来命名人体受病的脏气；下部的三气胜则上部的三气都病，故以天气之名来命名人体受病的脏气。以上所说是指胜气已经到来，而复气尚屈伏未发而言；若复气已经到来，则不能以司天在泉之名区别，当以复气的情况为准。

四时的运动是有一定规律的，而胜复之气的有无则不是必然的。因初之气至三之气为司天之气所主，是胜气常见的时位；四之气到终之气为在泉之气所主，是复气常见的时位。有胜气才有复气，没有胜气则没有复气。

有胜气必有复气，复气的发生没有一定的次数限制，只要胜气衰减后复气就会停止，复气之后又会有新的胜气发生，周而复始；如果胜气之后没有相应的复气发生，就会有灾害，这是因为生生之机被伤害的缘故。

复气所至之时，如果不是它主时令的正位，与主时之气不相融洽，不能大复其胜，反被主时之气所胜，就会造成自身致病，这是指火、燥、热三气来说的。

在治疗过程中，对于六气之胜气所导致的疾病，轻微的要随顺它，严重的要制止它；对于复气所导致的疾病，和缓的要平调它，暴烈的要削弱它。总之，要随着胜、复之气的变化来治疗其被抑伏之气，不论次数多少，都要以达到和平为目的，这是一般的治疗规律。

胜气复气的变化时间

大凡所生之气不能及时到位，胜气就会到来，到来就要发病，待病气积聚到一定程度时，复气就开始萌动了。

复气是在胜气终了的时候开始的，如果得其气之时位则会使复气加剧。胜气有轻重，复气有多少；胜气和缓，复气也和缓；胜气虚，复气也虚。这是自然变化的常规。

胜气与复气萌动发作之时，是在其不当时位或后于时位时出现，这是因为气的发生和变化以及盛衰是有所不同的。寒、暑、温、凉盛衰的作用，表现在辰、未、戌、丑（春夏秋冬）四季月之时，阳气的发动，始于温而盛于暑；阴气的发动，始于凉而盛于寒。

春夏秋冬四季之间，是有一定时差的，故《大要》说：因为春天的温暖，成就了夏天的暑热；因为秋天的肃杀，成就了冬天的凛冽。所以要谨慎的体察四季月的变化，伺望着气候的回归，如此就可以见到气的结束，也就可以知道气的开始。

如何候察六气的胜气

当胜气到来的时候，要注意进行观察天气的变化，调整人们的生活起居，以预防疾病的产生。

清气大来的时候，是燥气之胜，风木受邪，肝病就要发生了。

热气大来的时候，是火气之胜，燥金受邪，肺病就要发生了。

寒气大来的时候，是水气之胜，火热受邪，心病就要发生了。

湿气大来的时候，是土气之胜，寒水受邪，肾病就要发生了。

风气大来的时候，是木气之胜，土湿受邪，脾病就要发生了。

这些都是感受胜气之邪而生病的，如果遇到运气不足之年，则邪气更盛；如果主时之气不和，也会使邪气更甚；如果遇到月廓虚空的时候，其邪亦甚；重复感受邪气，其病就会危重；所以，有了胜气，其后必然会有复气加以克制。

七、邪气

所谓邪气，就是六气在运行变化过程当中所出现的异常变化。当寒气与湿气相遇，燥气与热气相接，风气与火气相逢时，都会出现太过的胜气和胜极而复的复气。胜气和复气的不断发作和制约，才会使气有正常的功用，才会对生物的生化性能有一定的作用，当这种变化出现异常不能相互制约时，就产生了邪气。

邪气是事物的新生，是生化过程中的产物，是事物发展到极点，由变而生成的。气的往来进退，其作用的缓慢迅速，都会产生变与化，变和化是气与气之间相互争斗与转化的结果，乃是气之盛衰的根本原因。

六气的变化是由气的盛衰所致，其盛衰相互为因，并潜藏于事物之中。而事物的内部总是存在着生生不息之机，故名曰“神机”，不生不化的现象，只是事物发展的一个相对稳定时期。盛衰互因的关键在于运动，不断的运动就会发生不断的变化。

任何生物的出现和消失，都是由这生生不息之机所决定的。疾病的发生与发展，死亡与痊愈，也是由“神机”所决定的。

物质的外形都是依赖于气化的作用而存在，故名曰“气立”。若是气化的出入功能废止了，“神机”就要毁灭；若是气化的升降作用停息了，“气立”就会危亡。若是没有出入，物质就不会有发生、成长、壮实、衰老与灭亡；若是没有了升降，也就不会有发生、成长、变化、收敛与闭藏；升降出入是所有物质都具备的功能。

物质就像是一个生化之器，若是器物的形体都不存在了，其升降出入的功能就停止了，其生化之机紧接着也就停止了。因此说：任何物质无不存在着出入升降之机。

不过物质的生化功能有大小的不同，时间有远近的区别，不管远近大小，最重要的是保持正常，如果反常，就要发生灾害。所以说，离开了物质的形态，也就无所谓灾害了。

邪气导致疾病所发生的变化结果，是根据邪气来的方向与主时之位决定的。如果邪气与主时之方位相同，则病情就轻微。如果邪气与主时之方位相反，则病情就严重。

第五节　司天与在泉

一、地支与司天

《黄帝内经》上说：天地是万物的上下，左右是阴阳的道路。这里所说的“上下”，是指该年司天、在泉之气所在的位置；这里所说的“左右”是指司天、在泉的左右间气。

司天、在泉之气，是以六为节；年运之气，是以五为制。司天在泉之气，六年循环一周，谓之一备；年运之气，五年循环一周，谓之一周。六气和五运互相结合，需要三十年的时间，经过七百二十个节气，谓之一纪；两纪六十年为一周，需要经过一千四百四十个节气。

在这六十年中，气和运都会有太过和不及出现，在这个过程中君火有名而不主时令，相火代君宣化火令。

司天在泉之数，开始于司天，终止于在泉；岁半以前由司天主其气；岁半以后由在泉主其气；在天气与地气相交之处的冬至与夏至，由气交主其气，一年气数的总纲领尽述于此，这样司天、在泉所主的方位也就明白了。

司天的排列次序是以子年为始，以亥年为终。它以厥阴主风气，以少阴主热气，以太阴主湿气，以少阳主火气，以阳明主燥气，以太阳主寒气。

因为风、热、湿、火、燥、寒是三阴三阳的本气，所以又称为“天元”。

在子、午两年是少阴君火司天；
在丑、未两年是太阴湿土司天；
在寅、申两年是少阳相火司天；
在卯、酉两年是阳明燥金司天；
在辰、戌两年是太阳寒水司天；
在己、亥两年是厥阴风木司天；

司天与在泉的关系

当少阴君火司天时，阳明燥金在泉；
当太阴湿土司天时，太阳寒水在泉；
当少阳相火司天时，厥阴风木在泉；
当阳明燥金司天时，少阴君火在泉；

当太阳寒水司天时，太阴湿土在泉。
当厥阴风木司天时，少阳相火在泉；

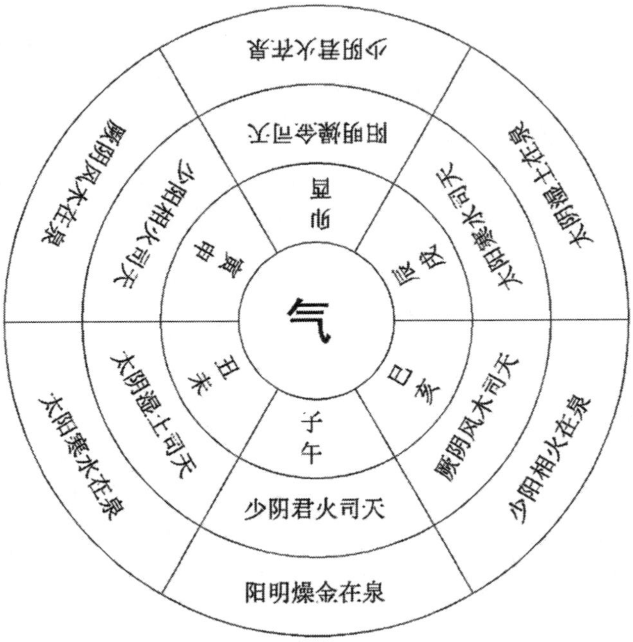

司天在泉图

子午年，少阴司天，阳明在泉；卯酉年，阳明司天，少阴在泉；宜清之。寅申年，少阳司天，厥阴在泉；巳亥年，厥阴司天，少阳在泉；宜凉以和之。辰戌年，太阴司天，太阳在泉；丑未年，太阳司天，太阴在泉；宜温之。这些原则治疗的基本原则，临床应用时要以这一原则为基础，根据病人的具体病情加以变化，不要过于执着。

二、司天在泉与间气

司天、在泉之气也是主岁气的，是分别主管一年气化的；司天之气分主上半年之气化，在泉之气分主下半年之气化，分司在司天之气和在泉之气左右的气叫间气，也叫标气，间气只主一步的气化（大概六十多日），间气的气化规律与司天、在泉之气是一样的。司天之气与在泉之气相互往来，是自然变化的基本规律。

自然界的时序及其盛衰，是可以通过观察日光的移影来确定的，由于本气与标气是不同的，所以六气所反映的现象也是不同的。如果六气之间上下相互交合，寒暑相互加临、相互生成，气候就会和平；如果六气之间相互克制，就会出现异常的气候。因为气候的异常，也会影响到人体而使人生病，所以人体的机能活动，一定要与天地之间的气候变化相适应。

司天之气与标气

六气的上下运行，左右升降都有一定的范围。司天之气是面向南方来确定左右标气的阴阳位置，以此来说明左右标气的阴阳属性与司天之气的各种表现关系。

司天之气与标气的关系：

司天之气为少阳相火时，右面由阳明燥金所司；左面由太阴湿土所司。
司天之气为阳明燥金时，右面由太阳寒水所司；左面由少阳相火所司。
司天之气为太阳寒水时，右面由厥阴风木所司；左面由阳明燥金所司。
司天之气厥为阴风木时，右面由少阴君火所司；左面由太阳寒水所司。
司天之气少为阴君火时，右面由太阴湿土所司；左面由厥阴风木所司。
司天之气太为阴湿土时，右面由少阳相火所司。左面由少阴君火所司。
（注：这里所说的标气实际指的就是所谓的间气）

在泉之气与间气

在泉之气则是面向北方来确定左右间气的阴阳位置，以此来说明左右间气的阴阳属性与在泉之气的各种表现关系。

在泉之气与间气的关系：

凡是在泉的位置出现厥阴风木时，左边是少阴君火所司，右边是太阳寒水所司。
凡是在泉的位置出现少阴君火时，左边是太阴湿土所司，右边是厥阴风木所司。
凡是在泉的位置出现太阴湿土时，左边是少阳相火所司，右边是少阴君火所司。
凡是在泉的位置出现少阳相火时，左边是阳明燥金所司，右边是太阴属土所司。
凡是在泉的位置出现阳明燥金时，左边是太阳寒水所司，右边是少阳相火所司。
凡是在泉的位置出现太阳寒水时，左边是厥阴风木所司，右边是阳明燥金所司。
（也可以对照上面的司天在泉图来分析。司天、在泉之气与间气、标气之间的关系是永远不变的，它们只是根据年运的不同，司天在泉也不同而已，这一点，读者一定要注意。）

三、司天在泉之气的太过与不及

当司天之气不足的时候，在泉之气会随之上迁；而当在泉之气不足的时候，司天之气会从之下降；岁运之气居于中间。若是在泉之气上迁，则岁运之气首先上迁；若是司天之气下降，则岁运之气首先下降。所以，岁运之气的升降，常在司天、在泉之先。

当岁运之气不胜司天、在泉之气时，则相恶；当岁运之气与司天、在泉之气相合时，则同归其化；随着岁运与司天、在泉之气的相恶和归从，会发生各种不同的气候变化。

当司天之气太过时，天气会下降；当在泉之气太过时，地气会上迁；上迁与下降的多少会随着天地之胜气的多少而存在着一定差异。气微者，差异小；气甚者，差异大，甚至还可以改变气交的时位。当气交时位发生改变的时候，气候就会有很大的变化，这时有些人会因气候的变化而发病，或因气候的变化而使疾病更加严重了。

四、君火论

《黄帝内经》说：五运和六气在六十年的相互交流中，“气”和“运”都会有太过和不及出现，在这个过程中君火有名而不主时令，相火代君宣化火令。

陈无择在《三因极一病证方论》中说：“五行各一，唯火有二，乃君、相之不同，相火则丽于五行，人之日用者是也；至于君火，乃二气之本源，万物之所资始。

“人之初生，必投生于父精母血之中而成形，精属肾，肾属水，故天一而生水；血属心，心属火，故地二而生火；识为玄，玄属木，故天三而生木，乃太一含三引六之意也，亦道生一，一生二，二生三之数也。则知精血乃财成于识，以识动则暖，静则息，静息无象，暖触可知，故命此暖识以为君火，正内典所谓暖识息三连持受命者是也。

“然其所以谓之君者，以不行炎暑，象君之德；万物资始，象君之化；位居少阳，象君之政；神明出入，象君之令；故君亦天也，天亦君也。

“乾以元亨利贞而运行于其上，君以德化政令而辅成于其下，天道顺序，则生长化收藏，不失其时；君道助顺，故进退存亡，不失其正，其实皆一理也。成象取法，虽主配于心肾，推而明之，一点精明，无物不备，是宜君火之用，上合昭昭，下合冥冥，与万物俱生，而无所间断也。

“医者苟不明此，皆堕于术数伎艺，与夫瞽史之用易，拘于卜筮休咎之中，吾见其大蔽圣人之道，未闻有益于天下后世也，悲夫。”

第六节　六气正常与反常变化

关于六气正常与反常的变化有：化气、变气、胜气、复气、作用、病气等不同的情况。

一、四时正常气化的一般情况

当厥阴风木之正常气化到来时，气候则表现为平和；
当少阴君火之正常气化到来时，气候则表现为温暖；
当太阴湿土之正常气化到来时，气候则表现为天空湿润象有尘埃一样；
当少阳相火之正常气化到来时，气候则表现为炎暑酷热；
当阳明燥金之正常气化到来时，气候则表现为清凉刚劲；
当太阳寒水之正常气化到来时，气候则表现为寒冷凛冽。

二、六气司化的一般规律

厥阴风木之气为风化之府，能使物体破裂而开，并滋养升发；
少阴君火之气为火化之府，能使万物舒展发育而繁荣；
太阴湿土之气为雨化之府，能使物体充盈而圆满；
少阳相火之气为热化之府，能使气化所造成的结果尽显于外；
阳明燥金之气为肃杀之府，能使生发之气出现变更；
太阳寒水之气为寒化之府，能使阳气收敛固藏。

三、六气所化的一般规律

厥阴风木之气至，则万物发生，会出现和风飘荡的景象；
少阴君火之气至，则万物繁荣，能使万物的形象得到呈现；
太阴湿土之气至，则万物化育，万物因云雨的湿化作用而出现新生；
少阳相火之气至，则万物盛长，此时万物繁盛并表现出各自鲜明的特色；
阳明燥金之气至，则万物收敛，能把雾露之气收入到万物当中；
太阳寒水之气至，则万物闭藏，能把万物的生机巩固收藏。

四、六气德化的一般规律

厥阴之气至，则会有风气发生；在厥阴风气的下面，有金气承之，故当风气终结之时，则会有肃杀之气发生。

少阴之气至，则会有热气发生；在少阴君火当中，可以见到太阳寒气，故当其气在主令之中，也会有寒化的现象。

太阴之气至，则会有湿气发生；在太阴湿气的下面，有风气承之，风来湿化，故在气终之时常会有大雨如注的现象发生。

少阳之气至，则会有火气发生；在相火之气的下面，有水气承之，故在气终之时会有湿热交蒸的现象。

阳明之气至，则会有燥气发生；在阳明燥气的下面，有火气承之，虽其气终为凉，但也可见到燥热的气候出现。

太阳之气至，则会有寒气发生；在太阳寒水之中，可以见到少阴君火，故在其气终之时也会有温化的现象出现。

五、气化功德的一般规律

厥阴之气至，为毛虫类的动物孵化繁育之期；麒麟或虎为毛虫之长。（注：毛虫之长应为鹿，鹿为阳兽，得阳气而角长，遇阴气而角解。虎为阴兽，得一阳而能交。）

少阴之气至，为羽虫类的动物孵化繁育之期；凤为羽虫之长。（鸟类感阳气而有声，而卵育）

太阴之气至，为裸虫类的动物孵化繁育之期；人为裸虫之长。（注：地龙得湿气而广见）

少阳之气至，为有羽昆虫类的动物孵化繁育之期。（注：蝗虫遇干旱而成灾）

阳明之气至，为甲虫类的动物孵化繁育之期；龟为甲虫之长。（龟有下潜之能，故为阴物之至灵）

太阳之气至，为鳞虫类的动物孵化繁育之期；鳞虫之长为龙。（注：龙有升天之能，故为阳物之至灵）

六、六气施政的一般规律

厥阴之气至则万物生发，故称之为生化；

少阴之气至则万物繁荣，故称之为荣化；

太阴之气至则万物湿润，故称之为濡化；

少阳之气至则万物茂盛，故称之为茂化；

阳明之气至则万物坚实，故称之为坚化；

太阳之气至则万物闭藏，故称之为藏化。

七、六气行令的一般规律

厥阴风木之气至，则物体扰动，会随风往来；

少阴君火之气至，则太阳高照，在空中会有黄赤之气色出现；

太阴湿土之气至，则阴气沉滞，天空因有白色尘埃样的雾气而晦暗不明；

少阳相火之气至，会有彩虹和闪电显现，天上因有赤色之云而使空中有黄赤之色；

阳明燥金之气至，空气中会有烟尘样的霜冻，其气刚劲急切，能使丛林中发出凄惨之声；

太阳寒水之气至，能使万物坚硬、锋利，并且挺立。

八、六气变化失常的一般规律

失常的厥阴风木之气可以形成狂怒的旋风；当风木之气亢盛之时，则会有金气承而制之，而使其气大凉。

失常的少阴君火之气可以造成天气过度温暖；当君火之气亢盛之时，则会有阴精承而制之，又使其气突然寒冷。

失常的太阴湿土之气可以造成剧烈的雷雨交加天气；当湿土之气亢盛之时，则会有风气承而制之，而又出现狂风大作。

失常的少阳相火之气可以形成旋风或使天气火热燔燎；当火气亢盛之时，则会有水气承而制之，而出现其气霜凝，冰雹降落的恶劣天气。

失常的阳明燥金之气可以使万物提前散落、收敛；当燥金之气亢盛之时，则会有火气承而制之，而又使其气温暖如春。

失常的太阳寒水之气可以形成霜雪冰雹；当寒水之气亢盛之时，则会有土气承而制之，而出现白色如尘埃样的雾气弥漫在空中。

第七节　五运六气症候一览表

一、五运的症候

中　运

（一）木运不足之年（丁年）：邪气容易伤肝，而出现惊骇恐惧，肢体摇动废弛，痈肿疮疡，体内生虫等症状。

木运有余之年（壬年）：病在肝脾，会因肝太过而自病怒，出现掉眩、巅顶痛等疾患。

（二）火运不足之年（癸年）：邪气容易伤心，而出现疼痛，昏晕或悲伤、善忘等现象。

火运有余之年（戊年）：病在心肺，会因心太过而自病笑，出现疟疾，疮疡，出血，狂妄，目赤等疾患。

（三）土运不足之年（己年）：邪气容易伤脾，而出现大便粘腻，痞满留滞，飧泄等症状。

土运有余之年（甲年）：病在脾肾，会因脾太过而自病腹满，出现四肢不举，濡积并蓄等症状。

（四）金运不足之年（乙年）：邪气容易伤肺，而出现咳、喘、嚏及鼽衄等现象。

金运有余之年（庚年）：病在肺肝，肺太过则自病喘喝，胸凭仰息，暴折疡疰等症状。

（五）水运不足之年（辛年）：邪气容易伤肾，而出现烦躁、枯槁，痿厥坚下，癃闭等病症。

水运有余之年（丙年）：病在肾心，肾太过则会自病胀满，漂泄沃涌等症状。

客　　运

（一）木运太过：木气胜，春天则风气流行，脾土受邪。民病飧泄、食减、体重、烦冤、肠鸣、腹满撑胀；甚则忽忽善忘，眩冒癫疾。

若是冲阳脉绝者，死不治。

若是木运太过则会有金气来复，邪乃伤肝。

木运不及：金气胜，春天则燥乃大行，民病中清、胁肋痛、肠鸣溏泄，病会内舍胁肋，外在关节。

若是木运不及则会有火气来复，夏天则炎暑流行，病寒热、疮疡、疿疹、痈痤，咳而鼽等疾病。

（二）火运太过：火气胜，夏天炎暑流行，肺金受邪。民病疟疾、少气、咳喘、血溢、血泄、注下、嗌燥、耳聋、中热、肩背热；甚则胸中痛、胁肋胀满疼痛、膺背肩胛间痛、两臂内痛、身热骨痛而为浸淫。

若是太渊脉绝者，死不治。

若是火运太过则会有水气来复，邪气伤心，到秋天会有冰雹霜雪之复。

火运不及：水气胜，夏天寒乃大行，民病胸中痛、胁肋胀满、膺背肩胛间及两臂内痛、郁冒蒙昧、心痛暴喑、胸腹大、胁下与腰脊相引而痛；甚则屈不能伸、髋髀如别，病会内舍膺胁，外在经络。

若是火运不及则会有土气来复，病骛溏、腹满、食饮不下、寒中、肠鸣泄注、腹痛、暴挛痿痹、足不任身等病症。

（三）土运太过：土气胜，长夏雨湿流行，肾水受邪。民病腹痛、清冷厥逆、音不乐、体重、烦冤；甚则肌肉痿弱、足痿不行、善瘛、脚下痛、饮发中满、食减、四肢不举。

若是太溪脉绝，死不治。

若是土运太过则会有木气来复，病腹满、溏泄、肠鸣反下甚等现象。

土运不及：木气胜，四维之风乃大行，民病飧泄、霍乱、体重腹痛、筋骨繇复、肌肉润动酸楚、善怒，病会内舍心腹，外在肌肉四肢。

若是土运不及则会有金气来复，病胸胁暴痛下引少腹、善太息，虫积疳黄，邪气客于脾等现象。

（四）金运太过：金气胜，秋天燥气流行，肝木受邪。民病两胁下及少腹痛、目赤痛、眦疡、耳无所闻；肃杀之气过甚，则体重烦冤、胸痛引背、两胁胀满且痛引少腹不可反侧、咳逆甚而血溢。

若是太冲脉绝者，死不治。

若是金气太过则会有火气来复，病喘咳逆气、肩背痛、尻阴股膝髀腓胻足皆病。

金运不及：火气胜，则夏天炎烁燔燎，炎热大行，民病肩背瞀重、鼽嚏，血便注下，病会内舍膺胁肩背，外在皮毛。

金运不及则会有水气来复，民病口疮、甚则心痛。

（五）水运太过：水气胜，寒乃流行，邪害心火。民病身热烦心、燥悸、阴厥、上下中寒、谵妄心痛；甚则腹大胫肿、喘咳、寝汗出、憎风。

若是神门脉绝者，死不治。

若是水运太过则会有土气来复，土之邪气伤肾。

水运不及：土气胜，四维会发埃昏骤注之变，民病腹满身重、濡泄、寒痛流水、清冷厥逆、腰股痛发、腘腓股膝不便、烦冤、足痿、脚下痛，病会内舍腰脊骨髓，外在溪谷踹膝。

水运不及则会有火气来复，病面色时变、筋骨病痹、肌肉润瘛、疹发，气并膈中而痛于心腹。

五运郁发症候

（一）土郁发生：民病心腹胀，肠鸣而为数后，甚则心痛胁胀，呕吐霍乱引发注下，浮肿身重。

（二）金郁发生：民病咳逆，善暴痛，心胁胀满痛引少腹而不可反侧，嗌干，面色如尘。

（三）水郁发生：民病因寒客而心痛，腰椎痛，大关节不利，屈伸不便，善厥逆，痞坚，腹满。

（四）木郁发生：民病胃脘当心而痛，上支两胁，膈咽不通，饮食不下，甚则耳鸣眩转，目不识人，善暴僵扑。

（五）火郁发生：民病少气，疮疡痈肿，胁、腹、胸、背、面首、四肢胀愤，胪胀疡痱，呕逆瘈瘲，骨痛、节乃有动，注下温疟，腹中暴痛，血溢流注，精液乃少，目赤心热，甚则瞀闷懊，善暴死。

二、六气的症候

主气症候及致病

初之气厥阴风木，风动，肝病，施于太阴；厥阴风木之气致病，为肝气不舒，胁部支撑疼痛，为腹中拘急，呕吐泻利。

二之气少阴君火，热肿，心病，施于阳明；少阴君火之气致病，为心神不宁，多言善笑，易惊而惑乱，恶寒战栗谵言妄语，为疮疡皮疹身热。

三之气少阳相火，热肿，心病，施于阳明；少阳相火之气致病，为胆气被伤，易惊，躁动不安，急剧泻利不止，昏晕闷昧，发病突然，肌肉瞤筋脉抽搐，甚至死亡。喷嚏呕吐，疮疡。

四之气太阴湿气，湿濡泄，水闭浮肿，施于太阳；太阴湿土之气致病，为脾气不运，蓄积胀满，水饮积聚，阻塞不通，身重浮肿。

五之气阳明燥气，燥干，肺病，施于厥阴；阳明燥金之气致病，为胃足阳明之经脉不适，鼻塞喷嚏，皮肤气肿，尻阴股髀腓胫足等处发病。

终之气太阳寒气，寒浮，伸臂，施于少阴；太阳寒水之气致病，为膀胱足太阳之经脉不适，发为腰痛，关节屈伸不利，大便泻利，津液之窍道闭塞不通。

客气症候

（一）子午年：金火合德，燥热相临，民病咳喘，血溢，血泄，鼽嚏，目赤，眦疡，寒厥入胃，心痛，腰痛。

（二）丑未年：湿寒合德，寒湿相遘，民病寒湿腹满，身䐜愤，浮肿，痞逆，寒厥拘急，腹大、嗌干、肿上。

（三）寅申年：火木同德，风火相值，民病寒中，外发疮疡，内为泄满。

（四）卯酉年：金火合德，燥热相临，民病咳，嗌塞，寒热而暴，振慄癃闭。

（五）辰戌年：水土合德，寒湿相遘，民病寒湿，发肌肉痿，足痿不收，濡泄，血溢。

（六）巳亥年：风火合德，风火相值，民病热病行于下，风病行于上，风燥行于中。

主客之气致病

主气与客气互相交感，互相加临，若主客之气相得，就属平和；不相得，就要生病。所谓气相得指的是客气生主气；若是主气生客气，则上下颠倒，叫作下临上，属于不当其位，所以就要生病。

主气与客气二者之间，只有胜气，没有复气。主气胜是逆，客气胜是顺，这是自然规律。

厥阴司天，客气胜则病耳鸣、振掉、眩晕、甚至咳嗽。

主气胜则病胸胁疼痛、舌强难以说话。

少阴司天，客气胜则病神疲无力、发热、咳嗽气喘、鼻塞流涕、喷嚏、颈项强硬、肩背部闷热、头痛、耳聋、视物不清、甚至浮肿、出血疮疡。

主气胜则心热烦躁，甚至胁痛胀满。

太阴司天，客气胜则病头面浮肿、呼吸气喘。

主气胜则病胸腹胀满，食后胸腹闷乱。

少阳司天，客气胜则病赤疹发于皮肤，以及赤游丹毒、疮疡、呕吐气逆、喉痹、咽喉肿痛、头痛耳鸣、血溢、内症为瘛疭。

主气胜则病胸满、咳嗽仰息甚至有血、两手发热。

阳明司天，清气复胜而有余于内，则病心膈有热、衄血、咽喉窒塞、咳嗽不止、出现吐血就会死亡。

太阳司天，客气胜则病胸闷不畅、感寒咳嗽、流清涕。

主气胜则病咽喉鸣响。

厥阴在泉，客气胜则病大关节不利、运动不便，内为痉强拘挛、瘛疭。

主气胜则病筋骨振摇强直、腰腹时时疼痛。

少阴在泉，客气胜则病腰痛、尻、股、髀、膝、腓、胫、足等部位瞀热而酸，浮肿不能久立，二便失常。

主气胜则病逆气上冲、心痛发热、膈内及诸痹都发作，病发于胁肋，汗出不收，四肢逆冷，因之而起。

太阴在泉，客气胜则病足痿，下肢沉重，大小便不时而下，湿客下焦则发为濡泻以及浮肿，前阴病变。

主气胜则病寒气上逆而痞满，饮食不下，甚至疝痛。

少阳在泉，客气胜则病腰腹痛而反恶寒，甚至下痢白沫，小便清白。

主气胜则热上行侵犯心胸，造成心痛发热，中焦格拒而呕吐。其他各种症状与少阴在泉所致者相同。

阳明在泉，客气胜则清凉之气动于下部，少腹坚满而频频腹泻。

主气胜则病腰痛，腹痛、少腹生寒、大便溏泄，寒气逆于肠，上冲胸中，则气喘不能久立。

太阳在泉，寒气复胜而有余于内，则屈伸不利、腰、尻、股、胫、足、膝疼痛。

三、司天在泉的症候

司　天

（一）厥阴司天：风淫所胜，民病胃脘当心而痛，上支两胁，目转耳鸣，膈咽不通，饮食不下，舌本强，冷泄腹胀，溏泄瘕水闭，体重，肌肉痿，食则呕，食减口爽。病本于脾，冲阳绝，死不治。

厥阴司天，风气会侵袭其所胜的脾土，人们易患两胁支撑胀满，胃脘及心口疼痛，腹胀，膈与咽喉阻塞不通，饮食不下，食下即吐，舌根强硬不舒，泻下清冷溏薄，癥瘕，小便痹阻不通。病的根本在脾脏。

厥阴司天时，客气胜则会出现耳鸣，头目眩晕，肢体颤动，甚至咳嗽。

主气胜则会出现胸胁疼痛，舌强难以言语。

（二）少阴司天：热淫所胜，民病胸中烦热，嗌干，右胠满，皮肤痛，寒热咳喘，鼻窒，唾血，血泄，鼽衄嚏呕，尿色变，甚则疮疡浮肿，燔灼，金铄石流，肩背臂及缺盆中痛，心痛肺䐜，腹大满膨胀而喘咳。病本于肺，尺泽绝，死不治。

少阴司天，热气会侵袭其所胜的肺金，人们易患胸中烦热，右胸胁胀满，喉咙干燥，咳嗽，气喘，恶寒发热，皮肤疼痛。如遇寒气则心中痛，肺胀，腹部胀满，咳嗽气喘，喷嚏，鼻衄，呕吐，唾血，大便出血，尿赤，甚至肩背及缺盆中疼痛，皮肤疮疡，浮肿。病的根本在肺。

少阴司天时，客气胜则出现头痛，颈项强硬不舒，肩背闷热，耳聋，视物不清，发热，咳嗽喘息，鼻塞，喷嚏，少气，疮疡，出血，甚至浮肿。

主气胜则会出现心热，烦躁，甚至胁肋部支撑胀满而疼痛。

（三）少阳司天：火淫所胜，民病头痛发热恶寒而虐，热上皮肤痛，色变黄赤，传而为水，身面浮肿，腹满仰息，泄注赤白，咳嚏，唾血，鼽衄，鼻窒口疮，疮疡，烦心，胸中热。病本于肺，天府绝，死不治。

少阳司天，火气会侵袭其所胜的肺金，人们易患头痛，发热恶寒，疟疾。热气在上则皮肤疼，颜色会变为红黄色，传于里则形成水肿，身面浮肿，腹部胀满仰面呼吸，胸中发热，心烦，鼻衄，咳唾血，下痢赤白，疮疡。病的根本在肺。

少阳司天时，客气胜则出现头痛，咽喉肿痛，喉痹，耳聋，呕逆，吐血，衄血肌肤红疹，进一步会形成丹毒、疮疡，甚至手足抽搐。

主气胜则会出现胸部胀满，仰面呼吸，咳嗽，甚至咳嗽带血，手热。

（四）太阴司天：湿淫所胜，民病胸中不利，咳唾有血，心如悬，阴痿，气大衰而不起不用，当其时（土旺时）反腰椎痛，动转不便，厥逆，腰脊头项痛，时眩，浮肿，骨痛阴痹，阴痹者按之不得，大便难，阴气不用，饥不欲食。病本于肾，太溪绝，死不治。

太阴司天，湿土会侵袭其所胜的肾水，人们易患头项腰脊疼痛，头目眩晕，浮肿，骨痛，阴痹（阴痹病按之不知痛处）大便困难。由于阳气不能发挥作用，所以饥而不欲食，咳唾出血，心动不宁如悬空中。病的根本在肾。

太阴司天时，客气胜则出现头面浮肿，呼吸气喘。

主气胜则会出现胸腹部胀满，进食后精神混乱。

（五）阳明司天：燥淫所胜，民病左胠胁痛，寒清于中，感而虐，咳，腹中鸣，注泄骛溏，心胁暴痛，不可反侧，嗌干面尘，腰痛，筋痿，不能久立，掉振鼓慄，丈夫颓疝，妇人少腹痛，目赤，眦疡疮痤痈。病本于肝，太冲绝，死不治。

阳明司天，燥气会侵袭其所胜的肝木，人们易患左侧胸腋胁肋疼痛，寒冷之气居于内，再感受外邪则形成疟疾，咳嗽，腹中肠鸣，泄泻，大便溏稀，心及胁下突然疼痛，身体不能左右转侧，咽喉干燥，面如蒙尘，腰痛，男子颓疝，妇人少腹疼痛，两目昏暗，眼角生疮，皮肤生疖，痈疡。病的根本在肝。

阳明司天时，清气复盛而有余于内，则会出现心与膈中发热，咽喉阻塞，咳嗽不止，衄血，假若面白出血，多属死症。

（六）太阳司天：寒淫所胜，民病血变于中，发为痈疡，心热烦，嗌干，喜渴欲饮，厥心痛，呕血，鼽衄，嚏，善忘，善噫，善悲，数欠，时眩仆，胸腹满，手热肘挛，腋肿，心澹澹大动，胸胁胃脘不安，面赤目黄，甚则色炱心痛。病本于心，神门绝，死不治。

太阳司天，寒气会侵袭其所胜的心火，人们易患厥逆心痛，心中悸动不安，胸胁胃脘不舒畅，胸腹胀满，眩晕扑到，咽喉干燥，面赤，眼睛发黄，呕血，鼻衄，嗳气，喜悲伤，面黑如煤烟，口渴喜饮，腋肿，手肘拘急，手中发热，体内的血液易发生病变，肌肤生长痈肿疮疡，下血。

太阳司天时，客气胜则出现胸中滞涩不畅，鼻流清涕，咳嗽。

主气胜则会出现咽喉中鸣响。

在　泉

（一）厥阴在泉：风淫所胜，民病洒洒振寒，善伸数欠，心痛，胃脘痛，两胁里急，支满，饮食不下，膈咽不通，食则呕，腹胀善噫，得后与气，则快然如衰，身体皆重，厥逆，其主暴速，风邪伤脾。

厥阴在泉，风气侵袭所胜的脾土，人们易患心痛，心中支撑胀满，两胁拘急，胸部膈咽阻塞不通，腹部胀满，饮食吞咽不下，食入即吐，嗳气，大便或放屁后感觉病情减轻，身体沉重，恶寒颤栗，喜伸展腰身，并不断打哈欠。

厥阴在泉时，客气胜则会出现大关节屈伸不利；在内表现为筋脉僵硬，拘急抽搐，在外则表现为动作不便利。

主气胜则会出现筋骨摇动挛急，腰和腹部经常出现疼痛。

（二）少阴在泉：热淫所胜，民病腹中常鸣，气上冲胸，喘不能久立，寒热如疟，皮肤痛，目瞑齿痛，腹大，少腹中痛，小便变。

少阴在泉，热气侵袭所胜的肺金，人们易患气逆冲胸，气喘不能久立，视物昏暗，牙齿疼痛，下颌骨肿，腹部胀满，肠鸣，少腹疼痛，恶寒发热如疟，皮肤疼痛。

少阴在泉时，客气胜则出现闷热酸痛，浮肿，不能持久站立，大小便异常，腰痛，尻、髀、股、膝、胫、足等处均出现病变。

主气胜则会出现气逆而上行，心痛，发热，汗出不止，四肢逆冷，胸膺胁肋胀满疼痛，膈中产生多种痹症。

（三）少阳在泉：火淫所胜，民病注泄赤白，少腹痛，尿赤，甚则便血，火邪伤肺。

少阳在泉火气侵袭所胜的肺金，寒热交替发作，人们易患少腹疼痛，下痢赤白，尿赤，甚至大便出血。

少阳在泉时，客气胜则出现腰及腹部疼痛，恶寒，严重时大小便色白。

主气胜则会出现热气上行停留在心中而心中疼痛，发热，中焦格拒而呕吐等，与少阴在泉时的病症相同。

（四）太阴在泉：湿淫所胜，民病饮积，中满不食，皮痛肉苛，筋脉不利，心痛耳聋，嗌肿喉痹，阴病血见，少腹痛肿，不得小便，病冲头痛，目似脱，项似拔，腰似折，髀不可以回，腘如结，腓如别，甚则浮肿，身后痈，湿邪伤肾。

太阴在泉，湿邪侵袭所胜的肾水，人们易患气逆头痛，眼睛如脱，颈项如拔，水饮积聚，心痛、耳聋，耳中混乱不清，咽喉肿痛，喉痹，腰痛如折，髋部不能转动，膝关节凝结，小腿肚像裂开一样，少腹痛且肿，外阴出血。

太阴在泉时，客气胜则出现双脚痿软沉重，不时大小便，湿邪停留在下焦则会水泻，浮肿，房事不利。

主气胜则会出现因下部寒气上逆而腹部胀满，吞咽困难，甚至疝气。

（五）阳明在泉：燥淫所胜，民病喜呕，呕有苦，善太息，心胁痛不能反侧，甚则嗌干面尘，身无膏泽，足外反热，燥邪伤肝。

阳明在泉，燥气侵袭所胜的肝木，人们易患心与胁肋疼痛，不能左右转侧，呕吐酸水，喜叹长气，咽喉干燥，面如蒙尘，全身干瘦而不润泽，足外侧发热。

阳明在泉时，客气胜，清冷之气扰动于下部，所以少腹坚硬胀满，大便经常泻下。

主气胜则腰部沉重，腹中疼痛，寒气上逆于肠中，则少腹寒凉，大便溏稀，再向上冲于胸中则气喘，不能持久站立。

（六）太阳在泉：寒淫所胜，民病少腹痛控睾引腰脊，上冲心痛，血见，嗌痛颔肿，时害于食，寒邪伤心。

太阳在泉，寒气侵袭所胜的心火，人们易患因寒气上冲而心痛，咽痛，下巴颏肿，出血，少腹疼痛并牵引睾丸，腰脊痛。

太阳在泉时，寒气复盛有余于内，则会出现腰及尻部疼痛，屈伸不利，股、膝、胫、足中疼痛。

四、胜复之气的症候

以上是六气的一般情况，但在特定的时候六气会出现过胜，当胜气过后还会有复气发生，出现胜气和复气时，人们所患的疾病一般都比较严重。

（一）厥阴

厥阴之气过胜，便会出现耳鸣，头目眩晕，烦乱想吐，胃与膈中如有寒气。当大风刮起的时候会出现，胸膺及胁肋部有气积聚不散，久则郁而化热，出现胃脘及心口部疼痛并向上支撑两胁，膈如咽喉阻塞不通，呕吐，肠鸣，泄泻，完谷不化，少腹疼痛，泻下赤白，小便黄赤。

厥阴风木来复时，会出现腹内拘急，突然疼痛，少腹坚硬胀满。如果大风常起，沙尘飞扬，人们易患厥心痛，目眩，汗出，呕吐，饮食不入，食入即吐，筋骨震颤，四肢清冷。严重时，邪气进入脾脏，会成为食入即出食痹症。如果冲阳脉绝而不至，就会死亡。

（二）少阴

少阴之气过胜，热气弥漫于三焦，则会出现心下烦热，善饥，脐下跳动。当炎暑来临的时候，则会出现腹部胀满疼痛，呕逆烦躁，大便稀薄，传变为尿血，血痢等。

少阴君火来复时，会出现体内烦热，鼻中出血，喷嚏，少腹绞痛。当火热燔灼之时，气发动于左侧而上行逆于右侧，心中疼痛，神志郁滞，不知人事，胡言乱语，咽喉干燥，咳嗽，声音突然沙哑，恶寒颤栗，寒热往来，口渴欲饮，少气，呃逆，嗳气，骨骼痿软，肠道阻塞，大便不通，大小便时下时止，皮肤疼痛，浮肿。如果少阴火化之令后延，热气流行，人们易患痱、疮疡、痈疽、痔疮等病。邪气进入肺脏，会出现咳嗽，鼻渊，等症。如果天府脉绝而不至，就会死亡。

（三）少阳

少阳之气过胜，热气停留在胃中，会出现心烦，心痛，目赤，欲呕，呕吐酸水，善饥，耳痛，尿赤，谵语，善忘，易发惊恐。当暴热来临之时会出现少腹疼痛，下痢赤白等病。

少阳相火来复时，人们易患烦躁心热，惊恐，抽搐，咳嗽，鼻衄，小便频数，恶风。气机厥逆上行则面部如蒙灰尘，眼睛跳动。火气发于内，上炎则口舌糜烂，上逆则呕吐，甚至吐血，衄血，咽喉干燥焦枯，口渴欲饮，面色黄赤，气少，脉微弱。热极而变寒，则发为疟疾，便血，鼓颔颤栗，传化后成为水病，会出现浮肿。邪气进入肺脏则咳嗽吐血，如果尺泽脉绝而不止，就会死亡。

（四）太阴

太阴之气过胜，火气郁滞于内，则内生疮疡；火气流散于外则会在胸膺胁肋等部位出现，甚至会心痛。热气阻隔于上，则会头痛，项强不舒，甚至患喉痹。湿气独盛，郁滞于内，寒湿之气迫于下焦，会出现头顶疼痛并牵引眉间，胃部胀满。在阴雨连绵之时，会出现少腹胀满，腰椎沉重僵硬，腹内不舒，大便泄泻，头重，脚下温暖，足胫浮肿，如果水饮产生于内，则浮肿见于上。

太阴湿土来复时，会出现身体沉重，腹中胀满，饮食不能消化。阴寒之气上逆则胸中不畅。水饮发于内则咳嗽，喘息有声。在阴雨连绵的季节，人们易患头项痛且沉重，抽搐颤动，呕吐清涎。邪气进入肾脏则泄泻不止。如果太溪脉绝而不至，就会死亡。

（五）阳明

阳明之气过胜，清凉产生于内，左侧的胸膺胁肋会出现疼痛，大便溏稀泄泻，内发咽嗌滞塞，外为颓疝。当寒凉之气到来之时，会出现胸中不畅，咽喉阻塞，咳嗽等症。

阳明燥气来复时，清凉之气流行，会使人们胸膺胁肋部位发生病变，左侧气机不舒，喜叹长气，甚至会出现头痛，心痛心烦，痞阻胀满，呕吐苦汁，咳嗽，呃逆，腹胀泄泻，病在膈中。邪气进入肝脏则惊恐不安，筋脉拘急，如果太冲脉绝而不至，就会死亡。

（六）太阳

太阳之气过胜，凛冽之气到来，会出现痔疮，疟疾。寒冷之气进入胃中，在内则会出现心痛，房事不利，阴中生疮；在外则阴部与大腿内侧相互牵引，筋肉拘急沉重，血脉凝滞阻塞，络脉盛满颜色改变或大便下血，皮肤肿胀，腹部胀满，饮食减少。寒气进入下焦则转变为水泻。如果有热气上行，则会出现头、头顶、脑户、后项等处疼痛，甚至眼睛肿胀犹如外脱。

太阳寒水来复时，寒气厥逆上行，会使人们多患头痛，心痛，喜悲伤，头目眩晕扑倒，心及胃口寒冷，胸及膈肌不利，痞塞胀满，饮食减少，腰椎疼痛，屈伸不利。由于阳光不能发挥其温暖的作用，故少腹疼痛，并牵引睾丸及腰椎。寒气上冲心口，则口吐清水，嗳气呃逆。邪气进入心脏则喜忘善悲，如果神门脉绝而不至，就会死亡。

凡此十二变者，六气作用为德者，那么万物以德回应他；六气作用为化者，那么万物以化回应他；六气作用为政者，那么万物以政回应他；六气作用为令者，那么万物以令回应他；气在上则病位高，气在下则病位低，气在后则病位在后，气在前则病位在前，气在中则病位在中，气在外则病位在外；这是六气致病之病位的一般情况。所以，风气偏胜者则动而不宁，热气胜者则肿，燥气胜者则干，寒气胜者则虚浮，湿气胜者则湿泻，甚至水气闭滞而浮肿。随着六气所在之处，以知其病变的情况。

六气当中的主气、客气、胜气、复气之间，相互依存，相互克制，形成了自然界的各种变化；人体当中也有主气、客气、胜气、复气之间依存与克制的关系，这种不断变化的关系如果出现偏盛或偏虚就是疾病，所以阅读以上条文时，不要简单地认为人体的疾病都是自然界的六气造成的，永远要记住人体内的五脏六腑也有六气，它们会随着自然界六气的变化而变化，这种变化有时是相应的，有时是相逆的，人体与自然界之间也存在着相生相克的关系。学习中医一定要从宏观到微观，再从微观到宏观地看问题，这一点理解了，如何运用中医辩证思维的方法这扇大门算是打开了。

第八节　传变与死候

一、疾病的传变

人体的五脏之气是相互贯通的，五脏病气的传变是有一定规律的，它是按照五脏相克的顺序进行的，若是不及时治疗，多则三至六个月，短则三至六天，当五脏传遍之时，病人就会死亡。

如果能够辨明疾病是表证，就应该能判断出疾病是从哪里来的；如果能够辨明疾病属于里证，就应该能推测出病人死亡的大概时间，也就是说到了疾病所不胜的时日，病人就要死亡。

五脏受气于其所生，传之于其所胜；气舍居于其所生，死于其所不胜。得病或者是死亡，都是邪气逆行而形成的，也就是逆行传至其所不胜之脏。如：

肝受气于心，传之于脾，气舍于肾，至肺而死。

心受气于脾，传之于肺，气舍于肝，至肾而死。

脾受气于肺，传之于肾，气舍于心，至肝而死。

肺受气于肾，传之于肝，气舍于脾，至心而死。

肾受气于肝，传之于心，气舍于肺，至脾而死。

有关疾病的传变，如果心有病先出现心痛；一天后传到肺，会出现咳嗽；三天后传到肝，会出现胁肋支撑疼痛；五天后传到脾，会出现大便不通，身体沉重；再过三天后仍然不好，便要死亡。其死亡的时间，冬天大约在半夜，夏天在中午。

如果肺先有病，则表现为喘息，咳嗽；三天后传至肝，会出现胁肋支撑疼痛；一天后传至脾，会表现出身体沉重疼痛；五天后传至肾，表现为肿胀；再过十天后仍然不好，便要死亡。其死亡的时间，冬天大约在日落时，夏天在日出时。

如果肝先有病，则表现为头目眩晕，胁肋支撑胀满；三天后传至脾，表现为身体沉重疼痛；五天后传至胃，表现为腹胀；三日后传至肾，表现为腰脊少腹疼痛，腿胫酸；如果三天后仍然不好，便要死亡。其死亡的时间，冬天大约在日落时，夏天在吃早饭前。

如果脾先有病则表现为身体沉重疼痛；一天后传至胃，表现为腹胀；二天后传至肾，表现为少腹腰脊疼，腿胫酸；三天后传至膀胱，表现为脊背筋痛，小便不通；如果再过十天仍然不好，便要死亡。其死亡的时间，冬天大约在人睡安定的时候，夏天在早餐稍晚一点的时候。

如果肾先有病则表现为少腹腰脊痛，腿胫酸；三天后传到膀胱，表现为背脊筋痛，小便不通；三天后传至小肠，表现为腹胀；三天后传至心，表现为两胁肋支撑疼痛；再过三天仍然不好，便要死亡。其死亡的时间，冬天大约在天亮时，夏天在黄昏。

如果胃先有病则表现为脘腹胀满；五天后传至肾，表现为少腹腰脊疼痛，小腿酸；三天后传至脾，表现为身体沉重；再过六天仍然不见好，便要死亡。(《灵枢·病传》说：五天后传至肾，三天后传至膀胱，五天后传至心，再过二天仍不见好，便要死亡）其死亡的时间，冬天大约在夜半后，夏天在中午后。

如果膀胱先有病则表现为小便不通；五天后传至肾，表现为少腹胀，腰脊疼，小腿酸；一天后传至小肠，表现为腹胀；一天后传至心，表现为身体沉重疼痛；再过二天仍然不见好，便要死亡。其死亡的时间，冬天大约在鸡鸣时，夏天在黄昏。

上述的传变方式，都有一定的死亡日期，是不能应用针刺的方法治疗。如果是间隔一脏或间隔三脏、四脏，则可以用针刺的方法进行治疗。

风是造成许多疾病最重要的邪气，风寒侵袭人体时，会使人的毫毛竖起，皮肤毛孔闭塞，阳气被郁而发热，在这个时候，可以用发汗的方法治疗。

若是治疗不及时，病邪向里传至肺脏，病名为肺痹，会出现咳嗽、上气等病；出现了痹症，肌肤就会麻木不仁，形体就会浮肿疼痛，在这个时候，可以用热熨、艾灸、针刺等方法治疗。

若是治疗不及时，病邪从肺传至肝，引起肝病，病名叫肝痹，又叫厥病，会出现胁痛及呕吐食物等症，这时可以用按摩或针刺的方法治疗。

若是治疗还不及时，病邪从肝传至脾，病名为脾风，会出现黄疸，腹中热，心烦，小便赤黄等症。这时可用按摩、药物、汤浴等方法治疗。

若是治疗还不及时，病邪从脾传至肾，病名为疝瘕，会出现少腹烦热疼痛、小便白浊等症，这种病又称之为蛊证，这时可用按摩或药物治疗。

若是治疗还不及时，病邪从肾传至心，病名为瘛证，会出现筋脉牵引拘急，这时可用艾灸或药物治疗。

若是继续不及时治疗，病程满十天，病人就会死亡。

如果肾将病邪传至于心，心又再将邪气传至肺，于是便出现恶寒发热的病症，这样三年当中就会死亡，这些皆是邪气逆行造成的死亡。

如果要推测某一疾病的死亡时间，可以把一昼夜分成五份，以此来判断病人的具体死亡时间。

二、死亡的征候

人体的五脏都要从胃那里获得水谷精微的滋养，所以胃是五脏精气衰旺的根本。

五脏的脏气不能自己到达手太阴肺经的脉口，必须依靠胃气，所以五脏之气分别在其脏所住的时令，在胃气的作用下，到达手太阴，并以一定的脉象反映出来。

当邪气过盛时，脏的精气就衰弱；当胃气不能与脏气一样到达手太阴肺经时，于是真脏的脉气就会单独的表现出来，真脏脉独见，是病气胜过了脏气，所以会死。

大骨枯痿，大肌肉瘦陷，胸中气胀满，喘息不利，身体振动，只要真脏脉出现了，就可以判断死亡的时间，像这种情况大概六个月就会死亡。

大骨枯痿，大肌肉瘦陷，胸中气胀满，喘息不利，心中疼痛，疼痛牵引肩背后项，只要真脏脉出现了，大概一个月就会死亡。

大骨枯痿，大肌肉瘦陷，胸中气胀满，喘息不利，心中疼痛，疼痛牵引肩背后项，肌肉瘦削，肘、膝后的肌肉溃破，只要真脏脉出现了，大概十个月就会死亡。

大骨枯痿，大肌肉瘦陷，两肩下垂，肌肉消瘦，动作衰败。只要真脏脉出现了，大概一年内就会死亡。

大骨枯痿，大肌肉瘦陷，胸中气胀满，腹中疼痛，心中不安宁，周身发热，肘膝后的肌肉溃破，全身肌肉瘦削，目眶凹陷。只要真脏脉出现了，眼睛也看不见人的时候，就会立即死亡。即使眼睛能看到人，等到了病脏所不胜的时日，也会死亡。

肝的真脏脉，浮取沉取均劲疾有力，如同摸在刀口上一样硬而锐利可怕，又像按摩绷得很紧的琴弦一样。病人的面色青白而不光泽，毫毛焦枯折断，这便要死亡了。

心脏的真脏脉，坚硬搏指而有力，就像按薏苡仁一样圆滑，病人的面色红中而兼暗黑，且不光泽，毫毛焦枯折断，这便要死亡了。

肺脏的真脏脉，大而虚软无力，就像用羽毛轻轻地扫人的皮肤一样，病人的面色白中兼红而且不光泽，毫毛焦枯折断，这便要死亡了。

肾脏的真脏脉，搏击而欲断绝，就像用手弹石块一样坚硬而不柔和，病人的面色黑中兼黄而且不光泽，毫毛焦枯折断，这便要死亡了。

脾脏的真脏脉，软弱而忽快忽慢，病人的面色黄中兼青而且不光泽，毫毛焦枯折断，这便要死亡了。

凡是真脏脉出现了，基本上都会死亡，是不容易治好的。

如果是正气暴虚，又突然感受外邪，使五脏的气机阻闭，脉道不能通利，正气不能往来流行，像无意之中突然掉进深渊一样的突发疾病，一般是不容易预测死亡的时间。

如果脉搏断绝不来，或病人在一呼一吸之间脉搏搏动五至六次，他的形体肌肉虽不瘦脱，真脏脉也没有出现，但还是要死亡的。

第九节　五运六气的运用

上面已经说过，五运者，即是木运、火运、土运、金运、水运之简称也。五运有主运、客运之分。六气者，风木、君火、相火、湿土、燥金、寒水之谓也，六气也有主气、客气之别。主运、客运有太过与不及之说；主气、客气有正化与对化之论。

主运和主气是万载不易的；而客运与客气则每岁迭迁，这点在以后的气运变化推测中一定要注意，下面我们就具体的谈一下五运六气的推演方法：

《黄帝内经》说：六气与五运的结合机理是很深切和切近的，他们来的时候，是可以预见到的，他们过去的时候，是可以追溯的。遵从这些规律，就能使事物繁荣昌盛；违背这些规律，就要造成损折夭亡。不遵守这些规律而只按个人的意志去行事，必然会遭到天地自然的报复。

任何事物的阴气和阳气都有多少的不同，厥阴为一阴，少阴为二阴，太阴为三阴，少阳为一阳，阳明为二阳，太阳为三阳，所以叫作三阴三阳。

寒、暑、燥、湿、风、火是天的阴阳，三阴三阳上承之；木、火、土、金、水是地的阴阳，生长化收藏下应之。上半年天气主之，春夏为天之阴阳，主生主长；下半年地气主之，秋冬为地之阴阳，主杀主藏。天气有阴阳，地气也有阴阳。因此说，阳中有阴，阴中有阳。

要想知道天地阴阳的变化情况，就要了解五行应于天干而为五运。五运在五年之间，自东向西，常动而不息，每年转换一次；六气应于地支，为三阴三阳，其运行较迟，各守其位，故六年而环周一次。由于运气的动和静互相感召，天气和地气互相加临，阴阳之气相互交错，所以运气就发生了变化。

岁气有太过、不及的差别，四时主治的气化也有盛衰的不同，盛衰的多少与春夏秋冬之气化相同。风温之气与春季之气化相同；热曛昏火之气与夏季之气化相同；燥清烟露之气与秋季之气化相同；云雨昏暝之气与长夏之气化相同；寒霜雪冰之气与冬季之气化相同；胜气与复气的同化也是一样的，这是天地间五运六气之所化及运气互有盛衰的一般情况。

若是中运既非太过亦非不及的平气，其气正当其时而至，谓之“正岁”。胜气和复气是经常存在的，当它不属于正常气化时，灾害就要发生了。

关于六气的作用，各自归之于被我所克之气，而以为气化。所以，太阴的雨化作用于太阳；太阳的寒化作用于少阴；少阴的热化作用于阳明；阳明的燥化作用于厥阴；厥阴的风化作用于太阴。各随其所在的方位以显示其作用。

六气自得其本位，是正常的气化，确立了六气所居的位置，就可以知道它所主的方隅和时间了，根据六气所在的位置，就可以知道其气是应或是不应。

岁运太过的，其气先时而至，岁运不及的，其气后时而至。这是自然气象的一般规律和六气的正常情况。

一、如何确立五运之间的关系

在五运六气的实际应用过程中，首先要确立所预测或追溯干支年份的年运，其次把主运和客运排列出来，再根据年运、主客运的太过和不及进行比对研究，就可以得出相应的结果。

如：

2010 年为庚寅年，庚为阳金，故 2010 年的年运为金运太过。

查表得知这一年的初之主运为少角、二之主运为太徵、三之主运为少宫、四之主运为太商、终之主运为少羽。

庚寅年的年运为阳金，故这一年的初之客运为太商、二之客运为少羽、三之客运为太角、四之客运为少徵、终之客运为太宫。

然后根据各运之间的关系，结合上面有关章节关于五运所主及致病的相关论述，就可以得出这一年的年运运程。

二、如何确立六气之间的关系

推测六气的年度变化，方法与五运的推测方法相似，也要先确立所推测的干支年份，通过干支年份的地支来确定司天之气，随后就可以确定在泉之气。司天在泉之气安定，再按客气的传递顺序排出司天在泉的左右间气。主客之气的排序是固定的，有关注意事项在“六气”篇已有论述，不在赘言。

还以 2010 庚寅年为例：

地支寅年为少阳相火司天，所对应的是厥阴风木在泉。司天的左间气为阳明燥金，右间气为太阴湿土。在泉的左间气为少阴君火，右间气为太阳寒水。

主气为：初之主气为风木、二之主气为君火、三之主气为相火、四之主气为湿土、五之主气为燥金、终之主气为寒水。

初之客气是在泉之气的左间少阴君火、二之客气为湿土、三之客气为相火、四之客气为燥金、五之客气为寒水、终之客气为风木。

这样，六气的相互关系就排列清楚了，根据这种关系就可以推测出这一年六气的变化规律了。

三、注意事项

1. 在实际应用当中，一定要把五运和六气结合起来推测，以增加准确度。

2. 一定要结合当时、当地的实际气候现象，灵活运用《黄帝内经》教导我们的变通方法。

3. 学习五运六气，一定要结合到人体上，人体五脏六腑的变化，就是天地间五运六气的变化。

第三章　四季与疾病

疾病的产生，不外乎有内因、外因、不内外因。内因指的是喜怒忧思悲恐惊七情；外因指的是风寒暑湿燥火六淫和饮食劳逸；不内外因指的是意外伤害。这三因所造成的最终结果也是三个：一是寒证，二是热证，三是气血虚衰或滞涩。把握住这三个方向，治病则有十之八九之希望了。

第一节　四季与伤寒

《伤寒杂病论》是我国现存的最早的一部方书，是汉代医学家张仲景根据《黄帝内经》当中的有关论述，结合经络学说、药物学、脉学等以及师承经验等方面的学说，总结整理出的一部伟大的医学著作。他把《内经》中的基本理论融会贯通，站在伤寒的角度，阐述了疾病发生、发展的规律及结果，同时把《内经》中空洞的治疗理论辩证的、具体的、灵活的应用于临床实践当中，给我们起了很好的示范作用。

关于张仲景的《伤寒杂病论》，历代学医者无不把它作为进入医学领域的钥匙，进行深入的研究和诠释，并各自有不同的心得体会，后学者无论成就多高，都无出其左右。

在学习《伤寒杂病论》的过程中，由于医理深奥，语言简洁，常常会有“知其然，不知其所以然”之感，参阅历代前辈医家的注释，又因生活环境或资质问题各说各的理，对《伤寒杂病论》的理解存在有不同程度的分歧，并相互指责，使后学者更加茫然。要解决这个问题，就必须回到中医的起源，在《易经》和《黄帝内经》中寻找《伤寒杂病论》的理论基础和治疗答案。

一、伤寒的病因、病机

研究伤寒，就要研究阴阳，阴阳者，寒热也。前面我们已经学习和分析了四季阴阳的寒热变化规律，一年当中从立秋到立春，天气由凉渐寒，故这一时期多寒邪；从立春到立秋，这一时期天气由温转热，故多热邪。

冬春季节多寒邪，少热邪；夏秋季节多热邪，亦有寒邪。寒邪属阴故伤阳，热邪属阳故伤阴。

寒热有阴阳，人体亦有阴阳。人体腰以上为阳，腰以下为阴，足在腰下亦属阴。足为阴，故足部的阳经为阴中之阳，所以阳气比较微弱。寒邪属阴而走下，所以寒邪侵犯人体时，首先会侵犯腰部以下足部的阳经。因足太阳经为足部阳经之首，与寒邪最为冲突，所以寒邪首先侵犯的就是足太阳膀胱经。

这里并不是说寒邪不侵犯阴经，如果感受寒邪太重，寒邪可以通过表里关系直接传入足少阴肾经，也可以直接逆传入里，传入到足厥阴肝经和足太阴脾经。如下图。

足太阳主一身之表，容易受寒邪之侵扰；肺主皮毛，也容易受寒邪之侵扰，故足太阳

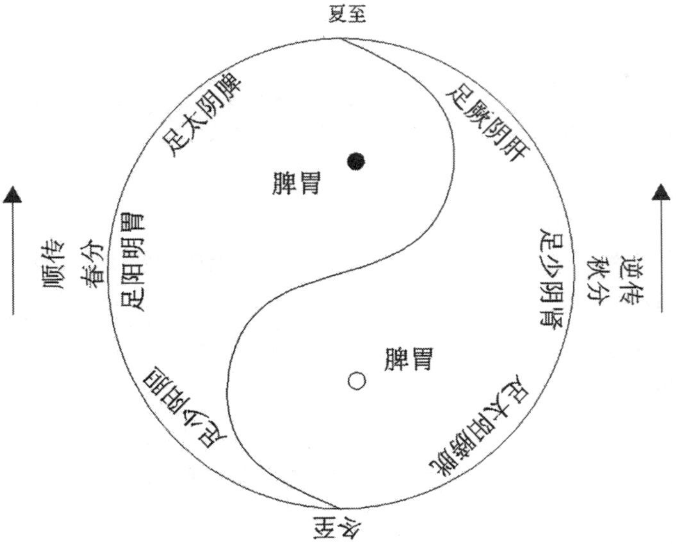

伤寒传变图一

太阳为表、为开，阳明为里、为阖，少阳为半表半里、为枢。研究疾病，不要认为邪气是严格地按照六经的顺序传变的，它可以直接由表入里，即可能顺传，也可能逆传，学者切莫执着。

病，肺亦病。

寒邪不但会单独侵犯人体，它还会挟风、挟湿、挟燥共同侵犯人体，使人体的生理机能发生复杂的病理变化。

喻嘉言说：冬伤寒，春伤温，夏秋伤暑、伤湿，此四时之正病也。然夏秋亦有伤寒，冬春亦有伤暑伤湿者，此乃四时之客病，即所谓异气也。

冬春正病，有汗为伤风，无汗为伤寒；夏秋正病，有汗为伤暑湿，无汗仍为伤寒。

凡人伤风暑湿，皆有汗；唯独伤寒不出汗，因为寒能涩血，为表实，故又可以使气上逆而做喘。

人感受了风寒之邪，则会发为热病，这是因为寒邪外束，阳气不得外越，故郁而为热。

风寒之邪侵袭人体，是否都会马上发病呢？也不尽然。“伤寒即病者，谓之伤寒；不即病者，谓之温暑；其原不殊，故统称为伤寒。其类相殊，施治不得相混”。《内经》说：“冬伤于寒，春必病温”“夏伤于暑，秋为痎疟”。冬伤于寒而未发病，至春天发为温热之病，是因为寒邪侵袭肌肤而未解，使内热郁滞而不出，到春天后借春天升发之力而外达，故发温热之病。夏伤于暑而未发病，至秋天发为痎疟之病，是因为暑邪借夏天腠理开泄之时而能外达，故不发病；延至秋天，凉气淅淅，腠理开始闭固，暑邪不能直接外达，只能借助人体自身之阳气而外泄，故成痎疟之疾。

风寒之邪侵犯人体，如果不是遇到身体虚弱的人，它是不会伤及人体的。如果人体突然受到狂风暴雨的袭击而不得病，这说明身体健壮而不虚弱。

若是有疾病发生，一定是遇到了风寒等邪气，加上自身形体虚弱，使外界的邪气侵犯了人体虚弱的正气；人体之所以被邪气侵袭，是由于天时不正常的气候与人体虚弱的身形，正虚与邪实相互参合，于是疾病产生了。如果外界正常的气候与人体不虚的正气两者相互逢迎，因人体肌肉坚实强壮就不会发生疾病。

风寒之邪侵犯人体，首先是侵犯人体的皮肤，若是皮肤弛缓，腠理开泄，则邪气就会从毛孔进入，逐渐侵犯到人体的深处。风寒之邪入于深处则毛发竖立，身体寒栗，皮肤亦可出现疼痛。

如果邪气滞留不去，就会传舍于络脉；邪气留舍在络脉的时候，就会出现肌肉疼痛。若是疼痛时作时止，说明经脉已经代替络脉留邪了；邪气留舍于经脉，形体就会洒淅畏寒且常常惊恐。

若邪气停留而不散，就会传舍于输脉；当邪气滞留在输脉的时候，则六经之气就不通达，六经之气不通达于四肢，就会使肢节疼痛，腰脊强硬。邪气停留而不去，就会传舍于伏冲之脉；邪气滞留在伏冲之脉，就会出现身体沉重而疼痛的症状。

若是邪气停留而不去，就会传舍于肠胃；邪气滞留在肠胃就会出现腹部胀满而贲贲作响。若寒邪过多则会出现肠鸣、泄泻不消化的食物。若是热邪多则会出现稀薄腐败而臭秽难闻的大便。

若是邪气滞留而不散，就会传舍于肠胃之外的膜原之间，使气血滞涩而不流通；邪气与气血相互凝结，生长结聚而成为积块。

邪气留着于孙络而成的积块，它能上下往来活动，这是因为孙络浮浅而松弛，不能拘束其积块，使之固定不移的缘故，所以可以在肠胃之间往来活动。若是有水出现，水液渗泻灌注则会发出濯濯之声；若是有寒则腹部胀满且雷鸣作响，并时时有刀割般疼痛。

邪气滞留于阳明经脉而成的积块，其积挟脐而居两旁，饱食的时候就增大，饥饿的时候就减小。邪气滞留于缓筋而成为积块时，其形状表现和阳明经脉之积块相似，饱食的时候则疼痛，饥饿的时候则安宁。

邪气滞留于肠胃之募原而成为积块时，其疼痛时而向外牵引缓筋，缓筋亦随之作痛，饱食的时候安宁，饥饿的时候疼痛。

邪气滞留于伏冲之脉而成为积块的时候，其积块应手跳动，举手时则觉得有股热气下行于两股之间，就像用热水浇灌一样难以忍受。

邪气滞留于膂筋而成为积块时，会出现在肠胃的后面，饥饿的时候有积块显现，饱食的时候则积块不显现，且以手按之也不可以摸到。

邪气滞留于输脉而成为积块时，因其积块阻滞脉道，致使脉道闭塞不通，使津液不能上下流通，故而毛窍干涩壅塞不通，这些都是邪气从外而侵入到人体内部，从上而下传变的临床表现。

积块是由于寒之邪气由下而上，厥逆上行，使机体受到寒邪的侵犯而产生的疾病。

寒邪造成的厥逆之气，首先会使足部酸困疼痛而不利；足部疼痛、滞涩不利，会逐渐使病邪发展到足胫部而呈寒状，胫寒则致血脉凝涩，血脉凝涩不通则寒凉之气向上侵入肠胃，寒凉之气入于肠胃则会导致腹中胀满，腹胀满就会迫使肠胃之外的汁沫留聚而不能消散，日积月累渐成积病。

若因暴饮暴食，致使肠胃过于充满；或因生活起居不知节慎；或因用力过度等原因，造成络脉受伤，络脉受伤则血液流散于外，恰逢外有寒邪，使外溢之血液与寒邪相互抟聚，两者合并凝聚不能消散也能成为积病。

若内被忧怒等情志所伤，外又突然感受了寒邪，这时气机就会上逆，气机上逆则六经的气血运行就不通畅，阳气也不能给予温煦，从而使血液凝聚蕴裹而不消散，津液亦因之而干涩，使机体不能得到渗灌；气血凝聚滞留而不去，积聚之病由此形成了。

疾病的产生是一个渐进的过程，是一个从量变到质变的过程，所以治疗疾病也需要一个从量变到质变的过程，而并非世间所说“病来如山倒，祛病如抽丝”。

二、寒邪之传变过程

太阳经为六经之长，统摄阳分，故诸阳皆隶属于太阳。太阳的经脉连于风府，与督脉、阳维相会，循行于巅背之表，所以太阳为诸阳之主气，主一身之表。

伤寒一日，为太阳经感受寒邪。足太阳经脉从头下项，挟脊抵腰中，所以会头项痛，腰脊强直不舒。

二日为阳明经受病，阳明主肌肉。足阳明经脉挟鼻络于目，下行入腹，所以会身热目痛而鼻干，不能安卧。

三日为少阳经受病，少阳主骨。足少阳经脉，循胁肋而上络于耳，所以会胸胁痛而耳聋。若三阳经络皆受病，尚未入里入阴的，都可以发汗而愈。

四日为太阴经受病。足太阴经脉散布于胃中，上络于咽，所以会腹中胀满而咽干。

五日为少阴经受病。足少阴经脉贯肾，络肺，上系舌本，所以会口燥舌干而渴。

六日为厥阴经受病。足厥阴经脉环阴器而络于肝，所以会烦闷而阴囊收缩。

如果三阴三阳经脉和五脏六腑均受病，以致营卫不能运行，五脏之气不通，人就要死亡了。

如果病不是阴阳表里两感于寒邪的，则第七日太阳病衰，头痛稍愈；

八日阳明病衰，身热稍退；

九日少阳病衰，耳聋将逐渐能听到声音；

十日太阴病衰，腹满已消，恢复正常，而欲饮食；

十一日少阴病衰，口不渴，不胀满，舌不干，能打喷嚏；

十二日厥阴病衰，阴囊松弛，渐从少腹下垂。至此，大邪之气已去，病也逐渐痊愈。

对于这类病的治疗原则，一般病未满三日，而邪犹在表的，可发汗而愈；病已满三日，邪已入里的，可以泻下而愈。

所以，当人感受了寒邪以后，就要发热，有些人发热虽然会很重，一般是不会死亡的；如果是阴阳二经或表里同时感受了寒邪而发病，就难免会死亡了，但其中也有痊愈的，也有死亡的，死亡的时间往往会在六七日之间，痊愈的一般都在十日以上。这是自然规律。

以上是《黄帝内经》中关于伤寒以后六经的传变过程及其发展结果。如果出现《素问·玉机真藏论》所说的：“五脏受气于其所生，传之于其所胜；气舍居于其所生，死于其所不胜”。

肝受气于心，传之于脾，气舍于肾，至肺而死。

心受气于脾，传之于肺，气舍于肝，至肾而死。

脾受气于肺，传之于肾，气舍于心，至肝而死。

肺受气于肾，传之于肝，气舍于脾，至心而死。

肾受气于肝，传之于心，气舍于肺，至脾而死。

这些皆是邪气逆行造成的死亡。也可以把一昼夜分成五份，以此来推测病人的具体死亡时间。虽然疾病有这种传变的可能性，但不是绝对的，只要病邪能隔脏而传，死亡的概率就不大。疾病的加重或者死亡，必然是先传行至其所不胜。也就是说，邪气只要逆行顺传到己所不胜的位置，就会加重病情或死亡。

三、六经病症

六经感受到寒邪以后会出现那些具体症状呢？

（一）如果太阳经经气不利，会使病人出现头痛、项部疼痛像被扯拔，眼珠疼痛像脱出来似的，脊背强硬不舒，腰部疼痛似折，大腿不能屈伸，腘窝部象被捆绑一样不能随意运动，小腿肚疼痛如裂等症。

如果是本经所主的“筋”发生病变，就会出现痔疮，疟疾，狂病，癫病，囟门及项部疼痛，眼睛发黄，流泪，鼻流清涕或出血，项、背、腰、尻、腘、踹及脚部疼痛，足小趾不能活动等症。

（二）寒邪留而不去，传入到阳明经，阳明经主管着全身的肌肉。如果外邪侵犯本经，则会恶寒颤抖，好呻吟，频频打哈欠，额部暗黑，病发时厌恶见人和火光，听到木器的声音就会惊怕，心跳不安，喜欢关门闭窗独居室内，甚至会登高唱歌，脱衣乱跑，且有肠鸣腹胀。

如果是由本腑所主的“血”发生病变，则会出现高热以致发狂抽搐，温病，汗自出，鼻流清涕或出血，口唇生疮疹，颈肿，喉肿闭塞，因水停而腹部肿大，膝盖部肿痛，沿胸侧、乳部、伏兔、足胫外缘、足背上均痛，足中趾不能屈伸。本经气盛则胸腹部发热，胃热盛则消谷善饥，小便色黄。本经气虚则胸腹部感觉发冷，如胃中有寒则胀满。

（三）寒邪滞留而不去，传入少阳经，少阳经主管全身的骨骼。如果外邪侵犯了本经，则会出现口苦、时常叹息、胸胁疼痛、不能翻身，病重的会出现面色灰暗无光泽、全身皮肤枯槁、足外侧发热等症。

如果本经所主的“骨”发生病变，则出现头痛、下颔及外眼角痛。缺盆部肿痛、腋下肿、腋下或颈旁生瘰疬、往来寒热、疟疾，胸、胁、肋、大腿、膝外侧直至胫骨、绝骨、外踝前以及诸关节都痛，足第四趾不能运动等症。

如果这三条阳经同时都受到病邪的侵袭，病邪还未进入内脏，也可以用发汗的方法治疗。《内经》的这一治疗大法在《伤寒杂病论》中得到了充分的发挥。张仲景反复强调：有表证，先解表；无表证，有里证则清里；有表里证，先解表后清里。

（按：这三条阳经的传变顺序与上图不符，这是因为两者的着眼点不同，《内经》的传变方式是：寒邪首先侵犯太阳，太阳为表、为皮肤；病邪留而不去，传入肌肉腠理，肌肉腠理为阳明胃经所主，所以说传入阳明；病邪留而不去，筋骨，筋骨为少阳胆经所主，所以说传入少阳。上图为太阳为表、为开，阳明为里、为阖，少阳为半表半里、为枢，两者所表述的意义不同，学者应当交叉着看问题。）

（四）寒邪从阳经的足少阳经首先传入阴经的足厥阴经，厥阴经行于外阴部联络肝脏。如果外邪侵袭本经则会出现：腰痛不能俯仰，男子患颓疝，妇女患少腹部肿胀，病重的可见咽喉发干，面色灰暗无光。

如果本经所主的“肝脏”发生病症则会出现：胸中满闷，呕吐气逆，腹泻完谷不化，狐疝，遗尿或小便不通等症。如果足厥阴肝经的脉气衰竭，就会使筋脉挛急，并牵引睾丸和舌。这是由于足厥阴经是属于肝脏的脉，肝脏外和于筋，与各经的经筋聚合在阴器，并向上与舌根相联系的原因。

如果肝脏不能营运精微以养筋，则筋脉拘急；筋脉拘急就牵引舌根与阴囊，出现口唇发青，舌体卷曲，阴囊上缩等症，这是筋要衰败的征兆。这种病症逢庚日变得严重，逢辛日就会死亡。这是由于肝在五行中属木，庚辛属金，金能胜木的缘故。

（五）寒邪滞留不去，传入太阴，太阴经脉分布于胃中，向上联络咽嗌。如果外邪侵犯本经，则会出现：全身沉重，舌根运动不灵活，食后呕吐，胃脘部疼痛，腹胀，嗳气，大便或矢气后感觉病情减轻。

如果是本经所主的“脾脏”发生的病症，则会出现：舌根疼痛，身体不能动摇，饮食不下，心烦，心下掣引作痛，大便稀薄或下痢，或小便不通，黄疸，不能安卧，勉强站立时则大腿、膝内侧肿痛厥冷，足大趾不能活动等症。足太阴经的脉气衰竭，经脉就不能输布水谷精微以营养肌肉。唇舌是肌肉之本，经脉不能输布营养，就会使肌肉松软，肌肉松软则舌体萎缩，人中部位肿满；人中部位肿满，口唇就外翻；口唇外翻是肌肉先衰萎的征兆。这种病症逢甲日变得严重，逢乙日就会死亡。这是由于脾在五行中属土，甲乙属木，木能胜土的缘故。

（六）寒邪滞留不去，传入少阴，少阴经脉贯通肾脏联络于肺。如果外邪侵犯本经则会出现：面色黑而无华，咳吐带血，喘息有声，刚坐下就想起来，两目视物模糊不清，心像悬吊半空而不安饥饿而不思饮食；气虚就容易发生恐惧，心中怦怦跳动，好像有人要捕捉他一样。

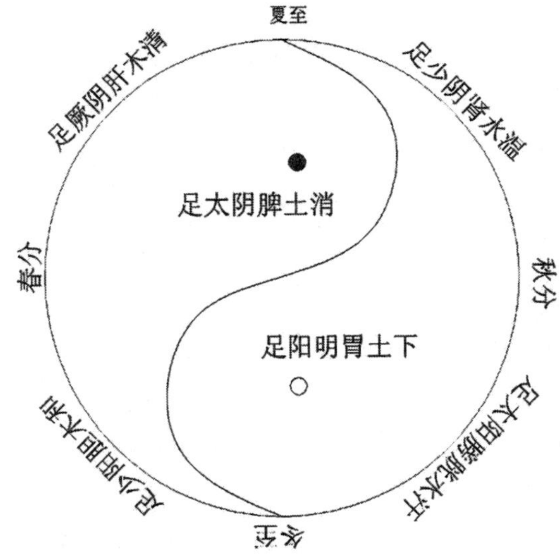

上实者吐之
下虚者补之

伤寒传变图二

热伤阴，寒伤阳，此图基本说明了汗、吐、下、和、温、清、补、消中医治疗八法的出处，及六经传变的过程。

如果本经脉气所主的“肾脏”发生病症会出现：口热、舌干、咽部肿、气上逆、喉咙发干而痛、心内烦扰且痛、黄疸、痢疾、脊背大腿内侧后缘疼痛、足部痿软而厥冷或足心发热而痛、好睡。足少阴肾经的脉气衰竭，骨就会枯槁。肾应于冬，肾脉称为冬脉，其脉伏行于深部而濡养骨髓。若骨髓得不到肾气的濡养，肌肉就不能附着于骨，骨肉不能亲和而分离，肌肉就软弱萎缩；肌肉萎缩就显得齿长而多垢，头发也失去了光泽；头发是去了光泽，是骨气要衰竭的表现。这种病症逢戊日变得严重，逢己日就会死亡，这是由于肾在五行中属水，戊己属土，土能胜水的缘故。

足上的阴经本身为阴中之太阴，阴气就比较隆盛，再加上外感之阴寒之阴，使得阴气更加隆盛。在足部的阴经分别为足厥阴肝木、足太阴脾土和足少阴肾水，以五行生克理论来看，木克土、土克水，五脏的疾病要是以这种相克的顺序传变，则多是重症或死症。

四、疾病的治疗与禁忌

关于伤寒的治疗，在寒邪传变及六经病症中已经有了明确的治疗原则。下面我们再看一看各位医家对伤寒的治疗原则：

经上说：善治者治皮毛，其次治肌肤，其次治筋脉，其次治六腑，其次治五脏，治五脏时，已半生半死也。

邪之伤人，先中于表，而渐入里；始自太阳，而后阳明、少阳、太阴、少阴、厥阴，六经乃尽也。治病者，当其在表而汗之、散之，使之不传经入里，则病易已矣。若表邪未尽而下之，则表邪乘虚入里；若误补，则内邪壅闭不出，而成坏症。

《活人》说：凡发汗病症仍在者，三日内可二三汗之，令腰以下周遍为度。

王海藏说：表证当汗，脉浮急汗之，脉沉缓汗之；里证当下，脉浮缓下之，脉沉急下之。三阳汗当急而下当缓，三阴汗当缓下当急。汗有大汗解表，微汗解肌之殊；下有急下、少与、微和、渗利之别。

足太阳为寒水、足阳明为湿土、足少阳为风木；水病传土、土病传木；从其传变顺序来说为上传，病情就不会发展得很严重，再加之有阳气抵御寒邪，病邪不会入里，只要用辛温解表之剂即告大功，况足太阳为寒水，亦应冬天之寒水，不用辛温之剂用什么？

足阳明为湿土，湿土的本性就容易壅滞闭塞。在饱食肥甘厚味及饮酒之后感受寒邪，就要采用表里双解之法；如表邪久久未解，内热熏蒸，郁而不得外散，与饮食或宿便相裹挟，形成积聚、燥屎则必须用下法。

足少阳为风木应于春天，春天主升发，同时一阳初生，阴气尚存，病邪只能达到人体的半表半里之处，用汗法不能入于里，用下法不能达于外，所以治疗要用和法清里达外。

《内经》在谈到治法时还说：病邪如果在胸脘部，要“上而越之”，此法张从正用的最为娴熟。外感病邪，邪气留居于胸脘部，如痰瘀、宿食等，可用吐法。此法治病有意想不到的作用，只是现代人恐惧于呕吐时的痛苦，而医者对此也无应有的体会和把握，所以废之而不用。

汗、吐、下、和四法，是中医治病最紧要的手段和方法，张仲景早已在《伤寒杂病论》中分析得十分透彻了，这里只是提供给学者一个辨证、辨病和治疗的思路。那么治疗伤寒是不是采用汗、吐、下、和四法就够了呢？显然是不够的。因此张仲景在《伤寒杂病论》中反复强调：病在表汗之，病在上吐之、病在里下之（下法又可分温下和凉下）、病在半表半里和之、既无表证又无里证，则随其脉证而治之。于是他又灵活地运用了温、清、补、消四法来弥补汗、吐、下、和之不足，由此奠定了中医内科治疗疾病的所谓“治疗八法”。而现代有几个能真正理解和娴熟地运用这八法的呢？凉则温之；热则清之；虚则补之；实则消之，何必非要在一方一药当中执着呢？

让我们再翻开张仲景的《伤寒杂病论》，看看他是怎样论述治疗大法的：

（一）有表证者，汗出则解，不出则病不瘥。发汗亦有不同，桂枝汤本为解肌，若其人脉浮紧，发热汗不出者，不可与之也，应麻黄汤主之。病之不愈，法不当也；法至而不效，不能穷其法也。汗法如此，吐、下、和法亦然。

麻黄汤，煮取二升半，去滓，温服八合，覆取微似汗；

葛根汤，煮取三升，去滓，温服一升，覆取微似汗；

大青龙汤，煮取三升，去滓，温服一升，取微似汗，一服汗者，停后服。

（二）太阳病，脉浮而动数，浮则为风，数则为热，动则为痛，数则为虚，头痛发热，微盗汗出，而反恶寒者，表未解也，医反下之，动数变迟，膈内剧痛，胃中空虚，客气动膈，短气躁烦，心中懊侬，阳气内陷，心下因硬，则为结胸。

（三）太阳中风，下利呕逆，表解者，乃可攻之。

（四）太阳病，外证未解，不可下也，下之则逆。

（五）太阳病，先发汗不解，而复下之，脉浮者不愈，浮为在外，而反下之，故令不愈。

（六）伤寒大下后，复发汗，心下痞，恶寒者，表未解也，不可攻痞，当先解表，表解乃可攻痞。

（七）病人手足逆冷，脉乍紧者，邪结在胸中；心下满而烦，饥不能食者，病在胸中；当须吐之。

（八）本发汗而复下之，此为逆也；若先发汗，治不为逆。

（九）本先下之而反汗之，为逆；若先下之，治不为逆。

（十）凡病，若发汗、若吐、若下、若亡血、亡津液，阴阳自和者，必自愈。

（十一）太阳病三日，已发汗，若吐、若下、若温针，仍不解者，此为坏病。常须识此，勿令误也。

在整部《伤寒论》中，张仲景用汗、吐、下、和四法共计有140余条，用温、清、补、消四法共计有70余条，以汗法和下法最多，其中汗法为60余条，下法50余条。

至于《伤寒论》中的栀子豉汤、四逆汤、甘草汤等皆属于“既无表证又无里证，则随其脉症而治之”温、清、补、消之范畴。

在伤寒中，如果阴经与寒邪相合，应用温热之法温之。厥阴肝经为风木，木郁生火，所以有寒则温之，有热则清之。太阴脾经为湿土，湿土闭塞壅滞，所以有寒则温之，闭塞壅滞则消之。少阴经为寒水，只可温热之。五脏实而不能满，满则宜清、宜消，五脏虚则补之，寒则温之，所以温法、补法、消法、清法为治疗五脏疾病之方法。

此乃是治疗伤寒之大法、治疗伤寒之原则也，其他治疗伤寒的方书上也说，治疗伤寒要汗出，汗不出则不效。

治疗疾病的时候，一定要提醒患者，不要在发热病重时勉强吃东西，这样会使谷气与余热相互搏结，而出现发烧好了，余热不消的现象。

患热病的时候，如果稍好一些就吃肉类的东西，就会复发；如果多吃谷食，也会有余热产生，这些都是热病的禁忌。

五、伤寒用药之标准

常言道：经方难用。经方为什么难用呢？这里就有一个伤寒用药剂量标准的问题，张仲景为什么可以娴熟的应用而我辈反而难用了呢？原因只有一个，那是我辈没有真正深究领悟张仲景用方、用药的深层含意，也就是我辈没有真正理解“伤寒”的病因病机。

又言道：方子的“秘密”在剂量。此言正确，张仲景治疗伤寒用药都是几两几两的用，李东垣治疗脾胃则是几克几钱的用，为什么会有如此悬殊的差别？这是因为他们针对的疾病不同。伤寒用大剂量是为了马上把寒邪祛除，不然就会传变；而脾胃病用小剂量是为了补益调理，用量过大则会使药力滑肠而过或会出现毒副作用。这就如同一个人，饿了可以饱吃一顿，增肥饱吃一顿能行吗？只能是小剂量多频率的吃才可以，如果总是让胃满满的，恐怕肥没增反而把胃吃出毛病来了，用药也一样。

用药小剂量好掌握，那大剂量大到什么程度算合适呢？我们还是看看张仲景是怎么嘱咐的。

如桂枝汤，要求煮取三升，去滓，等温度合适的时候，服一升，服后须臾，喝一碗热稀粥，以助药力，再覆被等一时许，当遍身浉浉微似有汗者为好，不可令汗如水流离，这样病必不除；若是一服汗出病瘥，停后服，不必尽剂；若是不出汗，继续依前法服药，如果还不出汗，要缩短服药的间隔，在半日内把三升药服完；若是病重者，要一日一夜连续服，同时还要时刻观察着病人的情况，病症犹在者，更作服，若不汗出，乃服至二、三剂。

以上即是治疗伤寒病的原则和标准，也是中医治病的方法，舍其一而不效。

呜呼！有表证，先解表；无表证，乃攻里。病在上者，吐之；病在里者，攻之。病在表者，解之；病在半表半里者，和之。表里俱解者，观其脉证，知犯何逆，随证治之；有表证而下之者，表邪入里，入里则症变也。张仲景的意思多么的明白无误。读仲景书，不明仲景意，是仲景之悲哀？还是我辈之悲哀？

伤寒的病因、病机及治疗原则已经阐述得很清楚了，只要能理解和遵循这些病因、病机及治疗原则，就能够很好地理解《伤寒论》，就能很快地掌握伤寒病的治疗方法。

第二节　四季与温病

关于温病，《黄帝内经》已经对它的病因病机做过详细的分析，也给出了治疗原则，因为没有系统、具体的治疗方法和方药，后人在治疗温病时，总是采用张仲景治疗伤寒的方法治疗温病，所以产生了许多不良的后果。

温病作为一个独立的学科，起源于金元时期的刘完素，刘完素对于当时的医生在治疗疾病时偏执于伤寒，常常误把温热之病当作伤寒来治，造成医疗事故的现象，痛心疾首，于是认真研究《黄帝内经》，对《素问·至真要大论》中的病机学进行的归纳、整理、分析和发挥，明确提出了火热是导致疾病的主要原因，即所谓“六气皆从火化”的理论，同时也指出了治疗热性病的治疗原则，即辛凉解表和养阴清热，所以他被后世称为寒凉派的倡导者，其学术思想为明清温病学的形成奠定了基础。

他在《素问玄机原病式》中提出：热病为常见病，伤寒为杂病。人体初感风寒之后，往往不会不及时治疗，只是等到病邪入里转化为热病时，才延医诊治。所以他把因伤寒久治不愈而形成的热病；情志所致的热病；内伤所致的热病和四季所感的热邪笼统地说为热病；从而开启了温病学说的先河。后又经过吴又可、叶天士、吴鞠通等人的不断丰富，逐渐形成了与《伤寒论》并驾齐驱、相互补充的理论体系。

吴有性，字又可，明·崇祯时期的江苏吴县人。他主要也是针对当时江南地区瘟疫流行，死者不计其数，而医家拘泥于仲景之法，收效甚微的情况，提出了："瘟疫之为病，非风、非寒、非暑、非湿乃天地间别有一种异气所感，其传有九，此治疫紧要（关节）""真伤寒百无一二，瘟疫四时皆有"的观点，并以自己毕生之心得，精心撰著出《瘟疫论》，成为我国第一部关于温病学的专著。书中系统地论述了瘟疫的发病原因、发病条件、传染方式、病变特点以及临场表现、诊断方法和治疗方药，揭示了"邪从口鼻而入"的侵袭途径，指出了瘟疫与伤寒的区别及瘟疫病的治疗原则和方法。首创了瘟疫病因学说。对后世温病学说产生了重要的影响。（注：在内经关于五运六气方面的论述中，也提到了戾气之说，只是不够系统和具体）

叶桂（1667～1746），字天士，号香岩，清·康乾时期江苏吴县人，他继承和发展了吴有性的瘟疫"由口鼻而入"的理论，但对于感邪之后病邪在人体内的传变过程提出了新的观点，指出病邪侵袭人体是由浅而深，分为卫分、气分、营分、血分（四个病层次）进行的。

叶天士关于卫气营血的辩证方法，是十分彻底的创新，是完全从温热病的传变特点出发进行的辩证。望舌、望皮肤是中医四诊中望诊的重要内容，历来受古代医家的重视，但叶天士在《温热论》中，专门论述望舌、望斑疹在治疗温病过程中的诊断意义，超出前人的见解，其内容细致具体而周到。其著作还有《临证指南医案》

吴瑭，字鞠通，清·嘉庆时期江苏淮阴人，他可以说是温病学说集大成者，其著有的《温病条辨》直截了当的指出：有些医生对于用治疗伤寒的方法治疗温病，心中虽然存有疑虑，但不敢果断地提出来，其原因是离不开《伤寒论》的约束，他们认为这是对张仲景崇敬爱戴，却不知道这样做的结果反而会使张仲景的治法模糊不清。于是就广泛地采纳历代贤人志士的精妙论述，考证《内经》之旨，结合自己的心得体会和看法，写成了这本《温病条辨》。

一、温病与伤寒的区别

研究温病，也要研究阴阳，也要研究四季阴阳的寒热变化规律。冬春季节多寒凉之邪；夏秋季节多温热之邪。温热和寒凉是四季阴阳对立的两个方面，当侵犯到人体时，也会损伤人体阴阳的两个方面，寒凉之邪属阴故伤阳，温热之邪属阳故伤阴。

《内经》中说：手在上属阳，手上的阳经为阳中之太阳，所以阳气比较隆盛；而手上的阴经为阳中之少阴，阴气就比较微弱。足在下为阴，足上的阳经为少阳，所以阳气比较微弱；足上的阴经为太阴，所以阴气比较隆盛。

如果把这种阴阳划分的方法应用到五脏上则：心肺居于膈上，属阳部，心为火，肺为金，故心为阳中之太阳，肺为阳中之少阴。

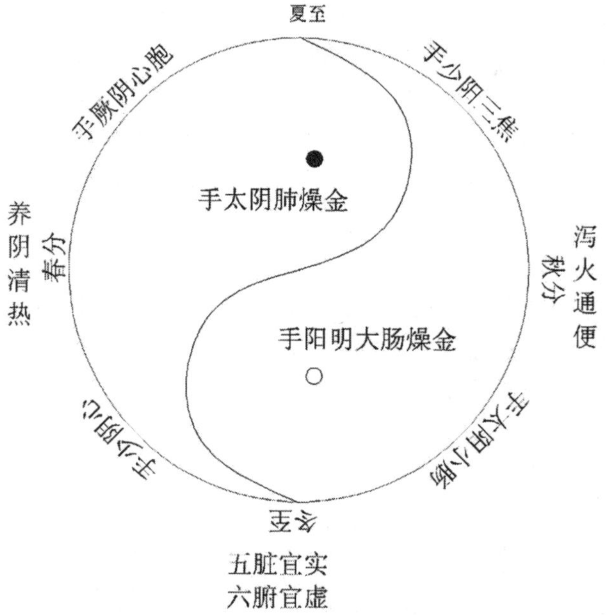

温病传变图

从上图可以看出，如果温病顺传入腑则病轻，易治；如果逆传入脏则病重，难愈。但不管是何种原因形成的热病，其治疗原则和方法是一样的，**脏有热，宜养阴清热、活血凉血；腑有热，宜泻火通便、渗湿利尿。**

肝脾肾居于膈下，属阴部，肝为木，脾为土，肾为水，故肝为阴中之少阳，脾为阴中之至阴，肾为阴中之太阴。

由此而演绎出心肺为上焦；脾胃为中焦；肝肾为下焦的三焦理论。

足太阳经主表、主皮毛，肺亦主表、主皮毛。寒邪伤阳，当寒邪侵犯足太阳经也侵犯手太阴肺，足太阳经有病，肺也会有病；热邪伤阴，当热邪侵犯手太阴肺经也侵犯足太阳膀胱，手太阴经有病，膀胱也会有病。冬伤于寒，夏伤于热，这是人体感受外邪、形成疾病的最基本形式，热病只能伤于夏，而伤寒最为广泛，一年四季皆可伤。

二、温病之传变

寒伤阳，热伤阴，既然手在上属阳，手部的阳经为阳中之太阳，所以阳气比较隆盛；而手部的阴经为阳中之少阴，所以阴气比较微弱。春夏之季，自然界的阳气升发成长，正好与手部阳经的阳气相合，使手部阳经中的阳气更加旺盛，而使手部阴经中的阴气会更加衰微。手太阴肺经是手部阴经之首，如果有燥热之邪侵犯，首先就会侵犯手太阴肺经。

邪气滞留不去，就会通过表里关系传入手阳明大肠。

邪气滞留不去，就会传入手少阳三焦。

邪气滞留不去，就会传入手太阳小肠。

邪气滞留不去，就会逆传手厥阴心包，则半死半生也。

邪气滞留不去，传入手少阴心经，则九死一生也。

以上是温病的传变过程，然而温病热病亦有未见表证而后传里者，盖郁热自内达外，外不得泄，还复入里，而成可攻之证，非如伤寒从表而始也。

对于治疗《内经》上说：大凡感受寒邪以后而形成的温热病，在夏至日以前发病的称之为温病；在夏至日以后发病的称之为暑病。在暑病的初期应当运用发汗的方法，通过发汗使暑热随汗液一同外泄，而不要用收敛止汗的方法治疗。

当肺之热邪，久治不愈，传入阳明、三焦和太阳，可采用泻火通便、渗湿利尿之法；若是肺之邪热，逆传心包或心，则会出现急症、危症，甚至死亡，应急用活血凉血、养阴清热之剂或刺血疗法急救之。

“每见世人治疗温热之病，误攻其里，亦无大害；误发其汗，则变不可言。此足证明其热自内达外矣。间有误攻致害者，乃春夏暴寒所中之疫证，邪纯在表，未入里，不可与温病热病同论”。

三、温病的病因病机

吴鞠通在《温病条辨》中认为温病的病因有四：

（一）不藏精：经曰：冬不藏精，春必温病；藏于精者，春不病温。又曰：病温虚甚死。可见得温病者，精气先虚。夫精者，身之本也。冬伤寒则春病温，惟藏精者足以避之。春生、夏长、秋收、冬藏，能藏精的人一切病患都可以躲避去除，并不独指温病而言，所以《金匮》说：五脏真元通畅，人即安和。“不藏精”三个字并不专门指房劳，而是泛指一切能够动摇其精的人或事。

（二）伏气为病：（如春温、冬咳、温疟）等这些在《内经》中已有详细说。

（三）明司天时令与现行之气：如《六元正纪大论》中所说，此二者皆是理数之常常存在的。

（四）非其时而有其气：即吴又可所说的戾气，间亦有之，乃是时令之气的异常变化。

关于温病的病机，吴鞠通认为：

（一）伤寒是由毛孔而入，自下而上，始于足太阳。足太阳膀胱属水，寒即水之气，同类相从，故病始于此。自古以来只言膀胱主表，而肺也与皮毛相合，难道就不主表了吗？不过治伤寒必须以张仲景的六经传递为纲领。

温病由口鼻而入，自上而下，鼻通于肺，始于手太阴。太阴金也，温者火之气也，风者火之母也，火没有不克金的，故病始于此。治法必须遵从刘河间的三焦定论。

（二）寒为阴邪，虽《伤寒论》中亦言中风，此风乃从西北方来，必发为寒风，最善收引。阴盛必伤阳，所以会首先郁遏太阳经中的阳气，而为头痛身热等症。太阳阳腑也，伤寒阴邪也，阴盛伤人之阳也。

温为阳邪，此论中亦言伤风，此风从东方来，及解冻之温风，最善发泄。阳盛必伤阴，所以会首先郁遏太阴经中的阴气，而为咳嗽、自汗、口渴、头痛、身热、尺热等症。太阴阴脏也，温热阳邪也，阳盛伤人之阴也。阴阳两大法门之辩，可了然于心目之间矣。

吴鞠通怕我们不理解，又解释说：太阳生于东，月亮生于西，举凡万物不由此少阳、少阴之气以为生成，故万物都可以称之为“东西”，人乃是万物之统领，得“东西”之气最全，与天地“东西”之气是相应的，其患病，也不能不与天地“东西”之气相应。东西者，阴阳之道路也。

由东而往，为木为风、为土为湿、为火为热，湿土居于中央，与火相交成暑，火者，南方也。由西而往，为金为燥；为水为寒，水者，北方也。水火者，阴阳之征兆也；南北者，阴阳之极致也。天地运行以此阴阳而化生万物，故曰：天之无恩而大恩生。

天地运行的阴阳平和，人体的阴阳也平和，天地与人体的阴阳一旦有所偏差，即为有病。偏差浅的病浅；偏差深的病深；偏于火的病温病热；偏于水的病清病寒，此水火两大法门之辨别，作为医生是不可不知。

四、温病的病症

寒邪可以直接伤肺，热邪也可以直接伤肺，那么燥热之邪是如何侵犯人体的，《内经》说："五气入鼻，藏于心肺，心肺有病，而鼻为之不利也"。热邪侵犯人体首先由口鼻而入，自上而下，鼻通于肺，所以会首先侵犯手太阴肺。手太阴肺在五行中为金，温热为火，风为火之母，火没有不克金的，所以温病开始于此，就会出现：

（一）当外邪侵犯到手太阴肺经的时候则会出现：肺部嘭嘭胀满，咳嗽气喘，视物模糊不清，缺盆部疼痛，严重的可见两手交叉按于胸部。

如果是本经所主的"肺脏"发生病变，则可见咳嗽，呼吸迫促，喘声粗急，心中烦乱，胸部满闷，臑臂部内侧前缘疼痛厥冷，或掌心发热。

本经气盛有余，可发生肩背疼痛，畏风寒，汗出，小便量少而次数多。本经气虚，则肩背疼痛，气短，小便颜色发生变化。如果久治不愈，则会传变到手阳明经。

（二）手阳明经受到外邪的侵犯所发生的病症为：牙齿疼痛，颈部肿大。

如果是本腑所主的"津液"发生的病症为：眼睛发黄、口中发干、鼻流清涕或出血、喉中肿痛、肩前及上臂作痛、食指疼痛不能运动。

气有余的实证会使本经脉所循行的部位发热而肿；气不足的虚证会使身体恶寒颤栗且难以恢复温暖。如果久治不愈，则会传变到手少阳经。

（三）手少阳经受到外邪的侵犯则会出现：耳聋轰轰作响、喉咙肿、喉痹等症。

如果是本经所主的"气"发生病症，则会出现自汗、外眼角痛、颊痛、耳后、肩、臑、肘、臂外侧都痛、无名指不能运动等症。如果久治不愈，则会传变到手太阳经。

（四）手太阳经受到外邪的侵犯，使本经发生了病症，则会出现：咽喉疼痛、颌部肿大、头项难以转侧回顾，肩痛如扯、臂痛如折。

如果是本经所主的"液"发生的病症，则会出现耳聋、眼睛发黄、颊肿、颈、颌、肩、臑、肘、臂后侧疼痛。如果久治不愈，则会传变到手厥阴心包经；或由肺经直接逆传心包。

（五）当外邪侵犯手厥阴心包经所形成的病症为：手心发热、臂肘部拘挛、腋部肿胀、甚至胸胁胀满、心动过速、面赤、眼黄、嬉笑不止。

如果是本经所主的"脉"发生的病症，则会出现心烦、心痛、掌心发热。如果久治不愈，则会传变到手少阴心经

（六）当外邪侵犯手少阴心经，其所发生的病症为：咽喉干燥、心痛、渴欲饮水。

如果是本经所主的"心脏"发生的病症为：眼睛发黄、胁肋胀满疼痛、上臂和下臂内侧后缘疼痛、厥冷或掌心热痛。

以上是手部六经的病理症状。

五、温病的治疗原则

患有寒性疾病，要温之热之；患有热性疾病，要凉之寒之，各救其偏，才能达到阴阳平和的目的。如果做不到像镜子那样一尘不染，象秤杆那样不偏不倚，怎么能掌握阴阳平衡规律的奥妙呢？又怎么可以各立门户，偏执于寒凉或温热一家的观点呢？所以在明辨了伤寒起源于寒水的同时，一定要明辨温病起源于火热的理论。故治疗温病吴鞠通认为应当遵循以下原则：

（一）温病为阳邪所致，故治疗应以泄其阳邪，实其阴液以补其不足，阳盛则阴衰，泻阳则阴得安其位，故曰：实其阴，泻阳之有余，即是补阴之不足。故曰：补其不足。阳气通则汗随之。

（二）温病忌汗，最喜解肌，桂枝本身为解肌方，况且桂枝芳香化浊；芍药收阴敛液；甘草败毒和中；姜、枣调和营卫，在温病初起时，是可以用的。仲景所说的不恶风寒，并非全不恶风寒，疾病的早期也恶风寒，只是等到发热之后，才不恶风寒罢了。所以寒水之病，冬气也，非用辛温春夏之气不足以解之，虽说温病也恶风寒，但它是温自内发，风寒从外相搏，形成内热外寒之证，故仍旧用桂枝辛温解肌法，取得微汗，而寒热之邪全解除矣。

（三）温病忌发汗，因为病是由口鼻而入的，邪不在足太阳之表，故不得发汗伤太阳经。（时医）因不知其中的道理而误发汗，若病人热甚血燥，不能蒸汗，温邪就会郁于肌表血分，出现瘢疹。若病人表疏，卫气不固，一发而汗出不止，汗为心液，误发汗则亡阳，心阳伤则神明乱，中无所主，故神昏。心液伤则心血虚，心以阴为体，心阴不能济阳则心阳独亢，心主言，故谵语不休。手经会逆传，时间很少有人知道，手太阴病不解，本来就有逆传手厥阴心胞的可能，况且又损伤了它的气血呢，综上所述，伤寒以解表为先，温病以养阴为主。

研究温病，一定要结合上图，把上述医家的著作阅读一遍，才能真正了解温病的全貌。（伤寒与温病之别，除了伤寒与伤温之争外，我们忽略了一个很重要的因素，那就是地域的差别。《伤寒论》的作者张仲景是生活在长江以北的北方人，他所接触的病人也应该是北方人；而温病学的作者们大都是生活在长江以南的南方人，所治疗的病人大多数也是南方人，地域的不同，决定了疾病的病因不同，其治疗方法也应不同，这是《黄帝内经》中所要求的“下知地理”的最好注释）

第三节　四季与脾胃

关于脾胃的论述，以金元时期的李东垣最为卓著，而其论治的指导思想始终围绕着春生夏长、秋收冬藏，土居中央这个主题。李东垣，姓李名杲，字明之，晚号东垣老人，世居河北真定府（今河北正定）的东垣地区。师从于易州之张元素，是中医史上最杰出的医学家之一。他擅长从脾胃论病，主张保护元气，开创了内伤脾胃的学说及治疗先补脾胃土的先河，与刘完素、张从正、朱丹溪被后世誉为“金元四大家”。

李东垣先生生活于南宋偏安，金元混战，民族矛盾非常激化的年代，当时中原扰攘，兵连祸结，疾病流行，人们生活极不稳定，他通过细心的观察及总结前人的经验，并根据自己多年的临床实践，加之他本人就有脾胃虚衰，精神不振等症的亲身体验，李东垣先生认为，在当时的历史条件下，导致人们发病死亡的主要原因有以下两点：

一是：战乱使人民生活在水深火热之中，由于饥饿、寒暑、劳累、忧恐、流离失所等原因所造成的疾病。

二是：医生抱残守缺，执古不化，不能正确地掌握辨证论治的规律，生搬硬套伤寒外感诸方，用以治疗内伤各症，重损胃气，因此造成治疗上的失误。

所以在他撰写的《脾胃论》一书中，李东垣先生以阴阳辨证为鉴别内伤与外感的总纲，从辨脉、辨寒热、辨手心手背、辨口鼻、辨筋骨四肢、辨渴与不渴等十二辨，列举了鉴别诊断的要点。尤其对内伤中气虚、发热，更独创性地论述了气虚发热的病因、病机、临床征候和治法方药，还创制了“甘温除热”和“升阳散火”两大治法及制方用药法度，为中医学的发展做出了卓越的贡献，其论述对金元以后医学的发展产生了积极而深远的影响。

一、脾胃论

《寿世保元》说：胃形如囊，名水谷之海。脾形若掌，乘呼吸而升降，司运化之权，其致呼吸者，元气也。脾居其间，附胃磨动，所以谷气消而转输也。胃属于戊，脾乃己也。至哉坤元，万物滋生。

《内经》说：“脾胃者，仓禀之官也”。又说：“胃者，水谷之海，六腑之大源也；五味入口，藏于胃，以养五脏之气”。脾胃属土，能容纳水谷，升清泌浊，即可以滋养五脏，资助四肢百骸，同时也有起承上启下、调节上下左右关系之作用。

土居中宫，若中宫土虚，则四季乖戾；中宫土壅，则四季升降无权。

《脾胃论》中也说：“盖胃为水谷之海，饮食入胃，而精气先输脾归肺，上行春夏之令，以滋养周身，乃清气为天者也；升已而下输膀胱，行秋冬之令，为传化糟粕，转味而出，乃浊阴为地者也。”

五脏六腑之脉，统宗于胃脉，人体必须以胃气为本，食物运化靠的是胃气，而生化血气靠的是饮食，胃气的运化和生化过程无时不在但却没有专名，也没有定位，所以经上说：“胃气脉不可得见，衰乃见耳”。由此看出，在正常情况下胃气是无时不在，不得而见的，只有出现衰败的时候才能表现出来。所以胃气充足康健则升降不失其法度，胃气虚衰萎弱则会使升降稽留滞涩，凡是善于调理脾胃者，都会珍惜和保护胃气。

凡是知道《素》《难》大旨的人，在判断疾病安危的时候，都会首先观察胃气是否还存在，因为三焦的司纳、司化、司出，完全本于胃气。所以，凡是要治疗内伤之患，不知珍惜胃气者，肯定要有实实虚虚之患，学者必须要深思。

在临床当中，凡是见到寸、关、尺六脉偏盛而出，或独弦，或独浮，或独洪，或独沉，这都是胃气之脉无神所造成的；至于屋漏、雀啄等脉的出现，更是由于元气先竭而胃气不能相接济的缘故。若是胃气将绝，则升降之道废，而运化之机也将会松弛也。

大凡膈中不快、饮食不美者，都是气虚的原因。一般由于饮食不节、暴饮暴食所形成的一时胀闷，饿一饿，过几天就会恢复。若是受伤后，身体很久不能恢复，这是因为元气亏损而导致胃气虚弱造成的。

二、脾胃与四季之关系

《黄帝内经》说：风寒在其下，燥热在其上，湿气在其中，君火之气游行于中间。一年之内，风、寒、暑、湿、燥、火六气下临于大地，大地感受了六气的影响，所以才化生出万物。当燥气太过的时候，大地就会干燥；当暑气太过的时候，大地就会炽热；当风气太过的时候，大地就会动荡；当湿气太过的时候，大地就会泥泞；当寒气太过的时候，大地就会拆裂；当火气太过的时候，大地就会坚固。这就是天地日月运行的基本规律和六气的基本属性。

研究脾胃，就要研究五行。五行者，即是指木、火、土、金、水，又是指生、长、化、收、藏也。

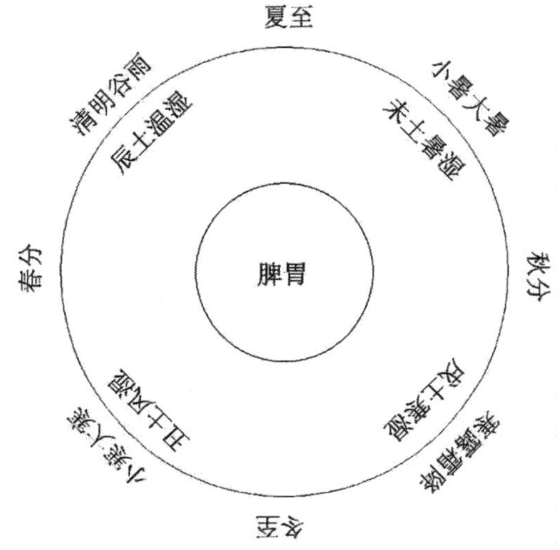

湿土主四季

伤寒、温病、饮食、劳逸、七情都可伤及脾胃。春、夏、秋、冬四季交替过程中，为湿土所主，脾主湿，属土，故脾主四季。

天寒地暖，天暖地寒。当天空是温暖的时候，太空中却是寒凉的；地表是温暖的时候，地下却是寒凉的。当天空是寒凉的时候，太空中却是温暖的；地表是寒凉的时候，地下却是温暖的。这种寒中有暖、暖中有寒的现象，是自然界中的正常表现，也是必然表现。

地之阳气上升，当与天之阴相交，会转化为水（雪）；水（雪）随天之阴下降，与地之阳相交，会转化为气；气随地之阳上升，与天之阴相交……循环往复，周而复始。世间万物皆在阴阳寒热之间中升降转换，这个转换过程称之为“化”。

天在上为阳、为热、为火，对应到人体为心；地在下为阴、为寒、为水，对应到人体为肾；升在左为少阳、为温、为木，对应到人体为肝；降在右为太阴、为凉、为金，对应到人体为肺；大地在中央为阳明、为化、为土，对应到人体为脾；故中医之肝、心、脾、肺、肾，是指人体当中的生、长、化、收、藏或者说是人体内的寒、热、升、降及其运化功能，而非指特定的组织器官。

脾为土，肺为金，土能生金；故脾胃的功能正常与否直接可以影响到肺的功能，反之，肺的功能正常与否也可以影响到脾胃，所以《内经》上说："魄门亦为五脏，使水谷不得久藏"。

"肾为先天之本，脾为后天之本"，脾的功能虚弱则不足以养先天之肾，若脾的功能太过则抑制肾的通调作用。

肝为木，脾为土，脾虚则不能生金，金虚则不能克木，而使木气过旺；若脾土过盛，则会使木之疏泄条达功能减弱而郁滞。

脾与心，母与子也，子虚则累母；子盛则辱母。脾与胃互为表里，阳明胃经中的血气最为旺盛，所以在十二经脉中占据着重要地位。

李东垣先生也认为，四季当中，春夏之时万物因地气升浮而生长，秋冬之时万物因天气沉降而收藏，唯有长夏土气居于中央为浮沉变化的枢纽。由此认为人体的精气也有升降浮沉的运动，亦依赖于脾胃居于中央以为枢纽。若是脾胃一伤，则当升者不升，当降者不降，疾病随之而生。所谓"或下泄而久不能升，是有秋冬而无春夏，乃生长之用陷于殒杀之气，而百伤皆起；或升而不降，亦病也。"

所以他告诫人们要顺应四时，应起居有时、寒暑有度、饮食有节、颐养神智，不暴喜暴怒，如此方能"四时均平而无偏胜则安"。在升降问题上，李东垣尤其强调生长升发的一面，他认为只有升发阳气，阴火才能收敛潜降。

三、脾胃之病因病机

"内伤脾胃，百病由生"，"百病皆由脾胃衰而生也"。如果脾胃内伤而虚弱，就不能化生气血，气血不足则难以维持身心活动及防御外邪的侵害，就会引起疾病，而导致脾胃内伤的病因有以下四条：

一是饮食不节，肠胃受伤：《脾胃论》中说："夫饮食不节则胃病，胃病则气短精神少，而生大热，有时而显火上行，独燎其面……胃既病而无所禀受……故亦从而病焉"。饮食不节则先伤胃气，胃伤而脾后病，内伤所形成的疾病不过如此。

然而治病要求本，总要以养心健脾舒肝降气为重点。心火者，脾土之母也，人如果心气平和则脾土荣昌。肝木者，脾土之贼也，木曰曲直而作酸，所以肝舒则胃气顺畅。肺是传送之官，肺主气、属金，肺金有力则能平肝木，使肝木之气下降而不能作膈闷矣。宜升阳益胃汤主之。

二是饮食劳倦造成的伤脾：是人们经常患病的原因之一，是由于气血不足、胃脘之阳气不举所造成的。所以《脾胃论》中说："形体劳役则脾病，病脾则怠惰嗜卧、四肢不收、大便泄泻，脾既病则其胃不能独行津液，故亦从而病焉"。脾主四肢，主肌肉。劳役过度，就会累及肌肉和四肢，从而导致及脾，脾伤则津液的运化功能失调，运化功能失调则气血生成不足。今脾虚不能为胃运行津液，故脾病则胃亦同时受病，宜用补中益气汤主之。

三是情志内伤、嗜欲太过造成的伤脾：过度的饮食肥甘厚味就会生痰，痰邪如果郁滞在膈中，使上下不通而患病；过度放纵其情欲，则会耗散其精气，精气伤则心火生。《脾胃论》中说："此因喜怒忧恐耗伤元气，资助心火。火气与元气不两立，火胜则乘其土位，此所以病也"。情志不遂，就会引起心火偏盛，心火盛则必乘土位而损元气。经曰："肾者胃之关"。肾脉是从脚底涌泉穴起上行，沿股内廉，夹任脉，抵咽嗌。精血枯竭则无润下之力，所以吞酸并且艰难，胸膈渐渐觉得不舒爽，宜用加味六君子汤加红花三分、盐炒知母一钱主之。

四是外感时邪：《脾胃论》中说："肠胃为市，无物不受，无物不入，若风、寒、暑、湿、燥某一气胜，亦能伤脾损胃"。在伤寒或温病的传变过程中，首先伤及的就是脾胃。伤风寒宜小建中汤主之，伤暑湿宜藿香正气散主之。

李东垣先生在论述"脾胃内伤"的病机时，对于"阴精所奉其人寿，阳精所降其人夭"的理论进行了更深一步的阐发，认为脾胃气机失调，升降失司是脾胃内伤的主要病机。他认为脾胃居于中焦，是气机升降的枢纽，升则上输于心肺，降则下归于肝肾，因此脾胃健运，脾升胃降，升清降浊，气机才能调和，人体正常的升降运动才能维持。"清阳出上窍，浊阴出下窍，清阳发腠理，浊阴走五脏，清阳实四肢，浊阴归六腑。"这是人体的正常功能。若脾胃气虚，升降失司，内则五脏六腑，外则四肢九窍，都会发生种种病证。

四、五行之应用

下面我们举两个李东垣的方子，以窥测其辨证治疗之指导思想。

升阳益胃汤：主治脾胃虚弱，怠惰嗜卧，体重节痛，口苦舌干，心不思食，食不知味，大便不调，小便频数，兼见肺病，洒淅恶寒，惨惨不乐等症。

此乃阳气不升，阳受气于胸所致。经曰：阳气者，如天与日，清阳失位则浊阴上犯，使脾虚不运而怠惰嗜卧；体重节痛乃湿盛而致阴邪胜也；口苦舌干，阴火上炎所致；不嗜食、不知味乃胃气虚衰也；大便不调乃湿盛也，小便频数乃膀胱有热也，洒淅畏寒者阳虚也；惨惨不乐，膻中阳气不舒也。

处方：黄芪二两，人参、炙甘草、半夏（脉涩者用）各一两，白芍（炒）、羌活、独活、防风各五钱（以其秋旺，故以辛温泻之），陈皮（留白）四钱，白术（土炒）、茯苓（小便利不渴者勿用）、泽泻（不淋者勿用）、柴胡各三钱，黄连二钱，研粗末，每服三钱，姜枣煎。

方中以六君子助阳益胃，补中央之脾土，茯苓、泽泻泻湿热，少佐黄连以退阴火，芍药敛阴而调荣；参术苓草陈皮半夏加黄芪以补肺固卫而降浊阴；羌活、独活、防风、柴胡以除湿痛而升清阳。补中有散，发中有收，升中有降，使气足而阳升，正旺而邪退。《灵枢》经说：头有疾，取之足，谓阳病取阴也；足有疾，取之上，是阴病取阳也；中有疾，旁取之。中者，脾胃也；旁者，少阳甲胆也，甲胆风木也。东方春也，胃中谷气者，便是风化也。胃中湿盛而成泄泻者，宜用甲胆之风以克之，又能升阳并助清气上行。此方完整地把四季与五行之间的关系，巧妙地运用到了临床治疗当中，读者如能品出其中三味，中医之道明矣。

补脾胃泻阴火升阳汤：主治饮食伤胃，劳倦伤脾，火邪乘之而生大热，右关脉缓弱或弦或浮数。右关缓弱，脾虚也；弦，木克土也；浮数，热也。

处方：柴胡两半，黄芪、苍术（泔浸炒）、炙甘草、羌活各一两，升麻八钱，炒黄芩、人参各七钱，酒炒黄连五钱，石膏少许（长夏微用，过时去之），研粗末，姜枣汁煎服，每服三钱或五钱。

此方以柴胡、升麻、羌活助阳益胃以升清气；人参、苍术、黄芪、甘草益气除湿以补脾胃；黄芩、黄连、石膏凉心清胃以泻阴火；人参、黄芪、黄芩、甘草补肺而降浊，其意与升阳益胃汤相同也。

李东垣说：湿热相合，阳气日虚，不能上升，脾胃之气，下流肝肾，是有秋冬而无春夏也。唯有泻阴火，伸阳气，用味薄风药升发，则阴不病，阳气生矣。

春分至秋分，由温热统领，所以多热病。秋分至春分，由寒凉统领，所以多寒病。春天多风，所以多肝病。秋天多燥，所以多肺病。湿土居于中央，所以一年之中皆有湿病；同时，不论寒暑外感还是七情，只要侵及人体都会损伤脾胃，所以脾胃之病，随时可得也。（伤寒与温病既有天文之别，又有地域之分，而脾胃者，外感七情、饮食劳逸，皆可伤之，此乃因人事之不同也。《内经》所说："中知人事"也有此意也。）

五、脾胃病的治疗

关于脾胃病的药物治疗，李东垣先生已经论述的十分详细清晰了，我们现在换一种方式，用针刺的方法治疗脾胃病。

总参三部医院针灸科张克镇大夫通过针刺胫骨前肌，可以治疗脾胃及多种疑难杂病，并有显著的治疗效果，很能开阔临床医生的治疗思路。

胫骨前肌是位于小腿胫骨旁侧的一组肌肉群，其上下有胃的合穴足三里，大肠的合穴巨虚上廉，小肠的合穴巨虚下廉等，同时又是足阳明胃经所过之处，与脾胃的关系非常密切，针刺此部位还有"治病先通腑"之意，很有独创性。

现把搜集和整理的相关资料附录于下：

（一）大肠小肠五藏皆属于胃，胃虚则俱病论

【黄帝针经】云：手阳明大肠，手太阳小肠，皆属于足阳明胃，小肠之穴在巨虚下廉，大肠之穴在巨虚上廉，此二穴皆在足阳明胃经中的三里穴之下，大肠主津，小肠主液，大小肠接受胃之荣气，于是能行津液于上焦，灌溉皮毛，充实腠理。

（二）三焦元气衰旺

【黄帝内经】云：如果上气不足，脑为之不满，耳为之苦鸣，头为之苦倾，目为之瞑。如果中气不足，溲便为之变，肠为之苦鸣。如果下气不足，则痿厥心闷，应补足外踝下并留之。此三元真气衰惫，皆是由于脾胃先虚，而使气不能上行所致也，加之以喜、怒、悲、思、忧、恐、惊七情困扰，危亡将至矣。

（按：补足之外踝下，即补足太阳膀胱经之昆仑穴。张景岳说：此昆仑穴，为足太阳膀胱所行之经，凡是上、中、下气虚之病，皆可留针补之。）

（三）阴病治阳，阳病治阴

阳病治阴者，病从阴引阳，是水谷之寒热，感则害人六腑。又曰：饮食失节，又劳役形质，使阴火乘于坤土之中，致谷气、清气、胃气、元气不得上升，滋于六腑之阳气，所以五阳之气先绝于外。外者，天也。如果向下流伏于坤土阴火中，首先由喜、怒、悲、忧、恐五贼所伤，而后胃气不行，又因劳役饮食不节继之，则元气乃伤，治疗当从胃经之合穴足三里中推而扬之，以伸元气，故曰从阴引阳。

若是元气不足，可以治疗腹部上的诸府之募穴。若传到五脏，为九窍不通，可随各窍之病，治其各脏之募穴于腹部。故曰：五脏不平，乃六腑元气闭塞之所生也。又曰：五脏不和，九窍不通，皆阳气不足，阴气有余。故曰：阳不胜阴。凡刺治腹之募穴，皆因元气不足而从阴引阳，勿误也。

（按：阳病在阴，是水谷寒温不适，害人六腑。多由饮食失节，劳役形质，阴火侵凌脾胃，使谷气、营气、清气、胃气、元气不能上升滋养脏腑，阳气先绝于心肺，脾胃清阳之气下陷，伏于下焦，加之五志过极所伤，使的胃气不行，元气受伤，治宜选用足阳明胃经合穴足三里，用推而扬之之法以从阴引阳，伸展元气。若元气越虚，应取六腑的募穴治疗，因为募穴是脏腑经气汇聚于胸腹部的穴位，部位属阴，所以取募穴治疗元气亏虚之证，叫作从阴引阳。如果病邪传到五脏，致使九窍不通，都是阳气不足，阴气有余之症，应取五脏的募穴治疗。

东垣先生在治疗有关疾病时有两大特点，那就是‘通腑’和‘逐瘀’，因为六腑传化物的功能正常，才能使浊气下降，清气上升，脾胃一升一降，相反相成，营气、卫气才能源源不断地化生，元气才能得到补养；至于先行‘逐瘀’这是因为外邪阻滞可以致瘀，元气亏虚，无力推动也可生瘀，因此，必须首先去除脏腑经络间的淤滞，以便为调整脏腑功能创造有机条件。）

另有上热下寒，经曰；阴病在阳，当从阳引阴，必须先去络脉经隧之血。若阴中火旺，上腾于天，致六阳反不衰而上亢者，先去五脏之血络，引而下行，天气降下，则下寒之，病自去矣，慎无独泄其六阳。此阳亢病，乃阴火之邪所滋之，只去阴火、只损血络经隧之邪即可，勿误之。

（四）胃虚，脏腑经络皆无所受气而俱病论

病痫者，涎末出于口，冷汗出于身，清涕出于鼻，皆乃阳跷、阴跷、督、冲四脉之邪上行，肾水不任煎熬，沸腾上行所为之也，此为奇邪之病，不是五行阴阳十二经所造成的，当从督、冲、二跷四穴中治疗，这是治奇邪之病的方法。

（按：四穴为；督脉之水沟穴，冲脉之阴交穴，阳跷之申脉穴，阴跷之照海穴。）

（五）饮食劳倦所伤，始为热中论

《黄帝针经》胃病者，腹胀，胃脘当心而痛，上支两胁，膈咽不通，饮食不下，取三里以补之，若见此病中之一证，皆为大寒……上已明之矣。（脾胃论中）

（六）暑伤胃气论

《痿论》云：有所远行劳倦，逢大热而渴，则阳气内伐，内伐则热舍于肾，肾者水脏也，今水不能胜火，则骨枯而髓虚，足不任身，发为骨痿，故《下经》曰：骨痿者，生于大热也，此湿热成痿，令人骨乏无力，故治痿独取阳明。（《内外伤辩惑论》）

（七）脾胃虚弱，随时为病，随病制方

如汗大泄者，津脱也，当急止之，……在足三里、气街（气冲）穴上，以三棱针刺出血；若汗不减、不止者，刺足三里穴下三寸上廉穴出血，禁酒，湿面。（脾胃论中）。

（八）胃气下溜，五脏气皆乱，其为病互相出见论

黄帝问曰：五乱者，刺之有道乎？岐伯曰：有道以来，有道以去，审知其道，是谓身宝。

黄帝曰：愿闻其道。岐伯曰：气乱于心者，取手少阴心主之俞穴神门、大陵。

气乱于肺者，取手太阴之荥穴、俞穴鱼际并太渊，足少阴之俞穴（太溪）；太阴病气乱于胸中，应以苦甘寒之药，分化而去之；若成痿者，则导去湿热；若善多涕，则从权治以辛热，仍引胃气前出阳道，不令湿土克肾，其穴在太溪。

气乱于肠胃者，取之足太阴、阳明；不下者取之足三里、章门、中脘。若足太阴虚者，则于募穴（章门）中导引之于血中。有一说：腑俞，去腑病也。胃虚而致太阴无所禀者，于足阳明胃之募穴（中脘）中引导之。如气逆而霍乱者，刺取足三里穴，气下乃止，不下复刺。

气乱于头者，先取天柱、大抒二穴，不补不泄，以导气而已。如不知，则取足太阳膀胱经之荥、俞二穴之通谷、束谷深刺，不补不泻。丁心火，已脾土，穴中以引导去之

气乱于臂足，应先取血脉，视其足，臂之血络尽取之，后取其足阳明，手少阳之荥、俞穴，二间、三间、内庭、陷骨深取之。（手少阳之荥穴液门、俞穴中褚，足少阳之荥穴侠溪，俞穴足临泣）后治其痿厥，皆不补不泻，从阴深取，引而上之。上之者，出也，去也。

以上皆为阴火有余，阳气不足，伏匿于地中者也。血者，营也；当从阴引阳，先于地中升举阳气，次泻阴火，乃是导气同精之法。

（九）阴病治阳、阳病治阴

《阴阳应象论》云：审其阴阳，以别刚柔。阳病治阴，阴病治阳，定其气血，各守其乡。血实者宜决之，气虚者宜掣引之。

夫阴病在阳者，乃风寒之邪乘虚而入于人之背上腑俞，脏俞，使人受天之客邪。亦有二说，中于阳则流于经，此病始于外寒，中规外热，故以之风寒之邪。治其各脏之俞，非止风寒而已，六淫之湿、暑、燥、火，皆五脏所受，其筋骨血脉受邪，各有背上五脏的俞穴以除之。

伤寒一说从仲景；中八风者，有风论；中暑者，治背上的小肠俞，此皆六淫客邪有余之病，皆泻在背上之腑俞穴；若病久传变，有虚有实，各随病之传变，补泻不定，只治在背上之腑俞穴。

（十）大小肠五脏皆属于胃，虚则俱病论

《内经》云：耳鸣耳聋，九窍不利，肠胃之所生也。此胃弱不足以滋养手太阳小肠，手阳明大肠，故有此证。《脾胃论》

阳明者，胃脉也。胃者，六腑之海，其气宜下行，阳明逆，不得从其道，故不得卧也。《下经》胃不和则卧不安，此之谓也。（《素问·逆调论》）

面热，足阳明病；鱼络血者，手阳明病；两跌之上，脉坚若陷者，足阳明病，此之谓也。

大肠病者，肠中切痛而鸣濯濯，冬日重感于寒即泻，当脐而痛，不能久立，与胃同候，取巨虚上廉。

小肠病者，小腹痛，腰脊控睾而痛，时窘时后，当耳前热。若寒甚，若独肩上热甚，及手小指次指之间热，若脉陷者，此其候也。手阳明病也，取之巨虚下廉。

从腰以上者，手太阴阳明皆主之；从腰以下者，足太阴阳明皆主之。病在上者下取之，病在下着高取之，病在头者取之足，病在腰者取之腘。病生于头者头重，生于手者臂重，生于足者足重。治病者，先刺其病所从生者也。（《针经·终始》）

着痹不去，久寒不已，卒取其足三里。

骨为干，肠中不便，取足三里，盛泻之，虚补之。

腹中常鸣，气上冲胸，喘而不能久立，邪在大肠，刺肓之原，巨虚上廉，足三里。

小腹控睾，引腰脊，上冲心，邪在小肠连睾系，属于脊，贯肝肺，络心系。气盛则厥逆，上冲肠胃，熏肝，散于肓，结于脐。故取之肓原以散之，刺太阴以予之，取厥阴以下之，取巨虚下廉以去之，按其所过之经以调之。

善呕，呕有苦，常太息，心中儋儋，恐人将捕之，邪在胆，逆在胃，胆液泄则口苦，胃气逆则呕苦，故曰呕胆。取足三里，以下胃气之逆。刺少阳之血络以闭胆逆，调其虚

实，以去其邪。

饮食不下，膈塞不通，邪在胃脘，在下脘则抑而下之，在上脘则散而去之。

小腹痛肿，不得小便，邪在三焦约，取太阳之大络，视其络脉与厥阴小络，结而血肿者，上及胃脘，取三里。

邪在肝，则两胁中痛，寒中，恶血在内，胫善掣，节时肿，取行间穴以引邪下行，补足三里以温胃中，取血脉以散恶血，取耳间青脉，以去其掣。

邪在脾胃，则病肌肉痛。阳气有余，阴气不足，则热中善饥；阳气不足，阴气有余，则寒中肠鸣，腹痛；阴阳俱有余，若俱不足，则有寒有热，皆调于足三里。

厥胸满面肿，唇（傫傫）然，暴言难，甚则不能言，取足阳明。

喉痹，不能言，取足阳明。能言，取手阳明。

疟，不渴，间日而作，取足阳明；渴而日作，取手阳明。

齿痛，不恶清饮，取足阳明；恶清饮，取手阳明。

腰痛，痛上寒，取足太阳、足阳明。

聋而痛者，取手阳明。

堪痛，刺足阳明曲周动脉见血，立已；不已，按人迎于经，立已。《针经·杂病》

黄帝曰：人之噫者，何气使然？岐伯曰：寒气客于胃，厥逆从下上散，复出于胃，故为噫。补足太阴，足阳明。

营气循脉，卫气逆为脉胀，卫气并脉，循分为腹胀，取足三里而泻，近者一下，远者三下，无问虚实，工在疾泻。

黄帝问曰：胀论言无问虚实，工在疾泻，近者一下，远者三下，今有其三而不下者，其过焉在？岐伯对曰：此言陷于肉肓而中气穴者也，不中气穴，则气内闭，针不陷肓，则气不行，上越中肉，则卫气相乱，阴阳相逐，其于胀也当泻不泻气故不下，三而不下，必更其道，气下乃至，不下复始，可以万全，乌有殆者乎？其于胀也，必审其脉，当泻则泻，当补则补，如鼓应桴，恶有不下者乎？

足阳明胃脉也。胃为五脏六腑之海，其清气上注于肺，肺气从太阴而行之，其行也，以息往来，故人一呼脉再动，一吸脉亦再动，呼吸不已，故动不止。

黄帝问曰：足之阳明何因而动？岐伯曰：胃气上注于肺，其悍气上冲头者，循咽上走空窍，循眼系，入络脑，出（堪），下客主人，循牙车，合阳明，并下人迎，此胃气别走于阳明者也，故阴阳上下，其动也若一。故阳病而阳脉小者为逆，阴病而阴脉大者为逆。故阴阳俱静俱动若引绳，相须者病。

黄帝问曰：太阴阳明为表里，脾胃脉也，生病而异者何也？岐伯曰：阴阳异位，更虚更实，更逆更从，或从外，或从内，所以不同，故病异名也。

帝曰：愿闻其异状也。岐伯曰：阳者，天气也，主外。阴者，地气也，主内。故阳道实，阴道虚。故犯贼风虚邪者，阳受之；饮食不节，起居不时者，阴受之；阳受之则入六腑，阴受之则入五脏。入六腑则身热不时卧，上为喘呼；入五脏则撑满闭塞，下为飧泄，久为肠澼。故喉主天气，咽主地气；故阳受风气，阴受湿气。故阴气从足上行至头，而下行循臂至指端；阳气从手上行至头，而下行至足。故曰：阳病者上行极而下，阴病者下行极而上。故伤于风者，上先受之；伤于湿者，下先受之。

帝曰：脾病而四肢不用者何也？岐伯曰：四肢皆禀气于胃，而不得至经，必因于脾，乃得禀也。今脾病不能为胃行其津液，四肢不得禀水谷气，气日以衰，脉道不利，筋骨肌肉，皆无气以生，故不用焉。

帝曰：脾不主时何也？岐伯曰：脾者土也，治中央，常以四时长四脏，各十、八日寄治，不得独主于时也。脾脏者，常着胃土之精也，土者生万物而法天地，故上下至头足，不得主时也。

帝曰：脾与胃以膜相连耳，而能为之行其津液何也？岐伯曰：足太阴者三阴也，其脉贯胃属脾络嗌，故太阴为之行气于三阴。阳明者表也，五脏六腑之海也，亦为之行气于三阳。脏腑各因其经而受气于阳明，故为胃行其津液，四肢不得禀水谷气，因以益衰，阴道不利，筋骨肌肉无气以生，故不用焉。

第四章　治疗原则

《内经》：所谓治疗原则者，即组方原则也。有人说《内经》有论无方，实乃未读懂《内经》也，《内经》中是有论有方而无药，说《内经》无药方则为事实。

古人为什么不在《内经》中涉及药物呢？这实乃是古人的高明之处，有方有药就会限制医生的主观能动性和思维的灵性。（《伤寒论》就把后学者束缚在六经辨证之中而不能自拔）同时由于当时的物流极不发达及地区的差异，在药物不能满足临床要求的情况下，医生如何使用固有的“药方”？有方无药，方有何用？所以古人在《内经》中只讨论病因、病机及治疗原则和治疗方法，以及组方的原则和方法，至于使用具体的药物，则参考《神农本草经》，根据当地的出产、灵活掌握。

现代医学治疗疾病是使用化学成分与细菌或病毒对抗，而传统中医学则是根据自然界生、长、化、收、藏五种运动形式所产生的酸、苦、甘、辛、咸、淡来调整人体因生、长、化、收、藏功能失调所产生的疾病。同时也用药物或食物的寒热、温凉来调整人体因自然界的寒热、温凉所造成的疾病。

本章将明确地反映中医药这一治病的特点和原理。

第一节　人与自然

人体的机能是受自然规律主宰的，所以他必须要适应自然界司天、在泉之气的影响，不然就会产生疾病，这一点是一般医生很容易疑惑和不容易明白的事情。

例如：

厥阴风木司天之时，气从风化；在泉为酸化；主岁运为苍化；在间气为动化。

少阴君火司天之时，气从热化；在泉为苦化；主岁运为气化；在间气为灼化。

太阴湿土司天之时，气从湿化；在泉为甘化；主岁运为黄化；在间气为柔化。

少阳相火司天之时，气从火化；在泉为苦化；主岁运为丹化；在间气为明化。

阳明燥金司天之时，气从燥化；在泉为辛化；主岁运为素化；在间气为清化。

太阳寒水司天之时，气从寒化；在泉为咸化；主岁运为玄化；在间气为藏化。

明白了这些道理，再根据客气加临之时它所对应的脏腑，就可以确定疾病的位置和性质了。

本属于天的是天之气，本属于地的是地之气，只有天地之气相互交通化合，六节之气分而治之，然后才能使万物得以化生而繁茂。作为一个医生，必须要明白六气的气化作用以及五味、五色与五脏之间的关系，还要对气化的太过、不及与疾病发生的关系撕扯清楚，捋出头绪，这样才可能不会贻误病机。

如果人的正气不足，又遇到天气不正常时，神志就会失守而不能聚敛，邪气就会伤人并导致死亡，这是什么道理呢？

人的五脏，只要有一脏不足，又遇岁气不足，就会感受邪气。如果有人因过度的忧伤思虑而伤心，恰又遇少阴司天之年，天气不及，则间气太阴接踵而至，这就是所谓天虚，也就是人气与天气同虚。又遇因惊吓而劫夺了其精气，因其汗出伤了心之津液，形成三虚，从而使心之神明失守。心为一身之君主，神明由此出入，神明失守其位，游离于上丹田（也就是泥丸宫），故不能聚敛。当遇到火运不及之年，必然有水疫之邪气暴发，使人得病并突然死亡。

人如果因饮食不节，劳倦过度而伤脾，恰又遇太阴司天之年，天气不及，间气少阳接踵而至，这就是所谓天虚，也就是人气与天气同虚。又遇饮食过饱，汗出伤及胃之津液，或醉饱行房，汗出伤及脾之津液，形成三虚，使脾之神志失守。脾的职能比之于谏议，智谋周密自此而出，神志失守则不能聚敛，当遇到土运不及之年，或已年或甲年失守其位而天地不能合德，或太阴司天不及之年，必有木疫之邪气发病，使人突然死亡。

人如果久坐湿地，或强力劳动而又入水，必伤肾脏，肾的职能是作强，一切机巧都由此而出，由于人与天同虚，形成三虚，使肾的神志失守，神志失守则不能聚敛，当遇到水运不及之年，或上辛与下丙不相符合，或上丙与下辛失守其位，或太阳司天不及之年，必有土疫邪气发病，使人突然死亡。

人如果因愤怒而使气上逆不下，就要伤肝。恰又遇厥阴司天，天气不及，间气少阴接踵而至，这就是所谓天虚，也就是人与天同虚。又因疾走恐惧，汗出伤及肝之津液。肝的职能比之于将军，人的谋虑自此而出，肝的神志失守则其位不能聚敛，当遇到木运不及之年，或丁年的上丁与下壬不相符合，或上壬与下丁失守其位，或厥阴司天天气不及，必有金疫邪气发病，使人突然死亡。

上述五种失守，都是由于天气与人气同虚，致使神志游离，所以才有五疫之邪伤人，使人突然死亡的现象，这种现象名叫“尸厥”。

人如果出现了五脏神志易位，就会使神光不圆，不但是瘟疫，一切邪气都会伤人，这都是由于神志失守其位的缘故。所以说：神志内守就可以生，神志失守就会死亡；得神志者就会安康，失神志者就要死亡。

第二节　治疗原则

一、五脏的治疗原则

如果主岁之气伤害五脏，就要调整脏气所不胜之气，这是解决问题的要领。其治疗方法是：司天之气淫胜于下的，以其所胜之气来平调之。在泉之气淫胜于内的，以其所胜之气来治疗之。复气平和之年，要仔细观察阴阳变化之所在，来加以调整，这样才能达到平衡的目的。所以说：正病要用正治法，反病要用反治法。

肝属木，旺于春季，在经为足厥阴肝经和足少阳胆经，其旺日为甲日和乙日。肝最害怕拘急，当肝筋发生拘急时，应当马上服用甘味的药物或食物以缓和拘急。

肝气喜欢舒散，应该用辛味药物或食物补益它，促其舒散；用酸味药物或食物泻其实。

当肝脏有病时，还可以针刺其经，并可使其穴位出血。

心属火，旺于夏季，在经为手少阴心经和手太阳小肠经，其旺日为丙日和丁日。心气最害怕弛缓，当心气涣散时，应马上服用酸味的药物或食物加以收敛。

心希望软，应该用咸味的药物或食物补益它，使它软缓；用甜味的药物或食物泻其实。

当心脏有病时，还可以针刺其经，并可刺舌下、委中出血。

脾属土，旺于长夏，在经为足太阴脾经和足阳明胃经，其旺日为戊日和己日。脾最害怕湿气，当脾为湿困时，应马上服用苦味的药物或食物以燥除湿气。

脾喜弛缓，应该服用甜味的药物或食物补益它，使它安缓；用淡味的药物或食物泻其实。

当脾有病时，还可以针刺其经，并刺足少阴肾经的穴位出血。

肺属金，旺于秋季，在经为手太阴肺经和手阳明大肠经，其旺日为庚日和辛日。肺最怕气机上逆，当气机上逆时，应马上服用苦味的药物或食物以泻其气。

肺喜收敛，应该服用酸味的药物或食物补益它，使它收敛；用辛味的药物或食物泻其实。

当肺有病时，还可以针刺其经，并刺足太阳外侧，足少阴出血。

肾属水，旺于冬季，在经为足少阴肾经和足太阳膀胱经，其旺日为壬日和癸日。肾最害怕干燥，当肾干燥时，应马上服用辛味的药物或食物濡润它，因为辛味能宣通肌肤腠理，畅达气血，促使津液产生。

肾喜坚实，应该服用苦味的药物或食物补益它，使它坚实；用咸味的药物或食物泻其实。

肾脏病时，还可以取其本经，并可针刺出血。

在治疗疾病的时候，当病邪轻浅时，要用发散的方法治疗；当病邪深重时，要用削减的方法治疗；正气不足的，要用补益的方法治疗；形体不足的，要用甘温益气的方法治疗；阴精不足的，要用甘润味厚的药物治疗；病邪在上的，要用涌吐的方法治疗；病邪在下的，要用攻下的方法治疗；中焦壅胀满闷的，要用消导的方法治疗；兼有表证的，可用煎药熏洗发汗的方法治疗。当疾病初起的时候，还可以用针刺的方法；当病邪旺盛时，要等它稍微衰退后，再进行针刺治疗。

邪气在皮肤的时候，可以用发汗的方法，发散其邪气；邪气剽悍滑疾的时候，可以用按摩的方法，使其收敛；邪气盛实的时候，可以用发散或泻下的方法，以祛除实邪。

总之，在治疗疾病时，一定要审察阴阳的刚柔属性，确定病邪是在气还是在血，然后分别予以治疗，阳病要治其阴，阴病要治其阳，发汗以宣表，利尿以通里。如果是血分邪实，宜破血逐瘀，也可以用针刺除去瘀血，如果是气虚下陷，宜益气举陷，要活动四肢以疏通阳气，要多穿衣服温暖形体以资助阳气，这样就能使精气正常运行，阴阳气血恢复平衡协调，五脏阳气得以布达，形体就能充盛，骨骼肌肉就会协调。

二、标本的治疗原则

六气有从本化的，有从标本化的，有不从标本化的。少阳、太阴从本化；少阴、太阳即从本也从标；阳明、厥阴不从标本而从中气。所以从本化的生于本，从标本化的或生于标或生于本，从中气化的生于中气。

各种疾病的发生，有生于本的，有生于标的，有生于中气的。治疗时有治其本而愈的，有治其标而愈的，有治其中气而愈的，有治其标本而愈的，有逆治而愈的，有从治而愈的。所谓逆其病气而治，其实是顺治；所谓顺其病气而治，其实是逆治。懂得病生于本，反过来就会明白病生于标。治疗病生于本的方法，反过来就是治疗病生于标的方法。

知道了标与本的理论，用之于临床就不会有困难；明白了逆与顺的治法，就可以正确的进行处理，就不会产生疑问，不知道这些理论，就不足以谈论诊断，却可以扰乱经典的宗旨。

故《大要》说：技术粗浅的医生经常沾沾自喜，以为什么病都知道，结果是某个疾病他认为是热证，话音未了，寒证就显露出来了，为什么呢？这是因为他根本不了解同一气所生的病变，会有不同的证型，从而导致自己经旨错乱，诊断迷惑。

五脏与六腑是互为表里的，经络和肢节所产生的虚实病症，在治疗时应根据病变所在的部位进行调理。如：病在脉时可以调治它的血；病在血时可以调治它的络脉；病在气分时可以调治它的卫气；病在肌肉时可以调治它的骨。用针刺或用药熨治疗都可以。

如果有疾病而不知道疼痛，以针刺阴、阳跷脉为上策；如果身体疼痛，而九侯脉象正常，可以用缪刺的法治疗。

如果疼痛部位在左侧，而右脉出现了病象，要用巨刺的方法治疗。

人体感受了外界的邪气，如果体内还有正气，但大小便不通利，应当先治其标；大小便通利的，应当先治其本；先患大小便不通利而后产生疾病的，首先治其本病。

疾病发生后，如果出现了有余的征象，这时应该采用本而标之的治疗方法，即先治本病后治标病。

疾病发生后，如果出现了不足的征象，这时应该采用标而本之的治疗方法，即先治标病后治本病。

标本的治疗原则，谈起来很容易，但要真正掌握它就比较难了。不知标本，采用了相反而治的方法为逆治；熟知标本，采用了相顺而治的方法为从治。要谨慎地把握疾病的轻重，病情轻的，要标本同治；病情重的，或先治标或先治本，这要根据具体的情况作适当的调理。

先发生病变而后出现气血逆乱的，要治本；

先发生气血逆乱而后产生疾病的，要治本；

先感受寒邪而又产生其他疾病的，要治本；

先患有其他疾病而后有寒证的，要治本；

先发热而后产生疾病的，要治本；

先出现病变而后产生泄泻的，要治本；

先出现泄泻而后产生其他疾病的，要治本，但必须首先调理好泄泻，才能治疗其他疾病；

先患腹部胀满而后产生心烦的，要治本；

先发热而后产生腹部胀满的，要治标；

先出现疾病而后产生腹部胀满的，要治标。

标本的理论扼要而广博，可以从小及大，从一个病例可以了解许多疾病的变化。所以懂得了标本，就易于掌握疾病的本质，而不会有所失误；如果能够察知疾病是属本或属标，就能很容易地使病气调和；明白了胜气与复气的关系，就可以给群众做一些关于疾病方面的解释工作；只有这样，天道的学问就算彻底掌握了。

三、司天在泉致病的治疗原则

司天在泉之气不足所引起的病症，治疗时应当用补法，即顺其所司之味而补之；司天在泉之气有余所引起的病症，治疗时应当用泻法，即逆其所司之味而治之。应该根据司天在泉的寒热之气之间的盛衰来进行调理，无论是上取、下取、内取、还是外取，总应当探求到六气的太过或不及。

气候与主时之气不合的，以主时之气为准；客气胜过主气时，则可触犯客气已达到平衡协调，但不可太过，这是针对邪气胜过主气而说的。所以不要违背自然时令，不要违逆六气的宜忌，不要帮助胜气，也不要扶助复气，这都是最重要的治疗原则。

但在发表时可以不避开热，攻里时可以不避开寒，若既非发表又非攻里，而触犯了主时的寒或触犯了主时的热，寒热会伤害到内脏，使病情更加严重。

如果用药不避寒热，会使无病的人产生疾病，对有病的人则会加重病情。不避开主时之热，便产生热性病；不避开主时之寒，便产生寒性病。

对于木气郁滞的疾病，要条达它；火气郁滞的疾病，要发越它；土气郁滞的疾病，要劫夺它；金气郁滞的疾病，要渗泄它；水气郁滞的疾病要折损它。

治疗六气因不调和而产生的疾病时，或逆治、或从治、或先逆治而后从治、或先从治而后逆治，总之是以疏通气血，使其平和畅达，才是治疗方法的基本原则。

诸气在泉之时

凡风邪侵袭体内而发病，用辛凉的药物主治，以苦味的药物辅佐，以甜味的药物缓解挛急，用辛味药物发散风邪。

凡热邪侵袭体内而发病，用咸寒的药物主治，用甘苦的药物辅佐，用酸味药物来收敛，用苦味药发泄热邪。

凡湿邪侵袭体内而发病，用苦热的药物主治，用酸淡的药物辅佐，用苦味的药物以燥湿邪，用淡味药渗利湿邪。

凡火邪侵袭体内而发病，用咸寒的药物主治，用苦辛的药物辅佐，用酸味药物收敛阳气，用苦味药物发泄火邪。

凡燥邪侵袭体内而发病，用苦温的药物主治，用酸辛的药物辅佐，用苦味的药物泄热，用咸寒的药物泻火。

凡寒邪侵袭体内而发病，用甘热的药物主治，用苦辛的药物辅佐，用咸味的药物泻邪，用辛味的药物润燥，用苦味的药物坚阴。

诸气司天之时

凡风气过盛侵袭所胜的脾土，用辛凉的药物平抑风气，用苦甘的药物辅佐，用甜味药以缓解挛急，用酸味的药物以泻其邪气。

凡热气过盛侵袭所胜的肺金，用咸寒的药物平抑热气，用苦甘的药物辅佐，用酸味的药物收敛阴气。

凡湿土过盛侵袭所胜的肾水，用苦热的药物平抑湿气，用酸辛的药物辅佐，用苦味的药物燥湿，用淡味的药物渗利湿邪；湿邪滞留在上部而发热，用苦温的药物主治，用甘辛的药物辅佐，以汗出病去为止。

凡火气过盛侵袭所胜的肺金，用酸冷的药物平抑火气，用苦甘的药物辅佐，用酸味的药物收敛阴气，用苦味的药物发泄火邪，用酸味的药物恢复阴气。热气过盛所形成的病症治法与此相同。

凡燥气过盛侵袭所胜的肝木，用苦温的药物平抑燥气，用酸辛的药物辅佐，用苦味的药物泻下燥结。

凡寒气过盛侵袭所胜的心火，用辛热的药物平抑寒气，用苦甘的药物辅佐，用咸味的药物泻下寒气。

在泉之气不足，邪气过盛时

厥阴在泉，风木之气不足，清金之气反而相胜时，用酸温的药物主治，用苦甘的药物辅佐，用辛味的药物助其正气。

少阴在泉，火热之气不足，寒水之气反而相胜时，用甘热的药物主治，用苦辛的药物辅佐，用咸味的药物助其正气。

太阴在泉，湿土之气不足，火热之气反而相胜时，用苦寒的药物主治，用咸甘的药物辅佐，用苦味的药物助其正气。

少阳在泉，少阳相火不足，寒冷之气反而相胜时，用甘热的药物主治，用苦心的药物辅佐，用咸味的药物助其正气。

阳明在泉，燥金之气不足，火热之气反而相胜时，用辛寒的药物主治，用苦甘的药物辅佐，用酸味的药物助其正气。

太阳在泉，寒水之气不足，火热之气反而相胜时，用咸寒的药物主治，用辛甘的药物辅佐，用苦味的药物助其正气。

司天之气不足，邪气过盛时

厥阴司天，风气不及，清气反而相胜时，用酸温的药物主治，用甘苦的药物辅佐。

少阴司天，热气不及，寒邪反而相胜时，用甘温的药物主治，用苦酸辛味的药物辅佐。

太阴司天，湿气不及，热邪反而相胜时，用苦寒的药物主治，用苦酸的药物辅佐。

少阳司天，火气不及，寒邪反而相胜时，用甘热的药物主治，用苦辛的药物辅佐。

阳明司天，燥气不及，热气反而相胜时，用辛寒的药物主治，用苦甘的药物辅佐。

太阳司天，寒气不及，热邪反而相胜时，用咸冷的药物主治，用苦辛的药物辅佐。

司天之气淫胜于内而发病及治疗

（一）厥阴司天 风气淫胜，云雾扰动，尘埃样的雾气会使天空昏暗；冬季行春令，使流水不能结冰，蛰虫不去潜伏。

人们多发胃脘心口部疼痛，上撑两胁，咽膈不利，饮食不下，舌本强硬，食则呕吐，腹胀，大便溏泄，小便不利。

病的根本在脾脏。如果冲阳脉绝，多属死症。

治以辛凉，佐以甘苦，以甘味缓其急，以酸味泻其邪。

（二）少阴司天 热气淫胜，君火行其政令，天气郁热，热极则大雨将至。

人们多病胸中烦闷，咽喉干燥，右胁涨满，皮肤疼痛，寒热，咳喘，唾血，便血，衄血，鼻塞流涕，喷嚏，呕吐，小便赤色。甚则疮疡，浮肿，肩背臂膜以及缺盆等处疼痛，心痛，胸腹胀满。

病的根本在肺脏。如果尺泽脉绝，多属死症。

治以咸寒，佐以苦甘，以酸味收敛阴气。

（三）太阴司天 湿气淫胜，天气阴沉，乌云满布，因雨多反而使草木枯槁。

人们多病浮肿，骨痛阴痹（阴痹之症按之不知痛处）腰脊头项疼痛，时时眩晕，大便困难，阳痿，饥饿而不欲进食，咳唾则有血，心悸如悬。

病的根本在肾脏，如太溪脉绝，多属死症。

治以苦热，佐以酸辛，以苦味燥湿，以淡味泻湿邪。如湿邪甚于上部而有热，治以苦温，佐以甘辛，以汗解法恢复其常态而止。

（四）少阳司天 火气淫胜，温热之气流行，秋金之令不平。

人们多病头痛，发热恶寒而发疟疾。如热气在上，则皮肤疼痛，色变黄赤，传于里则变为水病，身面浮肿，腹胀满，仰面喘息。泄泻暴注，赤白下利。疮疡，咳嗽吐血，衄血，心烦，胸中热。

病的根本在肺脏。如天府脉绝，多属死症。

治以咸冷，佐以苦甘，以酸味收敛阴气，以苦味发散火邪，以酸味复其真气，热淫与火淫所胜相同。

（五）阳明司天 燥气淫胜，则树木的繁荣推迟，草类生长较晚。人们的筋骨容易发生变化。

当大凉之气使天气反常，树木的生发之气就会被抑制而郁伏于下，草类的花叶均现焦枯，应该蛰伏的虫类反而出动。人们多病胁肋疼痛。

当人体感受了寒凉清肃之气后则发为疟疾，咳嗽，腹中鸣响，大便稀溏，泄泻如注。心胁突然剧痛，不能转侧。咽喉干燥，面如蒙尘，腰痛，男子瘘疝，妇女少腹疼痛，眼目昏昧不明，眼角疼痛，疮疡痈痤。

病的根本在肝脏。如太冲脉绝，多属死症。

治以苦温，佐以酸辛，以苦味下其燥结。

（六）太阳司天 寒气淫胜，寒气非时而至，水多结冰，如遇戊癸之年，火运炎热，则有暴雨冰雹。

人们多病血脉变化于内，发生痈疡，厥逆心痛，呕血，便血，衄血，鼻塞流涕，善悲，时常眩晕扑倒，胸腹满，手热，肘臂挛急，腋部肿，心悸甚，胸胁胃脘不舒，面赤目黄，善嗳气，咽喉干燥，甚至面黑如炲，口渴欲饮。

病的根本在心脏。如神门脉绝，多属死症。

治以辛热，佐以甘苦，以咸味泻其寒邪。

在泉之气淫胜于内而发病及治疗

（一）厥阴在泉 风气淫盛，则地气不明，原野昏暗不清，草类提早结实。

当风气太过而侵淫体内，足阳明胃是动，人们多病洒洒然振栗恶寒，全身沉重，时喜伸腰哈欠，心痛而有撑满感，两侧胁里拘急不舒，饮食不下，胸膈咽部不利，食入则吐，腹胀，嗳气，得大便或转矢气后觉得轻快，好像病情衰减。

治以辛凉，佐以苦味，用甘味来缓和肝木，用辛味来散其风邪。

（二）少阴在泉　热气淫盛，川泽中阳气蒸腾，阴处反觉清明，气候温热，蛰虫也不伏藏。

当热气太过而侵淫体内，手阳明大肠是动，人们多病腹中肠鸣，腹部涨大，少腹疼痛，逆气上冲胸脘，气喘不能久立，恶寒发热如疟状，皮肤痛，目下肿，眼模糊，齿痛。

治以咸寒，佐以甘苦，以酸味收敛阴气，用苦味发泄热邪。

（三）太阴在泉　湿气淫盛，山谷之间可见昏暗浑浊黄色雾气，湿气太盛则反见黑色，这是湿土之气相互交合的现象。

当湿气太过而侵淫体内，足太阳膀胱是动，人们多病饮邪积聚，心痛，耳聋，头目不清，咽喉肿胀，喉痹，阴病而有出血症状，少腹肿痛，小便不通，邪气上冲则头痛，眼如脱出，项部似拔，腰象折断，大腿不能转动，膝弯结滞不灵，小腿肚好像裂开一样。

治以苦热，佐以酸淡，以苦味燥其湿，用淡味渗泄湿邪。

（四）少阳在泉　火气淫盛，郊野会有光焰四射的感觉，天气时寒时热。

当火气太过而侵淫体内时，足厥阴肝是动，人们多病泄泻如注，赤白下利，少腹痛，小便赤，甚则便血，其余症候与少阴在泉相同。

治以咸冷，佐以苦辛，以酸味收敛阴气，以苦味发泄火邪。

（五）阳明在泉　燥气淫盛，则雾气清冷昏暗使远处看不到物体，天气薄寒。

当燥气太过而侵淫体内时，足少阳胆是动，人们多病喜呕，呕吐苦水，常叹息，心胁部疼痛，不能转侧，甚至咽喉干，面如蒙尘，身体干枯而不润泽，足外侧反热。

治以苦温，佐以甘辛，以苦味泻下。

（六）太阳在泉　寒气淫盛，则天地之间呈现出凝肃惨栗的景象。

当寒气太过侵淫体内时，手太阳小肠是动，气上冲而心痛，出血，咽喉痛，颔部肿等症。

本经是动，人们多病少腹疼痛牵引睾丸、腰脊。

治以甘热，佐以苦辛，用咸以泻水，用辛以温润，用苦来巩固阳气。

《三因极一病证方论》说：“凡六气，数起于上而终于下，岁半之前，自大寒后，天气主之；岁半之后，自大暑后，地气主之；上下交互，气交主之。司气以热，不可用热冒犯；司气以寒，不可用寒冒犯；司气以凉，不可用凉冒犯；司气以温，不可用温冒犯；司气同其主令，亦不可冒犯；异其主令，则可少犯之，是谓四畏。若天气反时令，可依时令；可依时及胜其主，则可犯；以平为期，不可过也。”

司天之气为邪气所胜的治疗原则

风气司天而被清凉之气所胜，治以酸温，佐以甘苦；

热气司天而被寒水之气所胜，治以甘温，佐以苦酸辛；

湿气司天而被热气所胜，治以苦寒，佐以苦酸；

火气司天而被寒气所胜，治以甘热，佐以苦辛；

燥气司天而被热气所胜，治以辛寒，佐以苦甘；

寒气司天而被热气所胜，治以咸冷，佐以苦辛。

本气不足为邪气所胜的治疗原则

风气在泉而被清气所胜，治以酸温，佐以甘苦，以辛味药平之；

热气在泉而被寒气所胜，治以甘热，佐以苦辛，以咸味药平之；
湿气在泉而被热气所胜，治以苦冷，佐以咸甘，以苦味药平之；
火气在泉而被寒气所胜，治以甘热，佐以苦辛，以咸味药平之；
燥气在泉而被热气所胜，治以平寒，佐以苦甘，以酸味药平之，以冷热平和；
寒气在泉而被热气所胜，治以咸冷，佐以甘辛，以苦味药平之。
此制方之所宜。

六气运动变化时的补泻方法

根据司天、在泉之气所主之时，随其所宜，正确选用药味，是治疗上的关键。左右间气的治法与此相同。《大要》说：

少阳主岁，先甘后咸；阳明主岁，先辛后酸；
太阳主岁，先咸后苦；厥阴主岁，先酸后辛；
少阴主岁，先甘后咸；太阴主岁，先苦后甘。
再佐以所宜的药物，助其生化之源泉。这样就掌握了治疗六气致病的规律。

四、五运六气致病的治疗原则

太阳寒水

司天治则：平以辛热，佐以甘苦，以咸泻之。
在泉治则：治以甘热，佐以苦辛，以咸泻之，以辛润之，以苦坚之。
胜气治则：治以甘热，佐以辛酸，以咸泻之。
复气治则：治以咸热，佐以苦辛，以苦坚之。
客胜治则：以苦补之，以咸泻之，以苦坚之，以辛润之。
主胜治则：其泻以咸，其补以苦。

阳明燥金

司天治则：平以苦温，佐以酸辛，以苦下之。
在泉治则：治以苦温，佐以甘辛，以苦下之。
胜气治则：治以酸温，佐以甘辛，以甘泻之。
复气治则：治以辛温，佐以苦辛，以苦泻之，以苦下之，以酸补之。
客胜治则：以酸补之，以辛泻之，以苦泻之。
主胜治则：其泻以辛，其补以酸。

少阳相火

司天治则：平以酸冷，佐以苦甘，以酸收之，以苦发之，以酸复之。
在泉治则：治以咸凉，佐以苦辛，以酸收之，以苦发之。
胜气治则：治以辛寒，佐以甘咸，以甘泻之。
复气治则：治以咸冷，佐以苦辛，以咸软之，以酸收之，辛苦发之。
客胜治则：以咸补之，以甘泻之，以咸软之。
主胜治则：其泻以甘，其补以咸。

太阴湿土

司天治则：平以苦热，佐以酸平，以苦燥之，以淡渗之。

在泉治则：治以苦热，佐以酸淡，以苦燥之，以淡渗之。
胜气治则：治以咸热，佐以辛甘，以苦泻之。
复气治则：治以苦热，佐以酸辛，以苦泻之、燥之、渗之。
客胜治则：以甘补之，以苦泻之，以甘缓之。
主胜治则：其泻以苦，其补以甘。

少阴君火

司天治则：平以咸寒，佐以苦甘，以酸收之。
在泉治则：治以咸寒，佐以甘苦，以酸收之，以苦发之。
胜气治则：治以辛寒，佐以苦咸，以甘泻之。
复气治则：治以咸寒，佐以苦辛，以甘泻之，以酸收之，辛苦发之，以咸软之。
客胜治则：以咸补之，以甘泻之，以咸收之。
主胜治则：其泻以甘，其补以咸。

厥阴风木

司天治则：平以辛凉，佐以苦甘，以甘缓之，以酸泻之。
在泉治则：治以辛凉，佐以苦，以甘缓之，以辛散之。
胜气治则：治以甘清，佐以苦辛，以酸泻之。
复气治则：治以酸寒，佐以甘辛，以酸泻之，以甘缓之。
客胜治则：以辛补之，以酸泻之，以甘缓之。
主胜治则：其泻以酸，其补以辛。

五、主客气相胜致病的治疗原则

《黄帝内经》上说：凡是气上逆的就要抑制其上冲之气；凡是气下陷的就要抬举而使其上升；气有余的要折损；其不足的要补益，总之，要以辅助其正气为主，用适宜的药食来调和，务必使主客之气安泰。

然后再根据其寒温情况，来决定治疗的原则，如果主客之气相同的就用逆其胜气的方法治疗，不同的就用从其不胜之气的方法治疗。

厥阴风木主气胜所引起的病症，用酸味药去泻它，用辛味药去补它。

厥阴风木客气胜所引起的病症，用酸味药去泻它，用辛味药去补它，用甘味药缓解挛急。

少阴君火、少阳相火主气胜所引起的病症，用苦味药去泻它，用咸味药去补它。

少阴君火客气胜所引起的病症，用甘味药去泻它，用咸味药去补它，用酸味药收敛它。

少阳相火客气胜所引起的病症，用甘味药去泻它，用咸味药去补它，用咸味药来软坚。

太阴湿土主气胜所引起的病症，用苦味药去泻它，用甘味药去补它。

太阴湿土客气胜所引起的病症，用苦味药去泻它，用甘味药去补它，用甘味药缓解挛急。

阳明燥金主气胜所引起的病症，用辛味药去泻它，用酸味药去补它。

阳明燥金客气胜所引起的病症，用辛味药去泻它，用酸味药去补它，用甘味药发泄邪气。

太阳寒水主气胜所引起的病症，用咸味药去泻它，用苦味药去补它。

太阳寒水客气胜所引起的病症，用咸味药去泻它，用苦味药去补它，用苦味药坚其气，用辛味药润其燥。

六、胜气复气致病的治疗原则

凡是治疗各种胜、复之气所导致的疾病，不管是六气过胜还是来复，只要是寒证就用热药，热证就用寒药，温证就用清凉药，清冷的病症就用温药，正气外散的病症就用收敛药，抑郁的病症就用发散药，干燥的病症就用濡润药，拘急的病症就用甘缓药，病气坚实的就用软坚药，气脆弱的病症就用固本的药，衰弱的病症就用补益药，亢盛的病症就用泻下药。

总之，要用各种方法安定正气，使其清静安宁，这样病气就会衰退，自然就无偏胜之害，各归其属了，这是治疗疾病的基本方法。

六气偏胜及治疗

（一）厥阴风气偏胜　自然界就会大风屡起，裸虫不能滋生。

人们则因肝气偏胜而多病头眩耳鸣、胁肋气滞胀满而痛，胃中翻腾混乱而欲吐、胃脘横膈处寒冷当心而痛，咽膈之间膈塞不通，肠鸣飧泄，少腹疼痛，下利赤白，呕吐。化而成热，则小便黄赤。

厥阴风木过盛，用甘凉的药物主治，用苦辛的药物辅佐，用酸味的药物泻其邪气。

（二）少阴热气偏胜　炎暑就会到来，树木因之流津，草类因之枯萎。

人们多病烦躁呕逆、心下热，热气游走三焦，脐下有动气上逆，常觉饥饿，腹部胀满而痛，大便溏泄转而成为血痢。

少阴君火过盛，用辛寒的药物主治，用苦咸的药物辅佐，用甘味的药物泻其邪气。

（三）太阴湿气偏胜　火气郁滞于内，蕴藏酝酿而成为疮疡，流散在外则病生于胁肋，甚则心痛。

热气阻隔在上焦，就会出现头痛，喉痹，项强等症。

单纯由于湿气偏胜而内郁，寒迫下焦，会出现胃中满闷，头痛于顶，牵引至眉间。

多雨之后，湿化之像方始出现，易患少腹胀满，腰臀部重而强直，妨碍入房，时时泄泻如注；

水饮发于内而浮肿见于上部，头部沉重，足胫浮肿，足下温暖；

太阴湿土过盛，用咸热的药物主治，用辛甘的药物辅佐，用苦味的药物泻其邪气。

（四）少阳火气偏胜　当暴热之气消烁津液，水涸草枯，介虫屈伏时，人们易患少腹疼痛，下痢赤白。

热气客于胃，则心烦、谵妄、易惊、心痛、目赤、欲呕、呕酸、善饥、耳痛、小便赤。

少阳相火过盛，用辛寒的药物主治，用甘咸的药物辅佐，用甘味的药物泻其邪气。

（五）阳明燥金偏胜　当大凉肃杀之气施布时，草木之花叶改色，毛虫类死亡。人们病胸中不舒，咽喉窒塞而咳嗽。

清凉之气发于内，病咽喉窒塞，左胁肋疼痛，大便溏泄，痿疝。

阳明燥金过盛，用酸温的药物主治，用辛甘的药物辅佐，用苦味的药物泻其邪气。

（六）太阳寒气偏胜　寒凝凛冽之气时至，有非时之冰冻，羽虫类延迟生化

寒气大盛使血脉凝滞，络脉因淤滞充盈而变色，发病为疟疾，痔疮，阴部生疮疡，连及两股内侧筋肉拘急麻木，房事不利，或为便血。皮肤因气血否塞而肿。

寒气入胃则生心痛，腹中痞满，饮食减少。寒气入于下焦，传变为水泻。

热气上逆，则头项巅顶脑颅等处疼痛，目珠疼如脱出。

太阳寒水过盛，用苦热的药物主治，用辛酸的药物辅佐，用咸味的药物泻其邪气。

六气报复及治疗

（一）厥阴风气之复　树木倒卧，尘沙飞扬，裸虫不得繁荣。

风气复则脾病，病发则为少腹坚满，腹胁之内拘急暴痛。

厥心痛，多汗，眩晕，筋骨挛痛，手足逆冷。

风邪入脾，饮食不下，食入痹阻，不能消化，食后吐出。

如果冲阳脉绝，多属死症。

厥阴风木来复时，用辛寒的药物主治，用甘辛的药物辅佐，用酸味的药物泻其邪气，用甘味的药物缓其挛急。

或治以酸寒，佐以甘辛，以酸泻其邪，以甘缓其急。

（二）少阴火气之复　少阴火热之气延后施化，流水不会结冰，热气流行过甚，介虫不会蛰伏。

火气复则肺病，人们多病痱疹，疮疡，痈疽，痤疮，痔疮等症。

热从内部发生，则懊恼烦躁，鼻塞流涕，喷嚏，少腹绞痛。

当火势盛而燔时，咽喉干燥，咳嗽，突然失音。大便时泻时止，动气生于左腹部而向上逆行于右侧，呃逆，嗳气，肌肤浮肿，皮肤痛。

心痛，昏迷，不省人事，继则洒淅恶寒，震栗寒战，谵语妄动，寒罢而发热，口渴欲饮水，少气，骨软痿弱，肠道梗死而大便不通。

热邪入肺，则咳嗽，鼻渊。

如果天府脉绝，多属死亡。

少阴君火来复时，用咸寒的药物主治，用苦辛的药物辅佐，用甘味的药物泻其邪气。

或用酸味的药物收敛，用苦味的药物发泄，用咸味的药物软坚。

（三）太阴湿土之复　湿土复则肾病。

当大雨常下，洪水淹没田地，鱼类游行于陆地时，人们就会病发头顶痛而重，瘛疭抽痛更加厉害，呕吐，神情默默，口吐清水。

湿气变化而大行，于是人们就会胸腹满闷，身体沉重，饮食不化。

阴气上逆则胸中不爽，咳喘有声，水饮生于内。

如湿邪入肾，则泄泻频而不止。

如果太溪脉绝，多属死症。

太阴湿土来复时，用苦热的药物主治，用酸辛的药物辅佐，用苦味的药物泻其邪气，燥化湿邪，渗泻湿邪。

（四）少阳热气之复　大热将至，干燥灼热，介虫死亡。

热气复则肺病，人们多病惊恐、瘛疭、咳嗽、衄血、心热烦躁、小便频数、怕风。

如厥逆之气上行，则面色如蒙浮尘，眼睛因而润动不宁。

火气内生则上为口糜、呕逆、吐血，下为便血。发为疟疾则恶寒鼓栗，寒极生热咽喉部干槁，渴而善饮，小便变为黄赤，少气，脉痿弱。

如气蒸热化则为水病，传变成为浮肿。

邪气入肺则咳嗽、便血。

如果尺泽脉绝，多属死症。

少阳相火来复时，用咸冷的药物主治，用苦辛的药物辅佐。

或用咸味药软坚，用酸味药收敛，用苦味药发泄。

发泄时可以不避开热天，但要忌用温凉的药物，少阴君火来复时用同样的方法治疗。

（五）阳明燥金之复　清肃之气大行，树木苍老干枯，兽类因之多发生疫病。

燥金复则肝病，人们所患疾病多生于胁肋，病在膈中，咳嗽、呃逆、心烦头痛。燥气偏于左侧，善叹息，心痛痞满，腹胀而泄泻，呕吐苦水。

邪气入肝，则惊骇、痉挛。

如果太冲脉绝，多属死症。

阳明燥金来复时，用辛温的药物主治，用苦甘的药物辅佐。

或用苦味的药物发泄邪气、泻下燥邪，用酸味的药物补其不足。

（六）太阳寒水之复　寒气上行，水结成雨或冰雹，禽类因此死亡。

寒水复则心病，人们所患的疾病是心胃生寒气，胸膈不宽，心痛痞满，头痛，容易悲伤，常眩扑，纳食减少，腰臀部疼痛，屈伸不利。

当天寒地裂，冰厚而坚，阳光不温暖时，就会少腹疼痛牵引睾丸并连带腰脊。

逆气上冲于心，以致唾出清水或呃逆嗳气。

邪气入心，善忘善悲。

如果神门脉绝，多属死症。

太阳寒水来复时，用咸热的药物主治，用甘辛的药物辅佐，或用苦味的药物以坚肾气。

七、五味胜五气

主气为病

厥阴风木主气之时，其泻用酸，其补用辛；

少阴君火与少阳相火主气之时，其泻用甘，其补用咸；

太阴湿土主气之时，其泻用苦，其补用甘；

阳明燥金主气之时，其泻用辛，其补用酸；

太阳寒水主气之时，其泻用咸，其补用苦。

客气为病

厥阴风木客气为病，其泻用酸，其补用辛，其缓用甘；

少阴君火客气为病，其泻用甘，其补用咸，其收用酸；

太阴湿土客气为病，其泻用苦，其补用甘，其缓用甘；

少阳相火客气为病，其泻用甘，其补用咸，其坚用咸；

阳明燥金客气为病，其泻用辛，其补用酸，其泄用苦；
太阳寒水客气为病，其泻用咸，其补用苦，其坚用苦，其润用辛。
其目的是要开发腠理，使津液和利，阳气通畅。

八、疾病在内在外的治疗原则

调治病气的方法，首先必须辨别阴阳，确定它是在内还是在外。根据病之所在，在内的治内，在外的治外，轻微的调理它，较盛的平静它，亢盛的劫夺它。在表的用汗法，在里的用下法。

要根据寒热温凉的不同属性，衰减其所属的病证，随其所宜为准，如能谨慎地遵守如上的法则，就可以使气血和平，万治万全，确保它的天年。

九、内脏与体表相互影响的治疗原则

从内脏影响到体表的，先治其内脏；
从体表影响到内脏的，先治其体表。
由内脏影响到体表而偏重于体表的，先治其内脏后治其体表；
由体表影响的内脏而偏重于内脏的，先治其体表后治其内脏。
内脏与体表没有相互影响的，就治其发病部位所主之病。

第三节　用药法则

一、岁气与药性

治疗疾病所用的药物，应该根据岁气来进行采备，这样药物才能得到天地的精专之气，才能使药物气全而力厚，只有这种得岁气而生化的药物，其药性才不会降低。

在六气当中，司天与在泉因为有太过与不及的区别，故非司岁的药物和司岁的药物相比较，形质虽然相同，但却有等级上的差别；不属于司天之气生化的药物，其气散而不专，其气味会有厚薄的分别，其性能也会有躁静之别，其疗效也会有快慢不同，药力所及也会有浅深之异，这就是古代高明的医生为什么都要亲自采药，其中的道理就在这里。

少阳相火在泉时，寒毒之物不会产生，金从火化，故味辛，其治之味为苦味和酸味。与它相应的谷类的颜色为红色和青色。

阳明燥金在泉时，湿毒之物不会产生，木从金化，故味酸，其气湿，其治之味为辛味、苦味和甜味。与它相应的谷类的颜色为红色和黄色。

太阳寒水在泉时，热毒之物不会产生，火从水化，故味苦，其治之味为淡味和咸味。与它相应的谷类的颜色为黄色和黑色。

厥阴风木在泉时，清毒之物不会产生，土从木化，故味甜，其治之味为酸味和苦味。与它相应的谷类的颜色为青色和红色。

少阴君火在泉时，寒毒之物不会产生，金从火化，故味辛，其治之味为辛味、苦味和甜味。与它相应的谷类的颜色为白色、红色和黄色。

太阴湿土在泉时，燥毒之物不会产生，水从土化，故味咸，其气热，其治之味为甜味

和咸味。黄色和黑色。

王好古说：本草之味有五，气有四。然而一味之中有四气，如辛味有石膏寒、桂附热，半夏温、薄荷凉等等。也有一物一味者，一物三味者；有一物一气者，一物二气者；有生熟气味相异者，有根苗气味相异者。

夫气者，天也，温热天之阳，寒凉天之阴；阳则升，阴则降。味者，地也，辛甘淡地之阳，酸苦咸地之阴；阳则浮，阴则沉。临床有使气者，有使味者，有气味俱使者；有先使气而后使味者，有先使味而后使气者。温多成热，凉多成寒，寒热各半而成温；热者多寒者少，寒不为之寒；寒者多热者少，热不为之热，不可一概而论也。寒热各半之药，昼服则从热之属而升，夜服则从寒之属而降；晴天则从热，阴天则从寒，变化不一也。何况四时六气不同，五运六气各异，怎么可以轻视呢。

李东垣说：夫药有温、凉、寒、热之气，辛、甘、淡、酸、苦、咸之味；有升、降、浮、沉之相互，厚、薄、阴、阳之不同。一物之内，气味兼有；一药之中，理性俱备；或气同而味殊，或味同而气异。气法天，温热者天之阳，凉寒者天之阴；天有阴、阳、风、寒、暑、湿、燥、火、三阴、三阳，上奉之也。味法地，辛、甘、淡者地之阳；酸、苦、咸者地之阴；地有阴、阳、金、木、水、火、土、生、长、化、收、藏，下应之也。气味薄者，轻清成象，本乎于天而亲上也；气味厚者，重浊成形，本乎于地而亲下也。

药有升降浮沉化，生长收藏成，以配四时。春升夏浮、秋收冬藏、土居中化，是以味薄者升而生，气薄者降而收，气厚者浮而长，味厚者沉而藏，气味平者化而成。但言补之以辛、甘、温、热及气味之薄者，即助春夏之升浮，便是泻秋冬收藏之药也。在人之身，肝心是矣。但言补之以酸、苦、咸、寒及气味之厚者，即助秋冬之沉降，便是泻春夏生长之药也。在人之身，肺肾是矣。淡味之药，渗即是升，泄即是降，佐使诸药者也。用药者循此则生，逆此则死；纵令不死，亦危困矣。

王好古说：升而使之降，须知抑也；沉而使之浮，须知载也。辛散也，而行之也横；甘发也，而行之也上；苦泄也，而行之也下；酸收也，其性缩；咸软也，其性舒，其不同如此。鼓掌成声，沃火成沸，二物相合，象在其间矣。五味相制，四气相和，其变可轻用哉。

《本草纲目》说：制药的目的贵在适中，不及则功效难求，太过则气味反失。用火制的方法有四种：煅、炮、炙、炒也；用水制的方法三种：渍、泡、洗也；水火共制有蒸、煮二者也，制药的方法虽多，不离于此。

酒制能升提，姜制能发散，入盐可以走肾而软坚，用醋可以注肝而止痛。童便制，可以除劣性而降下；米泔制，可以去燥性而和中；用乳制可以润枯生血；用蜜制可以甘缓益元。用陈壁土制，可以窃真气骤补中焦；用麦麸皮制，可以抑酷性勿伤上膈。用黑豆汤、甘草汤渍曝，能解毒致令平和；用羊酥油、猪脂油涂烧，能使咸渗骨容易脆断；去瓤者免胀；抽心者除烦。

药性有宜丸者，宜散者，宜水煮者，宜酒渍者，宜膏者煎，亦有一物兼宜者，亦有不可入汤酒者，并随药性，不得违越。

病在头面及皮肤者，药须酒炒；在咽下脐上者，用酒洗之；在下者，要生用。寒药须酒浸曝干，恐伤胃也；当归酒浸，能助发散之用也。

凡是治至高之病，加酒煎；去湿以生姜；补元气以大枣；发散风寒以葱白；去膈上痰以蜜。去下部之疾，其丸要极大而光且圆；治中焦者次之，治上焦者极小。稠面糊取其迟化，直至下焦；或酒或醋，取其收散之意也。

细末者，不循经络，只去胃中及脏腑之积。气味厚者，白汤调服；气味薄者，煎之和渣服。

犯半夏、南星，欲去湿者，丸以姜汁稀糊，取其易化也；水浸宿炊饼，又易化；滴水丸，又易化；炼蜜丸者，取其迟化而气循经络也；蜡丸取其难化而旋旋取效，或毒药不伤脾胃也。大概具陈，初学熟玩。

二、药物的分类

刘完素说：天地赋形，不离阴阳，形色自然，皆有法象。毛羽之类，生于阳而属于阴；鳞甲之类，生于阴而属于阳。空青法木，色青而主肝；丹砂法火，色赤而主心；云母法金，色白而主肺；慈石法水，色黑而主肾；黄石脂法土，色黄而主脾。故触类而长之，莫不有自然之理也。欲为医者，上知天文、下知地理、中知人事，三者俱明，然后可以语人之疾病。不然，则如无目夜游，无足登涉，动致颠殒，而欲愈疾者，未之有也。

药物有五味，五味又有阴阳之分，辛甘发散的属阳，酸苦涌泄的属阴；淡味渗泄的属阳，咸味涌泄的属阴。辛甘酸苦咸淡六者，或收敛、或发散、或缓和、或急暴、或燥湿、或润泽、或柔软、或坚实。应根据病情之所宜来运用，以调理气机，使阴阳归于平衡为原则。

药物还有用上、中、下三品的分类法，来说明药性有毒无毒。有毒无毒药物的使用，应根据病证的需要来决定，同时要根据病情的轻重来制定方剂的大小。

《本草纲目》说：凡称气者，是香臭之气。其寒、热、温、凉是药之性也，如白鹅脂性冷，不可言气冷也。四气则是香、臭、腥、臊，如蒜、阿魏、鲍鱼、汗袜则其气臭；鸡、鱼、鸭、蛇则其气腥；狐狸、白马茎、人中白则其气臊；沉、檀、龙、麝则其气香也。气字当改为性字，于义方允。

味有五，气有四。五味之中，各有四气，如辛则有石膏之寒，桂、附之热，半夏之温，薄荷之凉是也。气者天也，味者地也；温热者天之阳，寒凉者天之阴；辛甘者地之阳，咸苦者地之阴。本草五味不言淡，四气不言凉，只言温、大温、热、大热、寒、大寒、微寒、平、小毒、大毒、有毒、无毒，何也？淡附之于甘，微寒即是凉也。

李时珍说：酸咸无升，甘辛无降，寒无浮，热无沉，其性使然也。而升者引之以咸寒，则沉而直达下焦；沉者引之以酒，则浮而上至巅顶。此非窃天地之奥而达造化之权者，不能至此。一物之中，有根升梢降，生升熟降，是升降在物亦在人也。

三、制方原则

君药一，臣药二，是小方的组成法。君药一，臣药三，佐药五，是中等方的组成。君药一，臣药三，佐药九，是大方的组成法。方剂分君臣的制度，是把主治疾病的药叫作君，辅助君药的叫作臣，顺应臣药的叫作佐使，并不是指上、中、下三品的意思。

《大要》说：君药一，臣药二，是奇方的制度；君药二，臣药四，是偶方的制度。病近的用奇方，病远的用偶方；发汗不用奇方，攻下不用偶方；补益与治疗上部的制方宜缓，补益与治疗下部的制方宜急。药急的气味浓厚，药缓的气味淡薄；制方用药要恰到病处，就是指此而言。

气有多少，病有盛衰，因此，治疗有缓急，方剂有大小；病气有高下之别，病位有远近之分，症状有内外之异，所以治法也有轻重的不同。总之，用药都要以药气适宜，能通达病所为准则。

《本草纲目》说：用药犹如订立管理制度，若多君少臣，多臣少佐，指挥的人多，干活的人少，则会力量不足。而一般情况下养命之药多君，养性之药多臣，疗病之药多佐，要根据病情需要，反复斟酌使用。

恰当的治疗方法是：病位近者用奇方或偶方时，宜制小其方药之量；病位远者用奇方或偶方时，宜制大其方药之量；方剂大的是药味数少而量重，方剂小的是药味数多而量轻；味数多的可至九味，味数少的可用二味。用奇方病不去者，用偶方，叫作重方；用偶方病不去者，则用相反的药味来反佐，以达到治疗的目的。所谓反佐，就是佐药的性味反，而与病情的寒热温凉相同。

用药一定要根据气与运所主气的异同、多少来确立制方原则，假若气与运均为寒湿，则应用燥热药以化寒湿，若寒湿不同则用燥湿药治疗；若气与运同为热则多用清凉之品治疗；若气与运同为寒凉则多用温热之品治疗；若气与运同为风热则多用寒凉之品，若气与运不同则少用寒凉之品。

凡制方用药，皆应以气味为主，补泻在味，气随时令而变化，主病之药为君。假令治风，防风为君；治寒，附子为君；治湿，防己为君；治上焦热，黄芩为君；治中焦热，黄连为君；如兼见他证，以佐使药分而治之，这是制方之要义也。

用寒药时应当避开寒气主令之时，用凉药时应当避开凉气主令之时，用温药时应当避开温气主令之时，用热药时应当避开热气主令之时，在饮食方面也应当遵循这些原则，如果气候反常就不必拘泥这个原则。

李时珍说：升降浮沉则顺之，寒热温凉则逆之。故春月宜加辛温之药，薄荷、荆芥之类，以顺春升之气；夏月宜加辛热之药，香薷、生姜之类，以顺夏浮之气；长夏宜加甘苦辛温之药，人参、白术、苍术、黄柏之类，以顺化成之气；秋月宜加酸温之药，芍药、乌梅之类，以顺秋降之气；冬月宜加苦寒之药，黄芩、知母之类，以顺冬沉之气，所谓顺时气而养天和也。

王好古说：四时总以芍药为脾剂，苍术为胃剂，柴胡为时剂，十一脏皆取决于少阳，为发生之始故也。凡用纯寒纯热及寒热相杂之药，宜用甘草以调和之，惟中满者禁用甘也。

经上说：春省酸增甘以养脾气，夏省苦增辛以养肺气，长夏省甘增咸以养肾气，秋省辛增酸以养肝气，冬省咸增苦以养心气。此则既不伐天和而又防其太过，所以体天地之大德也。

愚昧者舍本从标，春用辛凉以伐木，夏用咸寒以抑火，秋用苦温以泄金，冬用辛热以涸水，谓之时药，殊背素问逆顺之理，以夏月伏阴，冬月伏阳，推之可知矣。虽然月有四时，日有四时，或春得秋病，夏得冬病，神而明之，机而行之，变通权宜，又不可泥一也。

四、用药的基本原则

中医用药治疗疾病，不关心药物的成分，而只是重视药物的寒热温凉四气和酸甘苦辛咸五味，其治疗原理在杂论中已有详细解释。

气是构成万物的最基本形态，在开始阶段就具有生化的功能，气的扩散造就了万物的形态，气的敷布能够使万物繁殖发育，气终止了万物就要发生变化，这些情况在各种生物体上都是一样的，所以万物不得天气不生，不得地气不长，风寒暑湿燥火，它们的气化作用是各不相同的。运气的生化规律是人力不能代替的，四季的时序是不能违背的，只有静静地等待时序之气，谨慎地保养真气，生气才能长久，其形体才能健壮。

春为风木主酸，夏为热火主苦，秋为燥金主辛，冬为寒水主咸；四季都有湿土存在主甘和淡。辛甘的药物具有发散的作用，性质属阳；酸苦的药物具有涌泻的作用，性质属阴；咸味的药物也具有涌泻的作用，但性质属阳；淡味的药物具有渗泄的作用，但性质属阴。这六种性味的药物，酸的可以收敛，辛的可以发散，甘的可以濡润，咸的可以软坚，苦的可以坚实，根据六味的功用，以对病情有利而加以选择，从而使其气调和，达到平衡协调。

在临床当中，寒证用热药治疗；热证用寒药治疗；病情轻的就逆其证象而治；病情表现有明显假象的就顺从假象而治；安逸过度而导致停滞的就疏通它；病属坚实的就消减它；病属枯燥的就濡润它；停留在体内就清除它；滞留在体内的就攻逐它；劳倦所致的就温养它；郁结所致的就疏散它；拘急的就缓解它；耗散的就收敛它，劳损的就温补它；惊恐的就平定它；在表的用汗法；在里的用下法，要根据疾病寒、热、温、凉偏胜的不同，应用不同属性的药物使它衰减。

总之，或者升举，或者降逆，或者按摩，或者沐浴，或者迫邪外出，或者劫夺病邪，或者用开泄，或者用发散，总要以适合病情为原则。这些方法都是要宣通人体的正气，疏通肌肤腠理，促使津液到来。

“用寒远寒，用热远热”是指主时之气是热时，不要用热药触犯它；主时之气是寒时，不要用寒药触犯它；主时之气是凉时，不要用凉药触犯它；主时之气是温时，不要用温药触犯它。间气与主气相同的，在用药时也不要触犯它；间气与主气不同的，在用药时虽然可以稍有触犯，但在临证时必须要慎重地加以考察。由于寒、热、温、凉四气，是不可以随意触犯的，所以谓之“四畏”。顺从这一原则就能平和，违背这一原则就会产生疾病，所以在治疗时，一定要对主时之气敬而远之，加以避开。

用热药时不要触犯夏天热的气候，用寒药时不要触犯冬天寒的气候；不避主时之寒，便产生寒性病；不避主时之热，便产生热性病；若即不发表，也不攻里，而触犯了主时的寒或触犯了主时的热，则会伤害内脏，使病情加重。用药不避寒热，会使无病的人产生疾病，对有病的人则会加重病情，然而发表时可以不避开夏天热的气候，攻里时可以不避开冬天寒的气候。

但发表时可以不避热，攻里时可以不避寒；不避热时则热至，不避寒时则寒至。若寒热之气伤于内，无病的人也能够生病，有病的人会更加严重。

临床应根据寒热之气的盛衰来进行调理，无论是上取、下取、内取、外取都要探求六气的太过和不及，如果病气与六气相反，病在上从下治，病在下从上治，病在中从左右治；治热性病用寒药，药当温服；治寒性病用热药，药当凉服；治温性病用凉药，药当冷服；治清冷性病用温药，药当热服。无论是用消法、清法、下法、吐法、补法、新病或久病，都应当遵循这个原则。

在这里还必须首先要知道的是该年的气候情况，不要违反天人相应的规律，不要犯实

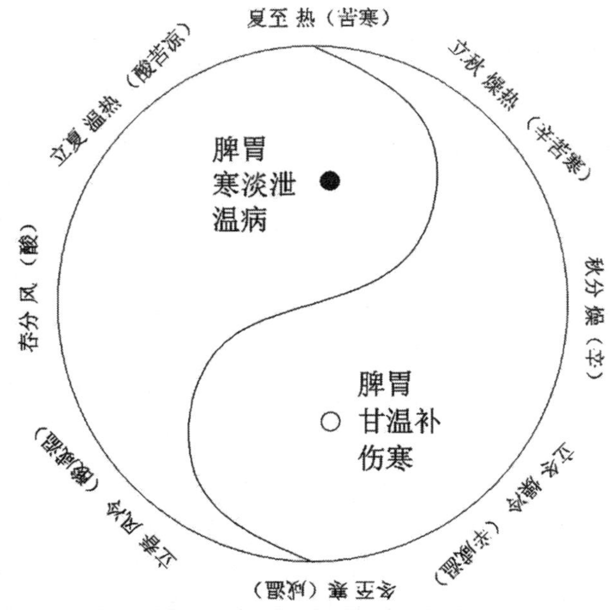

治疗用药示意图

细细的研究此图可以看出，中医的治疗用药的原则或者说养生的原则及其简单，只要把握住了疾病的病因、病机、病位，按此图找到其对应的药物气味和自身的药物气味，以及脾胃所需的药物气味，（脾胃为后天之本，任何的治疗都应以不损伤脾胃为原则）或补、或泻，总以达到相对平衡为目的，这是中医药物治疗的大纲，舍此无他。

证误用补法，使邪气更盛；虚证误用下法，使人体的正气受到损伤，虚虚实实的错误，从而断送了人的性命。对于身体强壮能耐受毒药的就给以性味厚的药物，身体虚弱而不能胜任毒药的就给以性味薄而和缓的药物。对于气机虽然调顺而身体还不能康复，病虽然已去而形体依然瘦弱的病人，应当怎样处理呢？这就需要知道天地之气化，是不可用人力来代行的；四时运行的规律，是不可以违反的。若要恢复正气的不足，使经络通畅，血气和顺，像平常人一样，就必须注意保养身体，协调阴阳，耐心的等待天时，谨慎的守护真气，不要使它有所消耗，这样它的形体就可以壮实，生气就可以长养，这就是圣王的法度。所以《大要》上说：不要以人力来代替天地之气化，不要违反四时的运行规律，必须善于调养，协调阴阳，等待真气的恢复。就是这个意思。

天气与主时之气相反时，要以主时之气为依据，治疗时必须顺从主时之气，如果触犯了主时之气时，可用相胜主时之气的药品加以治疗。客气胜于主气时，则可以触犯客气，以达到平衡协调的目的，但不可使之太过。这是指邪气胜过主气者而言。所以说不要误用了气候的正常时令，不要违背了六气之所宜，不要帮助胜气，也不要赞助复气，这才是最好的治疗原则。

治疗疾病，要热因寒用、寒因热用、塞因塞用、通因通用，或寒者热之、热者寒之、微者逆之、甚者从之、坚者削之、客者除之、劳者温之、结者散之、留者攻之、燥者濡之、急者缓之、散者收之、损者温之、逸者行之、惊者平之；逆者要正治，从者要反治，不管从少从多，上之下之、摩之浴之、薄之劫之、开之发之，都要根据病情来决定，以适

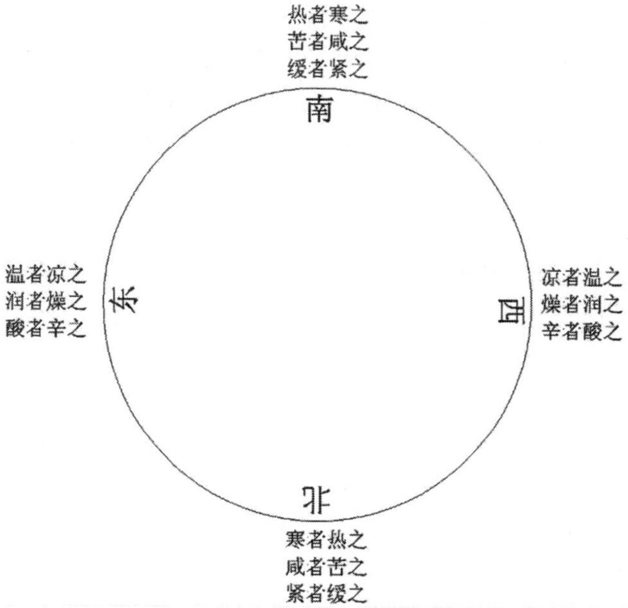

治疗用药原则示意图

此图更进一步地解释了治疗用药的基本原则和方法，读者一定要把本章中的内容与此图相对照，从而能更加容易理解古人的思维方式和治疗理念。

合病情为原则。可以用它攻破积滞，可以用它消溃坚积，可以用它调和气血；可以用它治愈疾病。同时还可以用综合治疗的方法，假若是虚证，就用补法，先用药物治疗，然后用食物调理，再用热水濡洗肌肤，使内外之气相互调和，这样就可以将疾病治愈。

五、服药的法则

中医用药有丸散膏丹汤之别，每种用法各有其作用，如“汤”者荡也，可以荡涤脏腑，开通经络，调节阴阳，去大病用之；煎汤饮之，则易升易散而行经络也。“丸”者缓也，舒缓而治之也，可以逐风冷，破坚积，进饮食。“散”者散也，去急病用之，可以去风寒暑湿之邪，散五脏之结伏，开肠利胃。

在临床用药时，有宜服丸者，宜服散者，宜服汤者，宜服酒者，宜服膏煎者，宜下者，宜吐者，宜汗者，察病之源，亦兼参用，以为其制。

病有新有久，处方有大有小，药物有毒无毒，服用时当然要有一定的规则。凡是用大毒之药治疗，病去十分之六，就不可再服用；一般的毒药，病去十分之七，就不可再服用；小毒的药物，病去十分之八，就不可再服用；即使是没有毒的药物，病去十分之九，也不必再服用了。以后就要用谷类、肉类、果类、蔬菜等饮食物来进行调养，使邪气去正气复而病愈，而不要过度的用药，以避免药物伤其正气。

如果邪气未尽，需要再用药时，仍如上法。如果病的部位远，药之气味要经过中道者，应当调剂服药与饮食的时间。病在上者可先食而后药，病在下者可先药而后食；不要违反这个制度。

《本草纲目》也说：病在胸膈以上者，先食而后服药；病在心腹以下者，先服药而后食。病在四肢血脉者，宜空腹而在旦；病在骨髓者，宜饱满而在夜。陶弘景解释说：当今方家先食后食之说，皆是此意。还有用酒服者，白水服者，冷服者，热服者。服药的方法有频有疏，汤液有煮熟的有生用的。各种用法，需要详细审察。李东垣说：古人的服药方法是：病在上者，不厌频而量少；病在下者，不厌顿而量多。少服则滋荣于上，多服则峻补于下。凡说再服、三服者，要令药的势力相等，并观察病人身体之强弱，病之轻重，以为进退增减，不必拘泥。

《本草纲目》还说：可下而不下，会使人心腹胀满烦乱；可汗而不汗，会使人毛孔闭塞，闷绝而死；可吐而不吐，会使人结胸上喘，水食不入而死。

六、正治与反治

要想制服疾病，首先必须找出致病的原因，抓住疾病的本质，探求到发病的原因，用各种方法来破除积滞、消散坚块、调畅气机，以达到使疾病痊愈的目的。

调畅气机是使疾病得以痊愈的方法，或用逆治、或用从治、或先逆后从、或先从后逆，其目的都是为了疏通气机，使其调达。

从治法就是逆着症状进行治疗的方法，如寒者热之，热者寒之。逆治法就是从着症状进行治疗的治法，如热因造成的寒证用寒治法，寒因造成的热证用热治法，这主要是针对真寒假热，或真热假寒证而言的；塞因所造成的病症要用补法塞之，如气虚形成的痰症、脾虚形成的鼓胀则要用六君子加半夏治之；通因所造成的病症还要用通法通之，如因伏暑伤冷，寒热二气交错造成的中脘痞结，或吐或泻，霍乱厥逆，可用二气丹硝石、硫黄，佐以陈皮治之，此药通利三焦，分理阴阳，服之甚验；在运用逆治法时，表面看所使用药物的性质与所治疗疾病的某些症状似乎是相同的，但因抓住了事物的本质，最终出现的结果却是相异的。

医论上说：治寒证当用热药，治热证当用寒药，是医生不能违背和改变的规律与准则。但是有些热病服寒药后反而更热，这时应该滋其阴；有些寒病服热药后反而更寒，这时应当补其阳，这是探求其根本而施治的方法。

服寒药反而出现热证，服热药反而出现寒证；这是医生在治疗过程中只注意了治疗其亢盛之气，而忽略了其虚弱之根本，所以才会有这样相反的结果。有的病并非是因为治疗亢盛之气所造成的，而是因为不知道五味所属的关系。

大凡五味入胃之后，各归其所喜之脏，如酸味先入肝，苦味先入心，甘味先入脾，辛味先入肺，咸味先入肾，长时间的服用某一气味，便能增强其所对应的脏腑之气，若是使脏腑之气增强过久，也会导致死亡，这是药物在人体气化的一般规律。

七、病瘥与胜毒

现实生活当中，同样是病人，有的人很容易痊愈，有的人却难以治疗，这是为什么？怎样才能判断人体对药物耐受力的强弱呢？

同时得病的人，身体多热、阳气素盛的人，就容易痊愈；身体多寒，阳气素虚的人，就难以治疗。

胃的功能强壮，皮肤色黑，骨骼粗壮，肌肉肥厚的人，对药物的耐受力就强；反之，形体消瘦而胃的功能薄弱的人，对药物的耐受力就弱。

第五章　预防与针刺

本章中所提到的司天、在泉，是指分司上半年和下半年总气的性质，一年当中司天在泉与六之气发生相生、相克的变化，自然界气的变化会影响到人体气的变化，所以在学习当中，看似是说自然界的变化，其实也在说人体五脏六腑功能的变化。

第一节　疾病的预防

中医认为：瘟疫分为五种，即木、火、土、金、水五疫。五疫之邪气的传播都是由鼻孔而入，又从鼻孔而出。如果五疫在发病时不被传染，是由于自身正气充实的缘故，所以才会使五疫之邪气不能触犯。

如何才能使自身的正气充实呢？《内经》上说：如果正气出自于脑，则邪气便不能侵犯。所谓正气出自于脑，就是说每天清晨先要集中神思，想象自己的心好像太阳一样光明。在进入病室之前，首先要想象有青气自肝脏发出，向左而运行于东方，化作繁荣的树木，以诱导肝气。其次再想象有白气自肺脏发出，向右而运行于西方，化作干戈金甲，以诱导肺气。其次再想象有赤气自心脏发出，向南而运行于上方，化作火焰光明，以诱导心气。其次再想象有黑气自肾脏发出，向北而运行于下方，化作寒冷之水，以诱导肾气。其次再想象有黄气自脾脏发出，存留于中央化作黄土，以诱导脾气。有了五脏之气护身之后，还要想象头上有北斗星的光辉照耀。然后就可以进入病室了。（脑者，前额也，阳明所主之处；阳明者，胃也，胃无病则正气充实，正气充实则邪不能犯也。）

还有一种方法就是在春分日，太阳尚未出时，运用吐法，以吐故纳新。

还有一种方法就是在雨水节后，用药水洗浴三次，使汗液外泄，以驱除邪气。

还有一种方法就是服用小金丹：

辰砂2两，水磨雄黄1两，上好雌黄1两，紫金半两。

放入盒中，外面封固，在地上筑一个一尺深坚实的坑，不用火炉，不须其他药物炮制，只用火炭二十斤煅七天，冷却七天后取出，等第二天将药从盒中取出，埋于土中，七日后取出，每日研之，三日后，炼蜜为丸，梧子大，每日清晨日出之时，向东吸取精华一口，用冰水送服药丸一粒，连同吸气一起咽下，连服十粒，疫气就不能触犯了。

总之，提高自身的免疫能力，是预防和治疗疾病的最根本所在。

第二节　针刺原则

天体运行是有一定顺序的，月亮是有盈亏盛虚的，通过观察日影的长短，就可以确定四时八正之气。

月亮初生的时候，血气开始流利，卫气开始畅行，这个时候用泻法，容易会使内脏虚弱；月亮正圆的时候，人体血气充实，肌肉坚实，这个时候用补法，会使血气充溢于体表，以致络脉中血液留滞，这叫重实。

月黑无光的时候，肌肉就会减弱，经络就会空虚，卫气就会衰减，形体就会独居，这个时候用针刺，就会扰乱经气，这叫乱经。

这样的治法必然会引起阴阳相错，真气与邪气不分，使病变反而深入，致使卫外的阳气虚竭，内守的阴气紊乱，淫邪就会发生。

所以《黄帝内经》说，针刺的时候，一定要顺着天时来调理血气，要观察日月星辰的盈亏消长，以及四时八正之气候变化的情况后，方可运用针刺。

凡是气候温和，日色晴朗之时，人的血液就流行滑润，卫气就会浮现于表，血容易泄，气容易行；凡是气候寒冷，天气阴霾，人的血液流行就会涩滞不畅，卫气就会沉入于里。

在天气寒冷时，不要针刺；月黑无光的时候，不要针刺；天气温和时，不要迟疑；月亮初生的时候，不可以用泻法；月亮正圆的时候，不可以用补法。这就是所谓顺着天时而调治血气的法则。

一、瘟疫的预防与治疗

五运分阴阳而为十干，即天干也。阳干者为太过，称之为“刚干”；阴干者为不及，称之为“柔干”。如果五运之刚柔之气失守于司天在泉之位，就会使司天在泉之气与中运之气发生变化，就会给人们的身体造成的疾病。

司天在泉之气是逐年更迭迁移的，若是五运之气的刚柔出现失守，其气被窒，三年左右就会变化而成为疫气。这时如果能找到了疫病的根本所在，就必定会有避开疫病的法门。

假如在甲子年，刚柔失守，司天之刚气不得迁正，在泉之柔气必然会孤立而亏虚，四时的气候就失去了正常的秩序，在三年左右就会有较大的疫情发生。这时医生应该提前根据疫情的微甚与深浅程度，在其将要发生时，用针刺之。

甲已为土，土疫易伤水脏，故当先取背部之肾俞穴，以补肾水；隔三日再刺足太阴脉之所注入的太白穴，以泻土气。

如果在泉之气在已卯年不能迁正，则司天甲子的阳刚之气孤立无配，在三年左右也会发生土疫，其补泻方法和上述甲子司天不能迁正所致的刺法一样。

针刺完毕，不可夜行或远行，七日内务须洁净，素食养神。凡是原来肾脏有疾病的人，可以在寅时面向南方，精神集中、消除杂念、闭住气息、吸而不呼，连作七次，伸直颈项，用力咽气，要像咽很硬的东西那样，这样连作七遍，然后吞咽舌下的津液，不拘其数。

假如在丙寅年，刚柔失守，司天的刚气失守其位不能迁正，在泉的柔气也不能独主其令。丙辛为水，由于司天之气不能迁正，虽然丙为阳干，但水运仍不能算做太过，所以不要拘执常法以论定。

司天之气不能迁正则上失其位，使天地上下不相配合，同时也使天气运行失去了正常的秩序，其后三年左右，就要发生疫情。医生要注意观察失守其位程度的微甚和差异的大小，徐缓的会在三年后发生，严重的会在三年前发生。

水疫易伤心火，当先取背部的心俞穴，以补心火；隔五日再刺足少阳肾脉气所注入的阴谷穴，以泄肾水。

如果在泉之气在辛巳年不能迁正附于上刚，也叫作失守，就会使年运与在泉之气都虚，三年左右，也会变成水疫。其补泻的针刺方法也和上述司天不能迁正所致的刺法相同。

针刺完毕，慎勿大喜，使情动于中，如不加以禁忌，就会使其气再度耗散。正确的做法是使其安静的休养七日，心要平静，不可有过多的思虑。

假如在庚辰年，刚柔失守，司天之气不能迁居正位，在泉之气则无所配合。乙庚为金运，庚为阳干，若刚柔失守则上下不能相招，上年阳明燥金司天之气不退，其在泉之火就会来胜今年中运之金，司天在泉其位相错，叫作失守，这样则天运的变化就会失常，三年左右就要有较大的疫气出现。

医生要注意审察其天运的变化规律及差异的微甚，差异微则疫微，差异甚则疫甚，差异微者三年后至，差异甚者三年前至。

金疫易伤肝木，应当先取背部肝俞穴，以补肝木；隔三日再刺手太阴肺脉气所行的经渠穴，以泻肺金。针刺完毕，要使神志安静七日，慎不可大怒，大怒则真气散失。

如果在泉之气在乙未年失守而不得迁正，在下的乙柔干不至，则在上的庚刚干独活，也叫作失守。在司天与中运独治之后三年左右，就会变为疠气，名叫金疠。

其发作会等待一定的时机，所以医生一定要观察其在泉变化规律的差异，推断其疠气之微甚，即可知道发病的迟速。凡是乙庚之年刚柔失位，其针刺方法都相同的，治疗后一定要使肝的功能保持平和，不可发怒，以防伤其真气。

假如在壬午年，刚柔失守，司天之气不得迁正，在泉之气孤独无配，其上下失守则会出现不同于正常之气。壬虽为阳干，也不能行使其正常的权利而转化为疫气，在其后三年左右就可能发作生，其发作有一定的时间，也有微甚的差异，都各有一定之数。

木疫易伤脾土，当先取背部的脾俞穴，以补脾土；隔三日再刺足厥阴肝脉气所出的大敦穴，以泻肝木。

针刺完毕后，神志要静养七日，不可以大醉及歌唱娱乐，也不可久坐不动而使其气再度消散，也不要吃得过饱而形成滞塞或吃生冷太酸的食物，一定要使脾气充实起来，适宜于食用一些甘淡之味。

如果在泉之气丁酉年不能迁正失守其位，不能与中运、司天之气相应，即下位不能奉和于上，不能叫作合德，所以也叫失守。在泉之气与中运不合，为柔不附刚，在三年之内就可会变为疫疠，其针刺方法与上述针刺木疫之法相同。

假如在戊申年刚柔失守，戊癸虽然是火运之年，若刚柔失守，阳年也不属于火运太过，司天之气不得迁正则上失其刚，在泉之柔独主无配，岁气不正，因而有邪气干扰，司天在泉之位更迭变移，其差异有深有浅，像这样天运失去正常时位的，在三年之中就会有火疫发生。火疫易伤肺金，应取背部的肺俞穴，以补肺金。

针刺完毕后，神志要安静七日，并且不要过度悲伤，因过度悲伤则动肺气，使真气再度散失。要使肺气充实的最好方法是闭目养神。

如果在泉之气癸亥年失守不能迁正，司天之刚气无配，也叫作戊癸不能合德，就是年运与在泉之气俱虚，三年之后变为疠气，名叫火疠，其针刺方法与上述针刺木疫之法相同。

用五运之气分立五年，以明刚柔失守之义，以尽针刺之法。提前预知疫与疠的发生，就是根据上下刚柔失守而定，疫虽有二名，实归一体，全归之于五行来统之，刺疫的方法，也只有上述五法。

二、司天政令失常的刺法

五运六气在运行过程中，始终存在着太过和不及，若是司天之气不能迁于正位，司天气化之政令就会失常，从而使一切生化作用都失去了正常功能。老百姓也会因此而患病，那么能否预先防治呢?

当上年司天的太阳寒水太过，继续施布其政令时，则本年的厥阴风木就不能迁居于司天之正位。厥阴之气不能迁正，就会郁塞于上，这时可以针刺足厥阴脉气所流入的荥穴行间，以泄其气。

当上年司天的厥阴风木太过，继续施布其政令时，则本年的少阴君火就不能迁居司天之正位。少阴之气不能迁正，就会郁塞于上，这时可以针刺手厥阴心包络脉气所流入的荥穴劳宫，以泄其气。

当上年司天的少阴君火太过，继续施布其政令时，则本年的太阴湿土就不能迁居于司天之正位。太阴之气不能迁正，就会留居于上，这时应当针刺足太阴脉气所流入的荥穴大都，以泄其气。

当上年司天的太阴湿土太过，继续施布其政令时，则本年的少阳相火就不能迁居于司天之正位。少阳之气不能迁正，就会闭塞不通，这时应当针刺手少阳脉气所流人的荥穴液门，以泄其气。

当上年司天的少阳相火太过，继续施布其政令时，则本年的阳明燥金就不能迁居于司天之正位。阳明燥金之气不能迁正，就会郁而不能上通，这时应当针刺手太阴脉气所流入的荥穴鱼际，以泄其气。

当上年司天的阳明燥金太过，继续施布其政令时，则本年的太阳寒水就不能迁居于司天之正位。太阳寒水之气不能迁正，就会闭塞不通，这时应当针刺足少阴脉气所流入的荥穴然谷，以泄其气。

以上就是司天之政令失常后，所应采取的治疗方法。司天之政令失常即是气候失常，也可以理解为六经失常，母病及子，以泄子气。六经闭塞不通所引起的病症，请参阅上面的相关章节。

三、岁气升降不得的刺法

天地六元之气的变化，必须要在相应的节令，出现相应的气候，如果某气应升而不得升，应降而不得降时，便会有严重的自然灾害发生。人体的机能也是如此，如果气机应升不升，应降而不降时，就会产生疾病。所以在针刺治疗时，一定要清楚如何才能折减郁气，泄除盛气，以补助虚弱，扶助运气，保全真气，消除各种疾苦。

岁气升而不得的刺法

当厥阴风木欲升为司天之左间时，遇到金气过胜，天柱阻抑，就会造成木气郁滞；如果木之郁气欲发，必须要等到木气当位之时，这时应当针刺足厥阴之井穴大敦穴，以泻木郁。

当火气欲升为司天之左间时，遇到水气过胜，天篷阻抑，就会造成火气郁滞；如果火之郁气欲发，必须要等到火气当位之时，这时不管君火或相火，同样应当针刺心包络手厥阴之荥穴劳宫穴，以泻火郁。

当太阴湿土欲升为司天之左间时，遇到木气过胜，天冲阻抑，就会造成土气郁滞；如果土气欲发，必须要等到土气当位之时，这时应当针刺足太阴之俞穴太白穴，以泻土郁。

当阳明燥金欲升为司天之左间时，遇到火气过胜，天英阻抑，就会造成金气郁滞；金之郁气欲发，必须要等到金气当位之时，这时应当针刺手太阴之经穴经渠穴，以泻金郁。

当太阳寒水欲升司天之左间时，遇到土气过胜，天芮阻抑，就会造成水气郁滞；如果水之郁气欲发，必须要等到水气当位之时，这时应当针刺足少阴之合穴阴谷穴，以泻水郁。

岁气降而不得的刺法

当厥阴风木欲降为在泉之左间时，如果遇到金气过胜而地迫阻抑，就会使木气欲降而不得入位；气应降而不得降，则会因被抑而发为郁气，其暴烈程度和司天间气应升而不能升所形成的郁气相同。若要木气平和，只有等到郁气散后，木气才可以降而得位。如果要降木气，必须折减其金之胜气，这时应当针刺手太阴之井穴少商，与手阳明之合穴曲池。

当火气欲降为在泉之左间时，如果遇到水气过胜而地玄阻抑，就会使火气欲降而不得降，因被抑而发为郁气。若要使火气平和，只有等到郁气散后火气才可以降而得位。这时应当折减水之胜气，针刺足少阴之井穴涌泉，与足太阳之合穴委中。

当太阴湿土欲降为在泉之左间时，如果遇到木气过胜而地苍阻抑，就会使土气欲降而不得降，因被抑而发为郁气。若要使土气平和，只有等到郁气散后才可以使土气下降而得位。这时应当折减木之胜气，针刺足厥阴之井穴大敦，与足少阳之合穴阳陵泉。

当阳明燥金欲降为在泉之左间时，如果遇到火气过胜而地彤阻抑，就会使金气欲降而不得降，因被抑而发为郁气。若要使金气平和，只有等到郁气散后才可以使金气下降而得位。这时应当折减火之胜气，针刺手厥阴心包络之井穴中冲，与手少阳之合穴天井。

当太阳寒水欲降为在泉之左间时，如果遇到土气过胜而地阜阻抑，就会使水气欲降而不得降，因被抑而发为郁气。若要使水气平和，只有等到郁气散后才可以使水气下降而得位。这时应当折减土之胜气，针刺足太阴之井穴隐白，与足阳明之合穴足三里。

四、岁气不退位的刺法

天地六气在运行过程中，经常会出现因旧岁的岁气太过而有余，继续居于正位施布其旧岁的本气政令，而不后退去行使间气之化，造成新岁的司天之气也不能迁居于正位施布新岁政令的现象，这种现象称之为不退位。

如巳年与亥年，司天的厥阴风木之气数有余，等到了午年与子年，厥阴风木之气仍然不会退位，风木之余气继续运行于上布化于天，这时应当针刺足厥阴经的合穴曲泉。

如子年与午年，司天的少阴君火之气数有余，等到了丑年与未年，少阴君火之气仍然不会退位，火热之余气继续运行于上布化于天，这时应当针刺手厥阴经的合穴曲泽。

如丑年与未年，司天的太阴湿土之气数有余，等到了寅年与申年，太阴湿土之气仍然不会退位，湿土之余气继续运行于上布化于天，这时应当针刺足太阴经的合穴阴陵泉。

如寅年与申年，司天的少阳相火之气数有余，等到了卯年与酉年，少阳相火之气仍然不会退位，火热之余气继续运行于上布化于天，这时应当针刺手少阳经的合穴天井。

如卯年与酉年，司天的阳明燥金之气数有余，等到了辰年与戌年，阳明燥金之气仍然不会退位，燥金之余气继续运行于上布化于天，这时应当针刺手太阴经的合穴尺泽。

如辰年与戌年，司天的太阳寒水之气数有余，等到了巳年与亥年，太阳寒水之气仍然不会退位，寒水之余气继续运行于上，凛冽的水气布化于天，这时应当针刺足少阴经的合穴阴谷。

所以说，司天在泉之气出现了异常变化，就会出现自然灾害；机体出现了异常变化，就会导致疾病的产生，如能按照前法进行针刺，就可以预防将要发生的疾病。

五、太过不及的针刺法则

如果出现太过与不及的现象，应当察寻六气的生化之源。对于气太过者，应根据其致郁之次第，采用泄其运气生化之源的治疗方法，以平抑其郁气。对于气不及者，要采用资助其运气之不足方法，以避免虚邪之气进行侵害。

六、十二脏器神气之刺法

刺法有保全神气、调养真元的作用，也具有修养真气的意义，不只是单纯的治疗疾病。所以在临床当中，一定要随时调和神气，补养神气，巩固根本，使精气不要离散，只有神气内守而不分离才能保全真气。

若是人神不守，就得不到至真的要领，也得不到至真的道理。至真的要领就在于天玄之气，神只要能守住天息之气，复入于本元，就叫作归宗。调养神气之道，贵在持之以恒。

十二脏器当中就蕴藏着真元之气，也就是所谓的精、气、神。它们在运行过程中，一定要合乎自然规律，符合司天之气，并相互为用；若是脏腑的神气失守其位，就会使人的神采委顿而不能丰满，邪气就会乘机侵犯。

心的职能比如君主，神明由此而出，如果出现异常，可以针刺手少阴脉的原穴“神门”。

肺的职能比如相傅，治理与调节的作用由此而出，如果出现异常，可以针刺手太阴脉的原穴“太渊”。

肝的职能比如将军，深谋远虑由此而出，如果出现异常，可以针刺足厥阴脉的原穴“太冲”。

胆的职能比如中正，临事决断由此而出，如果出现异常，可以针刺足少阳脉的原穴“丘墟”。

膻中的职能比如臣使，欢喜快乐由此而出，如果出现异常，可以针刺心包络脉所流的荥穴“劳宫”。（注：膻中者，心胞也）

脾的职能比如谏议，智慧周密由此而出，如果出现异常，可以针刺足太阴脉的原穴“太白”。

胃的职能比如仓廪，饮食五味由此而出，如果出现异常，可以针刺足阳明脉的原穴

“冲阳”。

大肠的职能比如传导，变化糟粕由此而出，如果出现异常，可以针刺手阳明脉的原穴“合谷”。

小肠的职能比如受盛，化生精微由此而出，如果出现异常，可以针刺手太阳脉的原穴“腕骨”。

肾的职能比如作强，才能技巧由此而出，如果出现异常，可以针刺足少阴脉的原穴“太溪”。

三焦的职能比如决渎，水液隧道由此而出，如果出现异常，可以针刺手少阳脉的原穴“阳池”。

膀胱的职能比如州都，为精液储藏之处，通过气化才能排除，如果出现异常，可以针刺足太阳脉的原穴“京骨”。

以上是十二脏器的职能，在临床当中要经常注意观察，使之不得相失。

七、神志失其常位之刺法

人体过度虚弱，就会使神志游离而无主。若是神志游离无主失其常位，而并没有离开形体，这样还不至于死亡；但这时若是有邪气从外部干扰侵犯，就有可能造成不正常的死亡。

例如：厥阴司天不能迁正，失守其位，就会造成天虚。这时若是有身体的肝气素虚者，同时感受了天气之虚邪，就会使人的神魂不能归藏而游离于上，出现大气厥逆的现象，这种现象称之为重虚。如果身体尚且温暖的还可以进行针刺救治，这时要先刺足少阳脉气所过的原穴“丘墟”，再次背部肝脏的俞穴“肝俞”，以补本脏之气。

人体素病心气虚弱者，再遇君火或相火司天不得迁正，失守其位，同时又脏气复伤，感受外邪，这种现象称之为三虚。若是遇到火运不及，就会遭水疫之邪的侵犯，使人突然死亡。这时应该先刺手少阳脉气所过的原穴“阳池”，再刺背部心脏的俞穴“心俞”，以补本脏之气。

人体素病脾气虚弱者，再遇太阴司天不得迁正，失守其位，同时又脏气复伤，感受外邪，这种现象称之为三虚。若是遇到土运不及，就会遭木疫之邪的侵犯，使人突然死亡。这时应该先刺足阳明脉气所过的原穴“冲阳”，再刺背部脾脏的俞穴“脾俞”，以补本脏之气。

人体素病肺气虚弱者，再遇阳明司天不得迁正，失守其位，同时又脏气复伤，感受外邪，这种现象称之为三虚。若是遇到金运不及，就会遭火疫之邪的侵犯，使人突然死亡。这时应该先刺手阳明脉气所过的原穴“合谷”，再刺背部肺脏的俞穴“肺俞”，以补本脏之气。

人体素病肾气虚弱者，再遇太阳司天不得迁正，失守其位，同时又脏气复伤，感受外邪，这种现象称之为三虚。若是遇到水运不及，就会遭土疫之邪的侵犯，伤及正气，使人的神魂像被取走一样，会突然死亡。这时应该先刺足太阳脉气所过的原穴“京骨”，再刺背部肾脏的俞穴“肾俞”，以补本脏之气。

因此，身体素虚者，一定要随时观察天气的变化，注意养生方法，尽量避免感受外邪，以防止疾病突然加重。

八、针刺禁忌

春夏秋冬，应根据气之所在，来选择各自所适宜的刺法，和确定针刺的位置。

春天病在肝，肝气伤，则发为痉挛，还会使人时时惊恐。如果春天刺了夏天的部位，伤了心气，病不但不能治愈，还会使脉气紊乱而微弱，若是邪气深入侵淫于骨髓之间，疾病就会很难治疗了。若是心火微弱，火不生土，会使人不思饮食，而且倦怠少气。

春天刺了秋天的部位，伤了肺气，邪气会因误刺而环周于肺，发为咳嗽，并且会使疾病不能痊愈；肺气伤，还会使人悲伤欲哭。

春天刺了冬天的部位，伤了肾气，以致于邪气深入人体内脏而胀满，使其病不但不愈，还会使肝气日伤，而且还会使人多欲言语。

夏天刺了春天的部位，伤了肝气，病不但不能治愈，反而会使人精力倦怠。

夏天刺了秋天的部位，伤了肺气，病不但不能治愈，反而会使人因肺气伤而不能发声，心中不欲言；肺金受伤，肾失其母，故会因虚而自恐，惕惕然好像要被人逮捕的样子。

夏天刺了冬天的部位，伤了肾气，病不但不能治愈，反而会因精不能化气而少气，因水不涵木而时常发怒。

秋天刺了春天的部位，伤了肝气，病不但不能治愈，反而会使人血气上逆，惕然不宁，而且还会出现善忘的现象。

秋天刺了夏天的部位，伤了心气，火不生土，病不但不能治愈，反而会使人嗜卧；心气伤，心不藏神，还会出现多梦的现象。

秋天刺了冬天的部位，伤了肾气，病不但不能治愈，反而会使肾的闭藏功能失常，血气内散，出现时时发冷的现象。

冬天刺了春天的部位，伤了肝气，使肝气减少，因此魂不能藏，病不但不能治愈，还会使人困倦而又不得安眠，即便得眠，睡眠当中也会如见怪异等物。

冬天刺了夏天的部位，伤了心气，病不但不能治愈，反而会使人因脉气发泄而邪气痹闭于脉，发为诸痹。

冬天刺了秋天的部位，伤了肺气，使生化之源受伤，病不但不能治愈，反而会使人常常口渴多饮。

凡在胸腹之间用针刺治疗，必须要注意，不可刺伤五脏。假如刺伤了心脏，经气环身一周便死；假如刺伤了脾脏，五日便死；假如刺伤了肾脏，七日便死；假如刺伤了肺脏，五日便死；假如刺伤了隔膜，称之为伤中，当时病虽然似乎有些好转，但不过一年其人必死。

如何避免刺胸腹时不伤及五脏，这就需要施术者必须懂得下针的逆从。所谓从，就是要清楚人体的生理解剖位置，能予以避开，这就是从；如不知其解剖部位而刺伤五脏，这就是逆。

在用针刺治病的时候，必须要严肃，还要注意环境要安静，以候患者气之运行；如刺脓肿的病，可以用摇针的手法以出脓血；如刺经脉的病，就不要用摇针的手法，这是刺法的一般规矩。

第三节　诊病重点

诊病的重点除了四诊以外，还要考虑到天、地、人相互之间的关系。如：

正月、二月，天气开始有一种升发的气象，地气也开始萌动，这时候的人气在肝。

三月、四月，天气正当明盛，地气也正是华茂而欲结实，这时候的人气在脾。

五月、六月，天气盛极，地气上升，这时候的人气在头部。

七月、八月，阴气开始发生肃杀的现象，这时候的人气在肺。

九月、十月，阴气渐盛，开始冰冻，地气也随着闭藏，这时候的人气在心。

十一月、十二月，冰冻更甚而阳气伏藏，地气闭密，这时候的人气在肾。

由于人气皆随天地之阴阳二气而升降，所以《内经》在治疗时举例说：春天的刺法，应刺经脉俞穴，及分肉腠理，使之出血而止，如病比较重的应久留其针，其气传布以后才出针，较轻的可暂留其针，候经气循环一周，就可以出针了。

夏天的刺法，应刺孙络的俞穴，使其出血而止，使邪气尽出，就以手指扪闭其针孔伺其气行一周之顷，凡有痛病，必退下而愈。

秋天的刺法应刺皮肤，顺着肌肉之分理而刺，不论上部或下部，同样用这种方法，观察其神色转变而止。

冬天的刺法应深取俞窍于分理之间，病重的可直刺深入，较轻的，可或左右上下散布其针，而稍宜缓下。

由此看出，中医在治疗的过程中，由于季节的不同，其治疗原则也会有所不同，总体来说春夏以泻为主，秋冬以补为主。

续补五运六气图歌

六气歌

子午君火卯酉燥；寅申相火辰戌寒；
左右之间谁相伴；客气为序自己算；
风君相湿燥寒主；客风君湿相燥寒；
主起风木客左泉；此说在泉与司天。

五运歌

甲己土运乙庚金；丙辛水运丁壬木；
戊癸之年是火运；主运要分太与少；
客运要别过不及；甲丙戊庚壬太过；
乙丁己辛癸不及；甲乙丙壬癸太角；
己庚辛丁戊少角；这时年运起始表。

第六章　李东垣用药珍珠囊

一、制方之法

夫药有寒热温凉之性，酸苦辛咸甘淡之味，各有所能，不可不通矣。药之气味，不比同气之物，味皆咸，其气皆寒之类是也。凡同气之物，必有诸味；同味之物，必有诸气。互相气味各有厚薄，性用不等，制其方者，必且明其用矣。

经曰：味为阴，味厚为纯阴，味薄为阴中之阳，然味薄则通，厚则泄；气为阳，气厚为纯阳，气薄为阳中之阴，然气厚则发热，薄则发泄。

又曰：辛甘发散为阳，酸苦涌泄为阴；咸味涌泄为阴，淡味渗泄为阳。凡此之味，各有所能。

然，辛能散结润燥，苦能燥湿软坚，咸能软坚，酸能收缓、收散，甘能缓急，淡能利窍。

故经曰：肝苦急，急食甘以缓之；心苦缓，急食酸以收之；脾苦湿，急食苦以燥之；肺苦气上逆，急食苦以泄之；肾苦燥，急食辛以润之，开腠理，致津液，通气也。

肝欲散，急食辛以散之，以辛补之，以酸泻之；心欲软，急食咸以软之，以咸补之，以甘泻之；脾欲缓，急食甘以缓之，以甘补之，以苦泻之；肺欲收，急食酸以收之，以酸补之，以辛泻之；肾欲坚，急食苦以坚之，以苦补之，以咸泻之。凡此者，是明其气味之用也。若用其味，必明其气之可否；若用其气，必明其味之所宜。

识其病之标本，脏腑之寒热、虚实、微甚、缓急，而用其药之气味，随其证而制其方也。

是故方有君臣佐使，轻重缓急，大小反正逆从之制也。主治病者为君，佐君者为臣，应臣者为使。用此随病之所宜，而又攒成方而用之。

君一臣二，奇之制也。君二臣四，偶之制也。君二臣三，奇之制也。君四臣六，偶之制也。

去咽嗌之病者，近者奇之。治肾肝之病者，远者偶之。汗者不可以奇，下者不可以偶。补上治上制宜缓，补下治下制宜急。急者气味厚，缓者气味薄。薄则少服而频食，厚则多服而顿食。

又当明五气之郁：木郁达之，谓吐令条达也；火郁发之，谓汗令舒散也；土郁夺之，谓下之令无壅碍也；金郁泄之，谓解表、利小便也；水郁折之，谓仵制其冲逆也。凡此五者，乃治病之大要也。

二、用药凡例

凡解利伤风，以防风为君，甘草、白术为佐。经曰：辛甘发散为阳。风以辛散，防风味辛，乃治风通用，故以防风为君，甘草、白术为佐。

凡解利伤寒，以甘草为君，防风、白术为佐，是寒以甘发之。或有别证，于后“随证治病”药内选用，分量以君臣论之。

凡眼暴发赤肿，以防风、黄芩为君以泻火，以黄连、当归根和血为佐，兼以各经药引之。

凡眼久病昏暗，以熟地黄、当归身为君，以羌活、防风为臣，甘菊花、甘草之类为佐。

凡痢疾腹痛，以白芍药、甘草为君，当归、白术为佐，见血前后以三焦热论

凡水泻，以茯苓、白术为君，芍药、甘草为佐。

凡诸风，以防风为君，随证药为佐。

凡嗽，以五味子为君。有痰者，半夏为佐；喘者，阿胶为佐；有热无热俱以黄芩为佐，但分量多寡不同耳。

凡小便不通，以黄柏、知母为君，茯苓、泽泻为佐。

凡下焦有湿，龙胆草、防己为君，甘草、黄柏为佐。

凡痔漏，以苍术、防风为君，甘草、芍药为佐，详别证以加减。

凡诸疮，以黄连、当归为君，连翘、甘草、黄芩为佐。

凡疟疾，以柴胡为君，随所发之时与所属经，分用引经药佐之。

以上皆用药之大要，更详别证于后“随证治病”药内逐旋加减用之。

三、五脏主治药象

肝苦急，甘以缓之，甘草；肝欲散以辛者，川芎，补以辛者，细辛；泻以酸者，白芍药。

心苦缓，酸以收之，五味子；心欲软以咸者，芒硝，补以咸者，泽泻；泻以甘者，人参、甘草、黄芪。

脾苦湿，苦以燥之，白术；脾欲缓以甘者，甘草，补以甘者，人参；泻以苦者，黄连。

肺苦气上逆，苦以泄之，黄芩；肺欲收以酸者，白芍药；补以酸者，五味子；泻以辛者，桑白皮。

肾苦燥，辛以润之，黄柏、知母；肾欲坚以苦者，知母；补以苦者，黄柏；泻以咸者，泽泻。

四、各经引药

太阳经：羌活，在下者黄柏。膀胱、小肠也。

少阳经：柴胡、川芎，在下者青皮。胆、三焦也。

阳明经：升麻、白芷，在下者石膏。胃、大肠也。

太阴经：白芍药。脾、肺也。

少阴经：知母。肾、心也。

厥阴经：青皮，在上者柴胡。肝、包络也。

五、五脏补泻

肝

虚以陈皮、生姜之类补之。《内经》曰：“虚则补其母”，水能生木，肾乃肝之母。

肾，水也；肝，木也。若以补肾，熟地黄、黄柏是也。如无他证，惟补不足，“钱氏地黄丸”主之。

实则以白芍药泻之，如无他证，“钱氏泻青丸”主之。“实则泻其子”，心乃肝之子，以“甘草泻心汤”主之。

心

虚以炒盐补之。“虚则补其母”，木能生火，肝乃心之母。肝，木也；心，火也。以生姜补肝，如无他证，“钱氏安神丸”主之。

实则甘草泻之，如无他证，以钱氏方中重则“泻心汤”、轻则“导赤散”主之。

脾

虚以甘草、大枣之类补之。如无他证，以钱氏“益黄散”主之。心乃脾之母，以炒盐补心。

实则枳实泻之，如无他证，以“泻黄散”泻之。肺乃脾之子，以桑白皮泻肺。

肺

虚则以五味子补之，如无他证，以“钱氏阿胶散”补之。“虚则补其母”，以甘草补脾土。

实则桑白皮泻之，如无他证，以“钱氏泻白散”泻之。“实则泻其子”，以泽泻泻肾水。

肾

虚则以熟地黄、黄柏补之。

实则以泽泻泻之。肾本无实，不可泻。钱氏只有所谓“补肾地黄丸”，无泻肾之药。肺乃肾之母，金生水也，以五味子补肺而已。

以上“五脏补泻”，《内经·脏气法时论》中言之，欲究其详，精观本论。

六、脏腑泻火之药

黄连泻心火。木通泻小肠火。黄芩泻肺火，又泻大肠火。

柴胡泻肝火，须以黄连佐之。泻胆火同。

白芍药泻脾火。石膏泻胃火。知母泻肾火。黄柏泻膀胱火（又曰龙火，水中之火故曰龙火，膀胱水府火故也）。

柴胡泻三焦火，黄芩佐之。

以上诸药，各泻其火，不惟正能如此，更有治病合为君，合为臣处，详其所宜而用，不可执一也。

七、五味所用

苦以泻之。酸以收之。辛以散之。咸以软之。甘以发之、缓之。淡以渗之，泄之。详其所宜而用。

八、用药生熟例

黄芩、黄连、黄柏、知母治病之在头面及手梢皮肤者，须用酒炒之，借酒力以上升也；咽之下，脐之上者，须用酒洗之；在下者生用。大凡熟升而生降也。

大黄须煨，恐寒损胃气也。

川乌、附子须炮，以制其毒也。

凡用上焦药，须酒洗，曝干。

黄柏、知母，下部药也，久弱之人须合用之者，须酒浸曝干，恐寒伤胃气也。

熟地黄酒洗亦然。

当归酒浸，助发散之用也。

九、用药身梢例

凡根（在土者），中半以上，气脉上行也（以生苗者为根）；中半以下气脉下行也（以入土者为梢）。病在中焦者用身，在上焦者用根，在下焦者用梢，盖根升而梢降也。

大凡用药，以头、身、梢分为上、下、中，病在人身半以上者，天之阳也，用头；在中焦者，用身；在人身半以下者，地之阴也，用梢。述类象形者也。

十、用药丸散例

仲景云：剉如麻豆大，与㕮咀同意。夫㕮咀者，古之制也。古者，无铁刃，以口咬细，令如麻豆，为粗药，煎之使药水清，饮于腹中则易升易散也，此所谓“㕮咀”也。今人以刃器剉如麻豆大，此㕮咀之易成也。若一概为细末，不分清浊矣。经云：清阳发腠理，浊阴走五脏，果何谓也！又曰：清阳实四肢，浊阴归六腑是也。㕮咀之法，取汁清易循行经络故也。

若治至高之病加酒煎；以去湿加生姜煎；补元气以大枣煎；发散风寒以葱白煎；去膈上病以蜜煎。

散者，细末也，不循经络，止去膈上病及脏腑之病。

气味厚者，白汤调服；气味薄者，煎熟和渣服。

服百丸者，治下部之疾，其丸极大而光且圆；治中焦者，次之；治上焦者，极小之。

稠糊面丸者，取其迟化，直至下焦。或酒或醋丸者，取其收散之意也。

犯半夏、南星或去湿者，以生姜汁煮糊为丸，制其毒也。

稀糊丸者，取其易化也。

水浸宿，炊饼为者，及滴水为丸者，皆取易化也。炼蜜为丸者，取其迟化而气循经络也。蜡丸者，取其难化而旋旋施功也。

大抵，汤者荡也，去久病者用之。散者散也，去急病者用之。丸者缓也，不能速去其病，用药舒缓而治之也。

十一、药象气味主治法度

芒硝：味咸，寒，纯阴。热淫于内，治以咸寒。

石膏：味辛甘，阴中之阳。止阳明经头痛。胃弱者不可服。若下牙痛，须用香白芷为使。

人参：味苦甘，微寒，微温，阳中之阴。补胃治喘。如嗽则勿用；如短气则用之。

甘草：味甘，生寒炙温，纯阳。养血补胃。其梢子能去肾茎中痛。胸中积热，非梢子不能除之。

羌活：味苦甘。肢节痛，非此不能除之。

南木香：味苦辛，纯阳。治腹中气不运转。和胃气。

柴胡：味苦，纯阳。去往来寒热。胆痹，非柴胡梢不能除之。

防风：味甘，纯阳。太阳经本药。身去身半以上风，梢去身半以下风。

细辛：味大辛，纯阳。主手少阴经头痛。

升麻：味苦甘，阳中之阴。脾痹，非此升麻梢不能除之。

黄芪：味甘，纯阳。益胃气，肌热、疮疡、诸经之痛用之。

黄连：味苦，阴中之阳。酒炒则上行。

泽泻：味咸，阴中微阳。渗泄，止渴，泄伏水。

茵陈：味甘，阴中微阳。治伤寒发黄。

生地黄：味苦甘，性寒，阴中微阳。酒浸则上行、外行，生血，凉血，祛热。

草龙胆：味苦，纯阴。酒浸上行及外行。

连翘：味苦，阴中微阳。主诸经客热，非此不能除之。

桔梗：味苦辛，阳中之阳。谓之舟楫，诸药中有此一味不能下沉。治鼻塞。

肉桂：味辛甘，大热，纯阳。温中，利肺气，发散解表，去荣卫中风寒。秋冬治下部腹痛，非肉桂不能止。

丁香：味辛，温，纯阳。去脾胃中寒，止霍乱。

藿香：味苦甘，纯阳。补胃气，益胃，进饮食。

蔓荆子：味苦甘，阳中之阴。凉诸经血，主头痛、目暗。

槟榔：味辛，纯阳。破滞气，泄胸中至高之气。

枳壳：味苦酸，阴中微阳。破气。

枳实：味苦酸，纯阴。去胃中湿热。

厚朴：味苦，阳中之阴，厚肠胃，去腹胀。

猪苓：味苦甘，纯阳。利小便。

栀子：味苦，纯阳。去胸中懊恼。

苏木：味甘咸，阳中之阴，破死血。

橘皮：味苦辛，益肺，利气。有甘草则补脾，无则泻脾。

蜀葵花：性冷，阴中之阳。赤者治赤带，白者治白带。赤治血燥，白治气燥。

天门冬：味甘苦。主肺气喘息促急，除热，通肾气，镇心，润五脏，强骨髓。

熟地黄：味甘苦，阴中之阳。治外治上须用酒浸。

麦门冬：味甘，平，阳中之阴。主心腹结气，肠中伤饱，虚劳客热，保定肺气，止烦渴，行经。酒浸汤泡去心，治经枯乳汁不行。

五味子：味酸温。主咳逆上气，明目，暖水脏，治劳伤羸瘦，补不足。

当归：味甘辛，阳中微阴。身和血，梢破血。治上治外须用酒浸。酒洗糖黄色者，嚼之大辛，可以溃坚。

知母：味苦，阴中微阳。凉肾，肾经本药，若欲上头、行经，皆须用酒炒。

苦参：味苦，寒，纯阴。气沉，祛湿。能治热毒风攻皮肤，烦躁生疮，赤秃，脱眉，除大热，止呕逆。

生姜：味辛，微温。消痰下气，益脾胃，散风寒，主伤寒头痛鼻塞，通四肢关节，开五脏六腑。

干姜：味苦辛，温，纯阳。主温中，治霍乱腹冷痛，除冷气，治寒嗽，温经破血，祛风。

葛根：味甘，纯阳。主消渴，身大热。解诸毒，疗伤寒中风头痛，解肌发表，出汗，开腠理。

白芷：味辛，纯阳。疗风邪，止渴、呕吐、头风侵目泪出、头眩、目痒，治目赤胬肉，排脓，治疮痍、癣疥，长肌肉，散阳明经之风。

黄芩：味苦，阴中微阳。酒炒上行，主上部积血，非此不能除之。泻肺火而解肌热。肺苦气上逆，急食苦以泄之，正此谓也。

麻黄：味苦，温，纯阳。去荣中之寒。主中风、伤寒头痛。发表出汗，通窍，开毛孔。治咳逆上气。

芍药：味苦酸，阴中之阳。白者补，赤者散。泻肝补脾胃。酒浸行经，止中部腹中痛。

藁本：味辛苦，纯阳。太阳行经药。治巅顶痛。

秦艽：味苦辛，阴中微阳。去手阳明下牙痛，主寒热邪气，寒湿风痹，肢节痛，无问新久，挛急，传尸，骨蒸。

地榆：味苦甘酸，阳中微阴。主妇人乳疾，七伤，带下。治下部脓血。

白豆蔻：味辛，大温，纯阳。主积冷气，止呕逆翻胃，消榖下气，去太阳经目内大眦红筋。

大黄：味苦寒，纯阴。热淫于内，以苦泻之。酒浸入太阳经，酒洗入阳明经，余经不用酒。下瘀血、血闭寒热，荡涤肠胃，推陈致新。

独活：味苦甘，平。头眩目晕，非此不能除。疗诸贼风，百节痛风，无问新久，主风寒所击。

胡桐泪：味酸苦，大寒。主大毒热，心腹烦满。水和服之即吐。治瘰疬，非此不能除之。

牡蛎：味咸，平。主伤寒寒热，温疟洒洒，惊恚怒气，痈疮鼠瘘，女子带下赤白。疗泄精，能软坚积。经曰：咸能软坚。

牡丹皮：味辛苦，寒，阴中之阳。主寒热中风，除癥坚瘀血留舍肠胃，妇人冷热血气，排脓，通经，凉骨热。

郁金：味辛苦，寒，纯阴。凉心，主血积，下气，生肌，吐血，破恶血，治阳毒入胃，下血频痛。

姜黄：味苦辛，大寒。无毒，治癥瘕血块，痈肿，通月经，消肿毒。

良姜：味辛，大温，纯阳。主胃中冷逆，霍乱腹痛，健脾胃。

款冬花：味辛甘，纯阳。温肺止嗽，治肺痿劳嗽，消渴，喘息。

香附子：味甘，微寒。除胃中热，充皮毛，治一切气，并霍乱吐泻腹痛、肾气膀胱冷，消食下气。

黑附子：味辛甘，温，大热，纯阳。治脾中大寒，主风寒咳逆，温中。

大戟：味苦，阴中微阳。泻肺气，却能损真气。

京三棱：味苦，平，阴中微阳。治癥瘕癖积结块、胀满，治气胀，破积气，损真气。

虚人勿用。

白及：味苦辛，平，阳中之阴。主痈肿恶疮，败疽，发背，瘰疬，肠风，痔漏，汤火伤。

甘遂：味苦，寒，纯阳。水结胸，非此不能除。主大腹肿满，能泻十二种水气肿满。

白蔹：味苦甘。主痈肿疽疮，涂一切肿毒，敷疔疮、火灼疮，治发背。

威灵仙：味苦，纯阳。主诸风湿冷，宣通五脏，去腹内癖滞，腰膝冷痛及折伤。

射干：味苦，平，阳中之阴。主咳逆上气，喉痹咽痛，消肿毒，通女人月经，消瘀血。

蜀漆：味辛，平，纯阳。破腹中癥瘕坚结，痞气，积聚邪气，主瘴鬼、久疟不瘥。

南星：味甘辛，阴中之阳。主中风，降痰，麻痹，下气。破坚积，消痈肿，利胸膈，散血堕胎。

半夏：味苦辛，阴中之阳。主中风，除痰。生温熟寒，健脾胃，止呕吐，去胸中痰满。

马兜铃：味苦，寒，阴中之阳。主肺热咳嗽，痰结喘促，安肺气，补肺。

灯芯草：味甘，纯阳。利小便。

葫芦巴：味苦，纯阳。治元脏虚寒，肾经虚冷，膀胱疝气。

白附子：味辛甘，微温，纯阳。主血痹，行药势，中风失音。

槐花：味苦，平，纯阴。凉大肠热，去皮肤风、肠风泻血。

茯神：味甘，平，纯阳。疗风眩，风虚，辟不祥。主止惊悸，开心益智，安魂魄，养精神。心虚非此不能除之。

槐实：味苦酸咸。治口齿风、五内邪气热，止涎唾，治大肠热，妇人乳瘕。

琥珀：味甘，平，纯阳。安五脏，定魂魄，杀精魅，消瘀血，通五淋，利小便。

沉香：味辛，热，纯阳。调中，补五脏，益精壮阳，补肾暖腰膝，去风水毒肿，去恶气邪气。

檀香：味甘苦，阳中微阴。主心腹霍乱，中恶，引胃气上升，进饮食。

乳香：味苦辛，热，纯阳。定诸经之疼痛，疗风水肿毒，去恶气心腹痛，入丸散用之，微炒，杀毒，得不粘。

川楝子：味苦，寒，阴中之阳。止下部腹痛。心暴痛，非此不能除。

竹叶：味苦，平，大寒，阴中微阳。凉心经，除烦热，治心狂，消渴，压金石毒。

吴茱萸：味辛，温，大热，阳中微阴。主心腹疼痛，温中下气，温胃去痰冷。

山茱萸：味酸，平，微温，阴中之阳。温肝，主心下邪气，暖腰膝，助水脏，除一切风，逐一切冷。

蜀椒：味辛，温，大热，纯阳。温中，明目，逐骨节皮肤死肌，寒湿痹痛。

郁李仁：味酸，平，阳中之阴。主大腹水肿，面目四肢浮肿，破血，润燥。

龙骨：味甘，平，纯阳。能固大肠脱。

草豆蔻：味辛，纯阳。益脾胃，去寒。

豆豉：味苦，寒，纯阴。去心中懊恼。

炒面：味辛，纯阳。益胃气。

黄柏：味苦辛，苦厚，微辛，阴中之阳，降也。泻膀胱之热，亦利下窍。

红花：味辛，温，阴中微阳。入心养血，亦主蛊毒下血，产后血晕心闷。

朱砂：味甘，寒，纯阴。心热者，非此不能除之。

赤石脂：味甘酸，阴中之阳。主养心气，明目益精，疗腹痛泄澼，下利赤白。白石脂同。

川芎：味辛，温，纯阳。主中风入脑，头面风。

茜根：味苦，寒，阴中之阳。去诸死血。

王不留行：味苦甘，阳中之阴。主金疮，止血，乳痈。

通草：味辛甘，纯阳。能泻肺，利小便。

瞿麦：味苦辛，寒，阳中之阴。利小便，为君。去梢用穗。

栝楼根：味苦，寒，纯阴。心中枯渴者，非此不能除之。

防己：味辛苦，寒，纯阴。泄湿气。

艾叶：味苦，微温，阴中之阳。主灸百病，温胃。

菊花：味苦甘。养目血，治头风。头眩，明目。

巴豆：味辛，温，生温熟寒，去胃中寒湿，荡涤五脏六腑，通闭塞。

地骨皮：大寒，纯阴。凉血，去皮肤骨节间热。

乌头：味辛甘，温，大热，纯阳。主中风，除寒湿痹。

恶实：味辛甘，平，温。主明目，补中，除风及皮肤风，通十二经。

硇砂：味咸苦辛，温，有毒。破坚癖，去积，破结血，烂胎。独味不用，宜入群队用之。

茯苓：味甘，纯阳。渗泄，止渴。

十二、药象气味主治心法

黄芩：味苦而甘，惟寒，味薄气厚，阳中阴也。泻肺中之火。

洁古云：利胸中之气，消膈上之痰。性苦寒，下利脓血稠粘，腹痛后重，身热久不可者，与芍药、甘草同除阳有余，凉心，祛热，通寒格。

芍药：味酸而苦，微寒，气薄味厚，阴也，降也。收脾经之阴气，能除腹痛，酸以收之，扶阳而收阴气，泄邪气，扶阴。与生姜同用，以温经、散湿、通寒格，和腹中痛。胃气不通，肺燥气热，酸收，甘缓，下痢必用之药也。

黄连：味苦，性寒，味厚气薄，阴中阳也，升也。泻心经之火眼暴发赤肿，及诸疮用之。苦寒者，主阳有余，苦以除之也。安蛔虫，通寒格。

细辛：味辛，性温，气厚于味，阳也。止诸阳头痛，诸风通行之味。辛热，温阴之经，散水寒，治内寒。

阿胶：味甘辛，性平，味薄气厚，阳也，升也。补肺气不足，除阴不足。甘温，阴不足者，补之以血。

麻黄：味甘而苦，性微温，气味俱薄，阳也，升也。阳明经药，去表上之寒邪。甘缓热，去节，以解少阴经之寒，散表寒，发浮热。

甘草：味甘，性平，阳也，升也。热药用之缓其热，寒药用之缓其寒。经云：甘以缓之。阳不足者，补之以甘。中满者禁用之。寒热相杂而用之，则调和其药性，使不相背戾。炙之以散表寒，除邪热，去咽痛，除热，缓正气，缓阴血，润肺。

茯苓：味甘而淡，性平，阳也。淡能利窍，甘以助阳，除湿之圣药也。味甘平，补阳益脾，逐水平火。寒淫所胜，小便不利，用淡味渗泄，为阳也。治水缓脾，生津导气。

人参：味甘而微苦，性微寒，气味俱轻，阳也。补元气不足，而泻肺气，甘温补阳。利止而脉不足者，是亡血也，人参补之，益脾气。与干姜同用，补气，里虚则腹痛，此药补之，是补其不足也。

白术：味苦而甘，性温，味厚气薄，阳中阴也。去诸经之湿而理脾胃。洁古云：温中祛湿，除热强胃，苍术亦同，但味颇厚耳，下行则用之。甘温补阳，益脾逐水，寒淫所胜，甘以缓脾，生津祛湿，渴者用之。

半夏：味辛而苦，辛厚苦轻，阳中阴也。能胜脾胃之湿，所以化痰。渴者禁用。

桔梗：味辛而苦，性微温，味厚气轻，阳中阴也。肺经之药，利咽嗌胸膈气滞。以其色白，故属于肺，此用色之法也。辛苦微温，乃散寒呕，若咽中痛，非桔梗不能除之。

生姜：味辛而甘，性微温，气味俱轻，阳也。能制半夏、厚朴之毒，发散寒邪，益脾胃。与大枣同用，调和脾胃。辛温，与芍药同用，温经散寒，乃呕家之圣药也。辛以散之，呕为气不散故也。兼行阳气。

五味子：味酸而微苦，性温，味厚气轻，阴中阳也，升也。收肺气，补气不足，酸以收逆气，肺寒气逆，则此药与干姜同治之。

枳实：味苦，性微寒。苦以泻之，治心下痞。洁古用治脾经积血，故能去心下痞。脾无积血，则心下不痞，散气消宿食。苦寒，炙干，槌破，水渍之，以泄气除内热。

柴胡：味苦，性平，微寒，气味俱轻，阳也，升也。少阳经分之药，引胃气上升，苦寒以发散表热。

当归：味甘辛，大温，气味俱轻，阳也。治血通用，能除血刺痛，以甘故能和血，辛温以润内寒，当归之苦以助心散寒。

黄柏：味苦，性寒，味厚，阴中阳也。太阳引经之药，泻膀胱经火，补本经及肾不足。苦寒，安蛔虫，补下焦虚，坚肾。经曰：苦以坚之。

升麻：味甘而苦，性微寒，味薄气厚，阳中阴也。阳明本经药，发散本经风邪。元气不足，用此于阳中升举阳气上行。

知母：味苦，性寒，味厚，阴也，降也。泻肾中之火。苦寒，凉心祛热。

厚朴：味苦而辛，大温，味厚，阴也。专去腹满，腹胀。祛邪气。

槟榔：味辛而苦，性温，味厚气轻，阴中阳也。苦以泻滞气，辛以散风邪，专破滞气，下行。

防风：味甘辛，性温，气味俱薄，浮而升，阳也。主治诸风，又为祛湿之仙药，风能胜湿故也。

木香：味苦辛，性温，味厚于气，阴中阳也。散滞气，兼调气。

陈皮：味甘苦，性温，味厚，阴也。导胸中滞气，散阴邪气。有白术则补脾胃，无则泻脾胃。

羌活：味苦辛，性微温，气味俱轻，阳也，升也。太阳经本药，去温湿之风，除肢节痛。

连翘：味苦，性微寒，气味俱轻，阴中阳也。泻心经客热。诸疮须用，疮家圣药也。

川芎：味辛，性温，气厚，阳也。少阳经本药，治本经头痛及诸风。

白芷：味辛，性温，气味俱轻，阳也。阳明经引药，治头痛及诸风。

地黄：味甘，微苦，味厚气薄，阴中阳也。生则性大寒而凉血，熟则性微寒而补肾。

枳壳：味苦而酸，性微寒，味薄气厚，阳也。利胸中气，胜湿化痰，不可多用，则损胸中至高之气。

黄芪：味甘微苦，性平，阳也。补五脏诸虚不足而泻阴火，去虚热，无汗则发之，有汗则止之。

独活：味辛而苦，性温，气厚味薄，阳也，升也。风须用，及能燥湿。经曰：风能胜湿。

藁本：味苦，性微温，气厚味薄，阳也，升也。专治太阳经头痛，其气雄壮。

藿香：味辛而苦，性微温，阳也。芳馨之气特助脾，开胃，止呕。

桃仁：味苦甘，性平，苦重于甘，阴中阳也。苦以泻滞血，甘以生新血，故破凝血者须用之，及去血中之热。

白豆蔻：味辛，性温，味薄气厚，阳也。专入肺经，去白睛翳膜。红者不宜多用。

猪苓：味甘苦而淡，性平，甘重于苦，阳也。苦以泄滞，甘以助阳，淡以利窍，故能除脾湿而利小便也。

青皮：味甘而辛，性寒，味厚，阴也，降也。足厥阴、少阳引经药也。有滞气则破滞气，无滞气则损元气。

天门冬：味苦而甘，性寒，味厚气薄，阴也。苦以泻滞血，甘以助元气，兼治血妄行，此天门冬之功也。

木通：味甘而淡，性平，气厚味薄，阳也。通经利窍，去小肠之热。

附子：味辛而甘，性大热，阳也。散五脏六腑沉寒，其气亦阳，补诸不足，不宜多用。经曰："壮火食气"故也。用之则须用生甘草缓之。辛热以温少阴经，以温阳气。散寒发阴，必以辛热。湿淫所胜，腹中痛，用之补虚胜寒。蛔动胃虚，则气壅满，甘者令人中满，去术加此，补阳散壅。

干姜：味辛，性大热，味薄气厚，阳中阴也。发散寒邪，如多用则耗元气。盖辛以散之，而壮火食气也，须以生甘草缓之。辛热散内寒，散阴寒，肺寒与五味子同用，治嗽以胜寒蛔。正气虚者发寒，与人参同用，补脾温胃，腹中寒甚，平以辛热也。

大枣：味甘，温，气厚，阳也。甘以补脾经不足，温以缓阴血。

桂枝：味辛，性热，气味俱轻，阳也，升也，故能上行发散于表。收内寒则用牡桂，补阳则用柳桂。辛热散经寒，引导阳气，若热以使正气虚者，以辛润之，散寒邪，治奔豚。

石膏：味辛甘，性寒，除三焦热、伤寒头痛。甘寒，胃经大寒药，润肺，除热，解肌，发汗。

泽泻：味甘咸，性寒，味厚，阴也，降也。去旧水，养新水。咸寒治水气。

栝楼根：味厚，阴也。止渴，生津液。苦寒与酸辛同用，导肿气。

麦门冬：味甘，性微寒，阳中阴也。补心气不足，及治血妄行。甘平补不足。去心用。

葛根：味甘，性寒，阳也。益阳生津，不可多用，恐损胃气。虚渴者非此不能除之。

杏仁：味甘苦，性温。散结润燥，散肺中风及热，是以风热嗽者用之。

大黄：味苦，性寒，气味极厚，阴也，降也。荡涤实热。

地榆：味苦甘而酸，性微寒，气味俱厚，阴也。去下焦之血。肠风下血及泻痢下血须用之。

诃子皮：味苦而酸，性平，味厚，阴也，降也。苦重酸轻。经云：肺苦气上逆，急食苦以泻之，酸以补之。苦重能泻肺气，酸轻不能补肺，故嗽药中不用此。

栀子：味苦，性大寒，味薄，阴中阳也。去心经客热，除烦躁。

甘菊花：味苦而甘，性寒。去翳膜，明目，治头风。

薄荷叶：味辛而苦，性温。上行之药。

地骨皮：味苦，性寒。去肌热及骨中之热。

吴茱萸：味苦，性大热，气味俱厚，阳中阴也。去胸中逆气，不宜多用，辛热恐伤元气。

桑白皮：味甘而辛，性平，甘厚辛薄。甘以助元气之不足，辛以泻肺气之有余。

黑牵牛：味苦而辛，性寒。泻元气中湿热。凡饮食劳倦，皆血受病，若用牵牛泻之，是血病泻气，使气血俱虚损，所伤虽去，泻元气损人命不觉也。经云：毋盛盛、毋虚绝人长命，此之谓也，用者戒之。白色者亦同。

盆硝：味咸，性寒。去实热。经云：热淫于内，治以咸寒，此之谓也。

川乌头：味辛，大热。行经，散风邪，不宜多用。

草龙胆：味苦，性寒，气味俱厚，阴也。除两目赤肿，睛胀，瘀血高起，疼痛不可忍，以柴胡为主，龙胆为使。治目中之疾，必用之药也。

苏木：味甘而酸辛，性平。甘胜于酸，而辛祛风，与防风同。

红花：味辛而甘，性温。和血，与当归同。

蛇蜕皮：退翳膜用之，取其义也，与蝉蜕同。

赤石脂：味甘，温。筛末，去脱，涩以固肠胃。

粳米：味甘，平，微寒。补正气。

猪肤：味甘，寒。猪，水畜也。其气先入肾，解少阴经客热。加白蜜以润燥除烦，白粉以益气断痢。

葱白：辛温，通阳气。味辛而甘，性温，气厚味薄，阳也。发散风寒。

猪胆汁：味咸苦，寒，与人尿同。体补肝而和阴，引真阳不被格拒，入心而通脉。

薤白：泻痢下重者，下焦气滞也，四逆散加薤白以泻滞气。

乌梅：味酸，温。收肺气，阳也。

蜀椒：去汗。辛，热，以润心寒。

通草：甘，平，以缓阴血。

葳蕤：甘，平，润肺，除热。

白头翁：味苦，性寒。主下焦肾虚，纯苦以坚之。

秦皮：苦，寒。主热痢下重、下焦虚。经云：肾欲坚，急食苦以坚之。故用白头翁、黄连、黄柏、秦皮之苦剂也。

牡蛎：咸，平。熬，泄水气。

蜀漆：辛平。洗去腥，与苦酒同用，导胆。

葶苈：苦，寒。熬，与辛酸同用，导肿气。

商陆根：熬，辛酸，与苦酸同用，导肿气。

海藻：咸，寒。洗去咸，泄水气。

竹叶：辛，平。除热，缓脾而益元气。

十三、珍珠囊药味口诀

羌活：性温，味辛，气味俱薄，浮而升，阳也。其用有五：手足太阳引经，一也；风湿相兼，二也；去肢节痛，三也；除痈疽败血，四也；治风湿头痛，五也。

升麻：味辛，性温，气味俱薄，浮而升，阳也。其用有四：手足阳明引经，一也；升阳气于至阴之下，二也；阳明经头痛，三也；祛风邪在皮肤及至高之上，四也。

柴胡：性凉，味苦辛，气味俱薄，浮而升，阳中阴也。其用有四：手足少阳、厥阴引经，一也；寒热往来，二也；去胁痛，三也；疮疡癖积之在左，四也；欲升则用根而酒浸，欲中及下降则生用梢。

香白芷：性凉，味辛，气味俱薄，浮而升，阳也。其用有三：手足阳明及肺之引经，一也；去头面及皮肤风湿燥痒与麻痹，二也；去阳明头痛，三也。

防风：性温，味辛，气味俱薄，浮而升，阳也。其用有二：主治诸风及祛湿。

当归：性温，味辛，气味俱薄，可升，可降，阳也。其用有三：心经药，一也；和血，二也；治诸病夜甚，三也。

独活：性温，味辛，气味俱厚，浮而升，阳也。其用治诸风。

木香：性温，味苦，气味俱厚，沉而降，阴也。其用调气。

槟榔：性温，味苦，气薄味厚，沉而降，阴也。其用破滞气，下行。

藿香叶：性温，味苦辛，气厚味薄，浮而升，阳也。其用助胃气。

川芎：性温，味辛，气薄，浮而升，阳也。其用有四：手少阳引经，一也；治诸经头痛，二也；助清阳之气，三也；去湿气之在头，四也。

黄连：性寒，味苦，气味俱厚，可升，可降，阴中阳也。其用有五：泻心经热一也；去中焦火，二也；诸疮必用，三也；祛风湿，四也；赤眼暴发，五也。

黄芩：性凉，味苦甘，气厚味薄，浮而升，阳中阴也。其用有九：泻肺经热，一也；产后养阴退阳，二也；夏月须用，三也；去诸热，四也；上焦及皮肤风热，五也；利胸中气，六也；消膈上痰，七也；除上焦湿热及脾湿，八也；安胎，九也。单制，不制，分上中下也。

大黄：性寒，味苦，气味俱厚，沉而降，阴也。其用有四：去实热，一也；除下焦湿，二也；推陈致新，三也；消宿食，四也。用则酒浸，煨熟，寒因热用也。

黄柏：性寒，味苦，气味俱厚，沉而降，阴也。其用有六：泻膀胱龙火，一也；利小便热结，二也；去下焦湿肿，三也；痢疾先见血，四也；去脐下痛，五也；补肾气不足、壮骨髓，六也。二制，治上焦；单制，治中焦；不制，治下焦。

芒硝：性寒，味咸，气薄味厚，沉而降，阴也。其用有三：热淫于内，一也；去肠中宿垢，二也；破坚积热块，三也。孕妇忌之。

白术：性温，味甘，微苦，气味薄，浮而升，阳也。其用有九：温中，一也；去脾胃湿，二也；除脾胃热，三也；强脾胃，进饮食，四也；和脾胃，生津液，五也；主肌热，六也；去四肢困倦，目不能开，怠惰嗜卧，不思饮食，七也；止渴，八也；安胎，九也。

人参：性温，味甘，气薄味厚，可升可降，阴中阳也。其用有五：补诸虚不足，一也；益元气，二也；泻肺，三也；疮疡，排脓痛，四也；壮脾胃，五也。

甘草：性寒，味甘，气薄味厚，可升可降，阴中阳也。其用有五：和中，一也；补阳气，二也；调和诸药，三也；能缓其大过，四也；去寒邪，五也。腹胀则忌之。

半夏：性凉，味苦辛，气味俱薄，沉而降，阴中阳也。其用有四：燥脾胃湿，一也；化痰，二也；益脾胃气，三也；消肿散结，四也。渴则忌之。

陈皮：性寒，味辛，气薄味厚，浮而升，阳也。其用有三：去胸中寒邪，一也；破滞气，二也；同白术少用则益脾胃，三也；多用及独用则损脾胃。

青皮：性寒，味苦，气味俱厚，沉而降，阴也。其用有五：厥阴、少阳之分有病则用之，一也；破坚癖，二也；散滞气，三也；去下焦湿，四也；治左壁积气，五也。

枳壳：性寒，味苦，气厚味薄，浮而升，阳也；微降，阴中阳也。其用有四：破心下坚痞，一也；利胸中气，二也；化痰，三也；消酒食，四也。然不可多用，多用则损胸中至高之气。

桔梗：性凉，味甘苦，气薄味厚，浮而升，阳也。其用有五：利胸膈咽喉气壅及痛，一也；右壁滞气及积块，二也；肺部风热，三也；清利头目，四也；利窍，五也。

知母：性寒，味苦，气味俱厚，沉而降，阴也。其用有三：泻肾经火，一也；作利小便之佐使，二也；痢疾脐下痛，三也。

藁本：性温，味辛，气厚味薄，浮而升，阳也。其用有二：太阳头痛及顶脑痛，一也；头面遍身皮肤风湿，二也。

熟地黄：性温，味苦甘，气薄味厚，沉而降，阴也。其用有五：益肾水真阴，一也；和产后血气，二也；去脐腹急痛，三也；养阴退阳，四也；壮水之源，五也。

五味子：性温，味酸，气薄味厚，可升可降，阴中阳也。其用有六：收敛散气，一也；止嗽，二也；补元气不足，三也；止泻痢，四也；生津液，五也；止渴，六也。

川乌头：性热，味辛甘，气厚味薄，浮而升，阳也。其用有六：除寒疾，一也；去心下坚痞，二也；温养脏腑，三也；治诸风，四也；破积聚滞气，五也；感寒腹痛，六也。

白芍药：性寒，味酸，气厚味薄，升而微降，阳中阴也。其用有六：安脾经，一也；治腹痛，二也；收胃气，三也；止泻利，四也；和血脉，五也；固腠理，六也。

泽泻：性寒，味咸，气味俱厚，沉而降，阴也。其用有四：入肾经，一也；去旧水，养新水，二也；利小便，三也；消疮肿，四也。

薄荷叶：性凉，味辛，气味俱薄，浮而升，阳也。去高巅及皮肤风热。

麻黄：性温，味甘辛，气味俱薄，体轻清而浮升，阳也。其用有四：去寒邪，一也；肺经本经药，二也；发散风寒，三也；去皮肤寒湿及风，四也。

厚朴：性温，味苦辛，气味俱厚，体重浊而微降，阴中阳也。其用有二：平胃气，一也；去腹胀，二也；孕妇忌之。

杏仁：性温，味苦甘，味薄气厚，浊而沉降，阴也。其用有三：润肺气，一也；下降气，二也；消宿食，三也。

巴豆：性热，味苦，气薄味厚，体重而沉降，阴也。其用有三：导气，一也；消积气及去脏腑停寒，二也；消化寒凉及生冷硬物所伤，三也。

附子：性大热，味辛甘，气厚味薄，轻重得宜，可升可降，阳也。其用有三：去脏腑沉寒，一也；补助阳气不足，二也；温暖脾胃，三也；然不可多用。

苍术：其用与白术同，但比之白术气重，及治足胫湿肿。

秦艽：性平，味咸，养血荣筋。中风手足不遂者用之。

白僵蚕：性微温，味微辛，气味俱薄，体轻清而浮升，阳也。去皮肤诸风。

白茯苓：性平，味淡，气味俱薄，浮而升，阳也。其用有五：止泻，一也；开腠理，二也；利小便，三也；除虚热四也；生津液，五也。

白豆蔻：性大温，味辛，气味俱薄，轻清而升，阳也。其用有五：肺经本药，一也；散胸中滞气，二也；感寒腹痛，三也；温暖脾胃，四也；赤眼暴发，白睛红者，用少许，五也。

地榆：性微寒，味微苦，气味俱厚，其体重而降，阴中阳也。专治下焦血。

连翘：性凉，味微苦，气味俱薄，轻轻而浮升，阳也。其用有三：泻心经客热，一也；去上焦诸热，二也；疮疡须用，三也。

阿胶：性平，味淡，气味俱薄，浮而升，阳也。能补肺气不足，甘温以补血不足。

桃仁：性微寒，味苦，气薄味厚，沉而降，阴也。其用有四：治热入血室，一也；去腹中滞血，二也；皮肤血热燥痒，三也；皮肤凝聚之血，四也。

生姜：性温，味辛甘，气味俱厚，清浮而上升，阳也。其用有四：制厚朴、半夏毒，一也；散风邪，二也；温中去湿，三也；益脾胃药之佐，四也。

干姜：性热，味辛，气味俱厚，半浮半降，可升可降，阳中阴也。其用有四：通心气，助阳，一也；去脏腑沉寒，二也；发散诸经寒，三也；感寒腹痛，四也。

石膏：性寒，味淡，气味俱薄，体重而沉降，阴中阳也，乃阳明经大寒之药。能寒胃气，令人不食，非腹中有极热者不可轻用。

桂枝：性热，味辛甘，气味俱薄，体轻而上行，浮而升，阳也。其用有四：去伤风头痛，一也；开腠理，二也；解表，三也；去皮肤风湿，四也。

细辛：性温，味辛，气厚味薄，轻清上浮而升，阳中阴也。去风头痛及皮肤风热。

栀子：性寒，味苦，味薄气厚，轻清上行，气浮而味降，阳中阴也。其用有四：去心经客热，一也；除烦躁，二也；除上焦虚热，三也；治风热，四也；轻飘而象肺，色赤而像火，故能泻肺中火。

葛根：性寒，味苦甘，气味俱薄，体轻上行，浮而微降，阳中阴也。其用有四：止渴，一也；解酒二也；发散表邪，三也；发散小儿疮疹难出，四也。

栝楼根：性寒，味苦，阴也。能解烦渴。心下枯者，非此不能除。

吴茱萸：性热，味辛，气味俱厚，气浮而味降，阴中阳也。其用有四：去胸中满，一也；止心痛，二也；感寒腹中痛，三也；消宿酒，为白豆蔻之佐，四也。

猪苓：性平，味淡，气味俱薄，升而微降，阳中阴也。其用与茯苓同，去心中懊憹。

苏木：性平，味甘而酸辛，阳中阴也。发散表里风气，破死血。

杜仲：性温，味辛，气味俱薄，沉而降，阳也。其用壮筋骨，及主足弱无力。

草龙胆：性寒，味苦辛，气味俱厚，沉而降，阴也。其用有四：除下部风湿，一也；除湿热，二也；脐下至足肿痛，三也；寒湿脚气，四也。其用与防己同。

以上诸药，特举其大略言之，以为制方之阶也。

十四、主治法象随证治病

头痛：须用川芎，如不愈，加各引经药。太阳加羌活；阳明加香白芷；少阳加柴胡；

太阴加苍术；少阴加细辛；厥阴加吴茱萸。

巅顶痛：须用藁本，去川芎。

肢节痛：须用羌活，祛风湿亦宜用之。

腹痛：须用芍药，恶寒而痛加桂枝，恶热而痛加黄柏。

心下痞：须用枳实、黄连。

肌热及祛痰：须用黄芩，肌热亦用黄芪。

腹胀：用姜制厚朴。

虚热：须用黄芪，止虚汗亦然。

胁下痛：往来寒热，日晡潮热，须用柴胡。

脾胸受湿，沉困无力，怠惰嗜卧，祛痰：用白术。

破滞气：用枳壳，高者用之，然能损胸中至高之气，二三服而已，不可多服。

破滞血：用桃仁、苏木。

补血不足，可用甘草。

祛痰：用半夏，热痰加黄芩，风痰加南星，胸中寒痰痞塞用陈皮、白术，然多用则泻脾胃。

腹中窄狭，用苍术。

调气，用木香。

补气，用人参。

和血，用当归。凡血受病者皆用之。

去下焦湿肿及痛，并膀胱有火邪者，必用酒洗汉防己、黄柏、知母、草龙胆。

去上焦湿及热，须用黄芩，泻肺火故也。

去中焦湿热与痛，用黄连，泻心火故也。

去滞气，用青皮，勿多服，多则泻人真气。

渴者，用干葛、茯苓，禁用半夏。

嗽者，五味子。

喘者，用阿胶。

宿食不消，用黄连，枳实。

胸中烦躁，用栀子仁。

水泻，用白术、茯苓、芍药。

气刺痛，用枳壳，看何经，分以引经药导使之行则可。

血刺痛，用当归，详上下用根梢。

疮痛不可忍者，用苦寒药，如黄连、黄芩，详上下分根梢及引经药用则可。

眼痛不可忍者，用黄连、当归根，以酒浸煎。

小便黄，用黄柏；数者、涩者，或加泽泻。

腹中实热，用大黄、芒硝。

小腹痛，用青皮。

茎中痛，用生甘草梢。

惊悸恍惚，用茯神。

饮水多致伤脾者，用白术、茯苓、猪苓。

胃脘痛，用草豆蔻。

凡用纯寒纯热药，须用甘草以缓其力也，寒热相杂亦用甘草调和其性也，中满者禁用。经曰：中满者勿食甘。

十五、随证制方用药口诀

（一）中风

1. 中风手足不遂者，中腑也。病在表当先发汗，宜用：羌活、防风、升麻、柴胡、甘草各二钱。作一服，取汗为度。

然后行经、养血宜用：当归、秦艽、甘草、独活各一两，行经者，随经用之。

2. 耳聋、眼瞀及口眼歪斜者，中脏也。病在里当舒便，然后行经，宜用：白芷、柴胡、防风、独活各一两，川芎、薄荷半两，上为末，炼蜜为丸如弹子大，每服一丸，细嚼，温酒送下，茶清亦得。

（二）破伤风

破伤风脉浮为在表，当发汗；脉沉为在里，当下之。

背后搐者，宜用：羌活、防风、独活、甘草。

面前搐者，宜用：升麻、白芷、防风、独活、甘草。

两旁搐者，宜用：柴胡、防风、甘草。

右边搐者，宜用：柴胡、防风、甘草、加白芷。

（三）目疾

目疾暴发赤肿，宜用：羌活、防风、柴胡、白芷、升麻、黄连（二制）、黄芩（二制）

白睛红者，加白豆蔻少许，痛则以当归根为主。

（四）泻痢及水泻

泻痢及水泻，宜用：白术、甘草。水泻，米谷不化加防风；伤食泻加大黄；腹胀加厚朴；渴加白茯苓。

腹痛以白芍药、甘草为主；冬月，白芍药一半，白术一半；夏月加制黄芩。

先见脓血后见粪者，以黄柏为君，地榆为佐；脓血相杂而下者，加制大黄；大便后见脓血，加黄芩（二制），同当归用之。

身体困倦，目不欲开，口不欲言，口不欲言者，加黄芪，人参，沉重者加制苍术。

腹不痛者，白芍药半之；可思饮食者，加木香、藿香。

里急者，以大黄、芒硝、甘草主之；后重者，以木香、槟榔、藿香和之。

（五）疮疡

疮疡脉浮者为在表，宜行经，用：黄连、黄芩、连翘、当归、人参、木香、槟榔、黄柏、泽泻。

在腰以上者，用枳壳，仍以引经之药引至疮所。

以脉沉实为在里，当舒利脏腑。如要利时，于前药中加大黄，服取利为度，随其虚实定分量。

痛者以当归、黄芪止之。

（六）妇人产前诸病

临月未诞者，凡有病先以黄芩、白术安胎药一服，然后用治病药。

发热及肌热者宜用：黄芩、黄连、人参、黄芪。

腹痛者宜用：白芍药、甘草。

感冒者，依前解利。

（七）产后诸病

产后诸病忌用白芍药、柴胡、黄芩。

内有恶物上冲，胸胁痛者，宜用：大黄、桃仁；瘀血刺痛者，宜用当归；内伤发热者宜用黄连；渴者宜用白茯苓。

凡一切诸症，各依前加法，惟渴者去半夏，喘嗽者去人参，腹胀者忌甘草。

（八）小儿

小儿但见上窜、摇头、咬牙，即是心热：黄连、甘草。

目连闪，是肝热：柴胡、防风、甘草。

左腮红是肝风，与“钱氏泻青丸”

右腮红是肺热，与“钱氏泻白散”

额上红者，心热也，与黄连一味。

鼻上红者，脾热也，与“钱氏泻黄散”

颏上红者，肾热也，知母、黄柏（皆二制），炙甘草。

凡治小儿，药味与大人皆同，只剂料差少耳。

凡小儿如见腮赤，目胞亦赤，哈欠，嚏喷，惊悸，耳尖、手指冷，即是疮疹，三日以后，其症不减，亦不见疮苗，用：柴胡、升麻、甘草，以姜煎服，慎不可投以寒凉之剂及利动脏腑，使疮不能出，其祸不可测也。

凡养小儿，酒、肉、油腻、生冷、硬物及生水等，不可与食，自无疳、癖二症。

凡见小儿惊风搐者，与破伤风同。

（九）潮热

潮热者：黄连、黄芩、甘草。

辰戌时发者，加羌活。

午间发者，加黄连。

未时发者，加石膏。

申时发者，加柴胡。

酉时发者，加升麻。

夜间发者，加当归根。

若有寒者，加黄芪、人参、白术。

（十）咳嗽

咳嗽有声无痰者用：生姜、麻黄、杏仁、五味子、防风、桔梗、甘草。

咳嗽无声有痰者，用：白术、半夏、防风、五味子、枳壳、甘草。

咳嗽有声有痰者用：半夏、白术、五味子、防风。

咳嗽久不愈者用：枳壳、阿胶。

痰有五种：风痰、热痰、气痰、寒痰、湿痰也。

第七章　治疗方药

证治方《三因极一病证方论》

静顺汤

治辰戌之年　太阳司天，太阴在泉，病身热，头痛，呕吐，气郁，中满，瞀闷，少气，足痿，注下赤白，肌腠疮疡发为痈疽。

白茯苓、木瓜干各1两，炮附子去皮尖、牛膝酒浸各3分，防风去叉、诃子炮去核、炙甘草、炮姜各半两。

上挫为散，每服4钱，水盏半，煎7分，去渣，食前服。

其年，初之气，宜去附子，加枸杞半两；二之气，依前入附子、枸杞；三之气，去附子、木瓜、干姜，加人参、枸杞、地榆、香白芷、生姜各3分；四之气，依正方，加石榴皮半两；五之气，依正方；终之气，去牛膝，加当归、芍药、炒阿胶各3分。

审平汤

治卯酉之年　阳明司天，少阴在泉，病者身热，面浮，鼻鼽，小便赤黄，甚则淋。或戾气横行，善暴扑，震栗，谵言，寒疟，痈肿，便血。

远志去心姜汁炒、紫檀香各1两，天门冬去心、山茱萸各3分，白术、白芍药、炙甘草各半两。

上挫为散，每服4钱，水盏半，煎7分，去渣，食前服。

其年，初之气，加白茯苓、紫苏、半夏汤洗去滑、生姜各半两；二之气，加玄参、白薇各半两；三之气，去远志、白术、山茱萸，加丹参、泽泻各半两；四之气，去远志、白术，加酸枣仁、车前子各半两；五之气，终之气依正方。

升明汤

治寅申之年　少阳司天，厥阴在泉，病者气郁热，血溢，目赤，咳逆，头痛，胁满，呕吐，胸胁不利，耳聋，瞑，渴，身重，心痛，阳气不藏，疮疡，烦躁。

紫檀香、车前子炒、青皮、半夏汤洗去滑、酸枣仁、蔷薇、生姜、炙甘草，各半两。

上挫为散，每服4钱，水盏半，煎7分，去渣，食前服。

其年，初之气，加白薇、玄参各半两；二之气，加丁香1钱；三之气，加漏芦、升麻、赤芍药各半两；四之气，加茯苓半两；五之气，依前方；终之气，加五味子半两。

备化汤

治丑未之年　太阴司天，太阳在泉，病者关节不利，筋脉拘急，身重，痿弱，或温戾盛行，远近咸苦，或胸腹满闷，甚则浮肿，寒疟，血溢，腰椎痛。

木瓜干、茯神去木各1两，牛膝酒浸、炮附子去皮尖各3分，熟地黄、覆盆子各半两，甘草1分，生姜3分。

上挫为散，每服4钱，水盏半，煎7分，去渣，食前服。

其年，初之气依正方；二之气，去附子，加天麻、防风各半两；三之气，加泽泻3分；四、五、终之气，依正方。

正阳汤

治子午之年　少阴司天，阳明在泉，病者关节禁锢，腰痛，气郁热，小便淋，目赤，心痛，寒热更作，咳喘，或鼻鼽，咽嗌吐饮，发黄瘅，喘甚则连小腹而作寒中，悉主之。

白薇，玄参，川芎，炙桑白皮，当归，芍药，旋覆花，炙甘草，生姜各等分。

上挫为散，每服4钱，水盏半，煎7分，去渣，食前服。

其年，初之气加杏仁、升麻各半两；二之气加茯苓、车前子各半两；三之气加杏仁、麻仁各1分；四之气加荆芥、茵陈各1分；五之气依正方；终之气加紫苏子半两。

敷和汤

治巳亥之年　厥阴司天，少阳在泉，病者中热而反右胁下寒，耳鸣，泪出，掉眩。燥湿相搏，民病黄瘅，浮肿，时作瘟戾。

诃子炮去核、半夏汤洗去滑、枣子、五味子、枳实麸炒、茯苓、炮姜、橘皮、炙甘草、各等分。

上挫为散，每服4钱，水盏半，煎7分，去渣，食前服。

其年，初之气加牛蒡子1分；二之气加麦门冬去心、山药各1分；三之气加紫苑1分；四之气加泽泻、山栀子仁1分；五终之气依正方。

伤暑叙论

伤暑者，乃夏至前后各三十日有奇，少阳相火用事之时也，炎热大行，铄石流金，草萎河枯。人或伤之，则发热自汗，面垢，背寒，倦怠，少气。以暑消气，气消血散，与伤寒相类，此是夏间疾病，非冬伤寒，至夏发为热病也，当以脉别之。伤暑脉虚无力，盖因气血消散，致血虚弱；伤寒则泣血而闭，脉紧而有力，大不同也。

伤暑证治

病者身热，恶寒，头痛，状如伤寒；或往来寒热，如疟，烦躁，渴甚，眩晕，呕吐，背寒，面垢，泄泻，昏闷不清，其脉阴阳俱虚，缓而微弱，皆由伤暑之所致也。

却暑散

主治冒暑伏热，头目眩晕，呕吐，泄利，烦渴，背寒，面垢。

赤茯苓、生甘草各4两，寒食面、生姜切各1斤。

搜面令匀，上为末，每服2钱，新汲水调下，或汤点服，不拘时候。

五苓散

主治伤暑烦渴，引饮无度，兼治伤寒温热，表里未解，烦渴饮水，水入即吐，或小便不利，及汗出表解，烦渴不止。又治霍乱吐利，黄疸湿疫。

泽泻2两半，桂心1两，猪苓去皮、赤茯苓、白术各1两半。

上为末，每服2钱，沸汤送下，不以时服讫，多饮热汤，汗出即愈。

桂苓圆

主治烦渴，消痰饮，宽胸膈。

桂心、白术各2两，赤茯苓3两，乌梅肉1两半，干姜1两，炙甘草半两。

上为末，炼蜜为丸，弹子大，每服一丸或二丸，嚼细，熟水下。

香薷圆

主治大人小儿伤暑，伏热，躁渴，瞀闷，头目昏眩，胸膈烦满，呕吐，恶心，口苦，舌干，肢体困倦，不思饮食，或发霍乱，吐利，转筋，并宜服之。

香薷去梗、紫苏去梗、干木瓜各1两，丁香、炙甘草、檀香、白茯苓去木、藿香各半两。

上为末，炼蜜为丸，弹子大，每服一丸至二丸，熟水嚼下或新汲水化下，亦得。小儿半丸。

消毒圆

主治中暑烦渴，眩晕，寒热。

半夏1斤七次汤去滑，米醋煮令透，茯苓、生甘草各半斤。

上为末，炼蜜为丸，梧子大，每服三十圆，新汲水不以时服。

伤湿叙论

经云：湿邪停着，凡关节疼痛，重痹而弱，皆为湿着，若气不平，亦使人半身不遂，口眼歪斜，涎潮昏塞，此中湿之侯也。夫寒热风湿，皆能合并为病，所谓风湿、寒湿、湿温者，其证各不同，为治亦别，不可不辨。

若治风湿，寒温，当发其汗，但微微似汗出，则风湿俱去；若大汗出，风去湿不去，则不愈；若单单中湿，只宜利小便。忌不得以火攻之，并转利，湿家下之，额上汗出，微喘，小便不利者，死；若下利不止者，亦死。论曰：治湿不利小便，非其治也。

伤湿治法

病者身重，脚弱，关节重痛，发热，恶寒，小便秘涩，大便飧泄，自汗，腰脚冷痹，腿膝浮肿，小便或自利，不渴；皆久坐卑湿，或为雨露所袭，或汗出衣里，受湿渐渍得之，名曰湿痹。

肾着汤

治身重，腰冷痹，如坐水中，形如水状，反不渴，小便自利，饮食如故，病属下焦，从身劳汗出，衣里冷湿，久而得之，腰以下冷痛，腰重如带五贯钱。

炙甘草、白术各2两，炮姜、茯苓各4两。

上挫为散，每服4钱，水一盏半，煎七分，去渣，食前服。

渗湿汤

主治久坐湿地，或为雨露所袭，身重，脚弱，关节重疼，发热，恶寒，或小便秘涩，大便飧泄，或汗出衣里，湿渍得之，腿膝或肿，小便不利，反不渴。

苍术米泔水浸、白术、炙甘草各2两，炮姜、茯苓各4两，陈皮、丁香各半两。

上挫为散，每服4钱，水一盏半，姜三片，枣二枚，煎七分，去渣，食前温服。

寒湿证治

病者身体烦痛，无汗，恶寒，发热，脉浮缓细，皆寒湿相并所致也。（按：寒者，脉紧弦，何来缓脉?）

麻黄白术汤

主治寒湿，身体烦痛，无汗，恶寒发热者。

麻黄去节 3 两，桂心 2 两，炙甘草 1 两，杏仁 20 粒去皮尖，白术 4 两。

上挫为散，每服 4 钱，水一盏半，煎七分，去渣，食前温服。

风湿证治

病者身痛，日晡发热，不能转侧，短气，汗出，恶风，不欲去衣，或身微肿，脉浮弦细，此风湿相搏或汗出当风所致也。（风者，缓也，何来弦脉也?）

桂枝附子汤

治风湿相搏，身体烦痛，掣痛，不得屈伸，汗出，短气，小便不利，恶风，不欲去衣，或身微肿。

桂枝去皮 4 两，白术、炮附子去皮脐各 3 两，炙甘草 3 两。

上挫为散，每服 4 钱，水一盏半，姜五片，枣二枚，煎七分，去渣，空心温服。

或大便秘，则去桂枝；小便不利，心悸气短加茯苓 3 两，痹症加防己 4 两，腹痛加芍药 4 两。

风湿寒证治

病者汗出，身重，恶风，喘满，腹内不和，下气上冲，脐下连脚冷痹，不能屈伸，骨节烦痛，近之则痛极，如历节状，此由冒风寒湿三气杂至而为病也。

防己黄芪汤

主治伤风寒湿，身重汗出恶风，脉浮紧细（缓），并治风水，身重，不渴，脉浮。

防己 4 两，黄芪 5 两，炙甘草 2 两，白术 3 两。

上挫为散，每服 5 钱，水一盏半，姜五片，枣二枚，煎七分，去渣，空心温服。

喘者加麻黄；胃中不和加芍药；气上冲加桂枝；下有寒加细辛。服药后，当如虫行皮中，从腰以下如水，后坐被上，又以一被绕腰以温之，令微汗出，瘥。

风湿温证治

病者烦渴引饮，心腹冷痛，躁闷，口干，面垢，恶寒，恶风，饥不能食，眩晕，呕哕，此伏暑中风湿所致也，治之各有方法。

白术茯苓干姜汤

主治伏暑中风湿，烦渴引饮，心腹痛，躁闷，口干，面垢，洒洒恶寒，淅淅恶风，微汗，饥不能食。

白术、干姜、茯苓、细辛、桂心、干葛、炙甘草、乌梅、京豉，各等分。

上为细末，每服 2 钱，白汤送下。

暑湿风温证治

暑者，六气之一，能与风湿合并为病，循经流入诸脏，但与寒不相得，故有暑湿风湿之证。暑湿者，恶寒，反热，自汗，关节尽痛，头目昏眩，手足倦怠，不自胜持，此病伤暑湿所致也。风温者，头痛，身热，常汗出，体重，喘息，四肢不收，嘿嘿欲眠，此由先伤风后伤暑所致也，治之各有方法。

茯苓白术汤

主治冒暑毒，加以着湿，或汗出未干即浴，皆成暑湿。

茯苓、炮姜、炙甘草、白术、桂心各1两。

上挫为散，每服4钱，水一盏半，煎七分，去渣，食前温服。

葳蕤汤

主治风温，兼疗冬瘟，以及春月中风，伤寒，头眩痛，咽喉干，舌强，胸内疼痛，痞满，腰背拘急。

葛根、麻黄去节、炙甘草、白薇、川芎、羌活、杏仁去皮尖各半两，石膏碎1两，葳蕤3分，青木香1分。

上挫为散，每服5钱，水一盏半，煎七分，去渣，食前温服。木香冬用1两，春用半两。

风　门

《冯氏锦囊秘录》经曰：风者，百病之长也。清净则肉腠闭拒，虽有大风苛毒，勿之能害。否则天有八风，乘虚感袭。又谓：新沐中风为首风，饮酒中风为漏风，入房汗出中风为内风，入中为肠风，在外为泄风，及心、肝、脾、肺、肾、胃风之形状不同。如肝中风，则踞坐而举头不得，左胁疼痛，诸筋挛急，头目瞤动，上视多怒；心中风，则但能仰卧，倾侧不能，发热失音，其舌焦赤；脾中风，则腹满身黄，唇黄踞坐，四肢不收，皮肉瞤动；肺中风，则偃卧胸满，喘息咳嗽，躁闷汗出，目能视人，口不能言；肾中风，则踞坐面浮，腰脊痛引少腹。

风入颔颊之间，则口歪而牙紧；风客咽喉，则出声之窍塞而失音；风与气搏，则气被痰隔而出锯声；搏于筋脉，因寒则拘急挛痛而脉浮紧，因热则弛缓不随而脉浮洪。

浮者在表宜汗，实者在里宜泄，促者在上宜吐。然治风当先理气，不可专服风药，攻之愈急则风势愈甚，务调荣卫通畅，则风可不治自愈也。

通关散

治卒暴中风，牙关紧急，药不得下。

细辛、薄荷、猪牙皂角、雄黄各二钱。

为末，每用少许吹入鼻中，俟喷嚏后，然后进药。如不嚏者不治。牙关紧甚，前药中加麝香少许，或用乌梅或白梅去核，同药擦牙。

稀涎散

主治中风暴扑，痰涎壅盛。此药取吐。

炙猪牙皂四条去皮弦，枯白矾3两。

为末，水冲服，每进5克，探吐。

加减乌药顺气饮

治中风风痰壅盛。

乌药、防风、枳壳、陈皮、僵蚕、白芷、麻黄去节、羌活、半夏、炮姜、甘草、南星，各等分，姜、枣同煎。

独活汤

治中风湿日久，腰背手足疼痛，痿痹不仁。

独活5钱，当归酒炒、白术麸炒、炙黄芪、薄桂去皮、牛膝酒浸、各2钱，炙甘草1钱，生姜、葱白同煎服。

排风汤

治中风昏愦，谵语失音。

白藓皮、白术、芍药、桂心、川芎、当归、杏仁、防风、甘草、独活、麻黄、茯苓、姜、枣，各等分同煎服。

小续命汤

治中风不省人事，涎鸣反张，失音厥冷。

麻黄、人参、黄芩、川芎、芍药、甘草、杏仁、防己、肉桂各8分，防风1钱，炮附子去皮尖4分，姜、枣水煎服。

防风通圣散

治诸般风热，或斑疹不快，热极黑陷，惊风发热，卒中不语。

防风、川芎、当归、薄荷、大黄、芍药、麻黄、连翘、芒硝、石膏、黄芩、桔梗、滑石、山栀子、荆芥、白术、甘草，各等分。

上挫为散，每服三钱，生姜、葱白同煎服。

三化汤

治中风内有便溺之阻隔，以此导之。

厚朴姜制，大黄、枳实、羌活各等分。

水煎服，微利则已。

易老天麻丸

天麻祛风、牛膝强筋、萆薢祛风湿强筋骨、玄参壮水制火各6两，当归和血10两，杜仲使筋骨相着7两，生地益真阴1斤，羌活去骨节风10两，炮附子行经1两，蜜丸。一方有独活5两。

活络丹

主治中风手足不仁，经络有湿痰死血。

川乌炮去皮脐、草乌炮去皮、胆南星各6两，地龙洗焙干、乳香去油、没药去油另研各3两3钱。研末和酒为丸，酒下五七十丸。

河间地黄饮子

主治肾气虚弱，语言蹇涩，足膝痿废。

熟地、巴天戟去心、山茱萸、肉苁蓉去甲、炮附子、五味子、石斛、白茯苓、石菖蒲、远志去心、肉桂、麦门冬去心，上个1钱，入薄荷少许，姜、枣，水煎服。

肾之脉，出然谷，循内踝，上踹及股，故虚则足痿不能行。其直者，挟舌本，故虚则舌蹇不能言。地黄、巴戟、茱萸、苁蓉，精不足者补之以味也。附子、官桂，阳不足者温之以气也。远志、菖蒲，使心气下交也。麦冬、五味，壮水之上源也。茯苓、石斛，走水谷之府，化荣卫而润宗筋者也。不及肝者，肾肝同治也。诸脏各得其职，则筋骨强而机关利矣，蹇涩痿废，夫复何虞？

三生饮

主治中风猝然昏愦，不省人事，痰涎壅盛，语言蹇涩等症。

生南星1两，生川乌去皮、生附子去皮各5钱，木香2钱。

每服1两，加人参1两煎。

此足太阴、阳明、厥阴，手少阳药也。南星辛烈，散风除痰。附子重峻，温脾逐寒；乌头轻疏，温脾逐风；二药通行经络，无所不至，皆用生者，取其力峻而行速也。重加人参，所以扶其正气。少佐木香，所以行其逆气也。

胃风汤

主治冷客于肠胃，飧泄完谷不化，及肠风下血。又治风虚能食，牙关紧闭，瘈瘲肉瞤，名曰胃风。

人参、白术土炒、茯苓、当归酒洗、川芎、芍药酒炒、肉桂，各等分，加粟米百余粒煎。如腹痛加木香。此即十全大补汤去黄芪、地黄、甘草。

史国公药酒方

主治中风语言蹇涩，手足拘挛，半身不遂，痿痹不仁。

羌活、防风、白术土炒、当归酒洗、川牛膝酒浸、川萆薢、杜仲姜汁炒断丝、松节杵、虎胫骨炙酥、鳖甲醋炙、晚蚕沙炒，各2两，秦艽、苍耳子炒捣碎，各4两，枸杞5两，茄根蒸熟8两。

为粗末，绢袋盛，浸无灰酒三十斤，煮熟退火毒服。每日数次，常给醺醺不断。

蠲痹汤

主治中风身体烦痛，项背拘急，手足冷痹，腰膝沉重，举动艰难。

黄芪蜜炙、当归酒洗、赤芍酒炒、羌活、防风、片子姜黄酒炒、炙甘草，各等分，加姜、枣煎服。

三痹汤

主治血气涩滞，手足拘挛，风寒湿痹等证。

传续断、杜仲去皮姜炒、防风、桂心、人参、茯苓、生地、白芍药、甘草、川芎、当归、黄芪、川牛膝、川独活、细辛、秦艽各等分，加姜、枣同煎。

此足三阴药也。喻嘉言曰：此方用参、芪、四物一派补药，内加防风、秦艽以胜风湿，桂心以胜寒，细辛、独活以通肾气。凡治三气袭虚而成痹患者，宜准诸此。

独活寄生汤

主治肝肾虚热，风湿内攻，腰膝作痛，冷痹无力，屈伸不便。肾，水脏也，虚则寒湿之气凑之，故腰膝作实而痛。冷痹者，阴邪胜也。肝主筋，肾主骨。《灵枢》曰：能屈而不能伸者，病在筋；能伸而不能屈者，病在骨。

独活、桑寄生如无真者以续断代之、秦艽、防风、熟地、当归酒洗、芍药酒炒、川芎酒洗、杜仲姜汁炒断丝、牛膝、人参、茯苓、甘草、桂心、细辛。各等分，研末，每服四钱。此即前汤除黄芪、续断，加桑寄生。

此足少阴、厥阴药也。独活、细辛入少阴，通血脉，偕秦艽、防风疏经升阳以祛风，桑寄生益气血祛风湿，偕杜仲、牛膝健骨强筋而固下，芎、归、芍、地所以活血而补阴，参、桂、苓、草所以益气而补阳。辛湿以散之，甘温以补之，使气血足而风湿除，则肝肾强而痹痛愈矣。丹溪曰：久腰痛必用官桂以开之，腹胁痛亦然。

大防风汤

祛风顺气，活血壮筋，治痢后脚弱，不能行履，名曰痢风。或两膝肿痛，脚胫枯腊，名曰鹤膝风。

防风、人参、羌活、川芎、白芍、甘草、牛膝各1钱，附子6分，白术1钱5分，黄芪、当归、熟地、杜仲各2钱。姜、枣同煎服。

豨莶汤

主治中风口眼歪斜，时吐涎沫，语言蹇涩，手足缓弱，诸痹皆效。

豨莶草五月五日或六月六日，收采其叶，用蜜酒拌，九蒸九晒。研末，炼蜜为丸，桐子大，每服百丸，空心温酒送下。不但搜风，尤能胜湿，湿去则脾胃健而筋骨强，中风挟湿者服之尤宜。

大醒风汤

主治中风痰涎壅盛，半身不遂，历节痛风。

天南星生用、防风、独活、附子生用去皮脐、全蝎微炒、甘草、姜，各等分，水煎温服。

涤痰汤

主治中风痰迷心窍，舌强不能言。

南星姜制、半夏、枳实麸炒、茯苓、橘红、石菖蒲、人参、竹茹、甘草、姜，水煎服。

天仙膏

主治卒暴中风，口眼歪斜。

天南星大一个，白及2钱，大草乌头一个，僵蚕7个。为末，用生鳝血调成膏，敷歪处，觉正洗去。

又方：用鳝鱼血，入麝香少许，涂之即正。

续命丹　一名神授保生丹

主治男妇左瘫右痪，一切风疾。

天南星米泔水浸七日，每日换水，去皮脐，薄切晒干，寒天加二日6两，川乌头清水浸法如前、草乌头清水浸法如前去皮脐尖各6两，地龙去土，水洗晒干4两，滴乳香研、五灵脂清水淘去沙石晒干用姜汁浸晒十日每日添姜汁直至其色转黑各6两，没药、白僵蚕去嘴足丝炒、羌活、天麻各2两，生蝎去毒晒干生用、辰砂研、白附子生用、轻粉研、雄黄研、各1两，冰片1钱5分，麝香研1两2钱5分。

为末，姜汁煮糯米饭，搜和作剂，石臼内杵丸成锭晒干，瓦罐收储。每服一锭，姜汁和好酒磨化，临卧通口热服，以衣被厚盖，汗出为度。服药后，忌诸动风之物三七日。

大秦艽汤

主治无六经之形证，内无便溺之阻隔，血弱不能养筋，手足不能运动，舌强不能言。

秦艽、石膏、甘草、川芎、当归、羌活、生地、防风、黄芩、白芍、白芷、白术、独活、熟地、细辛、白茯苓、姜，各等分，水煎服。如心下痞，加枳实。

珍珠丸

主治肝虚为风邪所干，卧则魂散而不守舍。

珍珠母另研3钱，当归、熟地、人参、酸枣仁、茯神、柏子仁各1两，犀角、沉香各5钱。

为末，蜜丸桐子大，辰砂为衣，每服四五十丸，薄荷汤食后送下，一日三次。

换骨丹

主治口眼歪斜，半身不遂，一切风痫暗风瘫痪。

歌曰：我有换骨丹，传之极幽秘，疏开病者心，扶起衰翁臂，气壮即延年，神清目不睡；南山张仙翁，三百八十岁，槐皮芎术芷，仙人防首蔓，十件各停匀，苦味香减半，龙麝即少许，朱砂作衣缠，麻黄煎膏丸，大小如指弹，修合在深房，勿令阴人见，夜卧服一粒，遍身汗津满，万病自消除，神仙为侣伴。

麻黄煎膏、思仙术、槐角子取子、桑白皮另取末、川芎、白芷、威灵仙、人参、防风、何首乌、蔓荆子各1两，苦参、五味子、广木香各5钱，麝香研少许，朱砂研为衣不拘多少，龙脑研少许。

为末，以麻黄膏和，杵一万五千下，每两分作十丸，以温酒食后临卧，一呷咽之，重衣盖覆，当出汗即瘥。方加调补及避风寒。思仙术者，即杜仲也。

升麻葛根汤

主治脾脏发咳，右胁痛，痛引肩背，及阴阳发斑等症。

升麻、白芍药、甘草各2钱，葛根3钱。水煎服。

右胁者，脾胃之乡。肩者，手阳明之脉。斑由胃热，胃主肌肉。升麻、葛根直入阳明而逐其邪热，佐以芍药，使以甘草和其营，俾无伏匿之邪也。其治发斑，止宜于将出者，若已出而用之，重虚其表，反增斑烂也。

二陈汤

半夏、白茯苓、甘草、橘红、姜，水煎服。

此方半夏豁痰燥湿，橘红消痰利气，茯苓降气渗湿，甘草补脾和中，补脾则不生湿，燥湿、渗湿则不生痰，利气、降气则痰消解，治痰之圣药也。有嫌半夏性燥，代以他药，失其旨矣。如热痰加芩、连；寒痰加姜、桂；湿痰加苍、白二术；食积痰加曲、蘖、山楂；风痰加南星；燥痰加瓜蒌、青黛；郁痰加枳壳、香附；老痰加海石、朴硝，合宜之妙尽矣。

解肌汤

主治发热有惊。

防风、山楂、桔梗、紫苏、天花粉、薄荷、陈皮、枳壳各5分，茯苓3分，甘草2分，水煎服。

解肌汤：疏导风热。

桔梗、防风、山楂、枳壳、陈皮、甘草、木通、前胡、川芎、姜，各等分。水煎服。

如气粗防发疮疹者，加蝉蜕。如内热加黄芩。如咳嗽加桑白皮、杏仁。

参苏饮

主治外感内伤发热，头痛，呕逆，咳嗽，痰塞中焦，眩晕，泄泻。

人参、紫苏、干葛、前胡、半夏姜汁炒、茯苓、陈皮、甘草、枳壳麸炒、桔梗、木香，加姜、枣煎服。

外感多者，去枣，加葱白。肺中有火，去人参，加杏仁、桑白皮。泄泻加白术、扁豆。咳嗽甚者去木香、人参。

此手足太阴药也，风寒宜解表，故用苏、葛、前胡；劳伤宜补中，故用参、苓、甘草、橘、半除痰止呕，枳、桔利膈宽肠，木香行气破滞。使内外俱和，则邪散矣。

和解散

主治伤风鼻塞咳嗽，胸胁吊痛，发热口渴。

紫苏、杏仁、陈皮、半夏、前胡、薄荷、葛根、桔梗、炙甘草、桑白皮、姜、枣、葱白各等分，水煎服。

如圣散

主治破伤风，止血定疼。

苍术6两，川乌头炮去皮4两，防风、草乌头破去皮、细辛各2两5钱，天麻、川芎、两头尖炮去皮各4两，白芷1两5钱，蝎梢微炒、雄黄、乳香各5钱。

为末，每服一钱，酒调下。

一方：治破伤风。用全蝎10个，为末，酒调，一日三次服之。

一字散

主治破伤风。

金头蜈蚣1条，去头足炙，天麻5钱，草乌头去芦5钱，香白芷少许，全蝎10个。

为末，每服一钱匕。发热清茶下；发寒，温酒或半夏、茯苓下。

治破伤风、血凝心、针入肉三症如神。

方用乌鸦翎烧灰存性，细研，每服一钱，酒冲服。或白滚汤下。

五痹汤

主治风寒湿之气客留机体，手足缓弱，麻顽不仁。

片子姜黄1两，羌活、白术、防己各2两，炙甘草5钱。

为末，每服5钱，姜、水煎服。病在上，食后服；在下，食前服。

羌活汤

主治白虎历节风毒，攻注骨节疼痛，发作不定。

羌活2两，附子、秦艽、桂心、木香、川芎、当归、牛膝酒浸、炙甘草、各5钱，桃仁去皮尖麸炒、防风、骨碎补各1两。

每服四钱，姜、水煎，温服。

续断丸

主治风湿流注，四肢浮肿，肌肉麻痹。

当归炒、川续断、萆薢各1两，川芎7钱5分，天麻、防风、附子各1两，乳香、没药各5钱。

为末，蜜丸如桐子大，每服四十丸，温酒、米饮任下。

活血丹

主治遍身骨节疼痛如神。

熟地3两，当归、白术、白芍、续断、人参各1两。

为末，酒糊为丸桐子大。或作五剂煎服，更效。

参附汤

凡中风，口开为心绝，手撒为脾绝，眼合为肝绝，遗尿为肾绝，气喘、面黑、鼻鼾为肺绝。及吐沫直视，喉如鼾睡，肉脱筋痛，面赤如妆，发直摇头上窜，或头面青黑，汗如缀珠，并脉大数无伦者死。口开、手撒、遗尿者，属气虚，为阳暴绝也，速宜大料参附汤补救之。如因无血而不能滋养其筋，是以举动则痛者，为筋枯也，不治。诸中或未苏，或已苏，或初病，或久病，忽吐出紫红色者死。

人参一两，附子半个生用，水煎温服。

洗药方

地骨皮、荆芥、苦参、细辛各等分。

挫片，每有2两，煎水熏洗，遍身出血为效。务要汤宽浸洗良久方佳。

敷药方

主治疮疡大烂，遍身涂之，不烂不必敷也。

黑狗脊如无以杜仲代之3两，蛇床子1两，寒水石、枯矾、朴硝、硫黄各2两。

为末，猪油或香油调敷。

柏叶汤

用东南枝上的柏叶一秤，水一桶，煎三沸，去渣，瓮盛，旋即熬蚕沙调服。初服甚苦涩，三五日后甜，十日四肢沉重，便赤白痢，一月后发出疮疙瘩。破用乌龙散搽之。

乌龙散

乌龙尾即倒吊灰尘2钱，乌鸡子皮1钱。共为末，搽之。

一法：用苍耳叶为君，以苦参为佐，更以酒煮乌鳢鱼，细研，糊丸桐子大，每服五六十丸，加至七八十丸，热茶清下，日三服，一二月而安。入紫萍尤妙。

加减大造苦参丸

主治大风疮及诸风，赤白癜风神效。

苦参1斤，蔓荆子、牛蒡子、何首乌、禹余粮、黄荆子、枸杞子、蛇床子各3两，防风、荆芥、皂角刺、胡麻子半生半熟、苍耳子各10两，香白芷1两5分。

为末，用皂角捣烂熬膏，入前药为丸，桐子大，每服五十丸，茶、酒任下。

醉仙散

须量人大小虚实用之，症候重而急者，先以再造散下之，方投此药。须断厚味、盐、醋、椒、果、茄子、煎炒烧炙等物，只可淡物淡粥及煮淡熟菜，或乌梢、白花蛇以淡酒煮熟食之，以助药力也。

胡麻子、牛蒡子、蔓荆子、枸杞子四味俱炒黑色各1两，白蒺藜、瓜蒌根、苦参、防风各2两。

上为细末，每一两入轻粉一钱，拌匀。每服一钱，茶水调下，晨、午、夕各一服。五七日后先于牙缝内出臭涎，浑身痛，昏闷如醉，后利下恶物臭积为效。

通天再造散

须调补气壮，方服此药。

郁金5钱，皂角刺独生者去尖1两，大黄炒1两，白丑头末半生半熟6钱5分。

上为末，每服五钱，日未出时，以无灰酒调，面东服之。当日必利下恶物或臭脓或虫。如虫口黑色，乃是年深者，赤色是近日者。数日后，再进一服，无虫积乃止。

浴法：用桃、柳、槐、桑、楮五枝，浓煎汤，大缸坐没头，浸一日，汤如油为效。

又法：紫背浮萍煎汤，浸妙。

一方：用苍耳草，于五月五日、六月六日五更时，带露采，捣汁熬膏，作锭子。取一斤半重鲤鱼一尾，剖开，连肠肚，入药在内，以线缝之，用酒两碗，慢火煮干为度。令患者吃尽鱼，不过四五尾即愈。忌盐百日。

一方：治大风肌顽麻木，皮肤瘙痒，遍身疥癞隐疹，面上游风，或如虫行，紫白癜风，贼风攻注，腿脚生疮。

川乌、白芷、苦参、胡麻、荆芥、防风各3两，当归、川芎、独活、羌活、白蒺藜、赤芍药、白附子、山栀子各1两，何首乌、大风子去壳、威灵仙、地龙各2两，蔓荆子1两5钱。

为末，先取乌蛇一条，好酒浸，煮熟去骨取肉，晒干，或焙，同为末，酒糊丸桐子大，每服四十丸，茶汤下。

一方：治大风疮，令眉发再生。

用柏叶九蒸九晒，为末，蜜丸如桐子大，日三服，夜一服，白汤下，每服五六十丸，百日后生眉发。

马齿苋膏

主治两足血风疮，并两肩背风湿疮，痛痒至骨。

马齿苋切碎焙干5钱，黄丹水飞、黄柏、枯矾、孩儿茶各2钱，轻粉1钱。

为末，和匀，后入轻粉，用生桐油调，摊于原桐油纸上，用葱椒汤洗净患处，贴之。

中风门要药

祛风豁痰顺气：如天麻、白附子、白僵蚕、独活、羌活、麻黄、防风、钩藤、石菖蒲、薄荷、白芷、桂枝、生附子、全蝎、天南星、胆南星、半夏、玄明粉、白花蛇、陈皮、乌药、川芎、桔梗、杏仁、枳实、川乌、秦艽、防己、竹沥、荆沥、檀香、丁香、沉香、木香、猪牙皂、牛黄、麝香、苏合香、雄黄、安息香、朱砂、珍珠、琥珀、生姜、大枣、葱白之类，随候采用。

补真火以追复失散之元阳：如肉桂、附子、人参、炮姜、炙黄芪、白术、炙甘草之类，随候采用。

填真阴以敛孤阳之浮越：如熟地、生地、当归、芍药、枸杞、肉苁蓉、巴天戟、山茱萸、乳制茯苓、紫河车、人乳、山药、泽泻、麦冬、五味子、姜碳、制附子之类，随候采用。

养肺金以平肝木，补肾水以润肝荣：如熟地、麦冬、五味子、当归、白芍、枣仁、丹参、柏子仁、茯苓、茯神、贝母、玉竹、石斛、蒺藜、远志、银柴胡、天麻、郁李仁、麻仁、玄参之类，随候采用。

补精血以实骨髓，调荣卫以舒经络：如人参、熟地、当归、杜仲、续断、豨莶草、五加皮、松节、何首乌、鹿茸、虎胫骨、牛膝、秦艽、忍冬藤、肉桂、桂枝、豆淋酒、羊肉之类，随候采用。

寒　门

《冯氏锦囊秘录》夫严冬凛冽，万象收藏，犯之者反少，以其能知避也。若夫早晚寒热，风雨非时，形寒饮冷，皆人自致之寒也。肺为脏首，受寒则喘嗽气逆，发热毛焦；胃为腹首，受寒则呕逆恶心，烦渴发热。经曰：冬伤于寒，春必温病，此积久而发者也。如中寒之症，手足逆冷，寒颤口噤，口吐涎沫，此即陡成者也。然寒证最类于热，因逼阳在外在上，但知其显而不知其微，切宜深察。如脉数者，或饮水者，或烦渴动摇者，皆为热病；若新咳嗽者，水液清澈而尿不涩者，手足厥冷者，大便完谷不化，身凉不渴，脉迟者，皆属寒证。但手足逆冷，固多属寒，间亦有阴阳偏倾，不能宣行，是以阳气蓄聚于内，不能营运四肢，所谓热深厥亦深者，又宜细辨。故曰寒热如水火，误治即杀人。丹溪曰：寒证须投热药，然热药须加凉剂以向导之，或热药冷饮，使同声易于相应，经所谓从而逆之也。

理中汤　加附子名附子理中汤。

人参、炮姜、炙甘草、白术各等分。

水煎服。

一方：干姜、橘红、半夏、白术麸炒、厚朴姜汁炒、茯苓、桂心、甘草，各等分。

水煎服。

一方：用食盐同吴茱萸炒，绢包，熨脐腹。

姜附汤

主治中寒昏不知人，身体强直逆冷，口噤不语及腹脐冷痛，霍乱转筋，一切虚寒。

干姜 1 两，附子先去皮脐细切 1 枚

研末，每服三钱，水煎食前温服。如挟湿气虚，加参、术。

生料五积散

主治感冒寒邪，头疼身痛，项强拘急，伤寒发热，头疼恶风。

桔梗、苍术米泔水浸去粗皮、陈皮、麻黄去根节、枳壳麸炒、厚朴、干姜、白芷、川芎、炙甘草、茯苓、肉桂、芍药、当归、半夏汤泡七次、生姜、葱白，水煎热服。胃寒用煨姜。

夫寒、湿属阴，热、燥属阳。善用药者，以苦寒而泻其阳，以辛温而散其阴，未有病之不愈。故防风通圣散为泻热燥之圣药，生料五积散为散寒湿之圣药。

四逆汤

主治阴证脉沉身痛，自利不渴。

附子 3 钱，甘草、干姜各 1 钱 5 分。水煎服。

脾为太阴，而四肢厥冷，由于真火无光，无气以布也。此方直达中州，追复阳气，但寒证必虚，此方温而不补，何若理中更为神圣。

白通汤

主治少阴下利脉微者。如服而不应，乃阴盛格拒，阳药不能达于少阴，加人尿、猪胆汁为引，取其与阴同类，服后脉暴出者死，微续者生。如脉不出加人参二两以助之，盖寒未有不虚者也。

葱白 4 茎，干姜 1 两，炮附子 1 枚。

水煎一盅服。服后更用葱熨脐上法。或艾灸关元、气海。内外协攻，务令一时之内，阴散阳回。或用酽醋拌炒麸皮，袋盛，热熨脐间，亦妙。

六味附子汤

主治寒厥。

附子、肉桂、防己各 4 两，炙甘草 2 钱，白术、茯苓各 3 钱。

水煎服。

葱熨法　治阴证。

用葱白一把，如茶盏大，用纸卷紧，快刀切齐一指厚片，安于脐中，以热熨斗熨之，待汗出为度，一片未效，再一片熨之。内服附子理中汤。

寒门要药

辛散表寒：如防风、羌活、紫苏、川芎、细辛、柴胡、麻黄、桂枝、生姜、葱白之类，随候采用。

温散中寒：如炮姜、厚朴、草豆蔻、白豆蔻、丁香、益智仁、砂仁、草果、香附子、炙甘草、煨木香、吴茱萸、藿香、紫苏、艾叶、煨姜、煨肉果之类，随候采用。

温补下寒：轻则用破故纸、巴戟天、山茱萸、枸杞子、菟丝子、鹿茸、鹿角胶之类；重则用肉桂、附子、人参、炮姜之类。

人参性本温，今列桂、附之内者，盖病有虚而寒，有虚而热，未有寒而不虚者，未有虚寒而不温补相兼者也。

暑　门

《冯氏锦囊秘录》盖火土旺于长夏，正当金水受伤，稚阳阴微，已失天和，加之暑热，阳气浮于外，生冷戕于中，夏失长养，则不能生金而病于秋。故《素问》有夏伤于暑，秋必痎疟。亦有即发为病，入心则身热头疼，心烦口渴，或喘或满而不知人；入肝则眩晕；入脾则嗜卧；入肺则喘满；入肾则消渴。更有面垢昏倦，毛耸恶寒，吐利烦渴，状如伤寒，头疼身热，四肢逆冷，但身体不痛为异。兼暑能耗气，气耗则脉虚散无力。然静而得之者为中暑，动而得之者为中热。更有冒暑以致五心烦热，头额亦温，小便赤少，面合地卧。暑喜伤心，蒙蔽心窍，则昏闷不醒，手足搐掣，角弓反张，身热如冷，状似惊侯，名曰暑风者。或有吐泻不已，火性疾速，元阳骤亡而变慢惊者。有伤暑暴注洞泄，有伤暑作呕吐酸者。经曰：诸呕吐酸者，暴注下迫，皆属于热。故虽时当长养之令，实伏阴在内之时，调摄可不慎欤！

六和汤

主治气不升降，霍乱转筋，呕吐泄泻，寒热交作。

缩砂仁、半夏、杏仁、人参、炙甘草、赤茯苓、藿香叶、白扁豆姜汁炒、木瓜、香薷、厚朴姜汁炒、姜、枣，水煎服。

清膈饮子

主治小儿伏热，呕吐烦渴，五心热，小便赤少。

香薷 3 钱，淡竹叶、人参、半夏曲、檀香各 2 钱，甘草 1 钱，茯苓 3 钱，粳米 5 钱，姜、枣同煎，食远冷服。

六一散

一名益元散，一名天水散。治伤暑。一方加辰砂，名辰砂益元散。一方加青黛，名青黛益元散。

滑石 6 两研细水飞，甘草 1 两晒燥

为末，新汲水或冷灯芯汤下。

天生白虎汤

治中暑。

捣西瓜汁，滤去渣，灌即醒。

去桂五苓散

治小儿伏暑作渴。

猪苓、白术、赤茯苓各5钱，泽泻7钱5分。

为末，用车前子、灯芯同煎汤调服。如吐不止，加生姜自然汁。

五物香薷饮

驱暑和中通用。

香薷、扁豆炒、厚朴姜汁炒、茯苓、甘草。

水煎服。

生脉饮

生津止渴，治热伤元气，气短倦怠，口干出汗。

人参1钱，麦冬2钱，五味子8分。

水煎服。

火气赫曦，则金为所制，而绝寒水生化之源，故气短、倦怠、出汗者，皆手太阴本症也。人参补气为君，所谓损其肺者益其气也。五味子酸敛，能收肺家耗散之金。麦冬甘寒，濡肺经燥枯之液。三者皆扶其不胜，使火邪不能为害也。司天属火之年，时令燥热之际，尤为要药。

人参白虎汤

治伏暑发渴，呕吐身热，脉虚自汗。

人参1钱5分，知母2钱，石膏4钱，甘草1钱。

加粳米一合，水煎服。

香朴饮子

主治伏热吐泻，虚烦作乱。

人参、半夏汤泡七次、香薷各8分，苏叶、木瓜、广陈皮、厚朴、乌梅、扁豆各7分，茯苓1钱，泽泻6分，甘草3分。

姜、枣同煎。

十味香薷饮

消暑气，和脾胃。

香薷、人参、陈皮、炒白术、炙黄芪、炒扁豆、茯苓、厚朴姜汁炒黑、木瓜、炙甘草。

水煎冷服。

六味五苓散

主治伏暑热及胃湿而泄泻，烦渴，小便不利。

赤茯苓、泽泻、猪苓、炒白术、官桂、车前子。

加生姜、灯芯，水煎温服。

治暑风卒倒法

凡人中暑，先着于心，一时昏迷，切不可饮以冷水，并卧湿地，以致闭绝三焦流通之气，且与暑气相击，祸在反掌。其法：先以热汤或童便灌之，及用布蘸热汤熨脐并气海，令暖气透脐腹，俟其苏醒，然后进药。若途中猝然晕倒，宜急扶在阴凉处，灌以童便，或搅地浆饮之。

大顺散

主治冒暑过饮，脾胃受湿，水谷不分，霍乱呕吐，脏腑不调。

甘草炒焦黄3斤，炒干姜、杏仁去皮尖炒焦枯、肉桂去皮不见火各6两4钱。

为末，每服三钱，如躁烦，井花水调下，或沸汤点服亦可。

清暑益气汤

主治长夏湿热蒸人，四肢精神困倦，身热喘烦，心下膨闷，或痢或渴，自汗体虚。

人参、白术土炒、陈皮、神曲炒、泽泻各5分，炙黄芪、制苍术、升麻各1钱，甘草、干葛各3分，五味子9粒。

上件同杵碎，水二盏，煎至一盏，去渣，大温服，远食。

热伤元气，清浊不分，经曰：浊气在上，则生䐜胀；清气在下，则生飧泄。黄芪、二术为元气之保障；人参、五味为治节之藩篱；升麻、葛根引清气上升；神曲、泽泻使浊气下降；陈皮和胃；炙甘草和中。根本充实，清浊不淆，虽有湿热之邪，无所客矣。故曰清暑益气汤。

暑门要药

清散暑气：如薄荷、扁豆、香薷、木瓜、陈皮、厚朴、滑石、川黄连、生甘草、麦门冬、赤茯苓、连翘、黄芩、黑山栀子、木通、泽泻之类，随候采用。

清暑调元：如人参、麦冬、生地、五味子、香薷、扁豆、黄连、茯苓、生甘草之类，随候采用。

湿　门

《冯氏锦囊秘录》夫天下默然而受其累者，湿之谓乎！脾为身主，最苦于湿；惟最苦者，最易受焉。如上部所积，遇湿则为谈；下部所积，遇湿则为痢。如值太阴湿土司天者，此气化之湿也。如淫雨袭虚，或寝卧卑处而受地土蒸湿，或汗湿久沾，或冒露奔走，此外感之湿也。如嗜瓜果，饮乳酪，啜酒浆，喜生冷，此内伤之湿也。如因母有湿病，或体肥而多湿者，此禀受先天之湿也。然轻清为天，重浊为地，故湿土犯病者，厥体必重。治法惟宜渗湿而利小便，不可发汗，并忌向火烘袭，致湿内淫，变生别病。然湿本土气，而火热能生土湿，故夏热则万物湿润，秋凉则湿复干燥。湿病本不自生，多因火热拂郁，而水液不能宣行，即停滞而生水湿。虽为湿证，而又兼热证也，故湿热相因者此耳。

小除湿汤

白术、半夏、甘草、陈皮、厚朴、苍术、姜。

水煎服。

参术散

主治初受湿气，身体头疼，发热恶风多汗，面浮作呕，小便不利。

人参、猪苓、炮姜、白术、泽泻、赤茯苓、木通。

灯芯七茎，车前子一捻，水煎服。

除湿汤

主治中湿吐泻，助脾祛湿，凡湿气伤筋，手足软弱不能抬举疼痛等症。

人参、橘红、藿香叶、苍术米泔水浸炒、大腹皮、茯苓、半夏姜汁制、白术、甘草各1钱。

水煎服。

二妙散

主治湿热为患，筋骨疼痛，不能行动。有气加气药，血虚加血药，痛甚者加生姜汁热辣服之。

黄柏炒、苍术米泔水浸后炒各等分。

为末，沸汤入姜汁调服。二物皆有雄壮之气，表实者加酒少许佐之；若痰带热者，先以神芎丸下之，次以趁痛散类调治。

湿性就下，故病在中半以下；湿则生热，湿热相搏，其痛乃作。黄柏味苦，苦胜湿，且能下行，故以为君；苍术性燥，燥能胜湿，且能辛散，故以为臣。黄柏可去热中之湿，苍术可去湿中之热，两者相缩，各有妙用，故曰二妙。

术附汤

主治风湿相搏，腰膝疼痛，中气不足，四肢重着。

白术4两，附子炮去皮脐1两5钱。

每服三钱，姜、枣同煎温服。

甘草附子汤

炙甘草、附子、白术麸炒黄、桂枝。

姜、枣水煎服。

加味平胃散锦囊秘方

主治脾胃不和，伏暑水泻，不进饮食。

苍术米泔水浸3斤，厚朴姜汁炒、广陈皮各3斤2两，炒甘草30两，加扁豆炒3斤，木通1斤。加此二味，尤得醒脾分利之功，其效更捷。

为末，每服五钱，姜、枣水煎服，或姜汤调服。

升阳除湿汤

主治脾胃虚弱，肠鸣，腹痛，泄泻等症。

升麻、柴胡、防风、神曲、泽泻、猪苓各1两5钱，苍术1两，陈皮、甘草、大麦芽各3钱。

水煎食后热服。脾胃寒者，加益智仁、半夏、姜、枣煎。

防己黄芪汤

主治风湿相搏，客在皮肤，四肢少力，关节烦疼，脉浮身重，汗出恶风。

防己1钱，甘草5分，白术8分，黄芪1钱2分。

姜、枣水煎服。如气上冲，加桂枝。

生附汤

主治受湿腰痛腿重。

附子5分，炒苍术1钱，杜仲姜炒1钱，牛膝酒浸焙、厚朴姜制、生干姜、白术、茯苓、炙甘草各7分。

姜、枣水煎服，食前服。

御院平胃散

调气暖胃，化宿食，消痰饮，辟风寒冷湿。

制厚朴、橘皮、苍术米泔水浸、甘草、茯苓、人参。

姜、枣水煎服。一方：枣肉小丸，空心姜汤下五十丸。

三花神祐丸

主治一切水湿肿病，大腹实胀喘满。

轻粉1钱，大黄1两，牵牛2两，芫花醋拌炒、甘遂醋拌炒、大戟醋拌炒各5钱。

为末，水丸豆大。初服五丸，温水下，日三服。

黑虎散

神治寒湿筋骨疼痛。

川乌1两，草乌去皮1两半，苍术1两半，生姜1斤取汁，葱8两，五味捣和一处，晒干入后药五灵脂、乳香去油、没药去油各5钱，甲片土炒、自然铜火煨醋淬

共为细末，醋丸，好酒空心服。壮者一钱二分，弱者七八分。

外治法

一切寒湿脚气风气，肩臂腿痛及偏正头风，于大伏天，以新瓦数块，晒极热，轮流熨于患处。如此数日，无不愈者。盖寒湿侵入皮肤筋骨之间，得太阳之真气，则阴寒顿解，且借瓦性燥烈之土，而湿气赖以收之，故其效如神。

痛风散

治酒湿痰痛风。

黄柏酒炒、威灵仙酒炒、各5钱，苍术、羌活、甘草各3钱、陈皮、芍药各1钱。

为末，每服一钱，沸汤入姜汁调服。

湿门要药

祛湿利水：如独活、苍术、白芷、川椒、赤茯苓、茯苓皮、木通、萆薢、秦艽、金银花、天麻、南星、半夏、防风、猪苓、威灵仙、防已、五加皮之类。随候采用。

扶脾渗湿：如白茯苓、白术、升麻、人参、附子、肉桂、炮姜、炙甘草、白扁豆、猪苓、泽泻、炒黄米仁、山药之类，随候采用。

燥　　门

《冯氏锦囊秘录》夫六气之中，惟燥治之尤难。盖燥万物，莫甚于火。火者十二经皆有之，当其阴阳和，脏腑强，营卫固，寒热调，喜怒平，则诸经各适，火焰不冲，燥从何来？一有所伤，火乃踵起。如风郁不散，则因风火动而燥者；或热壅不除，因热愈热而燥者；或久病之后，阴虚火动而燥者。在外则皮毛枯槁，在上则咽干口燥，在中则烦渴不已。经曰：诸涩枯涸，干劲皴揭，皆属于燥。涸者，无水液也；干者，不滋润也；劲者，不柔和也；皴揭者，皮肤启裂也；涩者，如诸物湿则滑泽，干则涩滞。然乾为天而为燥金，坤为地而为湿土，故涩滞者，皆燥金之化，所以秋脉乃濇，濇者涩也，皆因燥之使然。然燥之标由于风与火，而燥之本实根于脾与肾。盖脾精不能转输，而肾阴不能上奉，所以肺失化源，自见其象也。治宜生津养血，滋阴润燥。倘寸强尺弱，由乎釜下无火，而锅盖干燥者，用水中补火之法。

凉膈散见寒门。

黄连解毒汤

黄连、黄柏、山栀各等分。一方有黄芩。

水煎服。

六味地黄汤

主治肾经不足，发热作渴，小便临秘，气壅痰嗽，头目眩晕，眼花耳聋，咽燥舌痛，牙齿不固，腰膝痿软，自汗盗汗，诸血失音，水泛为痰，血虚烦躁，下部疮疡，足跟作痛等症。

熟地酒煮杵膏8两，山茱萸酒润去枝炒、山药炒黄各4两，泽泻淡盐酒拌炒、白茯苓人乳制焙、丹皮酒洗微炒各3两。

为末，蜜丸如桐子大，空心淡盐汤下四钱。

地黄饮子

治消渴咽干烦躁。

人参、生地、熟地、黄芪、天门冬、麦门冬、泽泻、石斛、枇杷叶去皮毛、枳壳麸炒、甘草。

水煎服。

甘露神膏锦囊秘方

治一切燥热，咳嗽吐血干痨等症，神效。

甘露于草木上张布设法收之，一盅，蜂白蜜大半盅，人乳一盅，人参自一二钱至四五钱，随症轻重，煎汁一盅。

四汁并作一处，重汤炼浓，温和日服。

清心莲子饮

治心经蕴热作渴，小便赤色涩痛。

黄芩、麦冬、地骨皮、车前子、茯苓、黄芪、人参、柴胡各1钱，石莲子去心2钱，甘草8分。

水煎温服。

润肠丸

治无六经之形证，惟便溺阻隔者，当以此导之，老人尤宜。

桃仁、麻仁各研如泥、大黄酒煨、各1两5钱，当归尾、白芍药、升麻、枳实麸炒、陈皮各5钱，生甘草、人参各3钱，木香、槟榔各2钱。

除麻仁、桃仁外，为末，却入二仁泥，蜜丸梧子大。每服七八十丸，温水食前服。

燥门要药

清火抑燥：如玄参、天花粉、桃仁、杏仁、瓜蒌子、苏子、玄明粉、生地、麦冬、黄芩、黄连、黄柏、大黄、丹皮、石斛、知母、竹沥、荆沥、诸油、诸乳、梨汁、藕汁之类，随候采用。

滋阴润燥：如麦冬、天冬、生地、熟地、玉竹、肉苁蓉、当归、芍药、阿胶、五味子、枸杞子、山茱萸、柏子仁、河车膏、牛膝、血余、蜂蜜、人乳、童便、胡桃、麻仁、黑芝麻之类，随候采用。

火门

《冯氏锦囊秘录》夫火者，天非此不能生物，人非此则不能有生，此论夫真火也。有属后天真火衰亡，是以邪火炽盛，而有虚火、实火、风火、郁火、阴火、五脏火、六腑火、游行不归经火。然总不可过投寒剂，而必欲其无火，譬如釜下无火，饭安得熟？但可暂抑亢炎以治标，因所因以调之而救本，则火各归诸经，而依然清凉世界矣。凡发而为病也，经曰：诸热瞀瘛，诸禁鼓栗，如丧神守，诸逆冲上，诸燥狂越，诸病胕肿，疼酸惊骇，皆属于火。诸痛痒疮，皆属心火。

火者，气之不得其平也。五脏六腑各得其平，则荣卫冲和，经脉调畅，何火有之？失其常度，则冲射搏击而为火矣。丹溪曰：气有余则有火也。有本经自病者，如忿怒生肝火；劳倦生脾火之类是也。有五行相克者，如心火太盛必克肺金；肝火太盛必克脾土之类是也。有脏腑相移者，如肝移热于胆则口苦；心移热于小肠则淋闭之类是也。又有他经相移者，有数经合病者。相火起于肝肾；虚火由于劳损；实火生于亢害；燥火本乎血虚；湿火因于湿热；郁火由于抑遏。又有无名之火，无经络可循，无脉证可辨，致有暴病暴死者。诸病之中，火病为多，不可不察也。

三黄汤

主治积热结滞脏腑，大便秘结，心膈烦躁。

黄连、大黄、黄芩各等分。

水煎服。

黄芩汤

主治心肺蕴热，口疮咽痛膈闷，小便淋浊不利。

黄连、栀子仁、黄芩、麦门冬、木通、生地、泽泻、甘草各等分。

水煎服。

四顺清凉饮

主治一切积热丹毒，并喉咙热痛。

当归、炙甘草、赤芍药、大黄各等分。

水煎服。

清心汤即凉膈散加黄连。

连翘、山栀子、大黄、薄荷叶、黄芩、甘草、朴硝、黄连。

加密少许，竹叶十片，水煎温服。

大金花丸

主治诸热寝汗咬牙，溺血淋闭，衄血喘嗽。

黄连、黄柏、大黄、黄芩各等分。

如自利去大黄，加栀子，名栀子金花丸，又名既济解毒丸。为末，水丸如小豆大，每服二三十丸，新汲水下。

防风当归饮子

主治脾肾真阴虚损，肝心风热郁甚，或表热而身热恶寒，或里热而燥热烦渴，或邪热半表半里，进退出入不已，而为寒热往来，蓄热极深，里热极甚，阳极似阴而寒战，腹满，烦渴燥热者。一切风热壅滞等症，用此宣通气血并效。

防风、当归、白芍、柴胡、黄芩、人参、甘草、大黄各1两，滑石6两。

每服三钱至五钱，姜水煎服。

按前方，大黄泻阳明之湿热，从大便出；滑石降三焦之妄火，从小便出；黄芩以凉膈；柴胡以解肌；防风以清头目；人参、甘草以补气；当归、芍药以补血；泻心肝之阳，补脾肾之阴，而无半味辛香燥热之药，真治风热、燥热、湿热挟虚之凉剂。但因虚致火者，非其所宜。

滋肾丸

主治口不渴，小便秘，邪热在血分也。

知母酒浸阴干2两，肉桂2钱5分，黄柏酒拌阴干炒2两，细挫。

上知母、黄柏气味俱阴，以其同肾气，故能补而泻下焦火也；桂与火邪同体，故曰寒因热用。凡诸病在下焦皆不渴也。熟水为丸，百沸汤下。

火门要药

清散外入之火：如薄荷、黄芩、防风、荆芥、连翘、升麻、葛根、黄连、黄柏、大黄、犀角、羚羊角、柴胡、赤芍药之类，随候采用。

清理中郁之火：如山栀、便制香附、青黛、青蒿、龙胆草、黄连、黄芩、射干、芦根、石膏、竹茹、竹叶、兰叶、葛根、连翘之类，随候采用。

滋降下起之虚火：如龟甲、鳖甲、地黄、丹皮、元参、麦冬、五味子、地骨皮、牛膝、黄柏、秋石、童便、人中白之类，随候采用。

温熄肝肾龙雷之火：如黑姜、肉桂、附子、熟地、山茱萸、丹皮、山药、茯苓、泽泻、麦冬、牛膝、五味子之类，随候采用。

温养脾胃炉中之火：如人参、黄芪、白术、当归、炮姜、附子、补骨脂、炙甘草、五味子之类，随候采用。

《儒门事亲》关于六气致病的治疗大纲：

风　门

风治法：风淫于内，治以辛凉，佐以甘苦，以甘缓之，以辛散之。

天麻散

防风、天麻、川芎、羌活、白芷、草乌头、荆芥、当归焙制、甘草、滑石、白附子各半两

上为末，热酒化蜜少许，调药半钱，加至一钱，少时觉药行，微麻为度。如作丸，炼蜜和弹子大。热酒化下一丸，或半丸。

防风汤

防风、麻黄、独活、秦艽去芦、黄芩、石膏、当归、白术上各半两

上为粗末，入半夏片子，令搅匀，每服四钱，水二中盏，入生姜七片，煎至一盏，去滓，取清汁六分，入麝香少许，带热食后服。

消风散

川芎、羌活去芦、人参去芦、白茯苓去皮、白僵蚕炒、蝉壳同上，各一两

上为细末，每服二钱，茶清调下。

风门独治于内者用：防风通圣散，防风汤，小续命汤，消风散

祛风丸

川乌炮，去皮脐、草乌炮、天南星、半夏姜制、蒸豆粉、甘草、川芎、僵蚕、藿香、茯苓香、地龙去土、蝎梢炒，各一两、川姜半两

上为细末，药末一两，用蒸豆粉一两，以白面二两，滴水和丸，如桐子大，阴干。细嚼，茶清下三五丸至五七丸，食后。初服三丸，以渐加之。

陷胸汤

大黄二两半、芒硝一两八钱半、甘遂一钱匕，另为末

上以水三盏，先煮大黄至一盏，去滓，下芒硝，令沸，次下甘遂末，放温服之。

神芎丸

藏用丸一料，内加黄连、薄荷、川芎各半两，水丸，桐子大。

大黄丸：大黄、黑牵牛、枳壳、木通各一两

上为末，滴水为丸，如桐子大。每服三十丸，食后，以生姜汤下。

备急散

巴豆去皮油、大黄、干姜炮，各一两

上为细末，炼蜜丸，桐子大。每服三丸，温水下，不拘时服之。

暑门

暑治法：热淫于内，治以咸寒，佐以甘苦，以酸收之，以苦发之。

白虎汤

知母一两半，去皮、甘草一两、糯米一合、石膏四两，乱纹者，另为末

上锉如麻豆大，粳米拌匀，另水一盏，煎至六分，去滓温服，无时，日三四服。或眩呕者，加半夏半两，姜汁制过用之。

玉露散

寒水石、滑石、石膏、瓜蒌根各四两、甘草一两

上为细末，每服五钱，新水调下。

石膏汤

石膏一两、人参去芦、甘草炙，各半两

上为细末，新水、蜜水调三钱，生姜汤亦可。

暑门独治于外者：白虎汤，玉露散，石膏散

桂苓甘露散

官桂半两、人参、藿香各半两、茯苓、白术、甘草、葛根、泽泻、石膏、寒水石各一两、滑石二两、木香一分

上为细末，每服三钱，白汤点下，新水或生姜汤亦可用之。

化痰玉壶丸

南星、半夏并生用、天麻各半两、白面三两

上为细末，滴水丸，如桐子大。每服三十丸，用水一大盏，先煎令沸，下药煮，候浮

即熟，漉出放温，另用生姜汤下，不拘时服。

益元散

滑石六两、甘草一两

上为细末，每服三钱，蜜调，新水送下。

拔毒散

寒水石不以多少，烧令赤

上研为末，以新水调，鸡翎扫痛处。

水澄膏

雄黄水飞，三钱、黄连半两、蔚金二钱、黄柏半两、大黄半两、黄丹半两，水飞

上为细末，量所肿处用药多少，新汲水半盏，炒，药在内，须臾药沉，慢去其澄者，水尽，然后用槐柳枝搅药数百余转，如面糊相似匀。以小纸花子摊药，涂肿处。更以鸡翎撩凉水，不住扫之。

鱼胆丸

草龙胆、青盐、脑子各半两、黄连一两，去须、硇砂、南硼砂、麝香、鲤鱼胆各二钱

上除草龙胆、鲤鱼胆外，同为细末，先将草龙胆同微研破，以河水三升浸，春秋二宿，夏一宿，冬三宿。将浸者痛揉极烂，用绢袋滤去滓，于石器内，慢火熬成膏子，点于水内不散，用指头捏开有丝，乃膏子成，然后入鱼胆拌匀，将膏和上件药末作剂，丸如粟米，徐徐点，可视之。

金丝膏

黄丹、代赭石、玄精石各半两、炉甘石一两，烧、脑子半钱、黄连、蕤仁去皮、油，二味各三钱、白丁香、南硼砂二味各一钱

上除硼砂、脑子外，同为细末，以河水一升，白砂蜜三两，同熬三五沸，然后入药末，再熬至半茶盏以上，用绵子滤过，去滓，次入硼砂、脑末，搅匀定，瓷器内放。徐徐点眼，大有神效。

生肌散

黄连三钱、密陀僧半两、干胭脂二钱、雄黄一钱、绿豆粉二钱、轻粉一钱

上为细末，以温浆水洗过，用无垢软帛揾净，药贴之，大有效矣。

湿　门

湿治法：湿淫于内，治以苦热，佐以咸淡，以苦燥之，以淡渗之。

益元散

滑石六两、甘草一两

上为细末，每服三钱，蜜调，新水送下。

白术木香散

白术、猪苓、泽泻、赤茯苓各半两、木香、槟榔各三钱、陈皮二两，去白、官桂一钱、滑石三两

上为细末，每服五钱，水一盏，生姜三片，同煎至六分，温服，食后。

桂苓白术丸

官桂、茯苓、半夏各一两、白术、干生姜一分、橘皮去白、泽泻、黄连各半两、黄柏二两

上为末，面糊为丸，如小豆大。每服三五十丸，姜汤，食后服之。

五苓散

官桂、泽泻、猪苓去黑皮、茯苓去皮、白术各半两

上为细末，每服二钱，热汤或新水调下。

葶苈木香散

苦葶苈、茯苓去皮、猪苓去皮，各一分、木香半钱、泽泻、木通、甘草各半两、官桂一分、滑石三钱

上为细末，每服三钱，生姜汤调下，食前服。

神助散

苦葶苈二两，炒、黑牵牛三两半，微炒，取头末用之、泽泻二两、猪苓二两，去皮、椒目半两

上为细末，每服葱白三茎，浆水一盏，煎至半盏，入酒半盏，调药三钱，绝早面东服之。

湿门兼治于内者：五苓散，葶苈木香散，白术木香散，益元散，桂苓白术丸，神助散，防风通圣散。

大橘皮汤

橘皮一两半、木香一分、滑石六两、槟榔三钱、茯苓一两、猪苓去黑皮、泽泻、白术、官桂各半两、甘草二钱

上为末，每服五钱，水一盏，生姜五片，煎至六分，去滓温服，食后。

大柴胡汤

柴胡四两、黄芩、赤芍药各一两半、半夏一两二钱半、枳实二钱半、大黄一两

上为粗末，入半夏片子。每服三钱，水一盏半，入生姜五片，枣一枚，煎至一中盏，虑去滓，温服，食后。

小柴胡汤

柴胡四两，去芦、黄芩、人参、半夏汤洗七次，切片、甘草各一两半

上为粗末，每服三钱，水一盏半，生姜五片，枣一枚，劈破，同煎至七分，去滓温服，不拘时候。

柴胡饮子

柴胡、人参、黄芩、甘草、大黄、当归、芍药各半两

上为粗末。每服三钱，水一盏，生姜三片，煎至七分，去滓温服。

防风当归饮子

柴胡、人参、黄芩、防风、甘草、芍药、大黄、当归、滑石各一两

上为粗末，每服三五钱，生姜三片，水一盏，煎至七分，去滓温服，不拘时候。

火　　门

火治法：火淫于内，治以咸寒，佐以甘辛，以酸收之，以苦发之。

凉膈散

大黄一两、连翘四两、甘草、黄芩、薄荷、朴硝、山栀各一两

上粗末，每服三五钱，水一盏，入蜜、竹叶，煎三五沸，去滓温服，无时。

八正散

大黄、瞿麦、木通、萹蓄、车前子、甘草、山栀子各一两、滑石二两、加木香一两尤佳

上为粗末，每服三五钱，水一盏，入灯芯煎至七分，去滓温服。

调胃散

治伤寒吐逆，四肢厥冷。

水银、船上硫黄各半两

上二味，先研硫黄极细，次入水银，同研至深黑。每服一钱，病重者二钱，温米饮调服，不拘时。

火门兼治于外者：凉膈散，神芎丸，八正散，调胃散，桂苓汤

黄连解毒汤

黄连、黄柏、黄芩、大栀子各等分

上锉为麻豆大，每服五钱，水二盏，煎至八分，去滓，温服之。

泻心汤

大黄、甘草炙、当归、芍药、麻黄、荆芥各一两半、白术二钱半

上为细末，每服二钱，水一盏，生姜、薄荷少许，同煎至七分，去滓温服。

麻黄汤

麻黄一两，去根、官桂七钱、甘草三钱，干炙、杏仁二十二个，去皮尖，麸炒黄色用

上为粗末，每服三钱，水一盅，煎至七分，去滓温服，汗出自解。

升麻汤

升麻去土、葛根、芍药、甘草炒，各一两

上为粗末，每服三钱，水一盏半，煎至七分，去滓温服，不拘时候。

燥　　门

燥治法：燥淫于内，治以苦温，佐以甘辛，以辛润之，以苦下之。

神功丸

大黄面裹蒸、诃子皮、麻子仁另捣、人参去芦，各一两

上为细末，入麻子仁捣，研匀，炼蜜丸如桐子大。每服二十丸，温水下，或酒米饮下，食后，临卧。如大便不通，加服。

麻仁丸

郁李仁去皮，另捣、火麻子仁另捣，二味各二两、大黄二两，半生半熟、槟榔半两、干山

药、防风去芦、枳壳炒，去穰，七钱半、羌活、木香各五钱半

上为细末，入另捣者，三味搅匀，炼蜜丸，如桐子大。每服二十丸至三十丸，温水下，食后。牵牛、滑石。

脾约丸

麻仁一两二钱半、枳实麸炒、厚朴去粗皮、芍药各二两、大黄四两，蒸、杏仁去皮尖，炒黄，一两二钱

上为细末，炼蜜为丸，桐子大。每服二十丸，临卧，温水送下。

润体丸

郁李仁、大黄、桂心、黑牵牛、当归、黄柏并生用，各半两、轻粉少许

上为细末，滴水丸，如桐子大。每服三十丸至四十丸，温水或生姜汤下。

燥门先治于内，后治于外：神芎丸，脾约丸，麻仁丸，润体丸，四生丸。

寒　门

寒治法：寒淫于内，治以甘热，佐以苦辛，以辛散之，以苦坚之。

谓寒药攻其里，大黄兼牵牛之类；

谓热药攻其表，桂枝麻黄升麻之类。

姜附汤

干姜二两，另为粗末、附子一两，生用，去皮脐，细切

上二味搅匀，每服三钱，水一盏半，煎至一盏，去滓温服，食前。

四逆汤

甘草三两、干姜半两、附子半两，生用，去皮脐，切作片子

上为粗末，每服三五钱，水一盏半，煎至一盏，去滓温服，无时。

二姜汤

良姜、干姜炮，二味各三两

上为细末，酒煮糊为丸，桐子大。每服三十丸，空心，米饮汤下。

术附汤

黑附子重一两、白术一两半、甘草七钱半，炙

上为细末，每服三五钱，水一盏半，生姜五片，枣二枚，劈破，同煎至一盏，去滓温服，食后。

寒门先治于外，后治于内：

大已寒丸

附子炮，去皮脐、川乌头炮，去皮脐，作豆大，再炒黄、干姜炮制、良姜炒、官桂去粗皮、吴茱萸各一两

上为细末，醋糊为丸，桐子大。每服五、七十丸，米饮下，食前。

理中丸

人参去芦、白术、干姜、甘草炙、附子炮，去皮脐，各一两

上为细末，炼蜜为丸，每两作十丸，弹子大。每服一丸，以水一盏化破，煎至七分，稍热，空心服之。

第八章　五运六气六十年分述

（2008 年～2067 年）

概　　述

上一章已经把五运六气的基本概念和相关知识进行了论述，这一章将进一步阐述每一年的具体情况，共六十年，一个甲子。在研究和学习五运六气的过程中，一定要注意以下几个问题：

1. 最主要的是学习前人的推算方法，领会前人的基本精神，要活学活用，不要教条。

2. 在学习和研究过程中，一定要把前后知识结合起来，形成一个整体，整体观是学习五运六气和中医最重要的方法之一。

3. 一定要有一个动态观，宇宙是运动的，地球是运动的，五运六气也是运动的，所以，不要把书本上的看成是一成不变的。

4. 在应用过程中，一定要结合当地、当时的气候情况进行推算，不要教条，因为气候是随时都可能变化的。

5. 学习本章一定要明白古人虽然在论述气候的主客胜复，实际也在论述人体五脏六腑的主客胜复，这一点也很重要。

下面就五运六气在每一年的变化规律表述于下：

2008 戊子年

年　　运

戊子年运与司天相合为天符　司天之气与主岁的运气皆为火，故为天符年。此年上为少阴君火司天，中为太徵火运太过，下为阳明燥金在泉。

司天之气数为热化七，中运之气数为热化七，在泉之气数为清化九。七数应八风之数的南方，如果出现热化的胜气和寒化的复气，南部地区就会出现暑热干旱或暴雨的异常气候；九数应八风之数的西方，如果有清化的胜气和风化的复气出现，西方地区就会出现寒冷的气候和狂风暴雨等恶虐现象。

戊癸为火运　戊为阳年，故年运为火运太过，其性质为火热炎暑。如果在正常的气化状态下，天气会很温暖、光耀、郁热；若出现反常的变化则天气为炎火沸腾，燥热难耐。因为热属于心，走上部，其所导致的疾病多为心血管方面的病变，如血液外溢等。

年运的排列顺序

年运五步：初之运春，二之运夏，三之运长夏，四之运秋，五之运冬。

主运五步：初之运少角，二之运太徵，三之运少宫，四之运太商，终之运少羽。

客运五步：初之运太徵，二之运少宫，三之运太商，四之运少羽，终之运太角。

戊子年火运太过　火运太过称之为“赫曦”，是指它会散布强烈的火气，从而使万物像烈焰一样躁动不安。赫曦的年份，又称之为“蕃茂”。这一年由于少阴之火气从内而化生，阳气发扬在外，炎暑的气候得以施行，其生化成长之气使万物得以昌盛繁茂。

火气的性质是上升的、是闪烁运动的；其表现是显露声色的；其功能是燃烧发热的，并因为过热而缭乱烦扰。其正常的性能是暑热郁蒸；其异常的变化是热度高涨如烈火。

这一年因火运太过，又逢火气司天，二火相合，会使金气受伤，金之收气不能及时行令，在气候方面天气该凉而凉不下来，出现秋老虎；植物因火之生长之气仍在而迟迟不能结成果实。火运太过则暑热流行，如果火邪伤肺，人们就会患疟疾、少气、咳嗽气喘、吐血、衄血、二便下血、水泻如注、咽喉干燥、耳聋、胸中热、肩背热等病。

由于火运过于暴烈，导致水之寒气前来报复，故又常见阴凝惨淡，甚至雨水霜雹，并突然转而寒冷的景象。火气过旺就会有雨水霜寒的变化，这是火热太过寒水来复的现象。如果在天上出现水星光明，这是显示由于火盛而水气前来制止之像。这时会见到水之邪气伤于心脏的病人。

在这个火运太过、少阴司天的年份，二火相加，火热之气更加亢盛，天空中有如燃灼烧烤，从而导致水源干枯，植物焦枯。如果火邪伤心，人们发病多见谵语妄动，发狂越常，咳嗽、气喘痰鸣，火气盛则血从二便下泄不止。若太渊脉绝，多会死亡而无法治疗。

在天上如果出现火星光明，那是火热之气过于亢盛的征象。这时人体就会出现胸中疼痛、胁下胀满、胁痛、胸背肩胛间疼痛、两臂内侧疼痛、身热肤痛、浸淫疮等症侯，这是金气不振，火气独盛的表现。

火所对应的　在谷类为麦，所克者为豆；在畜类为羊，所克者为猪；在果类为杏，所克者为栗；在颜色为赤，所克者为白、黑；在五味为苦，所克者为辛、咸；其象征的是夏天；在虫类为羽虫，所克者为介虫；在人体属经络和津液；在人体经络上为手少阴、手太阳，所克者为手厥阴、手少阳；在五脏为心，所克者为肺；在病变方面则因为心气实而笑不止，再伤于暑则会出现疟疾、疮疡、失血、发狂、目赤等疾病。

治疗原则　中运热化所导致的疾病，宜用甘味药或食物调和，

司天在泉

戊子年　上为少阴君火司天，左边的间气为太阴湿土，右边的间气为厥阴风木。下为阳明燥金在泉，左边的间气为太阳寒水，右边的间气为少阳相火。

初之气，（大寒——惊蛰）主气为厥阴风木，客气为太阳寒水。

这时上年在泉之气迁移退位，少阳之暑气将要退去，寒冷之气始至，蛰虫重又归藏，水结为冰，霜又降下。主气之风受客气之影响而凛冽寒冷，阳气因而被郁，不得宣发，人们要居处周密，以避寒气，这时易患关节强硬，活动不灵，腰部与臀部疼痛等病。初之气后，炎暑之气即将到来，可导致内部或外部出现疮疡之病。

二之气，（春分——立夏）主气为少阴君火，客气为厥阴风木。

这时阳气开始得以舒布，风气得以流行，春气属于正化之令，万物亦当繁荣，寒气虽然有时而至，但因主客二气均为阳数，所以人们仍然会感到平和，如发病则为小便淋沥，目视不清，两眼红赤。如气郁于上部则发生热病。

三之气，(小满——小暑) 主气为少阳相火，客气为少阴君火。

这时司天之气已经布化，主客二气皆为火，所以大火流行，万物蕃盛而鲜明，寒气会有时而至。人们会因寒气厥逆而心痛；因寒热交替发作，则出现咳嗽气喘，目赤等症。

四之气，(大暑——白露) 主气为太阴湿土，客气亦为太阴湿土。

这时暑湿俱至，大雨时常降下，寒热交替而至。人们易患恶寒发热，咽喉干燥，鼻塞，衄血，黄疸，水饮发作等病。

五之气，(秋分——立冬) 主气为阳明燥金，客气为少阳相火。

这时少阳之烈火降临，暑气反而又至，因阳热之气生化，万物又出现了生长繁荣景象，这时人们会感到安然康健，如其发病则为温病。

终之气，(小雪——小寒) 主气为太阳寒水，客气为阳明燥金。

这时燥气流行，由于燥金之收敛，使五之气中的余火隔拒于内，不得外泄，所以人们易患肿胀于上部，咳嗽气喘，甚则血液外溢。若寒气时常发作，则雾气弥漫，如发病则多在皮肤上；如邪气居于胁部，会向下连及少腹而发生内部寒冷的病。到终气之末，则在泉之气将要发生改变。

此年少阴司天之政　得中运之火气相助，其火热之气太过，温暖祥和之气会先天时而至。少阴司天，阳明在泉，司天之气光明温和，在泉之气急切肃杀，金之燥气与火之热气相合，是这一年气候变化的特点，以为功德。

年初之时，客气之寒与上年终气少阳之暑相交，司天之热与在泉之燥气相加，故云驰于雨府，湿化之气得以流行，雨会应时而降。水之寒气与火之热气相持于气交，是疾病发生的起因，热性的病变发生在上部，凉性的病变发生在下部，寒气与热气相互侵犯而争扰于中部。所以人们易患咳嗽气喘，血液上溢或下泻，鼻塞喷嚏，目赤，眼角疮疡；寒气厥逆入于胃部，则会心痛腰痛，腹部胀大，咽喉干燥，上部肿胀等病。

在少阴君火司天的年份，暑热如火，有溶化金石之感觉。在自然界，草木必然会受到损伤，树叶与草因火热而卷曲。火热之气下临于地，燥金之气起而用事，人体的肺脏之气上从天气，就会出现气喘、呕吐、咽炎、寒热、喷嚏、鼻涕、衄血、鼻塞不通等呼吸系统的疾病。如果暑热流行过甚，则会病发疮疡、高热等症。由于心火太盛克制肝木，有些人则会出现胁痛、好叹息的现象。

少阴君火司天则阳明燥金在泉，故地气干燥而清净，寒凉之气常至，肃杀之气行令，会使草木发生变化。这一年，长翅膀的羽虫与司天之气同，因此不能生育，也不会耗损；长甲壳的介虫与在泉之气同，故得以生育；由于 (金克木) 故毛虫不能生长。

由于阳明燥金在泉，使得湿毒之物及味酸和属湿性一类的东西都不能生长，而其所主的辛、苦、甘味之类的东西得以繁荣。其在谷类是应火红和素白色一类的作物，可使这类的作物获得丰收。

治疗　如果是其气化造成疾病时，司天热化所导致的疾病，宜用咸寒类的药物或食物治疗和调理；在泉清化所导致的疾病，宜用酸温类的药物或食物治疗和调理。

异常变化

年初，若是上一年的厥阴风木不退位，则会出现大风早起，时雨不得及时下降，湿令不能施化，人们易患瘟疫、斑疵偏废。因为风气的发生，会普遍出现肢节、头目疼痛。又因伏热在内而出现心烦、咽喉干燥、口渴引饮等病。

若上年的厥阴之气不退位，则会使本年的少阴之气不能迁正。冷气不退，故春天会先凉而后又寒，温暖之气不能及时施化，人们易患寒热、四肢烦痛、腰脊强直等病。

就算上年的厥阴木气仍然有余，其不退位的情况也不能超过主气，当二之气至时，则是少阴君火当令，这时厥阴风木必然退去。

这一年，太阳寒水应从上年司天的右间，降为本年在泉的左间。若遇到地阜土气太过，使太阳寒水不能降入地下，则天空中就会昏暗凄惨，黑气暴露，出现似是黄色尘埃一样而又湿气弥漫的现象。若太阳寒水日久不降，伏而不布，就会化为郁气；当寒气布化之后，则又会出现热化与湿化之气行令，天气阴沉，热气与湿气交替发作。人们易患大厥，四肢倦怠、沉重，阴痿少力等病。

这一年，太阴湿土也应从上年在泉的右间，升为本年司天的左间，若遇到天冲木气过胜，使土气升之不前，则风土之气像尘埃一样四起，雨湿之气不能布化。人们易患风厥，涎液上涌，半身麻痹不遂，腹部胀满等病。

土气不升，湿气不能布化，雨水就要减少，久而化郁，郁极则发，就会出现因土湿之气的郁积而发生疫情，使人们患病而容易死亡。同时，人们还易患面部、四肢、六腑胀满闭塞，黄疸等病。

这一年，少阴司天，如果客气胜则会使人神疲无力、发热、咳嗽气喘、鼻塞流涕、喷嚏、颈项强硬、肩背部闷热、头痛、耳聋、视物不清、甚至浮肿、出血疮疡。主气胜则会心热烦躁，甚至胁痛胀满。

阳明在泉，如果客气胜则清凉之气动于下部，使少腹坚满而频频腹泻；主气胜则会腰痛，腹痛、少腹生寒、大便溏泄。寒气逆于肠，若上冲胸中，则气喘不能久立。

治疗与保养

凡此少阴司天之年，必须抑制其太过的运气（火气），资助岁气所胜之气（凉气），折减其郁而将发之气，先取所不胜之气（寒气）以化生根源，不要使运气猝暴太过而发生疾病。食用得岁气的谷类保全真气，食用得间气的谷类以避虚邪。

本年在治疗或保养时，宜食用咸味的药物或食物以化之，以调其上部，甚则用苦味的药物或食物以发之；用酸味的药物或食物以收之，以安其下部，甚则用苦味的药物或食物以泻之。调其上部宜用轻清的花叶，安其下部宜用重浊的根茎。

应根据中运与岁气不同阶段的同异，而制定用多或用少，中运与司天之气同为热者，用寒凉之品以化之；中运与在泉之气同为凉者，用温热之品以化之。

用热性药物时，应避开热气主令之时；用凉性药物时，应避开凉气主令之时；用温性药物时，应避开温气主令之时；用寒性药物时，应避开寒气主令之时；用饮食调养时，也应遵照这个原则。

若气候有反常变化时，就不必拘守这一原则，这是一般的规律，若不遵守这些规律，就会导致疾病的发生。

2009 己丑年

年　运

己丑年天符岁会相合为太乙天符　己为土运，司天为太阴湿土，丑也属土，乃三合相会，故为太乙天符年。此年上为太阴湿土司天，中运为少宫土运不及，下为太阳寒水在泉。

土运不及就会出现风化的胜气和清化的复气，若出现胜气、复气的时候就为邪化日，灾害会发生在中央五宫（中原地区）。因司天之气数为雨化五，中运之气数为雨化五，所以这一地区经常会有大雨降临，随后就是狂风大作，冷气来袭。在泉之气数为寒化一，一数应八风之数的东北方位，所以东北方会有大雪覆盖。若不出现胜气、复气的就为正化日。

己丑年　为土运不及，甲己为土运，己为阴年，故运为少宫土运不及。土运不及，则克我之木的风气成为胜气，风气之后，则我生之金的清气来复。此年土运虽为不及，但得司天土气之助，故同土运平气。此年，运气为雨，胜气为风，复气为清。

年运的排列顺序

年运五步：初之运春，二之运夏，三之运长夏，四之运秋，五之运冬。

主运五步：初之运少角，二之运太徵，三之运少宫，四之运太商，终之运少羽。

客运五步：初之运少宫，二之运太商，三之运少羽，四之运太角，终之运少徵。

己丑年为土运不及　因逢太阴湿土司天，得司天之助，也可以成为平气，所以不及的土运逢太阴湿土司天则与正常的土运相同。

土运的正常功能称之为“备化”，是指其具备着生化万物的能力，能起到使万物形体充实的作用。备化的年份，天地的气化协调和平，其德性能流布四方，能使五行之气化功能完善地发挥其作用。

这一年土气和平；其性能和顺、安静；其作用能上能下；其生化作用能使万物成熟丰满；其属类为土；其表现为湿；其气候是湿热交蒸；应于五脏为脾，脾畏惧风（木克土），脾开窍于口，所以主于口；

土所对应的　其在谷为稷（粟）；在果为枣；其所充实的是肌肉；其所应的四时为长夏；其所应的动物在虫类为裸虫，在畜类为牛；在颜色为黄；在五味为甘；在五音为宫；在数为五；就物体来说是属于肌肉一类；若发病则为痞塞。

治疗　中运雨化所导致的疾病，宜用甘味的药物或食物进行中和。

司天在泉

己丑年　上为太阴湿土司天，左边的间气为少阳相火，右边的间气为少阴君火。下为太阳寒水在泉，左边的间气为厥阴风木，右边的间气为阳明燥金。这一年，太阴司天之政，因其司天之气不及，故后天时而至。

初之气，（大寒——惊蛰）主气为厥阴风木，客气亦为厥阴风木。

如果上年的在泉之气，迁移退位，这时主客二气相同，春得厥阴风木气化之政，风气乃来，春之生长发育之阳气得以布化，万物因此而繁荣。人们也会感到调畅舒适。这时由于湿气为风气所迫，降雨较迟。人们易患血液外溢，筋络拘急强直，关节不利，身体沉重，筋脉痿软等疾病。

二之气，（春分——立夏）主气为少阴君火，客气亦为少阴君火。

主客二气相同，故火得气化之政，万物因而生化，由于温与热气相迫，雨水乃能按时降下。人们也感到平和，如发病则为温热与疫疠大行，远近的患者病皆相同。

三之气，（小满——小暑）主气为少阳相火，客气为太阴湿土。

司天之气已经布化，天之湿气下降，地之寒气上升，故雨水时常降下，寒气随之而来。如果感受了寒湿之邪，则易患身体沉重、浮肿，胸腹胀满等病。

四之气，（大暑——白露）主气为太阴湿土，客气为少阳相火。

这时相火驾临于主气之上，湿热合化，地气上升，与天气痞隔不通，故早晚俱有寒风吹来。热气与寒气相迫，所以使烟雾样的湿气凝集于草木之上，湿化之气不得流动，白露阴布，成为秋令。

五之气，（秋分——立冬）主气为阳明燥金，客气亦为阳明燥金。

这时凄惨寒凉之气已经流行，寒露降下，霜雪乃早现，草木为之萎黄凋落。寒气容易侵及人体，使人们患皮肤与腠理等部位的疾病。善于养生的人们都会使居处周密，以躲避风寒。

终之气，（小雪——小寒）主气为太阳寒水，客气亦为太阳寒水。

这时寒气大起，湿气大化，霜雪聚积，阴气凝结，水结成坚冰，太阳之光不得施治。人们感受寒邪，易患关节强急，活动不灵，腰部与臀部疼痛等病，这是寒湿之气相持于气交所致。

太阴湿土与太阳寒水主令　司天之政严肃，在泉之令寂静，湿气与寒气相合，是这一年的气候特点，并以为功德，故寒雨频频降下。天空昏暗，弥漫着黄、黑色像尘埃一样的雾气，并流行于气交之内。其在谷类应于黄色与黑色类的作物，万物成熟于夏末秋初。

在太阴湿土司天的年份，湿气下临于地，寒水之气起而用事，火气必然会受到损伤。人的肾脏之气上从天气，会出现胸中不爽、阴痿等症候，这是由于肾之阳气大衰从而失去了振奋作用的缘故。当土之湿气出现旺盛之时，又会感到腰臀部疼痛，出现转动不便或厥逆等症。

太阴湿土司天则太阳寒水在泉，地气阴凝闭藏，大寒容易早至，蛰虫很早就伏藏。若寒气太过就会冻裂土地，使土地冰冷坚硬。如果感受了寒邪，人们就会少腹疼痛，心下痞塞而痛，常常妨碍饮食。

如果水之寒气上乘于肺金，寒水外化，就会出现少腹疼痛；若是水气增多，则会出现口味觉咸的症状。治疗时必须使水气通行而外泄，方可减退病症。

太阴司天，太阳在泉，其气皆阴，阴气专行其令，所以阳气退避，故时常有大风兴起。由于司天之气下降于地，在泉之气上腾于天，像白色尘埃一样的雾气四起，会使原野昏暗，云气奔向南极雨府。

司天之阴气凝集于上，在泉之寒气积聚于下，寒水之气远胜于火气，故容易产生冰雹。由于阳光不能施治，阴寒肃杀之气横行，这一年人们易患寒湿，腹部胀满，全身肿胀，浮肿，痞满气逆，寒气厥逆，筋脉拘急等病。

这一年因没毛的裸虫与司天同气，故不能生育，亦不耗损；带鳞片的鳞虫与在泉之气相同，故多生育；由于水克火，故带翅膀的羽虫不能生长。岁运为土，土克水，故鳞虫不能长成。

因为太阳寒水在泉，所以热毒之物及苦味的东西都不能生长，而其所主的淡和咸味之类的东西得以繁荣，在谷类应土黄色和黑色一类的作物能够丰收。

对于谷物的种植，应在太过的年份种在高处，不及的年份种在低处，在太过的年份要晚种，在不及的年份应早种，种植作物不仅要看土地的条件是否有利，而且要根据气化的情况而定，间谷则借间气之太过而得以成熟。人们对于养生之道，也必须要适应、遵循这些原则。

治疗　如果是其气化造成疾病时，司天雨化所导致的疾病，宜用苦味热性的药物或食物进行治疗或调理；在泉寒化所导致的疾病，宜用甘味热性的药物或食物进行治疗或调理。

异常变化

若是上年的少阴君火不退位，则温暖之气发生于春冬季节，蛰虫很早就出现，草木提前发芽生长。人们易患膈热咽干、血液外溢、惊骇、小便赤涩、丹、瘤、疹、疮疡、留毒等病。

少阴君火不退位，则会使本年太阴湿土不得迁正，雨水不能及时下降，万物枯焦，应当生长发育的不能生发。本应雨气施布其令的时候，由于少阴君火仍居天位而治之，温暖之气仍然亢盛而使得缺少雨泽。这时人们易患手足肢节肿痛、大腹水肿、腹满不食、飧泄胁满、四肢不举等病。

这一年，厥阴风木应从上年司天的右间，降为本年在泉的左间。若遇到地之金气过胜，厥阴风木降之不前，居中的金运则应时而至。金运居于司天之下而承其气，使厥阴风木降之不下，其气被抑而变为郁气。木被金承，降之不下，则青色的像尘埃一样的雾气远见于上，白色的雾气承之使其不下，大风时起，天空昏暗。清凉之燥气行使杀令，霜露再次降下，肃杀之气也再次施布其令。

木气日久不降，其气被抑化为郁气，就会出现风气与燥气伏郁。天气才开始温暖突然又清冷起来；草木已萌芽生长又遭严寒霜冻，使蛰虫不能出现。人们也应该注意到这种清凉之气会伤害内脏。

少阳相火也应从上年在泉的右间，升为本年司天的左间，若遇到天篷水气过胜，少阳相火升之不前。又遇到太阴司天，未得迁居于正位，少阳相火也就不能升于司天的左间，这是因为水运已至而阻抑所致。少阳之气受到水运的阻抑升之不前，寒冷的雾露反而布化，气候凛冽如似冬季，河水干枯，冰冻再次凝结，这时会突然出现温暖的气候，紧接着又有寒气布化，忽冷忽热，发作不时。

在这种情况下，人们会因阳气伏郁在内，而生烦热，心神惊骇，寒热交作等病。少阳相火不能抒发，久而化为郁气，郁极则发，就会出现暴热之气候；风火之气积聚覆盖于上，化为疫疠，人们就会出现伏热内烦，肢体麻痹而厥逆，甚则发生血液外溢的疾病。

这一年太阴司天，若客气胜则会出现头面浮肿、呼吸气喘；主气胜则会出现胸腹胀满，食后胸腹闷乱等症。

这一年太阳在泉，寒气复胜而有余于内，则会出现屈伸不利、腰、尻、股、胫、足、膝疼痛。若寒水之气失制而旺盛，则黄色的谷类不能成熟，虫类提早伏藏，人们则会病寒泄中满等症。

治疗与保养

在此太阴司天之年，必须折减其致郁的邪气（木气），而取其不胜之气的生化之源（金气），补益不及的岁气（土气），不使邪气过胜，食用得岁气的谷类以保全真气，食用得间气的谷类以保养精气。

本年宜用苦味的药物或食物以燥其湿，用温性的药物或食物以去其寒，甚则用渗淡发泄药物或食物以去其湿邪。如果不发不泄使湿气向外溢出，就会出现肌肉溃烂，皮肤破裂，血水交相外流的现象。

本年必须要赞助阳火之气，使其能抵御严寒，应根据岁运与岁气之属性的异同。以制定药物性味的多少，岁运与岁气同为寒气的，要多用热性之品；岁运与岁气同为湿性的，要多用燥性之品；运与气不同者，少用调和之品；相同的，多用调和之品。

用凉性药品时，应避开凉气主令之时；用寒性药品时，应避开寒气主令之时；用温性药品时，应避开温气主令之时；用热性药品时，应避开热气主令之时；用饮食调养时，也应遵照这个原则。若气候有反常变化时，就不必拘守这一原则，这是一般规律，若不遵守这些规律，就会导致疾病的发生。

2010 庚寅年

年　运

庚寅年天气克运为天刑　庚为金运，寅为少阳相火，下克金运，所以为天刑。此年上为少阳相火司天，中为太商金运太过，下为厥阴风木在泉。司天之气数为火化七，中运之气数为清化九，在泉之气数为风化三；司天之气数七应八风之数的南方，如果出现灾害则会暑热干旱，冷气袭人，大雨滂沱。中运之气数九应八风之数的西方，如果出现灾害则会冷风常至，火热袭人，大雨连绵。在泉之气数三应八风之数的东南方，如果出现灾害则会狂风大作，寒气凛冽，或者暴热干旱。

庚寅年金运太过　乙庚为金运，庚为阳年，故运为太商金运太过，由于被司天相火所克，故同金运平气。金运之气为凉，其正常的气化现象为雾露清冷急切，其反常的变化为肃杀凋零，其致病好发于肩背与胸中。

年运的排列顺序

年运五步：初之运春，二之运夏，三之运长夏，四之运秋，五之运冬。

主运五步：初之运少角，二之运太徵，三之运少宫，四之运太商，终之运少羽。

客运五步：初之运太商，二之运少羽，三之运太角，四之运少徵，终之运太宫。

这一年，为金运太过　由于是少阳相火司天，火能克金，金气得到抑制，适得其平气。金气平和，木气反而不受克制，其生发之气从而能够正常行令，如果由此引发的病变即为咳嗽。

金运的正常功能称之为“审平”，指其能发散宁静和平之气，能使万物结果成实。在审平的年份里，金虽主收束，但无剥夺的现象，虽主肃杀，但无残害的情况，五行的气化作用都可得以宣畅而使之清明。

审平之年，其气清洁；其性能是清劲刚强严肃；其作用为成熟散落；其生化功能可使万物结实收敛；其属性是金；其气候是清凉；其表现是燥；应于五脏是肺；肺畏火（火克金）肺开窍于鼻；所以主鼻。

金所对应　其在谷为稻；在果为桃；所充实的是壳；其所应的四时为秋；所应的动物在虫类为带壳的介虫；在畜类为鸡；在色为白；其所充养的是皮毛；在五味为辛；在五音为商；在物体是属于外面的包裹；在数为九；如发病则为咳嗽。

治疗：如果因其气化造成疾病时，司天火化所导致的疾病，宜用咸寒的药物或食物治疗或调理，在泉风化所导致的疾病，宜用辛凉的药物或食物治疗或调理。

司天在泉

庚寅年，上为少阳相火司天，左边的间气为阳明燥金，右边的间气为太阴湿土。下为厥阴风木在泉，左边的间气为少阴君火，右边的间气为太阳寒水。

少阳相火司天则厥阴风木在泉，所以这一年会风气流行于地，沙尘飞扬，人们易发生胸膈不通、心痛、胃脘痛、厥逆等病症，并且其变化急暴快速。

初之气，（大寒——惊蛰）主气为厥阴风木，客气为少阴君火。

上年的在泉之气，迁移退位，风气胜时则会摇动不宁，主客二气木火相生，寒气乃去，气候大温，草木燥气繁荣。虽有时寒气来袭，但不能行其杀伐之令，所以温热病发生，其发病为气郁于上，故出现血液外溢，目赤，咳嗽气逆，头痛，血崩，胁部胀满，皮肤肌腠生疮等症。

二之气，（春分——立夏）主气为少阴君火，客气为太阴湿土。

这时火气为湿土之气郁遏而不发，白色的云埃四起，云气归于雨府，风气若不胜湿土之气，则雨水降下，人们身体安康。如发病则为热郁于上部，而出现咳嗽气逆，呕吐，胸中与咽喉不利，头痛身热，神志昏愦不清，脓疮等症，或内部发生疮疡。

三之气，（小满——小暑）主气为少阳相火，客气亦为少阳相火。

主客气同，司天之气施布政令，炎暑乃至，少阳相火上临，火气过甚，故雨水穷尽而不降。人们因热邪在内而出现耳聋目暝，鼻塞衄血，喉痹，咳嗽，喷嚏呵欠，呕吐，口渴，目赤，血外溢，脓疮等病。

四之气，（大暑——白露）主气为太阴湿土，客气为阳明燥金。

阳明主令，凉气乃至，炎暑之气，隔时逐渐化去，白露降下，人们平和无殃，如发病则为胀满身重。

五之气，（秋分——立冬）主气为阳明燥金，客气为太阳寒水。

此时阳气以去，寒气乃至，雨水渐止，冰雪将至。由于阳气收敛，使刚硬的树木较早的凋零。这时凡是通晓养生之道的人，一定会居住在周密处，以避免寒气的侵扰。

终之气，（小雪——小寒）主气为太阳寒水，客气为厥阴风木。

在泉之气得其正化之位，风气乃至，万物反而有生发之势，由于气机外泄，雾气流行，阳气本应得到收敛闭藏，现在反而不能禁锢，所以人们易患心痛，咳嗽等症。

在少阳相火司天的年份　火气下临于地，燥金之气起而用事，因热火烧灼，使金气为之发生变革并被消耗，地上的草木也因此受到损害。火气太过，暑热流行，人的肺脏之气上从天气，会出现寒热、咳嗽、喷嚏、流涕、鼻塞不通、衄血、口疮、浮肿等病症。

若少阳司天之政，其气太过，先天时而至，司天之气得其正化之位，厥阴风木在泉，其气扰动不宁，大风会突然而起，草木卧倒，飞沙走石。少阳炎热之气为之流行，岁半之前，为君火相火与太阴湿土行令之时，阴气流行，阳气布化，雨乃应时而降。

少阳司天为火，厥阴在泉为木，木火相生，其司天之政严厉，在泉之令扰动，司天之热与在泉之风相参而敷布，因此云雾沸腾，流动不定；太阴湿土之气横行气交，故寒气经常并伴有凉雨而至。这一年人们易患寒病生于内，疮疡生于外，腹部泄泻胀满等疾病。当寒热之气反复发作时，人们易患疟疾，泄泻，耳聋，目瞑，呕吐，上部气郁肿胀而颜色改变等病症。所以聪明圣智的人，遇到这种情况总是调和顺从阴阳，而不与之抗争。

少阳司天，若客气胜则病发赤疹于皮肤，以及赤游丹毒、疮疡、喉痹、咽喉肿痛、血溢、头痛耳鸣、呕吐气逆，内患瘛疭。主气胜则病胸满、咳嗽仰息甚至有血、两手发热等症。

厥阴在泉，客气胜则外病大关节不利、运动不便；内病痉强拘挛、瘛疭；主气胜则病发筋骨振摇强直、腰腹时时疼痛等症。

这一年因长翅膀的羽虫与司天同气，故羽虫不能生育，亦不耗损；毛虫与在泉同气，故多生育；木克土，故长鳞片的鳞虫不能生成。

厥阴在泉，少阳司天，上阳下阴，木火相合，故其气化专一，其味纯正。厥阴风木在泉，解毒及甘味的植物都不能很好地生长，而其所主的酸味和苦味一类的植物蓬勃繁荣，在谷类应青色和红色之类的作物。

异常变化

当上一年的太阴湿土不退位时，寒冷与暑热就会不时地交替发生，像尘埃一样的雾气四处弥漫，使天空昏暗。湿令不去，人们就易患腹满、饮食不下、四肢少力、足胫寒冷、阴痿、泄泻如注、大便闭塞、小便淋漓失禁或小便频数等症。

太阴湿土不退位，则本年的少阳之气就不得迁正，炎热的气候不能施布命令，植物的幼苗就不能按时生长繁荣。少阳之气晚至则酷暑见之于秋季，肃杀之气亦必晚至，霜露不能应时而降，所以人们就易患疟疾、骨蒸、心悸惊骇、甚则血液外溢等病。

这一年少阴君火应从上年司天的右间，降为本年在泉的左间。若遇到地玄水气过胜，则少阴君火不能降入地下。少阴君火欲降，而水运居中承之，使君火不能降下，赤色的云气开始生成，黑色的云气也经常出现。温暖的气候刚使万物舒适，又会出现天云凄凉，寒气发作，寒雪降下的现象。少阴君火伏而不降，化为郁气，郁久必发。当寒气过胜之后，又有热气发生，火风化为疫气，火气暴露之后，温病就要发生。人们易患面赤心烦、头晕目眩等病。

这一年，阳明燥金应从上年在泉的右间，升为本年司天的左间，若遇到天英火气过胜，则金气升之不前。人们易患上部热病，气喘咳嗽，血液外溢等病。当燥气不升，久而化郁，郁极则发，就会出现白色雾霭笼罩天空，因清冷而生肃杀之气。这时人们易患胁下胀满，喜悲伤，伤寒、鼻塞、喷嚏，咽喉干燥，皮肤干燥，手部拆裂等症。

治疗与保养

凡此少阳司天之年，必须抑制中运与司天的太过之气（金气和火气），折减其致郁的胜气（寒气），帮助所不胜之气，资助不胜之气的生化之源，使太过之气不能发生，这样就会使猝暴之类的重病不再发生了。

所以本岁应当用咸味、辛味及酸味药物，或用渗泄、发散等方法进行治疗。要注意观察气候的寒热变化，以调治其太过之邪气，应少用寒性之类的药品或食品。

用热性药品时，应避开热气主令之时；用温性药品时，应避开温气主令之时；用寒性药品时，应避开寒气主令之时；用凉性药品时，应避开凉气主令之时；用饮食调养时，也应遵照这个原则，若气候有反常变化时，就不必拘守这一原则，否则就会导致疾病的发生。

2011 辛卯年

年　运

辛卯年天气生运为顺化　卯为燥金，辛为水运，阳明燥金下生辛水之运，故为顺化。此年，上为阳明燥金司天，中为少羽水运不及，下为少阴君火在泉。丙辛为水运，辛为阴年，故运为少羽水运不及。水运不及，则克我之土的雨气成为胜气，胜气之后，我生之木的风气就会来报复，灾害发生在北方一宫。此年的运气为寒，胜气为雨，复气为风。

司天之气数为清化九，对应于八风之数的西方，如果出现胜复之气则会冷气袭人，大雨滂沱，暑热蒸腾。中运之气数为寒化一，对应于八风之数的东北方，如果出现胜复之气则会寒风凛冽，大雪纷飞。在泉之气数为热化七，对应于八风之数的南方，如果出现胜复之气则会湿热交蒸，凉风习习。

年运的排列顺序

年运五步：初之运春，二之运夏，三之运长夏，四之运秋，五之运冬。

主运五步：初之运少角，二之运太徵，三之运少宫，四之运少商，终之运少羽。

客运五步：初之运少羽，二之运太角，三之运少徵，四之运太宫，终之运少商。

辛卯年为水运不及，水运不及称之为“涸流”，是指这一年没有封藏之气，所以使万物干枯。“涸流”的年份又称之为“反阳”，是指年运的藏气衰弱，不能行使其封藏的权力，反而使火之化气因此昌盛，其生长之气宣行布达于四方。蛰虫应藏而不藏；土地虽然润泽而泉水减少，草木条达茂盛，万物繁荣秀丽而丰满。因其气不能流畅，故其作用为暗中渗泄，其变动为症结不行，其发病为干燥枯槁，其应五脏在肾。

水运不及，湿土之气因此大盛；水不能制火，火气反而生旺，故天气炎热，不时下雨，万物的生化功能会很迅速的发展。这时人们多患烦闷抑郁，腹胀，身体困重，大便溏泄，阴性疮疡、脓水稀薄，腰股疼痛，下肢关节活动不利，两脚痿软疼痛，甚至足背浮肿逆冷等症，这都是由于冬藏之气不能发挥作用，肾气不平衡的原故。

水运不及，在辰、戌、丑、未四季土之月份，会有尘沙飞扬而不会有暴雨降临，平时则是和风生发的正常气候。如果辰、戌、丑、未四个月出现飞沙走石，狂风暴雨的气候，则会有被吹断的树木在空中飘荡的现象，它就会有自然灾害出现在北方。这时作用于人体则为肾脏，其病变部位内在腰脊骨髓，外在肌肉之会和小腿膝弯等处。

水运不及，水运衰，土气用事，所以天空中常会有尘埃昏蔽或骤然下雨，但随之又见大风震动，摧折倒拔，其灾害应于北方，其数为一，这是木气来复的缘故。同时又多见毛虫狐貛，善于变动而不主闭藏的动物。

水运对应 其在果为枣、杏；所充实的是汁液和肉；在谷类为黍和稷，应黑色的黍类不能成熟；在五味为甘和咸；在颜色为黄和黑；在畜类为猪和牛；在虫类为鳞虫和裸虫；在音为羽、宫；在人体的病变为痿厥和下部的症结，这是水运不及而从土化的关系，所以少羽与少宫相同，也就是水运不及与土运不及相同；

治疗 中运寒化所导致的疾病，宜用苦味、温性的药物或食物和之。

司天在泉

辛卯年 上为阳明燥金司天，左边的间气为太阳寒水，右边的间气为少阳相火。下为少阴君火在泉，左边的间气为太阴湿土，右边的间气为厥阴风木。

阳明燥金司天则少阴君火在泉，故暴热常至，地气变的暑热蒸腾。人体也会因阳气郁滞于内而发病，寒热往来如疟，小便也不正常，甚至发生心痛。

初之气，（大寒——惊蛰）主气为厥阴风木，客气为太阴湿土。

上年的在泉之气已迁移退位，阳明司天燥金开始用事，阴气凝集，天气肃厉，水结成冰，寒冷之气不时而至。感受了邪气则发病为内热胀满，呕吐，满目浮肿，赤眼，鼻塞衄血，喷嚏呵欠，小便黄赤，甚则淋沥不通。

二之气，（春分——立夏）主气为少阴君火，客气为少阳相火。

二火用事，阳气疏布，万物开始生长繁荣。人们也可以感到温暖舒适，此时若出现疫疠大行，则很容易猝暴死亡。

三之气，（小满——小暑）主气为少阳相火，客气为阳明燥金。

司天之政开始疏布，凉气流行；客之燥气与主之热气相互交合，燥极则会因湿气来复而润泽。人们易患寒热之病。

四之气，（大暑——白露）主气为太阴湿土，客气为太阳寒水。

水土气化，寒雨降下。如发病则为谵语妄言、猝然扑倒、少气咽干而引饮，以及心痛，痈肿疮疡，疟疾寒冷，振动战栗，便血，骨痿软等疾病。

五之气，（秋分——立冬）主气为阳明燥金，客气为厥阴风木。

秋行春令，草木又得以生长而繁荣，人们也平和无病。

终之气，（小雪——小寒）主气为太阳寒水，客气为少阴君火。

在泉之气用事，阳气敷布，气反温暖，应该蛰伏的虫类也出现在外面，流水不能结冰，人们也健康平安，应注意：由于阳气盛则易引发温病。

阳明燥金司天的年份 燥气下临于地，风木之气起而用事，故脾土必受灾害，凄凉清冷之气常见，草木因被克伐而枯萎。人的肝脏之气上从天气，所以发病为胁痛、目赤、眩晕、动摇、战栗、筋痿不能久立。

阳明司天之政，如果其气不及，会后天时而至。阳明燥金司天，其气急切；少阴君火在泉，其气盛明。金气不及，火气乘之，阳气得以专行其令，炎暑之气大行，万物干燥而坚硬；金气不及则木无所畏，和风常至，风气与燥气相兼而流行于气交之内，使阳气多而阴气少，阳气盛极则必衰，衰则阴气来复，当四之气主令时，即太阴与太阳主令时，云归于雨府，湿气敷布，干燥之气又变的润泽。

金气与火气相合，是此年的气候特点，并以为功德，其司天之政急切，其在泉之令猝暴，火热流行于冬令草木枯槁之时，气候温暖而流水不能结冰，应蛰伏的虫类反而不藏。

急暴的胜气与复气，使正常的气候被扰乱而不定，司天之清气与在泉之热气，持续于气交之内。人们易患咳嗽，咽喉肿痛，寒热发作急暴，寒栗振动，大小便不通等疾病。

少阴君火在泉，则寒毒之物与酸味的东西都不能生成，而其所主的辛、苦、甘味的东西生长茂盛，在谷类是白色和火红色之类的作物。

其在谷类，应于白色与赤色，间谷则借间气太过而得以成熟。这一年介虫与司天同气，故带壳的介虫静而不能生育；长翅膀的羽虫与在泉同气，故多生育。金气不及，火气乘之，火克金，损伤属金之白色甲虫类，待水气来复则损及属火之羽虫类。如果燥金清凉之气早至而急切，属木的毛虫类则死；如在泉之热气后至而急暴，则属金的介虫类乃受灾殃。

治疗　如果是其气化造成疾病时，司天清化所导致的疾病，宜用味苦、性小温的药物或食物调治，在泉热化所导致的疾病，宜用味咸性寒的药物或食物调治。

异常变化

若是上年的少阳相火不退位，则炎热的气候就会发生在春季，由于暑热在后期仍然布化，故冬季温暖而不冻，流水而不冰，蛰伏的虫类又会出现。人们易患上部发热、小腹坚硬而胀满，少气、寒热交替发作、便血、小便赤、甚则血液外溢等症。

少阳不退位，则本年的阳明燥金不得迁正，因此暑热之气施化于前，阳明肃杀之气则施之于后，草木反而繁荣，由于热化之令继续施布，燥令不行，也就是清冷急切之气不行，肺金就要得病，人们易患寒热、鼻塞、喷嚏、皮毛脆折、爪甲枯焦、甚则喘嗽上气、悲伤不乐等病。

这一年太阴湿土应从上年司天的右间，降为本年在泉的左间，若遇到地苍木气过胜，太阴湿土不得降入地下。又或遇到少阳司天不退位，则太阴湿土也就不能降入在泉的左间。如果木运应时而至，木运居于司天之下承其气，太阴湿土降之不下，就会出现黄云伴着青色的云霞显露，雾气遮蔽，尘埃过胜。云气因郁蒸而大风发作，草木为之折损等气候变化。若是太阴湿土日久不降，伏而不布，化为郁气，地上湿气郁蒸，天空就会出现黄色的尘埃样雾气。人们易患四肢疼痛、不能举动，头晕目眩，腹胀胸满等病。

太阳寒水应从上年在泉的右间，升为本年司天的左间，若遇到天芮土气过胜，太阳寒水升之不前。今又遇到阳明司天，不能迁居到正位，太阳寒水更不能升于司天的左间，这时土运应时而至，寒水之气欲升于司天的左间，因受到土运的阻抑而升之不前，湿热相蒸，寒气发生于天地之间。人们易患泄泻如注，食谷不化等病。

寒水不升，久而化郁，郁极则发，冷气又胜过客热之气，冰雹会突然降下。人们易患呃逆、厥逆等病，由于热病生于内，阴气痹于外，则会出现心悸、懊恼烦热，暴烦而又厥逆，足胫酸痛等病。

治疗与保养

在阳明司天之年，应当食用得岁气的谷类以安定正气，食用得间气的谷类以去邪气，本年应当用咸味、苦味、辛味的药物，以汗之、清之、散之的方法进行治疗，安定其不及的运气，使其免受邪气的侵犯，折减其致郁的胜气，资助其不胜之气的生化之源。根据寒热的轻重，决定方宜的多少，若中运与在泉之热气相同时，应多用与司天凉气相同之品；若中运与司天之凉气相同时，应多用与在泉之热气相同之品。

用凉药时，应避开凉气主令之时；用热药时，应避开温气主令之时。用饮食调养时，也应遵照这个原则，这是一般情况而言。若气候有反常变化时，就不必拘守这一原则，这是指的自然变化之道，若是违背了它，就会扰乱天地阴阳的自然规律。

2012 壬辰年

年　　运

壬辰年天气生运为顺化　因司天之水生年运之木。上为太阳寒水司天，中为太角木运太过，下为太阴湿土在泉。司天之气数为寒化六，对应于八风之数的北方，如果有胜复之气出现，则会风雨交加，大雪漫天的自然灾害。中运之气数为风化八，对应于八风之数的东方，如果有胜复之气出现，则会凉风骤起，大地干旱。在泉之气数为雨化五，对应于中央之位，如果有胜复之气出现，则会风雨交加，冷气淅淅的现象。

壬辰年　丁壬为木运，壬为阳年，故运为太角木运太过。木运之气为风，其正常的气化为风声紊乱，物体启开。其反常的变化为大风震撼、摧毁、折拔。其所导致的疾病为头目眩晕，视物不清。

年运的排列顺序

年运五步：初之运春，二之运夏，三之运长夏，四之运秋，五之运冬。

主运五步与客运五步相同，起于太角，终于太羽。

客运五步：初之运太角（客运与主运之气相同，气得正化）、二之运少徵、三之运太宫、四之运少商、终之运太羽。

木运太过　称之为“发生”，是指太过的木气会过早地散布温和之气，使万物提早发育。“发生”的年份又称之为“启陈”，能使土气疏松虚薄，草木之青气发扬繁荣；阳气的温和布化于四方，阴气随阳气而动，所以生长之气淳厚，万物因此而欣欣向荣。

木运的变化为发生，万物得其气而秀丽；其功能为布散；其表现为舒展畅达；其正常的性能是风和日暖，能使万物奢靡华丽，推陈出新。若变动则为狂风震怒，折树拔根；其在人体的变动是眩晕或发生巅顶部疾病。

木运太过则相当于金气司天，故太角与上商同。木气太过如果失去了正常的性能，则会使金之收气来复，以致发生秋令劲切的景象，甚至有肃杀之气，而导致草木出现凋谢零落。若人体发生病变，则是金之邪气伤于肝脏所致。

木运太过，则风气流行，脾土因此会受其侵害，人们多患有因消化不良引起的泄泻、饮食减少、肢体沉重无力或肚腹胀满、肠中鸣响、烦闷抑郁等症，这都是由于木气太过的缘故。

如果木气独胜，会造成土气无权，人体就会出现易怒，头昏眼花，好像天上的云在飞跑，地上的万物迅速变动，草木动摇不定，甚至树倒草偃等头部病症。（胡按：美尼尔综合征的病因病机）

如果病人出现胁部疼痛，呕吐不止等症状，这是木气胜而使金气受到制约之的结果。若冲阳脉绝，多死亡而无法治疗。

太阳司天，若客气胜则会病胸闷不畅、感寒咳嗽、流清涕等症；主气胜则会病咽喉鸣响等症。

太阴在泉，若客气胜则会病足痿，下肢沉重，大小便不时而下，湿注下焦而发为濡泻以及浮肿，前阴病变等症；主气胜则会病寒气上逆而痞满，饮食不下，甚至疝痛等症。

木运对应　其在谷类为麻、稻；在畜类为鸡、犬；在果实为桃、李；在颜色为青、黄、白三色杂见；在五味为酸、甘、辛；其象征在四季为春天；其在人体经络为足厥阴、足少阳；在内脏为肝、脾；在虫类为毛虫、介虫；在物体为内外坚硬的一类；若发病则为怒，这是木运太过的原故。

治疗　中运太过所导致的疾病，宜用酸味的药物或食物调和。

司天在泉

壬辰年　上为太阳寒水司天，左边的间气为厥阴风木，右边的间气为阳明燥金。下为太阴湿土在泉，左边的间气为少阳相火，右边的间气为少阴君火。

此年，太阳司天之政，因其气太过，故先天时而至。太阳寒水司天，其气肃厉；太阴湿土在泉，其气沉静。寒水之气临于太空，使阳气不能施行时令，水土二气相合，是这一年的气候特点，并以此为功德。

初之气，（大寒——惊蛰）主气为厥阴风木，客气为少阳相火。

上年的在泉之气已迁移退位，故温气大行，草木因此繁荣的较早。人们易患身热，头痛，呕吐，肌肤疮疡或疫疠病，温热病等。

二之气，（春分——立夏）主气为少阴君火，客气为阳明燥金。

这时凉气反而大行，寒气开始发生，火气受到抑制，阳气不能舒发，草木遇到寒凉之气，也不易生长。人们也会感到凄惨，易患气郁不舒，腹中胀满等病。

三之气，（小满——小暑）主气为少阳相火，客气为太阳寒水。

司天之气开始施布其政令，因此寒气大行，雨水乃下。人们易患寒病于外，热病于内，心热烦闷，下利如注，痈疽等病。热郁于内，易伤心神，若不急治，病多会死亡。

四之气，（大暑——白露）主气为太阴湿土，客气为厥阴风木。

风湿二气，交争于气交，湿得风气，化为雨水，使万物得以盛长、化育、成熟。人们易患大热少气，肌肉痿弱，两足痿软，下利赤白等病。

五之气，（秋分——立冬）主气为阳明燥金，客气为少阴君火。

阳气重新施化，草木之类又得以盛长、化育、成熟。人们会感到舒畅无病。

终之气，（小雪——小寒）主气为太阳寒水，客气为太阴湿土。

在泉之气得其政令，湿气大行，阴寒之气凝集太空，使昏暗的尘雾笼罩郊野，人们也会感到凄惨。若是寒风骤至，土气不胜，脾不能得到长养，虽有妊娠，亦多至死而不能生。

太阳寒水司天的年份 寒水之气下临于地，火热之气就会起而用事，火气照耀明显。若是寒冷之气非其时而出现，寒气会因太过而使水结成了冰，火气因此被迫顺从天气，人的心气也会上从天气，因心阳被郁而造成肺金受伤，故人们发病多为心热烦闷、口渴咽干、喷嚏流涕、易于悲哀，时常哈欠等症。

若是热气妄行于上，寒气报复于下，寒霜就会不时下降。寒复则神气伤，发病则为善忘，甚至心痛等。

太阳寒水司天则太阴湿土在泉，土能制水，故土气滋润，水流丰盛。太阳司天则寒水之客气加临于三之气，太阴在泉则湿土之气下加于终之气，水湿相合而从阴化，万物因寒湿而发生变化，应在人身上则会出现皮肤麻痹、肌肉不仁、筋脉不利，水饮内蓄、腹中胀满、不能饮食、甚至浮肿、背部生痈等症。

太阳司天之政严肃，太阴在泉之令徐缓。由于寒水之政令太过，使阳气不能伸张，故湖泽中见不到热气升腾的景象，火气只能等到其相应的时令到来方能舒发。主气少阳相火居中为三之气，这时因火气过胜，应时之雨水因穷尽而不降。四之气时，在泉用事，雨水下而云散，气还于太阴主令之时，云会于北极雨府之处，湿气开始布化，万物为之润泽。太阳寒气布散于高空，少阴雷火动而在下，寒湿之气持续在气交之中。人们易患寒湿病发作，肌肉痿弱，两足痿软不收，大便泄泻，血液外溢等症。

这一年鳞虫与司天之气同，故鳞虫安静不能生育；裸虫与在泉之气同，故能多生育。因太阴湿土在泉，所以燥毒之物及苦味和热性的东西都不生，而其所主的甘味和咸味的东西则生长繁茂，其在谷类应土黄和黑色之类的作物。

太阴在泉，是土居地位，所以其气化淳厚，足以制水，故咸味得以内守，其气专精而能生金，故辛味也得以生化，而与湿土同治。

治疗 如果因其气化造成疾病时，司天寒化所导致的疾病，宜用味苦、性温的药物或食物调治；在泉雨化所导致的疾病，宜用味甘、性温的药物或食物调治。

异常变化

若是上年的阳明燥金不退位，春天则会生发清冷的现象，寒气与热气相间发作，草木的生长因此而被推迟。人们易患呕吐、暴发泄泻、饮食不下、大便干燥、四肢不举、头晕目眩等症。

阳明燥金不退位，则本年的太阳寒水不能迁正，太阳的寒化之令，须待燥气过后才能司天主治，使冬季寒冷之气改而流行于春季，导致肃杀霜冻之气在前，严寒冰雪之气在后，只能等到少阳之气来复之后，凛冽的寒冷气才不得发作，云雾会待时而现。若燥气过期不退，致使时令失去了正常规律，对人体也会形成灾害，人们易患喉痹咽干、烦躁口渴、喘息有音，瘟疠发作等症。

这一年少阳相火应从上年司天的右间，降为本年在泉的左间。若遇地玄水气过胜，则少阳相火不得降入地下。温暖之气才要发生，寒冷之气突然而至，甚至降下冰雹，冷气之后随即又会产生热气，火风之气化为疫气；若少阳相火日久不降，伏而不布，也会化为郁气，火气显露，则热病发作，人们易患面赤心烦，头痛目眩等病。

厥阴风木应从上年在泉右间，升为本年司天的左间，若遇到天柱金气过胜，则木气就会升之不前。木气本欲升天，因遭金气的抑制而不能向前，就会出现清凉之燥气，而风气反而减少，肃杀之气就会流行于春季，霜露再次降临，草木因此而枯萎；人们易患瘟疫早发，咽喉干燥，两胁胀满，肢节皆痛等症。

木气不升，久而化郁，郁极则发，就要出现大风摧拉折损，鸣声紊乱的气候。人们易患卒中，半身麻痹，手足不仁等症。

治疗与保养

凡此太阳寒水司天之年，火气郁而不行，饮食上要以苦味泻火，以燥治湿，以温治寒，必须折减其致郁之胜气，资助不胜之气的生化之源，抑制中运与司天的太过之气，扶持被抑制的不胜之气，不要使运气猝暴太过而发生疾病，应当食用得生发之气的谷类以保全真气，避免虚邪贼风，以安定正气为要。

根据中运、司天、在泉与阴阳五行之气的同异来裁定药食性味的多少，运气与寒湿相同者，用燥热之品以化之；运气与寒湿不同者，用燥湿之品以化之。

凡用寒性药品时，应避开寒气主令之时；用热性药品时，应避开热气主令之时；用凉性药品时，应避开凉气主令之时；用温性药品时，应避开温气主令之时；用饮食调养时，也应遵照这个原则，这是就一般情况而言。若气候有反常变化时，就不必拘守这一原则，若不遵守这些规律，就会导致疾病的发生，就是说要根据四时气候变化的具体情况，决定治疗原则。

2013 癸巳年

年　　运

癸巳年不及之运与在泉合为同岁会，运与四孟月相合又为支德符　因年运癸为火运与在泉之少阳相火合故为同岁会，同时巳属火，夏孟月也，癸巳年又是火运临之，故又为支德符。此年，上为厥阴风木司天，中为少徵火运不及，下为少阳相火在泉。

年运戊癸为火运，癸为阴年，故运为少徵火运不及，这时克我之水的寒气则成为胜气，而我生之土的雨气则会来复。此年，运气为热。胜气为寒，复气为雨。

火运不及，就可能出现寒化的胜气和雨化的复气，凡出现胜气复气的时间就是所谓的邪化日，灾害发生在八风之数的西方九宫。司天之气数为风化八，对应于八风之数的东方，如果出现胜复之气，则会冷风习习，暑热干旱。中运之气数为火化二，对应于八风之数的西南方，如果出现胜复之气，则会寒热交替，暑热蒸腾，寒气袭人。在泉之气数为火化二，对应的方位与中运同，故气候现象也与中运同。

年运的排列顺序

年运五步：初之运春，二之运夏，三之运长夏，四之运秋，五之运冬。

主运五步：初之运少角，二之运太徵，三之运少宫，四之运太商，终之运少羽。

客运五步：初之运少徵，二之运太宫，三之运少商，四之运太羽，终之运少角。

癸巳年火运不及　火运不及称之为“伏明”，是指此年缺少温暖之气，使万物暗淡无光。伏明的年份又称之为“胜长”，是指其生长之气不能发扬，收藏之气反而布散，因收藏之气擅自行使职权，使得生化之气平定而不能发展。寒冷之气经常出现，造成暑热之气衰薄，万物虽然承土的化气作用而生，但因火运不足，虽生而不能成长，虽然能结果，然而会很小，甚至会出现刚开始生化，就已经衰老了的现象。

因为火运衰竭，所以就会有阴凝惨淡，寒风凛冽的现象出现，随之而来的是暴雨淋漓不止，以致出现暴雨下注，雷霆震惊，乌云蔽日，阴雨连绵的气候，这是土气来复的缘故。其灾害应于九（南方）。

火运不及，寒气旺盛，夏天的生长之气就不能发挥作用，因缺乏积极向上的力量，万物就不能茂盛。阴寒凝滞之气过盛，阳气就不能生化，繁荣美丽的生机因此就会受到摧残。人们就会患有心痛，胸痛，胁胀、抑郁、眩晕，头目不清，突然失音，胸腹肿大，以及背部、肩胛之间、两臂内侧疼痛，胁下与腰背相互牵扯而痛，甚至四肢蜷曲不能伸展，髋骨与大腿之间不能活动自如等疾病。如果出现这种气候现象，则赤色的谷类就不能成熟。

火被水抑，火起反应而生土气前来报复，于是就有雾气郁冒，大雨倾盆的现象出现，使水气得到抑制。人们就会饮食不下，腹中疼痛胀满，寒冷鸣响，大便溏泄如注，两足拘挛、萎缩、麻木、不能行走。如果出现这种气候现象，则黑色的谷类不能成熟。

火运不及，如果在夏天有景色明朗的正常气候，那么冬天也就会有严肃寒冷的正常时令。如果在夏天见到萧条凄惨寒冷的冬天气候，那么就时常会有倾盆大雨的气象反应，它的自然灾害会发生在南方；其对应的五脏为心，其发病部位内为胸胁，外在经络。

由于阳气屈服，所以蛰虫早藏。因为火运不及使火气郁结，然而当其发作的时候，必然会横暴，其变动会忽隐忽现。

火运对应　其在果为栗和桃；其所充实的是络和汁液；在谷为豆和稻；在五味为苦和咸；在颜色为玄和丹；在畜类为马和猪；在虫类为羽虫和鳞虫；在气候主冰雪霜寒；在声音为徵、羽；在人体应于五脏为心，如果发病为痛，为精神昏乱，悲哀易忘，这是火运不及而从水化的缘故，所以少徵和少羽相同。

治疗　中运火化所导致的疾病，宜用味咸性温的药物或食物调和。

司天在泉

癸巳年　上为厥阴风木司天，左边的间气为少阴君火，右边的间气为太阳寒水。下为少阳相火在泉，左边的间气为阳明燥金，右边的间气为太阴湿土。

厥阴风木司天则少阳相火在泉，风火相煽，所以火气横行。气候温热，蛰虫不藏而常见；地气数热，所以流水不能结成冰。人体因大热而消烁津液，血水下流，其发病急速危重。

初之气，（大寒——惊蛰）主气为厥阴风木，客气为阳明燥金。

寒气开始严厉，杀伐之气已经到来。人们易患寒病于右侧下方。

二之气，（春分——立夏）主气为少阴君火，客气为太阳寒水。

寒冷之气不去，霜雪飘落，水结成冰，杀伐之气仍然施化，草木类的上部就会干焦。寒冷的雨水时常降下，就会有阳气前来报复，所以人体内部容易患有热性的病症。

三之气，（小满——小暑）主气为少阳相火，客气为厥阴风木。

司天之政已经布化，所以大风时起。人们易患两目流泪，耳鸣，头目眩晕等病。

四之气，（大暑——白露）主气为太阴湿土，客气为少阴君火。

这时暑湿、湿热之气交争于司天之左间，所以人们易患黄疸病，严重者甚至可能出现浮肿。

五之气，（秋分——立冬）主气为阳明燥金，客气为太阴湿土。

燥气与湿气互有胜负，阴寒沉降之气乃能得到布化，风雨流行，寒气侵及人体。

终之气，（小雪——小寒）主气为太阳寒水，客气为少阳相火。

由于少阳之烈火主令，阳气大化，蛰虫又开始出现，流水不能结冰。因地中的阳气发泄，使草木出现生长的现象。人们也会感到很舒适，如果发病则为温热疫疠。

厥阴风木司天的年份　风木之气下临于地，风气流行于宇宙之间，使得云气与万物为之动摇。人们发病则目眩、耳鸣。当湿土之气起而用事时，寒水之气必然会受到损伤。土从木化而受其克制，其功用也会为之变易。人体的脾脏之气上从天气，兴起而隆盛，所以发病则会出现身体沉重、肌肉枯萎、饮食减少、口败五味等症状。

此年，厥阴司天之政，因其气不及，所以后天时而至。厥阴司天，少阳在泉，司天之气扰动，在泉之气正化，司天之风气生于高远之处，在泉之炎热自下而从之，于是云归于雨府，湿化之气流行，司天之风气与在泉之火气相合，并以此为功德。

风气燥气，火气热气，互为胜复，交替发作，蛰虫出现，流水不能结冰。热病生于人之下部，风病生于人之上部，风气与燥气互为胜复之时，则病见于人体的中部。

司天之政扰动，在泉之令迅速。因少阳相火在泉，所以寒毒之物不能生成，火能克金，故辛味的东西因被克也不能生成，而其所主的苦和酸味的东西则得以繁荣。在谷类应于青色和火红色一类的作物，间谷则借间气太过而得以成熟。

这一年，毛虫与司天同气故不能生育，亦不耗损；羽虫同在泉之气，故得以生育成长；火能克金，故此年容易耗损具有纹角样的虫类及羽类动物。

治疗　若因其气化导致疾病时，司天风化所导致的疾病，宜用味辛性凉的药物或食物调治，在泉火化所导致的疾病，宜用味咸性寒的药物或食物调治，这就是所谓适宜的药食性味。

异常变化

若是上年的太阳寒水不退位，春季就会发生寒冷的气候，昏暗阴沉之气覆盖大地，经常会有冰雹降下；至二之气时，如果寒气尚不能退去。人们易患寒痹厥逆、阴痿不用、小便失禁、腰膝皆痛等病。如果有瘟疠发作，也会比较晚。

太阳寒水不退位，则本年的厥阴风木不能迁居正位，风气欲施展其政令而寒气不退，使风木的温暖之气不能及时施化，温暖的气候不能得其正位，就失去了正常的春令，也就造成了花卉的枯萎。人们也容易患善怒、目系转、转筋、淋病、小便赤等病。

这一年，阳明燥金应从上年司天的右间，降为本年在泉的左间。若遇到地形火气过胜，则阳明燥金不能降入地下。又或遇到太阳司天不退位，则阳明燥金也不能降入到在泉的左间。又或遇到火运应时而至，火运居于司天之下而承其气，阳明燥金亦降之不下，这种情况下天气会清冷而肃降，火气若是显露则温热反复发作，早晚刚有寒凉之气，而湿热之气却又跟来。人们会感到身体沉重困倦，夜卧不安，容易患咽喉干燥，口渴引饮，懊恼烦热等病。

若阳明燥金日久不降，伏而不布，化为郁气，则天气会清凉而寒冷，远处会有白色的雾气发生。人们易患两胁作痛、双目视物不清、眩晕、手足强直、麻木不仁等病。

这一年，少阴君火应从上年在泉的右间，升为本年司天的左间，若遇到天篷水气过胜，使少阴君火升之不前。又或遇到厥阴司天，不能迁居于正位，则少阴君火也不能升于司天的左间，这是由于有水运在中间阻抑所致的缘故。少阴君火欲升为司天的左间，受到水运的阻抑而升之不前，则会有清凉寒冷之气再度发作，早晚都会有冷气出现。人们易患因阳气伏郁于内而生的心神惊悸，烦热，寒热交作等病。

少阴君火不升，久而化为郁气，郁极则发，就会出现暴热，火热之气积聚覆盖于上，化为疫气，疫疠之气逢温暖之时发作，因其火气暴露而化为火疫。人体会出现心烦而躁、口渴等症。渴甚者可以泻其火热，则诸症可止。

治疗与保养

凡此厥阴司天之年，必须折减其致郁之气（燥气），资助其不胜之气的生化之源（湿气），赞助其不及的运气，不要使其邪气太胜。

本年宜用辛味的药食调治司天之风邪；用咸味药食调治在泉之火邪。少阳相火，其性尤烈，不可轻易触犯，应当慎重调治。

用温性药物时，应避开温气主令之时；用热性药物时，应避开热气主令之时；用凉性药物时，应避开凉气主令之时；用寒性药物时，应避开寒气主令之时；用饮食调养时，也遵照这个原则。若气候反常变化时，就不必拘守这一原则，这是一般规律，若不遵守这些规律，就会导致疾病的发生。

2014 甲午年

年　运

甲午年天气生运为顺化　乃司天之君火下生年运之甲土之运。此年上为少阴君火司天，中为太宫土运太过，下为阳明燥金在泉。

司天之气数为热化二，对应于八风之数的西南方，如果出现胜复之气，则会湿热交蒸，大雨滂沱，寒热交替。中运之气数为雨化五，对应于中央之位，如果出现胜复之气，则会狂风骤起，冷雨来袭。在泉之气数为燥化四，对应于八风之数的西北方，如果出现胜复之气，则会天气干旱暴热，随后冷雨降下的气候现象。

甲己为土运，甲为阳年，故运为太宫土运太过。土运之气为阴雨，其正常的气化功能为柔软厚重润泽，其反常的变化为风飘雨骤，震撼惊骇。因其气候变化所致的疾病为腹中胀满，肢体沉重。

年运的排列顺序

年运五步：初之运春，二之运夏，三之运长夏，四之运秋，五之运冬。

主运五步：初之运太角，二之运少徵，三之运太宫，四之运少商，终之运太羽。

客运五步：初之运太宫，二之运少商，三之运太羽，四之运少角，终之运太徵。

甲午年土运太过　土运太过称之为“敦阜”是指土运具有的浓厚坚实之气，反而使万物不能成形。敦阜的年份又称之为“广化”。是指其德性浑厚而清静，能使万物顺时而生长乃至充盈。土的至阴之气充实，能使万物生化而有形。土运太过，湿气用事，燥气退避，到处可以见到土气蒸腾如烟，笼罩于山丘之上，大雨时常降下的景象。

土运太过，雨湿之气流行，肾受湿邪侵犯。人们多病腹痛，身体困重而烦闷，四肢厥冷，情绪忧虑，这是土气太过所导致的。

土运太过则自病，病则不能克水，以致水饮之邪积聚于体内而生胀满，造成饮食减少，四肢无力，不能举动，甚至肌肉枯萎，两足痿弱不能行动，抽掣挛痛等症。

当土旺之时，寒水不能行使权力，所以土湿之令大行，泉水喷涌，河水高涨，本来干枯的池沼也会滋生出鱼类。若是遇到木气来复，大风迅速而来，则风雨暴至，会使堤岸崩溃，河水泛滥，陆地上也可能见到鱼类。人们因此就会病肚腹胀满，肠鸣，大便溏泄，泄泻不止等症。如果太溪脉绝，多会死亡而无法治疗。

土运的生化功能圆满；其气丰盛；其权力为静；其表现是周密而详备；其变动是湿气积聚；其性能为柔润，能使万物不断地得到润泽；其变化为暴雨骤至，雷霆震动，山崩堤溃。

土运对应　其在谷类为稷、麻；在畜类为牛、犬；在果类为枣、李；在色为黄、黑、青；在五味为咸；其象征的四时为长夏；在虫类为裸虫、毛虫；在物体属于人体肌肉和植物的果壳之类；在人体的经络是足太阴、足阳明；在五脏是脾、肾；在病变为腹中胀满，四肢沉重，举动不便，这都是由于土运太过，木气来复，木之邪气损伤脾脏所致。

治疗　中运雨化所导致的疾病，宜用味苦性热的药物或食物调治。

司天在泉

甲午年　上为少阴君火司天，左边的间气为太阴湿土，右边的间气为厥阴风木。下为阳明燥金在泉，左边的间气为太阳寒水，右边的间气为少阳相火。

少阴君火司天则阳明燥金在泉，故地气干燥而清净，寒凉之气常至，肃杀之气行令，草木容易发生变化。人们发病则会胁痛、好叹息。

初之气，（大寒——惊蛰）主气为厥阴风木，客气为太阳寒水。

上年的在泉之气迁移退位，少阳之暑气将要退去，寒冷之气始至，霜雪又要降下，蛰虫重又归藏，水又冻结为冰。这时主气之风受到客气之影响而凛冽寒冷，阳气因此被郁而不得宣发，人们应当居住到周密之处，以避寒气，不然容易患关节强硬，活动不灵，腰部与臀部疼痛等病。初之气后，炎暑之气即将到来，这时可导致人体内部与外部同时发生疮疡之类的病变。

二之气，（春分——立夏）主气为少阴君火，客气为厥阴风木。

阳气得以舒布，风气得以流行，春气已经属于正化之令，万物也应当开始繁荣。虽然有时寒气仍然而至，但因主客二气均属于阳，所以人们也会感到平和。如果发病即为小便淋沥，目视不清，两眼红赤；如果气郁于上部则发生热病。

三之气，（小满——小暑）主气为少阳相火，客气为少阴君火。

司天之气布化，主客二气皆为火热，所以大火流行，万物蕃盛而鲜明，寒之复气会在火极之时而至。人们易患因寒气厥逆而导致的心痛，寒热交替发作，咳嗽气喘，目赤等病。

四之气，（大暑——白露）主气为太阴湿土，客气亦为太阴湿土。

两气相同，暑湿俱至，大雨时常降下，寒热之气交替更迭。人们易患寒热，黄疸，咽喉干燥，鼻塞，衄血，水饮发作等病。

五之气，（秋分——立冬）主气为阳明燥金，客气为少阳相火。

少阳之烈火降临，暑气又至，阳热之气生化，万物又出现了生长繁荣景象。人们也会感到安康舒适，如果发病即为温病。

终之气，（小雪——小寒）主气为太阳寒水，客气为阳明燥金。

燥凉之气流行，金之收敛使五之气的余火被隔拒于内，不得外泄，从而使人的上部肿起，出现咳嗽气喘，甚至血液外溢的现象。若是寒气时常发作，雾气弥漫，如其发病则多在皮肤。若是邪气居于胁部，向下连及少腹则会发生内部寒冷的病。至终气之末，在泉之气将要发生改变。

在少阴君火司天的年份 火热之气下临于地，有溶化金石之态势，这时燥金之气起而用事，会使草木受到损伤。人体的肺脏之气上从天气，则会出现寒热、呕吐、气喘、衄血、喷嚏、鼻涕、鼻塞不通等症。若是暑热流行过甚，则会病发疮疡、高热等症。

此年，少阴司天之政，因其气太过，故先天时而至。少阴司天，阳明在泉，司天之气光明，在泉之气肃杀。在初之气时，客气之寒与上年终气少阳之暑相交，司天之热与在泉之燥气相加，使云能驰向于雨府，湿化之气得以流行，雨会应时而降。

在泉金之燥气与司天火之热气相合，是这一年的气候特点，并以为功德。初之客气寒水与火之热气相持于气交，是疾病发生的起因，所以热性病变出现在上部；凉性的病变出现在下部；寒气与热气相互侵犯，争扰于人体的中部。人们易患血液上溢、心痛、上部肿胀、目赤，眼角疮疡、咽喉干燥，咳嗽气喘，鼻塞喷嚏；寒气厥逆入于胃部，则腰痛，腹部胀大，或下泻等病。司天之气光明，在泉之气急切，其在谷类应于赤色与白色。

这一年，羽虫同司天之气，故不生育，亦不耗损；介虫与在泉之气同，故得以生育；（金克木）而毛虫不能生育。因阳明燥金在泉，所以湿毒之物和味酸及属湿的东西都不能生长，而其所主的辛、苦、甘味的东西则生长繁荣；其在谷类应火红和素色一类的作物。

治疗 其气化作用所致的疾病，司天热化所导致的疾病，宜用味咸性寒的药物或食物调治，在泉燥化所导致的疾病，宜用味酸性温的药物或食物调治，这就是所谓适宜的药食性味。

异常变化

若是上年的厥阴风木不退位，大风早起，春天的应时之雨则不能下降，土湿之政令不能施化，人们易患瘟疫、斑疵偏废等症。由于风气的发生，人们普遍会出现肢节痛、头目痛等症。因伏热郁积在体内而出现心烦、咽喉干燥、口渴引饮等病。

厥阴风木不退位，则本年少阴君火不能迁居正位，冷气不退，所以春天会先冷而后又寒，温暖之气不能应时施化，故人们易患寒热、四肢烦痛、腰脊强直等病。就算上年的厥阴风木之气有余，其不退位的时间也不会超过二之气、主气少阴君火当令之时。

这一年，太阳寒水应从上年司天的右间，降为本年在泉的左间。但遇到地阜土气太过，先天时而至，土运居中承之，使太阳寒水欲降而不能降，天空就会有昏暗凄惨的黑气暴露；才有黄色尘埃样的雾气出现，又会湿气弥漫；寒气刚刚布化，又会出现热化与湿化之令。若是太阳寒水日久不降，伏而不布，化为郁气，会使天气阴沉，热气与湿气交替发作。人们易患大厥，四肢倦怠、沉重，阴痿少力等病。

太阴湿土也应从上年在泉的右间，升为本年司天的左间，如果土气不升，久而化郁，郁极则发，就会使土气的埃尘化为疫病。湿气不能布化，雨水就要减少。人们易患面部、四肢、六腑胀满闭塞、黄疸等病，并且患病就很容易死亡。

治疗与保养

在此少阴司天之年，必须抑制其太过的运气，先取所不胜之气的根源，资助岁气所生之气，折减其郁而将发之气，不要使运气猝暴太过而发生疾病。

多食用得岁气的谷类保全真气，食用得间气的谷类以避虚邪，本年宜用咸味以软之，以调其上部；用辛味以发之，用酸味以收之，以安其下部，甚则用苦味以泻之。

应根据中运与岁气的同异，而制定用多或用少，中运与司天之气同为热者，用寒凉之品以化之；中运与在泉之气同为凉者，用温热之品以化之。

用热性药物时，应避开热气主令之时；用凉性药物时，应避开凉气主令之时；用温性药物时，应避开温气主令之时；用寒性药物时，应避开寒气主令之时；用饮食调养时，也应遵照这个原则，若气候有反常变化时，就不必拘守这一原则，这是一般的规律，若不遵守这些规律，就会导致疾病的发生。

2015 乙未年

年　　运

乙未年天气生运为顺化　因司天之湿土能生年运之乙金，故为顺化。此年上为太阴湿土司天，中为少商金运不及，下为太阳寒水在泉。

乙庚为金运，乙为阴年，故运为少商金运不及。金运不及，则克我之火的热气成为胜气，而我生之水的寒气则为复气。此年，运气为凉，胜气为热，复气为寒。

金运不及，就会出现热化的胜气和寒化的复气，凡是出现胜气复气的时间就是所谓邪化日，灾变发生在八风之数的南方七宫。司天之气数为湿化五，对应于中央部位，如果出现胜复之气，则大风骤起，风雨交加。中运之气数为清化四，对应于八风之数的西北方，如果出现胜复之气，则暑热干燥，时有寒雨来袭。在泉之气数为寒化六，对应于八风之数的北方，如果出现胜复之气，则会雨雪降下，大风狂起。

年运的排列顺序

年运五步：初之运春，二之运夏，三之运长夏，四之运秋，五之运冬。

主运五步：初之运少角，二之运太徵，三之运少宫，四之运太商，终之运少羽。

客运五步：初之运少商，二之运太羽，三之运少角，四之运太徵，终之运少宫。

乙未年金运不及　金运不及称之为“从革”，是指其没有坚硬之气，使万物的质地松散而无弹性。“从革”的年份又称之为“折收”，是指其收敛之气不能及时发挥作用，使土的生长之气得以发扬，生气和化气合而相得，火气得以实行其权利，于是万物繁盛。

因为金衰火旺，所以火势炎热，随之可见的是冰雪霜雹，这是水气来复的原因。故鳞虫伏藏，猪鼠阴沉。冬藏之气提早而至，于是发生大寒。其灾害应于西方，其数为七。

金运不及，火气和木气就相应的旺盛，干燥而烁热，长夏之气就专权而强胜，万物因此而茂盛，人们也因此多患肩背闷重，鼻塞流涕，喷嚏，大便下血，泄泻如注。

金运不及，秋收之气不能及时而至，所以使白色的谷类不能及时成熟。火邪抑金，水气反应来复，于是寒冷之气会突然而至，冰雹霜雪杀害万物，使红色的谷类也不能成熟。由于阴气厥逆而被格拒，阳气反而上行，所以会使人头后部疼痛，痛势连及头顶，并且发热。人多病口腔生疮，甚至心痛。

金运不及，如果夏天有景色鲜明，树木茂盛的正常时令，那么冬天也就有冰冻寒冷的正常气候。如果夏天出现如火烧灼，过于炎热的气候；那秋天就会有冰雹霜雪的反应，它的自然灾害在西方，它在人体应于肺，其病发部位在内为胸胁肩背，在外为皮毛。

金运不及，金虚火盛，有灼热发光之势；其所对应的五脏为肺；在人体发生的病变为喷嚏，咳嗽，鼻塞流涕，衄血、咳嗽失音，烦闷气逆，甚则咳喘等症，这是因为金运不及而从火化的缘故。

金运对应　其在果为李和杏；所充实的是壳和络；在谷为麻和麦；在五味为苦与辛；在色为白和朱红；在畜类为鸡和羊；在虫类为介虫和羽虫；在音为商、徵。

治疗　中运清化所导致的疾病，宜用酸味的药物或食物调和。

司天在泉

乙未年　上为太阴湿土司天，左边的间气为少阳相火，右边的间气为少阴君火。下为太阳寒水在泉，左边的间气为厥阴风木，右边的间气为阳明燥金。

太阴湿土司天则太阳寒水在泉，地气阴凝闭藏，大寒便至，蛰虫很早就伏藏。人们发病则会心下痞塞而痛。若寒气太过则土地坚硬冻裂，人们发病就会少腹痛，常常妨碍饮食，这是水气上乘肺金，寒水外化的缘故。若水气增多，则口味觉咸，治疗时必使水气通行外泄，方可减退。

初之气，（大寒——惊蛰）主气为厥阴风木，客气亦为厥阴风木。

上年的在泉之气，已迁移退位，由于主客二气相同，春得气化之政令，风气乃来，生发之气布化，万物因此而繁荣，湿气由于为风气所迫，所以降雨较迟。人们也会感到调畅舒适，如果患病则为身体沉重，血液外溢，关节不利，拘急强直，筋脉痿软等病。

二之气，（春分——立夏）主气为少阴君火，客气亦为少阴君火。

主客二气相同，火得气化之政，万物因此而生化，温气与热气相迫，雨水能够按时降下。人们也会感到平和，如果其发病则为温热与疫疠大行，远近的患者病皆相同。

三之气，（小满——小暑）主气为少阳相火，客气为太阴湿土。

司天之气布化，湿气乃降，地气乃升，雨水时常降下，寒气也随之而来。如果感受了寒湿之邪，人们容易患身体沉重浮肿，胸腹胀满等病。

四之气，（大暑——白露）主气为太阴湿土，客气为少阳相火。

相火驾临于主气之上，湿热合化，地气上升，与天气痞隔不通，早晚俱有寒风吹来，热气与寒气相迫，烟雾凝集于草木之上，湿化之气不能流动，白露阴布成为秋令。

五之气，（秋分——立冬）主气为阳明燥金，客气亦为阳明燥金。

凄惨寒凉之气已行，寒露以至，霜雪早降，草木为之枯萎凋落。寒气侵及人体则会患皮肤与腠理等部位的疾病，善于养生的人们应该居住到周密之处。

终之气，（小雪——小寒）主气为太阳寒水，客气亦为太阳寒水。

寒气大起，湿气大化，霜雪聚积，阴气凝结，水都结成坚冰，阳光不能施治。如果感受了寒邪，则容易患关节强急，活动不灵，腰部与臀部疼痛等病，这是由于寒湿之气相持于气交所致的缘故。

太阴湿土司天的年份　湿气下临于地，寒气起而用事，火气必然会受到损伤。人的肾脏之气上从天气，因阳气大衰不能振奋而失去了作用，所以发病则会出现胸中不爽、阴痿等症。当土旺之时则会感到腰臀部疼痛，转动不便或厥逆。

此年，太阴司天之政，因其气不及，故后天时而至。太阴司天，太阳在泉，其气皆阴，故阴气专行其政令，阳气退避，会时常有大风兴起。司天之气下降于地，在泉之气上腾于天，白色尘埃样的雾气四起，原野昏暗，云奔向于南极雨府。由于太阴湿土与太阳寒水主令，故寒雨频频降下，万物成熟于夏末秋初。人们因气候而易患寒湿，全身肿胀，腹部胀满，痞满气逆，寒气厥逆，筋脉拘急等病。

湿气与寒气相合，以为功德，天空昏暗，黄黑色尘埃样的雾气流行于气交之内。司天之阴气凝集于上，在泉之寒气积聚于下，寒水之气胜于火气，则为冰雹。司天之政严肃，在泉之令寂静，其在谷类应于黄色与黑色。阳光不得施治，阴寒肃杀之气乃行，所以对于谷物的种植，太过的年份应在高地，不及的年份应在低地，在太过之年应晚种，不及之年应早种，这不仅要看土地条件是否有利，而且要根据气化的情况而定，间谷则借间气之太过而得以成熟。人们对于养生之道，也必须适应这些情况。

这一年裸虫与司天同气，故不生育，亦不耗损；鳞虫与在泉之气同，故多生育；水克火，故羽虫不能生成。太阳寒水在泉，热毒之物及苦味的东西都不生，而其所主的淡和咸味的东西则生长繁荣；其在谷类应土黄色和黑色一类的作物。

治疗　如果因其气化作用导致疾病时，司天湿化所导致的疾病，宜用味苦性热的药物或食物调治，在泉寒化所导致的疾病，宜用味甘性热的药物或食物调治，这就是所谓适宜的药食性味。

异常变化

若是上年的少阴君火不退位，温暖之气会发生于春冬季节，蛰虫早早出现，草木也会提前发芽生长。人们易患膈热咽干、血液外溢、惊骇、小便赤涩、丹、瘤、疹、疮疡、留毒等病。

少阴不退位，少阴君火仍居天位而治之，使雨气欲布其令而不得，所以温暖之气亢盛而缺少雨泽。本年太阴不能迁居正位，雨水不能及时下降，就会使万物枯焦，应当生长发育的也不能生发，人们易患胸满不食、大腹水肿、飧泄胁满、手足肢节肿痛、四肢不举等病。

这一年，少阳相火应从上年在泉的右间，升为本年司天的左间，因遇到天篷水气过胜，少阳相火升之不前。又或遇到太阴司天，未能迁居于正位，少阳相火也不能升于司天的左间，这是由于水运已至而阻抑所导致的结果。少阳之气受到水运的阻抑升之不前，寒冷的雾露反而布化，气候就会凛冽如似冬季，河水干枯，冰冻再次凝结，这时会突然出现温暖的气候，紧接着又是寒气布化，忽冷忽热，发作无时。人体因阳气伏郁于内，烦热生于心中，而心神惊骇，寒热交作。如果相火不能繁荣昌盛，久而化为郁气，郁极则发，就会出现暴热之气，风火之气积聚覆盖于上，化为疫疠，变为伏热内烦，肢体麻痹而厥逆，甚至发生血液外溢的疾病。

厥阴风木应从上年司天的右间，降为本年在泉的左间。金运居于司天之下而承其气，使厥阴风木降之不下，其气被抑而变为郁气。木被金承，降之不下，青色尘埃样的雾气远见于上，白色的雾气承之于下，大风时起，尘埃样的雾气使天空昏暗，清燥之气行使杀令，霜露再次降下，肃杀之气施布其政令。若木气日久不降，其气被抑则化为郁气，就会发生风气与燥气伏郁。天气才温暖反而又清冷；草木刚刚萌芽生长，严寒霜冻又至，蛰虫不能出现。人们也惧怕这种清凉之气伤害脏气。

治疗与保养

在此太阴司天之年，必须折减其致郁的邪气，而取其不胜之气的生化之源，补益不及的岁气，不使邪气过胜，食用得岁气的谷类以保全真气，食用得间气的谷类以保养精气。所以本年宜用苦味的药物，用燥性以去湿，用温性以去寒，甚至用发泄的方法以去湿邪。如果不发不泄，湿气向外溢出，则会出现肌肉溃烂，皮肤破裂，血水交相外流的现象，所以必须赞助阳火之气，使其能抵御严寒。应根据岁运与岁气之属性的异同，以制定药物性味的多少，岁运与岁气同为寒气的，用热性之品；岁运与岁气同为湿性的，用燥性之品；运与气不同者，少用调和之品；相同的，多用调和之品。用凉性药品时，应避开凉气主令之时；用寒性药品时，应避开寒气主令之时；用温性药品时，应避开温气主令之时；用热性药品时，应避开热气主令之时；用饮食调养时，也应遵照这个原则，若气候有反常变化时，就不必拘守这一原则，这是一般规律，若不遵守这些规律，就会导致疾病的发生。

2016 丙申年

年　运

丙申年运克天气曰不和　司天为火，主运为水，水能克火，故为不和。此年上为少阳相火司天，中为太羽水运太过，下为厥阴风木在泉。

司天之气数为火化二，对应于八风之数的西南方，如果出现胜复之气，则暑热蒸腾，大雨滂沱。中运之气数为寒化六，对应于八风之数的北方，如果出现胜复之气，则大雪纷飞，狂风大作。在泉之气数为风化三，对应于八风之数的东南方，如果出现胜复之气，则天气干燥，炎热烧灼。

丙辛为水运，丙为阳年，故运为太羽水运太过。水运之气为寒，其正常的气化功能为凝敛凄惨，寒风凛冽，其反常的变化为冰雪霜雹，其致病为寒气浮肿。

年运的排列顺序

年运五步：初之运春，二之运夏，三之运长夏，四之运秋，五之运冬。

主运五步：初之运太角，二之运少徵，三之运太宫，四之运少商，终之运太羽。

客运五步：初之运太羽，二之运少角，三之运太徵，四之运少宫，终之运太商。

丙申年水运太过　水运太过称之为“流衍”是指其有溢满流淌之气，可使万物漂流而不能归宿。“流衍”的年份又称之为“封藏”，是指其寒气可执掌万物的变化，使天地之间严寒阴凝。闭藏之气行使其权利时，可使火的生长之气不能发扬。

水运太过，就会有土气来复，而化气发动，以致地气上升，大雨不时下降，尘土飞扬，如露一样的迷蒙郁结。人们身上所发生的病变，都是由于土之邪气伤于肾脏所造成的。

水运太过，则寒气流行，寒气非其时而早至，若是寒之邪气损害于心，人体就会恶寒发热、心痛、心悸、烦躁、谵语妄动，四肢逆冷。水邪亢盛则有腹水、足胫浮肿、气喘咳嗽、盗汗怕风的症状。

水运　其气化为凛冽，其气为坚凝，其权力为安静，它的表现为流动灌注，其活动或为漂浮、或为下泻、或为灌溉、或为外溢，其性能是阴凝惨淡、寒冷雾气，其气候变化为冰雪霜雹。

其在谷类为豆、稷；在畜类为猪、牛；在果类为栗、枣；在颜色为黑、朱红、黄；在五味为咸、苦、甘；其象征四时为冬天；；在虫类为鳞虫、裸虫；在物体属于汁液、肌肉一类；在人体相应的经络是足少阴、足太阳；在内脏为肾和心；如果发生病变是胀。

治疗　中运寒化所导致的疾病，宜用苦味、温性的药物或食物调和。

司天在泉

丙申年　上为少阳相火司天，左边的间气为阳明燥金，右边的间气为太阴湿土。下为厥阴风木在泉，左边的间气为少阴君火，右边的间气为太阳寒水。

少阳相火司天则厥阴风木在泉，风气流行于地，就会沙尘飞扬。人们发生的病变多为心痛、胸膈不通、胃脘痛、厥逆等症，并且变化急暴快速。

初之气，（大寒——惊蛰）主气为厥阴风木，客气为少阴君火。

上年在泉之气，已迁移退位，当风气胜时则摇动不宁。主客二气木火相生，寒气乃去，气候大温，草木得阳气而繁荣。虽时有寒气来袭但也不能行其杀伐之令，故温热病易于发生，其发病为气郁于上，出现头痛，目赤，咳嗽气逆，胁部胀满，血崩，血液外溢，皮肤肌腠生疮等症。

二之气，（春分——立夏）主气为少阴君火，客气为太阴湿土。

火气被湿土之气郁遏而不发，白色的云雾四起，云气归于雨府，风气若不能胜湿土之气，则雨水降下，人们的身体安康。如其发病则为热郁于上部，会出现头痛身热，神志昏愦不清，胸中与咽喉不利，咳嗽气逆，呕吐，脓疮，甚至疮疡发生于内部等症。

三之气，（小满——小暑）主气为少阳相火，客气亦为少阳相火。

主客气同，司天之气施布政令，炎暑乃至，少阳相火上临，火气过甚，雨水因穷尽而不降。人们易患热病在内之症，出现耳聋、目赤、目瞑，喉痹，口渴，咳嗽，呕吐，鼻塞衄血，喷嚏呵欠，血外溢，脓疮等病。

四之气，（大暑——白露）主气为太阴湿土，客气为阳明燥金。

阳明主令，凉气乃至，炎暑之气间时而发，白露降下。人们平和无殃，如发病为胀满身重。

五之气，（秋分——立冬）主气为阳明燥金，客气为太阳寒水。

阳气已去，寒气乃至，雨水降下，由于阳气收敛，气门闭塞，刚硬的树木早早凋零，人们应该懂得居住在周密之处，以避开寒邪。

终之气，（小雪——小寒）主气为太阳寒水，客气为厥阴风木。

在泉之气得其正化之位，风气乃至，雾气流行，万物反而有生发之势。由于气机外泄，使阳气不得敛藏，从而出现心痛，咳嗽等症。

少阳相火司天的年份　火气下临于地，燥金之气起而用事，火热如烧灼，地上的草木就会受到损害。金气为之变革，且被消耗。火气太过，暑热流行，人体肺脏之气上从天气，如发生病变则寒热、咳嗽、喷嚏、流涕、鼻塞不通、衄血、口疮、浮肿等症。

此年，少阳司天之政，因其气太过，故先天时而至，司天之气得其正化之位，厥阴风木在泉，其气扰动不宁，大风会突然而起，草木卧倒，飞沙走石。少阳炎热之气为之流行，岁半之前，为君火相火与太阴湿土行令之时，阴气流行，阳气布化，雨能应时而降。

少阳司天为火，厥阴在泉为木，木火相生，同为功德，司天之政严厉，在泉之令扰动，所以司天之热与在泉之风相参而敷布，云雾沸腾，流动不定，使太阴湿土之气横行气交，寒气有时而至，凉雨并起。人们易患寒病生于内，为泄泻胀满，在外则生疮疡等病。如果寒热之气反复发作，人们则易患疟疾，呕吐，泄泻，耳聋，目瞑，上部气郁肿胀而颜色改变等病。所以聪明圣智的人，遇到这种情况时，总是调和起居饮食以适之，而不去与之抗争。

这一年羽虫与司天同气，故羽虫不能生育，亦不耗损；毛虫与在泉同气，故多生育；木克土，故鳞虫也不能生成。

因厥阴风木在泉，所以消毒之物及甘味的东西都不生，而其所主的酸和苦味的东西得以繁荣，在谷类应青和红色之类的作物。厥阴在泉，少阳司天，上阳下阴，木火相合，故其气化专一，其味纯正。

治疗　司天热化所导致的疾病，宜用味咸性寒的药物或食物调治，在泉风化所导致的疾病，宜用味辛性凉的药物或食物调治，这就是所谓适宜的药食性味。

异常变化

如果上年的太阴湿土不退位，则寒冷与暑热不时发生，天空昏暗，尘埃样的雾气弥漫天空，湿令不去，人们易患腹满、饮食不下、四肢少力、泄泻如注、大便闭塞、小便失禁、淋漓或小便频数，足胫寒冷、阴痿等症。

太阴湿土不退位，本年的少阳相火不能迁居正位，炎热的气候不能施布其政令，植物的幼苗不能繁荣，少阳之气晚治则酷暑见之于秋季，肃杀之气亦必晚至，霜露不能应时而降，人们易患疟疾、骨蒸、心悸惊骇、甚则血液外溢等病。

这一年，少阴君火应从上年司天的右间，降为本年在泉的左间。因遇到丙申年，水运太过，先天时而至，少阴君火欲降，而水运居中承之，使君火不能降下，使得赤色之云气始生，黑色云气又现。温暖的气候刚使万物舒适，寒气又开始发作，天云凄凉，寒雪降下。少阴君火伏而不降，化为郁气，郁久必发，所以，寒气过胜之后，就会有热气发生。火风化为疫气暴露之后，温病就要发生，人们易患面赤心烦、头晕目眩等病。

阳明燥金也应从上年在泉的右间，升为本年司天的左间，当遇到天英火气过胜，使金气升之不前。燥气不升，久而化为郁气，郁极则发，天空中会笼罩着白色的雾霭，因清冷而生成的肃杀之气，会使人们患胁下胀满，喜悲伤，伤寒、鼻塞、喷嚏，咽喉干燥，皮肤干燥，手部拆裂等症。

治疗与保养

凡此少阳司天之年，必须抑制中运与司天的太过之气，赞助所不胜之气，折减其致郁的胜气，如果不资助不胜之气的生化之源，则会有猝暴之疾发生，使太过之气不能发生，重病也可以不生。所以本年当用咸味、辛味及酸味的药物，用渗泄水渍或发散等方法进行治疗，观察气候的寒热变化，调治其太过之邪气，若中运遇太角、太徵与岁气风热相同之年，应多用寒化之品；若中运遇太宫、太商、太羽与岁气风热不同之年，应少用寒化之品。用热性药品时，应避开热气主令之时；用温性药品时，应避开温气主令之时；用寒性药品时，应避开寒气主令之时；用凉性药品时，应避开凉气主令之时；用饮食调养时，也应遵照这个原则，若气候有反常变化时，就不必拘守这一原则，否则就会导致疾病的发生。

2017 丁酉年

年　运

丁酉年天气克运为天刑运　司天为燥金，中运为角木，金克木，故为天刑。

此年上为阳明燥金司天，中为少角木运不及，下为少阴君火在泉。

丁壬为木运，丁为阴年，故运为少角木运不及。木运不及，则克我之金的清气成为胜气，而我生之火的热气则为复气。由于木运不及，被司天之燥金胜之，则金兼木化，反得其政令，故与金运平气相同。此年，运气为风，胜气为清，复气为热。

木运不及，就会出现清化的胜气与热化的复气。凡是出现胜气复气的时候，就是所谓的邪化日，其灾害发生在东南方的三宫。司天之气数为燥化九，对应于八风之数的西方，如果出现胜复之气，则炎热干燥，时有大雨。中运之气数为风化三，对应于八风之数的东南方，如果出现胜复之气，则风气流行，干燥暑热。在泉之气数为热化七，对应于八风之数的南方，如果出现胜复之气，则寒热交替，大雨不断。

年运的排列顺序

年运五步：初之运春，二之运夏，三之运长夏，四之运秋，五之运冬。

主运五步：主运与客运相同，起于少角，终于少羽。

客运五步：初之运少角，（客运与主运之气相同，气得正化）二之运太徵，三之运少宫，四之运太商，终之运少羽。

丁酉年木运不及　木运不及称之为“委和”，是指木无阳和之气，使万物萎靡不振。委和的年份又称之为“胜生”。“胜生”是指木不能很好地行使职权，反而使土的生化之气得到发扬（土不畏木），火的生长之气自然平静（木不生火），金的收敛之气于是提早（金胜木），经常会风云突变，凉雨不时下降，草木因此也不能及时繁荣，并且容易干枯凋落，万物早秀早熟，皮肉充实。

这一年又逢阳明燥金司天，则木运更衰。若顺从金气用事，而成为金气的平气，所以，逢上商便和正商相同。当人体发生四肢痿弱、痈肿、疮疡、生虫等病时，是由于邪气伤肝的关系。

金运的正常功能称之为“审平”，是指其发散着宁静和平之气，能使万物结果成实。在审平的年份，金气虽主收束，但无剥夺现象，虽主肃杀，但无残害的情况，五行的气化作用都能因宣畅而清明。

其气清洁；其性刚强；其生化作用能使万物结实收敛、成熟散落；其权力是清劲严肃；其气候是清凉；其表现是燥；应于五脏是肺；肺开窍于鼻；所以主鼻。

木运不及而从金气，使得其气收敛，变得拘束而不能曲直伸展。在人体则是筋络拘挛无力，或者易于惊骇，其应于内脏为肝。若发生病变则摇动和恐惧，这是由于木运不及而从金化的缘故。

木运不及，燥气就会旺盛，生长之气与时令不相适应，草木不能应时而生长繁荣。萧瑟肃杀之气亢胜，钢劲坚硬的树木因受到金气的刑伐而碎裂如劈，本来柔嫩苍翠的枝叶也会变的萎弱干枯。冷雨不时下降，青色的谷物不能成熟。人们因此多患中气虚寒，胁肋部疼痛，少腹痛，腹中鸣响，大便溏泄等症。

阳明司天，金气抑木，木气失去了应有的生气，草木到夏秋季节才开始繁荣，开花结果的时间非常急促，并会很快就凋谢。金气抑木，木起反应而生火，于是就会有炎热如火的现象，湿润的天气变为干燥，柔嫩脆弱的枝叶干枯焦槁，只能从根部重新生长，开花与结果并见，五谷则会外强中干，秀而不实。人体因炎热之气郁于皮肤，多出现寒热、疮疡、痱疹、痈痤等病症。

木运不及，白霜会提早下降，秋收肃杀之气流行；寒雨非时而降，损害万物；味甘色黄之物多生虫蛀，所以稻谷没有收成，人体的脾土会先受到燥邪的侵扰。火气后起，火气克金，金气得到抑制，所以谷物不能成熟，人的心气继而亢盛，会出现咳嗽、闭塞等症状。

木运不及，如果春天有和风使草木萌芽抽条的正常时令，那秋天也就有雾露润泽而凉爽的正常气候；如果春天反见寒霜冷冻凄惨残败的秋天气候，那夏天就有特别炎热的反映。它的自然灾害在东方；在人体应肝脏；其病在内为胁肋部，在外为筋骨关节。

在委和的年份，起初是一片萧瑟肃杀的景象，但随之而来的则是火热蒸腾，其灾害应于三（东方），这是由于金气克木，迫使火气前来报复，故发如雷霆。当火气来复时，多见飞虫、蠹虫、蛆虫和雉。

木运对应 其在果类是枣、李，所充实的是壳和核；在谷类是黍、稻；在五味是酸、辛；在颜色是白而苍；在畜类是犬和鸡；在虫类是毛虫和介虫；在声音为角、商。所主的气候是雾露寒冷之气，

金运对应 其在谷为稻；在果为桃；所充实的是壳；其所应四时为秋；所应动物在虫类为介虫；在畜类为鸡；在色为白；其所充养的是皮毛；如发病则为咳嗽；在五味为辛；在五音为商；在物体是属于外面包裹的一类；在数为九。

治疗：中运风化所导致的疾病，宜用辛味的药物或食物调和。若为凉化所导致的疾病，宜用酸味性温的药物或食物调和。

司天在泉

丁酉年，上为阳明燥金司天，左边的间气为太阳寒水，右边的间气为少阳相火。下为少阴君火在泉，左边的间气为太阴湿土，右边的间气为厥阴风木。

阳明燥金司天则少阴君火在泉，暴热将至，地气变为暑热蒸腾，火热流行于冬令草木枯槁之时，气候因不寒冷而流水不能结冰，蛰虫不藏。人体因阳气郁于内而发病，出现小便不正常，寒热往来如疟，甚至发生心痛。

初之气，（大寒——惊蛰）主气为厥阴风木，客气为太阴湿土。

上年的在泉之气已迁移退位，阳明司天燥金用事，阴气开始凝集，天气肃厉，水乃结冰，寒雨之气布化。其发病为内热，会出现胸部胀满，满目浮肿，赤眼，鼻塞衄血，喷嚏呵欠，呕吐，小便黄赤，甚则淋沥不通。

二之气，（春分——立夏）主气为少阴君火，客气为少阳相火。

二火用事，阳气得布，万物开始生长繁荣，人们也会感到很舒适。若是有疫疠大行时，人们则容易猝暴死亡。

三之气，（小满——小暑）主气为少阳相火，客气为阳明燥金。

司天之政得布，凉气乃行，客气之燥气与主气之热气相互交合，燥气极则湿气来复，因而润泽，人们易患寒热之病。

四之气，（大暑——白露）主气为太阴湿土，客气为太阳寒水。

水土之气布化，寒雨降下。如果发病则为猝然扑倒，谵语妄言，振动战栗，少气，咽喉干燥而引饮，或心痛，疟疾寒冷，痈肿疮疡，便血，骨痿软等症。

五之气，（秋分——立冬）主气为阳明燥金，客气为厥阴风木。

秋行春令，草木又得以生长而繁荣，人们也平和无病。

终之气，（小雪——小寒）主气为太阳寒水，客气为少阴君火。

在泉之气用事，阳气敷布，气候反而温暖，蛰虫又出现于外面，流水不能结冰，人们也健康平安，但要注意：阳气过盛则易发温病。

阳明燥金司天的年份　燥气下临于地，风木之气起而用事，脾土必然受到伤害，这时凄凉清冷之气常见，草木也因被克伐而枯萎。人体的肝脏之气上从天气，所以病发胁痛、目赤、眩晕、动摇、战栗、筋痿不能久立等症。

此年阳明司天之政，因其气不及，故后天时而至，阳明燥金司天，其气急切，少阴君火在泉，其气盛明，金气不及，火气乘之，阳气能专行其政令，炎暑之气大行，万物干燥而坚硬，金气不及则木无所畏，和风主治，风气与燥气相兼而流行于气交之内，使阳气多而阴气少，但阳气盛极则必然衰减，衰则阴气来复，当四之气中的主客二气，即太阴与太阳主令时，云归于雨府，湿气敷布，干燥之气又将变为润泽。

胜气与复气发作急暴，正常的气候被干扰而不定，司天之清气与在泉之热气，持续于气交之内。金气与火气相合，以为功德。司天之政急切，其在泉之令猝暴，蛰虫不欲归藏，流水不能结冰。人们易患寒热发作急暴，振动寒栗，咽喉肿塞，咳嗽，大小便不通等病。

因少阴君火在泉，所以寒毒之物及咸味的东西都不生长，而其所主的辛、苦、甘味的东西生长繁荣。

其在谷类，应于白色与赤色之类的作物，间谷借间气太过而能得以成熟。金气不及，火气乘之，会损伤属金之类的白色甲虫，待水气来复时又会损及属火之类的羽虫，如果燥金清凉之气早至而急切，则属木的毛虫类乃死；如在泉之热气后至而急暴，则属金的介虫类乃受灾殃。

这一年，介虫与司天同气，故介虫静而不能生育；羽虫与在泉同气，故多生育；火克金，故介虫不能生成。

治疗 因其气化作用导致疾病时，司天燥化所导致的疾病，宜用味苦性小温药物或食物调治，在泉热化所导致的疾病，宜用味咸性寒的药物或食物调治，这就是所谓适宜的药食性味。

异常变化

若是上年的少阳相火不退位，炎热的气候会发生于春季，由于暑热在后期布化，故冬季温暖而不冻，流水不冰，蛰虫出现。人们易患少气、上部发热、寒热交替、小腹坚硬而胀满，便血、小便赤、甚则血液外溢等症。

少阳相火不退位，则本年的阳明燥金不能迁居正位，因此暑热之气施化于前，阳明燥金的肃杀之气布化于后，草木反而繁荣，由于热化之令继续施布，燥令不行，也就是清冷急切之气不行，肺金就要患病，出现寒热交替、喘嗽上气、鼻塞、喷嚏、皮毛脆折、爪甲枯焦、甚至悲伤不乐等病。

这一年，太阴湿土应从上年司天的右间，降为本年在泉的左间。若遇到少阳司天不得退位，则太阴湿土也就不能降入在泉的左间。太阴湿土降之不下，就会有黄色云雾刚现又有青色的云霞显露，云气郁蒸而大风发作，雾气遮蔽，由于尘埃样的雾气过胜，草木为之折损。

若太阴湿土日久不降，伏而不布，化为郁气，地上湿气郁蒸，天空会出现黄色的尘埃雾气。人们易患头晕目眩，胸满腹胀，四肢疼痛、不能举动等病。

太阳寒水应从上年在泉的右间，升为本年司天的左间，若遇到阳明司天，未能迁居于正位，太阳寒水也不能升于司天的左间，土运应时而至。寒水之气欲升于司天的左间，因受到土运的阻抑而升之不前，则会湿热相蒸，寒气发生于天地之间。人们易患泄泻如注，食谷不化等病。

若寒水不升，久而化郁，郁极则发，冷气又胜过客热之气，冰雹会突然降下。使得人们热生于内，阴痹于外，出现心悸、懊恼、烦热，暴烦而又厥逆，呃逆，足胫酸痛等病。

治疗与保养

在此阳明司天之年，应当食用得岁气的谷类以安定正气，食用得间气的谷类以去邪气，本年当用咸味、苦味、辛味的药物以汗之、清之、散之的方法进行治疗，安定其不及的运气，使其免受邪气的干犯，折减其致郁的胜气，资助其不胜之气生化之源。根据寒热的轻重，决定方药的多少，若中运与在泉之热气相同时，应多用与司天凉气相同之品；若中运与司天之凉气相同时，应多用与在泉之热气相同之品。用凉药时，应避开凉气主令之时；用热药时，应避开温气主令之时。用饮食调养时，也应遵照这个原则，这是一般情况而言。若气候有反常变化时，就不必拘守这一原则，这是指的自然变化之道，若是违背了它，就会扰乱天地阴阳的自然规律。

2018 戊戌年

年　运

戊戌年天气克运为天刑运　四天为寒水，中运为火运，水能克火，故为天刑。此年上为太阳寒水司天，中为太徵火运太过，下为太阴湿土在泉。

戊戌年（火运虽太过，但为司天之寒水所克则与火运平气相同）戊癸为火运，戊为阳年，故运为太徵火运太过。火运之气为热，其正常的气化功能为温暑郁热，其反常的变化为火炎沸腾，其致病为热邪郁滞。

司天之气数为寒化六，对应于八风之数的北方，如果出现胜复之气，则大雪纷飞，狂风呼啸。中运之气数为热化七，对应于八风之数的南方，如果出现胜复之气，则湿热蒸腾，大雨滂沱。在泉之气数为湿化五，对应于中央之位，如果出现胜复之气，则寒风凛冽，雾气昭昭。

年运的排列顺序

年运五步：初之运春，二之运夏，三之运长夏，四之运秋，五之运冬。

主运五步：初之运少角，二之运太徵，三之运少宫，四之运太商，终之运少羽。

客运五步：初之运太徵，二之运少宫，三之运太商，四之运少羽，终之运太角。

戊戌年火运太过　火运太过称之为“赫曦”，是指其散布着强烈的火气，能使万物像烈焰一样躁动不安。赫曦的年份又称之为“蕃茂”。是指少阴之气从内而化，阳气发扬在外，炎热的气候施行，万物得以昌盛，其生化之气为成长。

因这一年逢太阳寒水司天，水能胜火，适得其平，故赫曦逢上羽则和正徵相同。火运既平，金不受克，所以收令得以正常。因为水气司天，火受水制，所以人体发病则为痉。

火的正常功能称之为“升明”是指其明朗而有盛长之气，能使万物繁茂。升明的年份，南方火运正常行令，其德性普及四方，能使五行的气化功能平衡发展。其气上升，其性急速，其作用是燃烧，其生化作用能使万物繁荣茂盛。

火运太过，暑热流行，肺受火邪，人们多患胸中热、咽喉干燥、少气、咳嗽气喘、耳聋、肩背热、吐血、衄血、疟疾、二便下血、水泻如注等症。

如果在人体出现胸中疼痛、胁下胀满、胁痛、胸背肩胛间疼痛、两臂内侧疼痛、身热肤痛、浸淫疮等症时，这是金气不振，火气独盛的现象。火气过旺就会有雨水霜寒的变化，这是火热过极寒水来复的现象。

火气的性质是上升　其权力是闪烁活动；其表现是显露声色；其功能是烧着发热，并且因为过热而缭乱烦扰；其正常的性能是暑热郁蒸；其变化是热度高涨如烈火；其在谷为麦、豆；在畜类为羊、猪；在果为杏、栗；其所充实的是络；在颜色为赤、白、黑；在五味为苦、辛、咸；其象征在四时是夏天；在虫类为羽虫、鳞虫；在人体属经络和津液；在人体的经络是手少阴、手太阳、手厥阴、手少阳；在五脏为心、肺，心开窍于舌，所以主于舌；其所充养的是血；如发病则身体抽搐掣动；在人体的病变是心气实则笑，伤于暑则疟疾、疮疡、失血、发狂、目赤。在五音为徵；其在数为七。

治疗　中运热化所导致的疾病，宜用甘味的药物或食物调和。

司天在泉

戊戌年，上为太阳寒水司天，左边的间气为厥阴风木，右边的间气为阳明燥金。下为太阴湿土在泉，左边的间气为少阳相火，右边的间气为少阴君火。

太阳寒水司天则太阴湿土在泉，土能制水，故土气滋润，水流丰盛，太阳司天则寒水之客气加临于三之气，太阴在泉则湿土之气下加于终之气。水湿相合而从阴化，万物因寒湿而发生变化，人体因此也会出现水饮内蓄、腹中胀满、不能饮食、皮肤麻痹、肌肉不仁、筋脉不利，甚至浮肿、背部生痈等病症。

初之气，（大寒——惊蛰）主气为厥阴风木，客气为少阳相火

上年的在泉之气已迁移退位，温热之气大行，草木因此繁荣较早，人们易患疫疠，温热，身热，头痛，呕吐，肌肤疮疡等病症。

二之气，（春分——立夏）主气为少阴君火，客气为阳明燥金。

凉气大行，阳气不能舒发，草木因遇到寒凉之气，也不易生长。寒气开始发生，火气受到抑制，人们也会感到凄惨，气郁不舒，腹中胀满等。

三之气，（小满——小暑）主气为少阳相火，客气为太阳寒水。

司天之气施布其政令，寒气大行，雨水降下，人们容易寒病于外，热病于内，出现心热烦闷，下利如注，痈疽等病。热郁于内，易伤心神，若不急治，多会死亡。

四之气，（大暑——白露）主气为太阴湿土，客气为厥阴风木。

风湿二气，交争于气交，湿得风气乃化为雨，万物得以盛长，化育成熟，人们容易患大热少气，肌肉痿弱，两足痿软，下利赤白等病。

五之气，（秋分——立冬）主气为阳明燥金，客气为少阴君火。

阳气重新施化，草木之类又得盛长，化育成熟，人们也会感到舒畅无病。

终之气，（小雪——小寒）主气为太阳寒水，客气为太阴湿土。

在泉之气得其政令，湿气大行，阴寒之气凝集太空，尘埃昏暗，笼罩郊野，人们也会感到凄惨，若寒风骤至，土气不胜则脾不得长养，虽有妊娠，亦多致死而不能生。

太阳寒水司天的年份 寒水之气下临于地，火热之气起而用事，火气照耀显明，肺金必然受伤。寒冷之气非其时而出现，寒气太过则水结成冰，又因火气逼迫而顺从天气，人体的心脏之气上从天气，故发病为心热烦闷、口渴咽干、喷嚏流涕、易于悲哀，时常哈欠。热气妄行于上，寒气报复于下，因此寒霜不时下降，寒复则神气伤。人们易出现善忘，甚至心痛的毛病。

此年，太阳司天之政，因其气太过，故先天时而至。太阳寒水司天，其气肃厉，太阴湿土在泉，其气沉静。寒水之气临于太空，阳气不得施令，水土二气相合，以为功德，其在谷类，应于黑色与黄色。其司天之政严肃，其在泉之令徐缓，由于寒水之政大起，阳气不得伸张，湖泽中见不到阳热的气焰升腾，火气则需等到其相应之时，方能舒发。主气少阳居中为三之气，因火气过胜，则会出现应时之雨水因穷尽而不降；四之气在泉开始用事，气还于太阴主令之时，云会聚于北极雨府之处，湿气乃得布化，万物为之润泽，太阳寒气施布于高空，少阴雷火动而在下，寒湿之气持续在气交之中。人们易患寒湿发作，肌肉痿弱，两足痿软不收，大便泄泻，血液外溢等症。

这一年，鳞虫与司天之气同，故鳞虫静不能生育也不能成长；裸虫与在泉之气同，故

多生育。太阴湿土在泉，燥毒之物及咸味和气热的东西都不生，而其所主的甘和淡味的东西生长繁荣，在谷类是土黄和白色之类。太阴在泉，是土居地位，所以其气化淳厚，足以制水，故咸味得以内守，其气专精而能生金，故辛味也得以生化，而与湿土同治。

治疗　因其气化所导致的疾病，司天寒化所导致的疾病，宜用味苦性温的药物或食物调治，在泉湿化所导致的疾病，宜用味甘性温的药物或食物调治，这就是所谓适宜的药食性味。

异常变化

若是上一年的阳明燥金不退位，春天就会发生清冷之气，草木推迟繁荣，寒气与热气相间发作。人们易患头晕目眩、饮食不下、呕吐、四肢不举、大便干燥或暴发泄泻等症。

阳明不退位，则本年太阳不得迁正，致使冬季寒冷之气反而改行于春季，肃杀霜冻之气在前，严寒冰雪之气在后，若少阳之气来复而得以施治，使凛冽之气不能发作，雾云会待时而现。太阳寒化之令，须待燥气过后，才能司天主治，若燥气过期不退，时令失去正常规律，人体就会产生疾病，瘟疠发作，出现喉痹咽干、烦躁口渴、喘息有音等症。

这一年，少阳相火应从上年司天的右间，降为本年在泉的左间。若遇地玄水气过胜，少阳相火不能降入地下。若少阳相火日久不降，伏而不布，化为郁气。冷气之后又生热气，火风之气会化为疫气，火气一显露，热病即要发作，会出现面赤心烦，头痛目眩等病。

厥阴风木也应从上年在泉右间，升为本年司天的左间，若遇到天柱金气过胜，木气会升之不前。木气欲升天，受金气抑制而不能向前，则发生清凉之气，使风气减少，而肃杀之气行于春季，霜露再次降临，草木因此而枯萎。人们易患瘟疫早发，咽喉干燥，两胁胀满，肢节皆痛等症。

当木气不升，久而化郁，郁极则发，就会有大风鸣声紊乱，摧折拉损的现象。人们易患卒中，半身麻痹，手足不仁等症。

治疗与保养

凡此太阳寒水司天之年，火气郁而不行，宜食苦味以泻火，以燥治湿，以温治寒，必须折减其政郁之胜气，资助不胜之气的生化之源，抑制中运与司天的太过之气，扶持被抑制的不胜之气，不要使运气猝暴太过而发生疾病，应当食用得生发之气的谷类以保全真气，避免虚邪贼风以安定正气。

应根据中运与司天、中运与在泉之间，阴阳五行之气的同异裁定药食性味的多少而制之，运与气寒湿相同者，用燥热之品以化之；运与气寒湿不同者，用燥湿之品以化之。凡用寒性药品时，应避开寒气主令之时；用热性药品时，应避开热气主令之时；用凉性药品时，应避开凉气主令之时；用温性药品时，应避开温气主令之时；用饮食调养时，也应遵照这个原则，这就是一般情况而言。若气候有反常变化时，就不必拘守这一原则，若不遵守这些规律，就会导致疾病的发生，就是说要根据四时气候变化的具体情况，决定治疗原则。

2019 己亥年

年　　运

己亥年天气克运为天刑运　司天为风木，中运为湿土，木能克土，故为天刑。此年上为厥阴风木司天，中为少宫土运不足，下为少阳相火在泉。

甲己为土运，己为阴年，故运为少宫土运不及。土运不及，则克我之木的风气成为胜气，而我生之金的清气则为复气。由于土运不及，司天之木气胜之，则木兼土化，反得其政，故同木运平气。此年，运气为雨，胜气为风，复气为清。

土运不及，就会出现风化的胜气和清化复气。凡出现胜气复气的时候，就是所谓的邪化日，灾害发生在中央五宫。司天之气数为风化三，对应于八风之数的东南方，如果出现胜复之气，则寒风凛冽，暑热干燥。中运之气数为湿化五，对应于中央之位，如果出现胜复之气，则湿雨连绵，狂风大作。在泉之气数为火化七，对应于八风之数的南方，如果出现胜复之气，则暑热蒸腾，大雨滂沱。

年运的排列顺序

年运五步：初之运春，二之运夏，三之运长夏，四之运秋，五之运冬。

主运五步：初之运少角，二之运太徵，三之运少宫，四之运太商，终之运少羽。

客运五步：初之运少宫，二之运太商，三之运少羽，四之运太角，终之运少徵。

己亥年土运不及　土运不及称之为“卑监”，是指其没有生化之气，使万物萎弱无力。卑监的年份又称之为“减化”，是指土的生化之气不能得其政令，反而使木的生化之气独旺，生长之气自能完整如常，但雨水不能及时下降，金之收气平定，风寒并起。草木虽然繁荣美丽，但外秀而不能成实，所能结成的只是空壳或不饱满一类的东西。因土的作用不足而显得过于静定，使其气散漫，并发展为水气不行。

土运不及，伤及脾脏，人体则会出现胀满痞塞不通、疮疡、脓多溃烂、痈肿等症状，这是由于土运不及而从木化的现象。

这年又逢厥阴风木司天，土运更衰，如土运能顺从木气用事则可成为木之平气，所以逢上角则与正角相同，木的正常功能称之为“敷和”，是指其能散布温和之气，使万物荣华。在敷和的年份，木的德性能布达于四方，阳气舒畅，阴气散布，五行的气化作用都能发挥其正常的功能。其气正直，其性顺从，其作用如树木的枝干一样曲直、自由伸展，其生化作用能使万物繁荣。从发病来讲，消化不良引起的泄泻是邪气伤脾的表现。

土衰木胜，所以见风势振动，摧折飘扬，随之而来的是草木干枯凋落，其灾害应于中宫而通于四方。由于金气来复，所以又有败坏折伤的现象，犹如虎狼之势。清气发生作用，土的生气便被抑制而不能行使权力。

土运不及，风气因此而流行，使土气失去了生化的能力。风气旺盛，草木茂盛繁荣，因土的生化功能不足，所以外秀而不实。人们所患的疾病多见腹中痛，身体重，筋骨动摇，肌肉跳动酸楚，以及消化不良的泄泻，上吐下泻的霍乱，并时常容易发怒。

土运不及，寒水之气失制而旺，在虫类提早伏藏，黄色之谷类不能成熟，在人体则病寒泄中满。

木邪抑土，土起反应则金气来复，于是秋收之气当令，出现一派严肃峻烈之气，坚固的树木也不免要枝叶凋谢，凡是味甘色黄的植物都会被虫蛀食，青色之类的谷物会受到损害。邪气客于脾土，人们多病胸胁急剧疼痛，波及少腹，饮食减少，食而无味，常少气而叹息。

这年又遇厥阴司天相火在泉，使流水不能结冰，本来早已冬眠的虫类，重新又活动起来。不及的土运得到在泉相火之资助，使寒水之气不能独旺，而土得火助，木气又不能克土，所以也就没有了金气的反应，人们也会感到健康舒适。

土运不及，如果在辰、戌、丑、未四季月有尘土飞扬，和风细雨的正常时令，那春天也就有风和日暖的正常气候；如果在辰、戌、丑、未四个月能见到狂风大作，那秋天也就是久雨霜雪的现象。它的自然灾害在四隅，在人体伤脾脏，其病在内为心腹，在外为肌肉四肢。

土运对应　其在果为李和栗；所充实的是汁液和核；在谷为豆和麻；在五味为酸、甘；在色为苍、黄；在畜类为牛和犬；在虫类为裸虫和毛虫；在音为宫、角。

治疗　若是中运湿土所导致的疾病，宜用甘味的药物或食物调和。

司天在泉

己亥年　上为厥阴风木司天，左边的间气为少阴君火，右边的间气为太阳寒水。下为少阳相火在泉，左边的间气为阳明燥金，右边的间气为太阴湿土。

厥阴风木司天则少阳相火在泉，风火相煽，火气横行，地气便为之数热。风行于宇宙之间，云气与万物为之动摇。因气候温热，故蛰虫不藏而常见，流水不能成冰，其发病急速迅猛，人体常因大热而消烁津液，血水下流，还会出现目眩、耳鸣等现象。

初之气，（大寒——惊蛰）主气为厥阴风木，客气为阳明燥金。

寒气开始严厉，杀伐之气方来。人们易患寒病生于右侧下方。

二之气，（春分——立夏）主气为少阴君火，客气为太阳寒水。

寒冷之气仍然不去，雪花飘扬，水结成冰，杀伐之气施化，霜乃降下，草类的上部干焦，寒冷的雨水时常降下，若阳气来复人们则易患内部热证。

三之气，（小满——小暑）主气为少阳相火，客气为厥阴风木。

这时司天之政完全布化，大风时起，人们易患头目眩晕、两目流泪，耳鸣等病。

四之气，（大暑——白露）主气为太阴湿土，客气为少阴君火。

此时，暑湿、湿热之气交争于司天之左间，人们易患黄疸病，严重者甚至于浮肿。

五之气，（秋分——立冬）主气为阳明燥金，客气为太阴湿土。

燥气与湿气互有胜负，阴寒沉降之气得以布化，风雨流行，寒气侵及人体。

终之气，（小雪——小寒）主气为太阳寒水，客气为少阳相火。

由于少阳之烈火主令，阳气大化，蛰虫出现，流水不得结冰，地中阳气发泄，草类生长，人们也感到舒适，其发病则为温热疫疠。

厥阴风木司天的年份　风木之气下临于地，湿土之气起而用事，于是水气必然受到损伤。土运不足顺从风木的布化之气而受其克制，其功用亦为之变易。人体的脾脏之气上从天气，兴起而隆盛，容易患身体沉重、肌肉枯萎、饮食减少、口败五味方面的疾病。

此年，厥阴司天之政，因其气不及，故后天时而至，上述所谓的同正角诸岁，是指中运的气化情况与司天之气相同，均为木运平气。厥阴司天，少阳在泉，司天之气扰动，在泉之气正化，司天之风气，生于高远之处，在泉之炎热自下而从之，云归于雨府，湿化之气流行，司天之风气与在泉之火气相合，以为功德。风气燥气，火气热气，互为胜复，交替发作，所以热病生于人之下部，风病生于人之上部，风气与燥气则互为胜复，见于人体的中部，蛰虫出现，流水不能结冰。

司天之政扰动，在泉之令迅速，其在谷类应于青色与赤色，间谷借间气太过而得以成熟，易耗损具有纹角样虫类及羽类动物。毛虫同司天之气，故不能生育，亦不耗损；羽虫同在泉之气，故得以生育；火能克金，故介虫不能成长。

因少阳相火在泉，所以寒毒之物不能生长，火能克金，辛味的东西被克也不能生长，而其所主的苦和酸味的东西生长繁荣。其在谷类应青色和火红色的一类的作物。

治疗　若是其气化作用导致疾病时，司天风化所导致的疾病，宜用味辛性凉的药物或食物调治，在泉火化所导致的疾病，宜用味咸性寒的药物或食物调治，这就是所谓适宜的药食性味。

异常变化

若上年的太阳寒水不退位，春季就会发生寒冷的气候，阴沉昏暗之气覆盖天空，时有冰雹降下。至二之气时，如果寒气尚不能退去，人们易患寒痹厥逆、阴痿不用、小便失禁、腰膝皆痛等病，瘟疫的发作时间就比较晚。

太阳寒水不退位，则本年厥阴风木不能迁居正位，风气欲施其政令而寒气不退，温暖的气候就不能应时而至。如果风木之气不能及时施化则失去了正常的春令，花卉就会枯萎，人们易患淋病、目系转、转筋、善怒、小便赤等病。

这一年，阳明燥金应从上年司天的右间，降为本年在泉的左间。若遇到地形火气过胜，阳明燥金就不能降入地下，阳明燥金降之不下，则天气清冷而肃降，早晚会有大凉之气，湿热之气也会时常发作。当火气显露之时则温热反作，人们会感到体沉困倦，夜卧不安。容易患咽喉干燥，口渴引饮，懊恼烦热等病。

若阳明燥金日久不降，伏而不布，化为郁气，则天气会清凉而寒冷，远处会感觉有白气发生。人们易患眩晕，两胁作痛，双目视物不清，手足强直，麻木不仁等病。

这一年，少阴君火应从上年在泉的右间，升为本年司天的左间，因遇到厥阴风木司天，未能迁正于正位，少阴君火也就不能升于司天的左间，这是由于水运在中间阻抑所致。少阴君火欲升为司天的左间，受到水运的阻抑而升之不前，清凉寒冷的气候再度发作，早晚都有冷气出现。人们因阳气伏郁于内而生烦热，出现心神惊悸，寒热交作等病。

君火不升，久而化为郁气，郁极则发，就会出现暴热，火热之风气积聚覆盖于上，化为疫气，疫疬之气逢温暖之时乃发，由于火气暴露化为火疫，则可出现心烦而躁动口渴等症。渴甚的可以泻其火热，则诸症可止。

治疗与保养

凡此厥阴司天之年，必须折减其致郁之气，资助不胜之气的生化之源，赞助其不及的运气，不要使邪气太胜。本年宜用辛味以调治司天之风邪；用咸味以调治在泉之火邪。少阳相火，其性尤烈，不可轻易触犯，应当慎重调治，用温性药物时，应避开温气主令之时；用热性药物时，应避开热气主令之时；用凉性药物时，应避开凉气主令之时；用寒性药物时，应避开寒气主令之时；用饮食调养时，也遵照这个原则。若气候反常变化时，就不必拘守这一原则，这是一般规律，若不遵守这些规律，就会导致疾病的发生。

2020庚子年

年　运

庚子年太过之运与在泉合为同天符　中运与在泉之阳明燥金合，故为同天符。此年上为少阴君火司天，中为太商金运太过，下为阳明燥金在泉。

乙庚为金运，庚为阳年，故运为太商金运太过。金运虽然太过，但被司天之火克，故同金运平气。金运之气为清凉急切，其正常的气化功能为雾露萧瑟，其反常的变化为肃杀凋零，其导致的疾病为清气在下。

司天之气数为热化七，对应于八风之数的南方，如果出现胜复之气，则湿热蒸腾，大雨滂沱。中运之气数为清化九，对应于八风之数的西方，如果出现胜复之气，则暑热干燥，狂风时至。在泉之气数为燥化九，也对应于八风之数的西方，胜复之变化与中运同。

年运的排列顺序

年运五步：初之运春，二之运夏，三之运长夏，四之运秋，五之运冬。

主运五步：初之运少角，二之运太徵，三之运少宫，四之运太商，终之运少羽。

客运五步：初之运太商，二之运少羽，三之运太角，四之运少徵，终之运太宫。

庚子年金运太过　金运太过称之为“坚成”，是指其有着强硬之气，能使万物刚直。“坚成”的年份又称之为“收引”。是指这时的天气清爽结净；地气明朗安详。阳气跟随阴气的权力而生化，因为阳明燥金之气当权，于是万物都能成熟。由于金气太过，秋收之气旺盛四布，以致长夏的化气顺从了收气的行令，使其化气提早收成。

这一年虽然金运太过，恰逢火气司天，因为火能克金，使得其成为平气，所以上徵与正商相同。金运的正常功能称之为“审平”，是指其能发散宁静和平之气，能使万物结果成实。在审平的年份，金虽主收束，但无剥夺现象，虽主肃杀，但无残害的情况，五行的气化作用都得以宣畅清明。

“审平”之气清洁；其性刚强；其作用是成熟散落；其生化能使万物结实收敛；其权力是清劲严肃；其气候是清凉；其表现是燥；应于五脏是肺；肺畏火（火克金）肺开窍于鼻；所以主鼻。金气得到抑制，则木气不受克制，生气就能正常行令，如发生病变则为咳嗽。

如果金运太过，剧变暴虐，各种树木就要受到影响，不能发荣，会使得草木柔软脆弱。继而火气来复，好像是夏天的气候前来相救，炎热开始流行，蔓草因被烧灼而渐至枯槁。这时人们所发生的病变，多是火之邪气伤害到肺脏，而出现的喘息咳嗽，呼吸困难，肩、背、尻、阴、股、膝、髀、腓、胫、足等处都疼痛的疾病。

燥金之气过于亢盛，则燥气流行，燥邪之气伤及肝脏，就会使身体沉重而烦闷，出现胸部疼痛并牵引背部，两胁胀满，少腹疼痛，目赤肿痛，眼梢溃烂，耳朵听不到声音等症状。

金气过于亢盛，则水气不能下降，草木之生气因突然的收敛而枝叶干枯凋落，人们发病多见胁肋急剧疼痛，不能转动翻身，咳嗽气逆，甚至吐血、衄血。若太冲脉绝，多死亡，而无法治疗。

金之气是削伐；其权力是严厉肃杀，它的表现是尖锐锋利而刚劲；其正常的性能是布散雾露凉风；其变化则是肃杀凋零的景象。在谷类是稻、黍；在畜类是鸡和马；在果类是桃和杏；在颜色是青、白、丹；在五味为酸、苦；其象征在四时为秋天；在虫类为介虫、羽虫；所生成的物体是属于皮壳和筋络一类；在人体相应的经脉是手太阴、手阳明；在五脏为肺与肝；其在人体之变动为强烈的折伤和疮疡、皮肤病；如果发生病变，大都为气喘有声而呼吸困难。

治疗　若是中运清化所导致的疾病，宜用胃辛性温的药物或食物调治。

司天在泉

庚子年　上为少阴君火司天，左边的间气为太阴湿土，右边的间气为厥阴风木。下为阳明燥金在泉，左边的间气为太阳寒水，右边的间气为少阳相火。

少阴君火司天则阳明燥金在泉，故地气干燥而清净，寒凉之气常至，肃杀之气行令，草木发生变化。在病变则为胁痛、好叹息。

初之气，（大寒——惊蛰）主气为厥阴风木，客气为太阳寒水。

上年的在泉之气已迁移退位，少阳之暑气将要退去，寒冷之气始至，蛰虫重又归藏，水结为冰，霜又降下，主气之风受客气之影响而凛冽寒冷，阳气因为被郁而不得宣发，人们易患关节强硬，活动不灵，腰部与臀部疼痛等病，所以要居周密处，以避寒气。初之气后，炎暑之气即将发生，可导致出现内部与外部疮疡等病。

二之气，（春分——立夏）主气为少阴君火，客气为厥阴风木。

阳气得以舒布，风气得以流行，春气属于正化之令，万物亦当繁荣，寒气虽然有时而至，但因主客二气均为阳气，所以人们仍然感到平和。如其发病则为两眼红赤，目视不清，小便淋沥；气郁于上部则发生热病。

三之气，（小满——小暑）主气为少阳相火，客气为少阴君火。

司天之气布化，主客二气皆为火，所以大火流行，万物蕃盛而鲜明，寒气有时而至。人们易患气厥逆而心痛，寒热交替发作，咳嗽气喘，目赤肿痛等病。

四之气，（大暑——白露）主气为太阴湿土，客气亦为太阴湿土。

暑湿俱至，大雨时常降下，寒热交互而至。人们易患寒热，咽喉干燥，鼻塞，衄血，黄疸，水饮发作等病。

五之气，（秋分——立冬）主气为阳明燥金，客气为少阳相火。

少阳之火降临，暑气跟随而至，阳热之气生化施布，万物又开始出现生长繁荣的景象，人们感到安康，如其发病为温病。

终之气，（小雪——小寒）主气为太阳寒水，客气为阳明燥金。

燥气流行，由于燥金之收敛，五之气的余火被隔拒于内，不得外泄，使人们患肿病于上部，咳嗽气喘，甚至血液外溢。若寒气时常发作，则会雾气弥漫，人们患病多发生于皮肤，若邪气居于胁部，向下连及少腹则会发生内部寒冷的病。至终气之末，在泉之气将要改变。

少阴君火司天的年份　火热之气下临于地，暑热如火，有溶化金石之状。燥金之气起而用事，使草木受到损伤。人体的肺脏之气上从天气，人们发病则气喘、呕吐、寒热、喷嚏、鼻涕、衄血、鼻塞不通。若暑热流行过甚，则病发疮疡、高热。

此年，少阴司天之政，因其气太过，故先天时而至。少阴司天，阳明在泉，司天之气光明，在泉之气肃杀，初之气，客气之寒与上年终气少阳之暑相交，司天之热与在泉之燥气相加，云驰于雨府，湿化之气得以流行，雨应时而降，金之燥气与火之热气相合，以为功德。司天之光明，在泉之气急切，其在谷类应赤色与白色。

燥之凉气与火之热气相持于气交，为疾病发生的起因，热性病变发生在上部，凉性病变发生在下部，凉气与热气相互侵犯而争扰于中部。人们易患上部肿胀、咽喉干燥，咳嗽气喘，鼻塞喷嚏，目赤肿痛，眼角疮疡，血液上溢或下泻。若寒气厥逆入胃部，则心痛腰痛，腹部胀大等病。

这一年，羽虫同司天之气，故不生育，亦不耗损；介虫同在泉之气，故得以生育；（金克木）故毛虫不能生育。阳明燥金在泉，湿毒之物及味酸和属湿的东西都不生，而其所主的辛、苦、甘味的东西生长繁荣。其在谷类应火红色和素色一类的作物。

治疗　若是其气化作用所导致的疾病，司天热化所导致的，宜用味咸性寒的药物或食物调治，在泉燥化所导致的，宜用味酸性温的药物或食物调治，这就是所谓适宜的药食性味。

异常变化

若上年的厥阴风木不退位，则大风早起，时雨不能下降，湿令不能施化，人们易患瘟疫、斑疵偏废。因风气继续发生，人们会普遍出现肢节痛、头目痛。因伏热在内而出现心烦、咽喉干燥、口渴引饮等症。

厥阴风木不退位，本年少阴君火不能迁居正位，春天会先冷而后又寒，温暖之气不能应时施化，人们易患寒热、腰脊强直、四肢烦痛等病。上年的厥阴木气虽然有余，但其不退位的时间不能超过主气、也就是二之气君火当令之时。

这一年，太阳寒水应从上年司天的右间，降为本年在泉的左间。若遇到地阜土气太过，太阳寒水不能降入地下，天空就会暴露黑气，有昏暗凄惨的景象。才出现黄色尘埃样的雾气又有湿气弥漫。寒气刚刚布化，之后又会出现热化与湿化之令。

太阳寒水日久不降，伏而不布，化为郁气。天气就会阴沉，热气与湿气交替发作。人们易患大厥，四肢倦怠、沉重，阴痿少力等病。

太阴湿土也应从上年在泉的右间，升为本年司天的左间，若遇到天冲木气过胜，则土气升之不前。风土之气造成的尘埃四起，雨湿之气不能布化。人们易患风厥，涎液上涌，半身麻痹不遂，腹部胀满等病。

土气不升，久而化郁，郁极则发，湿气不得布化，雨水就要减少。土气的埃尘化为疫病，人们患病容易死亡，会出现六腑胀满闭塞、面部、四肢及黄疸方面的疾病。

治疗与保养

凡此少阴司天之年，必须抑制其太过的运气，资助岁气所胜之气，折减其郁而将发之气，先取所不胜之气的化源，不要使运气猝暴太过而发生疾病。食用得岁气的谷类保全真气，食用得间气的谷类以避虚邪，本年宜用咸味以软之，以调其上部，甚则用苦味以发之，用酸味以收之，以安其下部，甚则用苦味以泻之。应根据中运与岁气的同异，而制定用多或用少，中运与司天之气同为热者，用寒凉之品以化之；中运与在泉之气同为凉者，用温热之品以化之。用热性药物时，应避开热气主令之时；用凉性药物时，应避开凉气主令之时；用温性药物时，应避开温气主令之时；用寒性药物时，应避开寒气主令之时；用饮食调养时，也应遵照这个原则，若气候有反常变化时，就不必拘守这一原则，这是一般的规律，若不遵守这些规律，就会导致疾病的发生。

2021 辛丑年

年　运

辛丑年不及之运与在泉合为同岁会　中运少羽与在泉寒水相合，故为同岁会。此年上为太阴湿土司天，中为少羽水运不及，下为太阳寒水在泉。

丙辛为水运，辛为阴年，故运为少羽水运不及。水运不及，则克我之土的雨气成为胜气，而我生之木的风气则成复气。由于水运不及，被司天之土气胜之，则土兼水化，反得其政，故同土运平气。此年，运气为寒，胜气为雨，复气为风。

水运不及，就会出现雨化的胜气与风化的复气，未年与丑年相同。凡出现胜气复气的时候，就是所谓的邪化日，灾害发生在东北方的一宫。司天之气数为雨化五，对应于中央之位，如果出现胜复之气，则风雨交加，湿热蒸腾。中运之气数为寒化一，在泉之气数为寒化一，二气皆对应于八风之数的东北方，如果出现胜复之气，则暴雨连绵，大风骤起。

年运的排列顺序

年运五步：初之运春，二之运夏，三之运长夏，四之运秋，五之运冬。

主运五步：初之运少角，二之运太徵，三之运少宫，四之运太商，终之运少羽。

客运五步：初之运少羽，二之运太角，三之运少徵，四之运太宫，终之运少商。

辛丑年水运不及　水运不及称之为“涸流”，是指其无封藏之气，使万物干枯。“涸流”的年份又称之为“反阳”，是指藏气衰弱，不能行使其封藏的权力，反而使火之化气因此昌盛，生长之气宣行而布达于四方。蛰虫应藏而不藏；土地润泽而泉水减少，草木条达茂盛，万物繁荣秀丽而丰满。因其气不能流畅，使其作用为暗中渗泄，其变动为症结不行，如其发病则为干燥枯槁，其应五脏为肾。

辛丑年，太阴湿土司天，水运更衰，只能顺从土气用事，出现土的平气，所以“涸流”逢上宫与正宫相同。土运的正常功能称之为“备化”，是指其有着生化万物之气，有使万物具备形体的作用。这时天地的气化协调和平，其德流布四方，使五行之气化都能完善的发挥其作用。其气和平；其性和顺；其作用能上能下；其生化能使万物成熟丰满；如病则见大小便不畅或闭塞不通，这是土之邪气伤于肾脏。

土之邪气抑水，水起而反应则生风木，因此大风暴发，草类偃伏，树木凋零，生发的力量不能显露，使黄色的谷类没有收获。人们的面色会时时改变，两眼昏花，视觉不清，视物体若分裂或失常，筋骨拘急疼痛，活动不利，肌肉跳动抽掣，皮肤出现风疹。若邪气侵入胸膈之中，就会心腹疼痛，这是木气太过，损伤土气的缘故。

水运不及，则见尘埃样的雾气昏蔽或骤然下雨，随之又大风震动，摧折倒拔，其灾害应于北方，其数为一，这是木气来复的缘故，所以又能见到毛虫狐獾这些善于变动而不喜闭藏的动物。

水运不及，湿土之气因而大盛，使水不能制火，火气反而更旺，天气炎热，不时下雨，万物的生化作用会很迅速，但在谷类黑色的黍类则不能成熟。人们多患腹胀，烦闷抑郁，身体困重，大便溏泄，阴性疮疡脓水稀薄，腰股疼痛，下肢关节活动不利，两脚痿软疼痛，甚至足背浮肿逆冷等症，这是冬藏之气不能发挥作用，使肾气不能平衡的原故。

水运不及，辰、戌、丑、未月有尘沙飞扬而无暴雨的气候，则时常有和风生发的正常气候。如果辰、戌、丑、未月出现飞沙走石，狂风暴雨的气候，则会有吹断的树枝在树木上飘荡的景象。它的自然灾害在北方，在人体应肾脏，其病位内在腰脊骨髓，外在肌肉之会和小腿膝弯等处。

水运对应　其在果为枣、杏；所充实的是汁液和肉；在谷类为黍和稷；在五味为甘和咸；在颜色为黄和黑；在畜类为猪和牛；在虫类为鳞虫和裸虫；在音为羽、宫；在人体的病变为痿厥和下部的症结，这是水运不及而从土化的关系，所以少羽与少宫相同；水运衰，土气用事，故有尘土昏郁的现象。

治疗　中运寒化所导致的疾病，宜用苦味的药物或食物调和。

司天在泉

辛丑年　上为太阴湿土司天，左边的间气为少阳相火，右边的间气为少阴君火。下为太阳寒水在泉，左边的间气为厥阴风木，右边的间气为阳明燥金。

太阴湿土司天则太阳寒水在泉，地气阴凝闭藏，大寒便至，蛰虫很早就伏藏。人们发病则心下痞塞而痛。若寒气太过则会出现土地冻裂，冰冻坚硬。若水气上乘肺金，寒水外化，人们会病发少腹疼痛，常常妨碍饮食。若水气增多，则口味觉咸，治疗时必须使水气通行外泄，方可减退。

初之气，（大寒——惊蛰）主气为厥阴风木，客气亦为厥阴风木。

上年在泉之气已迁移退位，由于主客二气相同，春得气化之政，风气乃至，生发之气布化，万物因此繁荣，人们也会感到调畅舒适。由于湿气为风气所迫，降雨较迟。人们易患身体沉重，血液外溢，关节不利，拘急强直，筋脉痿软等病。

二之气，（春分——立夏）主气为少阴君火，客气亦为少阴君火。

主客二气相同，火得气化之政，万物因此生化，温气与热气相迫，雨水按时降下。人们也感到平和，如其发病则为温热与疫疠大行，远近的患者病皆相同。

三之气，（小满——小暑）主气为少阳相火，客气为太阴湿土。

司天之气布化，湿气乃降，地气上升，雨水时常降下，寒气随之而来。如果感受了寒湿之邪，人们则易患身体沉重，浮肿，胸腹胀满等病。

四之气，（大暑——白露）主气为太阴湿土，客气为少阳相火。

相火驾临于主气之上，湿热合化，地气上升，与天气否隔不通，早晚俱有寒风吹来，热气与寒气相迫，烟雾凝集于草木之上，湿化之气不能流动，则会出现白露阴布，成为秋令。

五之气，（秋分——立冬）主气为阳明燥金，客气亦为阳明燥金。

凄惨寒凉之气已行，寒霜早降，草木为之萎黄凋落。寒气侵及人体，人们易患皮肤与腠理等部位的疾病，所以善于养生的人们应该居住在周密之处。

终之气，（小雪——小寒）主气为太阳寒水，客气亦为太阳寒水。

寒气大起，湿气大化，霜乃聚积，阴气凝结，水结成坚冰，阳光不能施治。所以感受了寒邪，则易患关节强急，活动不灵，腰部与臀部疼痛等病，这是由于寒湿之气相持于气交所致。

太阴湿土司天的年份 湿气下临于地，寒水之气起而用事，火气必然受到损伤。人体的肾脏之气上从天气，会因阳气大衰不能振奋机能而失去作用，出现胸中不爽、阴痿等症状。当土旺之时则会感到腰臀部疼痛，转动不便或厥逆。

此年，太阴司天之政，因其气不及，故后天时而至。太阴司天，太阳在泉，其气皆阴，阴气专行其令，阳气退避，因此，时常有大风兴起。司天之气下降于地，在泉之气上腾于天，白色云埃样的雾气四起，使原野昏暗，云奔于南极雨府。由于太阴湿土与太阳寒水主令，故寒雨频频降下，万物成熟于夏末秋初。人们易患寒湿，腹部胀满，全身肿胀，痞满气逆，寒气厥逆，筋脉拘急等病。

太阴司天，寒水在泉，寒气会时时侵袭，虫类很早就要冬眠，地上的积水结成厚冰，阳气伏藏，不能发挥它的温暖作用，在谷类应黄色的稻米成熟。人们多患下半身的寒性疾病，甚至腹满浮肿。

湿气与寒气相合，以为功德，天空昏暗，黄黑色尘埃样的雾气流行于气交之内。由于司天之阴气凝集于上，在泉之寒气积聚于下，寒水之气胜于火气，则为冰雹。司天之政严肃，在泉之令寂静，阳光不能得到施治，阴寒肃杀之气乃行，所以对于谷物的种植会产生影响，其在谷类应于黄色与黑色。由于阴寒之气太过，所以，作物应该种在高地，并且要早种，这不仅要看土地条件是否有利，而且要根据气化的情况而定，间谷则借间气之太过而得以成熟。人们要是懂得养生之道，也就必须符合这些情况。

这一年，裸虫与司天同气，故不生育，亦不耗损；鳞虫与在泉之气同，故多生育；水克火，故羽虫不能生成。太阳寒水在泉，热毒之物及苦味的东西都不生，而其所主的淡和咸味的东西则生长茂盛，其在谷类应土黄色和黑色一类的作物。

治疗 当其气化作用所导致疾病，司天热化所导致的，宜用味苦性热的药物或食物调治；在泉寒化所导致的，宜用味甘性热的药物或食物调治，这就是所谓适宜的药食性味。

异常变化

若上年的少阴君火不退位，温暖之气就会发生在春冬季节，蛰虫会早早出现，草木也提前发芽生长。这时人们易患膈热咽干、血液外溢、惊骇、小便赤涩、丹、瘤、疹、疮疡、留毒等病。

少阴君火不退位，则本年的太阴湿土不能迁居正位，雨气欲布施其政令，但由于少阴君火仍居天位而治之，使温暖之气亢盛而缺少雨泽 雨水不能及时下降，万物就会枯焦，应当生长发育的也不能生发，人们易患大腹水肿、胸满不食、飧泄胁满、手足肢节肿痛、四肢不举等病。

这一年，厥阴风木应从上年司天的右间，降为本年在泉的左间。若遇到地金气过胜，厥阴风木则降之不前，其气被抑而变为郁气，青色的尘雾远见于上，白色的雾气承之不下，大风时起，天空昏暗，清燥肃杀之气施布其令，霜露再次降下。

若木气日久不降，其气被抑化为郁气，就会发生风气与燥气伏郁。天气才温暖则又清冷；草木虽已萌芽生长，严寒霜冻又至。蛰虫不能出现。人们也惧怕这种清凉之气伤害脏气。

少阳相火应从上年在泉的右间，升为本年司天的左间，今遇到太阴司天，未能迁居于正位，少阳相火也就不能升于司天的左间，这是由于水运已至而阻抑所致。少阳之气欲升为司天的左间，受到水运的阻抑升之不前，使寒冷的雾露反而布化，气候凛冽如似冬季，河水干枯，冰冻再次凝结。这时会突然出现温暖的气候，接着又有寒气布化，忽冷忽热，发作不时。人们因阳气伏郁在内，则会出现心中烦热，心神惊骇，寒热交作等病。

相火由于不能繁荣昌盛，久而化郁，郁极则发，就会出现暴热之气，其气积聚覆盖于上，化为疫疠，变为伏热内烦，出现肢体麻痹而厥逆，甚则发生血液外溢的疾病。

治疗与保养

凡此太阴司天之年，必须折减其致郁的邪气，而取其不胜之气的生化之源，补益不及的岁气，不使邪气过胜，食用得岁气的谷类以保全真气，食用得间气的谷类以保养精气。所以本年宜用苦味的药物，用燥性以去湿，用温性以去寒，甚则用发泄的方法以去湿邪。如果不发不泄，湿气向外溢出，则会出现肌肉溃烂，皮肤破裂，血水交相外流的现象。必须赞助阳火之气，使其能抵御严寒，应根据岁运与岁气之属性的异同。以制定药物性味的多少，岁运与岁气同为寒气的，用热性之品；岁运与岁气同为湿性的，用燥性之品；运与气不同者，少用调和之品；相同的，多用调和之品。用凉性药品时，应避开凉气主令之时；用寒性药品时，应避开寒气主令之时；用温性药品时，应避开温气主令之时；用热性药品时，应避开热气主令之时；用饮食调养时，也应遵照这个原则，若气候有反常变化时，就不必拘守这一原则，这是一般规律，若不遵守这些规律，就会导致疾病的发生。

2022 壬寅年

年　运

壬寅年太过之运与在泉合为同天符，运与四孟月相合，又为支德符　中运为角木，在泉为厥阴风木，故为同天符；寅属木，春孟月也，壬寅年木运临之，故为支德符。此年上为少阳相火司天，中为太角木运太过，下为厥阴风木在泉。

丁壬为木运，壬为阳年，故运为太角木运太过。木运之气为风气鼓动，其正常的气化功能为风声紊乱，物体启开；其反常的变化为大风震撼摧毁折拔；其致病为头目眩晕，两胁支撑，神魂惊骇。

司天之气数为火化二，对应于八风之数的西南方，如果出现胜复之气，则会火热缭绕，瞬间风雨交加。中运之气数为风化八，在泉之气数亦为风化八，皆对应于八风之数的东方，如果出现胜复之气，则狂风大作，冷热之气交替出现。

年运的排列顺序

年运五步：初之运春，二之运夏，三之运长夏，四之运秋，五之运冬。

主运五步：主运与客运相同，起于太角，终于太羽。

客运五步：初之运太角（客运与主运之气相同，气得正化），二之运少徵，三之运太宫，四之运少商，终之运太羽。

壬寅年木运太过 木运太过称之为“发生”，会过早地散布温和之气，使万物提早发育。“发生”的年份称之为“启陈”，这时土气疏松虚薄，草木之青气发荣，阳气温和布化于四方，阴气随阳气而动，生长之气淳厚，万物因之而欣欣向荣。

其变化为发生，万物得其气则秀丽；其功能为布散；其表现为舒展畅达；其在人体的变动是眩晕和巅顶部的疾病；其正常的性能是风和日暖，使万物奢靡华丽，推陈出新，若变动则为狂风震怒，折树拔根。

木运太过则相当于金气司天，故太角与上商同。若逢上徵，正当火气司天，木运太过亦能生火，则火气上逆。木旺克土，故病发气逆、吐泻等症。木气太过失去了正常的性能，则金之收气来复，以致发生秋令劲切的景象，甚至有肃杀之气，这时气候清凉，草木凋零，人们若是发生病变，则是金之邪气伤于肝脏所致。

木运太过，则风气流行，脾土受其侵害，人们多患肚腹胀满、烦闷抑郁、肠中鸣响、饮食减少、肢体沉重无力以及因消化不良引起的泄泻等症，这都是由于木气太过的缘故。

如果出现易怒，头昏眼花，好像天上的云在飞跑，地上的万物迅速变动，草木动摇不定，甚至树倒草偃等头部病症。这是土气无权，木气独胜的现象。（胡按：美尼尔综合征的病因病机）

如病人胁部疼痛，呕吐不止，这是木胜而金气制之的结果。若冲阳脉绝，多死亡而无法治疗。

木运对应 其在谷类为麻、稻；在畜类为鸡、犬；在果实为桃、李；在颜色为青、黄、白三色杂见；在五味为酸、甘、辛；其象征为春天；其在人体经络为足厥阴、足少阳；在内脏为肝、脾；在虫类为毛虫、介虫；在物体为内外坚硬的一类；若发病则为怒，这是木运太过的缘故，是为太角。

治疗 中运风化所导致的疾病，宜用酸味的药物或食物调和。

司天在泉

壬寅年 上为少阳相火司天，左边的间气为阳明燥金，右边的间气为太阴湿土。下为厥阴风木在泉，左边的间气为少阴君火，右边的间气为太阳寒水。

少阳相火司天则厥阴风木在泉，故风气流行于地，沙尘飞扬，人们发生的病变多为胸膈不通、心痛、胃脘痛、厥逆等症，其变化急暴快速。

初之气，（大寒——惊蛰）主气为厥阴风木，客气为少阴君火。

上年在泉之气，迁移退位，风气胜时则摇动不宁，主客二气木火相生，寒气乃去，气候大温，草木燥气繁荣。有时寒气虽来但不能行其杀伐之令，温热病发生，其发病为气郁于上，血液外溢，目赤，咳嗽气逆，头痛，血崩，胁部胀满，皮肤肌腠生疮等。

二之气，（春分——立夏）主气为少阴君火，客气为太阴湿土。

火气反为湿气郁遏而不发，白色云埃四起，云气归于雨府，风气若不胜湿气，则雨水降下，人们身体安康。其发病为热郁于上部，出现头痛身热，神志昏愦不清，胸中与咽喉不利，咳嗽气逆，呕吐，疮疡发生于内部，脓疮等。

三之气，（小满——小暑）主气为少阳相火，客气亦为少阳相火。

主客气同，司天之气施布政令，炎暑乃至，少阳相火上临，火气过甚，故雨水穷尽而不降。人们易患热病在内，出现耳聋、目赤、目瞑，口渴，血外溢，喉痹，咳嗽，呕吐，鼻塞衄血，喷嚏呵欠，脓疮等病症。

四之气，（大暑——白露）主气为太阴湿土，客气为阳明燥金。

阳明主令，凉气乃至，炎暑之气间时而化，白露降下，人们平和无殃，其发病为胀满身重。

五之气，（秋分——立冬）主气为阳明燥金，客气为太阳寒水。

阳气乃去，寒气乃至，雨水乃降，由于阳气收敛，化气门闭，刚硬的树木早早为之凋零，通晓养生之道者，就会居周密处，以避寒气。

终之气，（小雪——小寒）主气为太阳寒水，客气为厥阴风木。

在泉之气得其正化之位，风气乃至，万物反而有生发之势，所以雾气流行。由于气机外泄，故其发病为应关闭的反而不能禁锢，使阳气不能敛藏，以致出现心痛，咳嗽等症。

少阳相火司天的年份　火气下临于地，燥金之气起而用事，但火热烧灼，金气为之变革，并被消耗，地上的草木也受到损害。火气太过，暑热流行，人体的肺脏之气上从天气，因此，人们如发生病则会出现寒热、咳嗽、喷嚏、流涕、鼻塞不通、衄血、口疮、浮肿等症。

此年，少阳司天之政，其气太过，先天时而至，司天之气得其正化之位，厥阴风木在泉，其气扰动不宁，大风突然而起，草木卧倒，飞沙走石。少阳炎热之气为之流行，岁半之前，为君火相火与太阴湿土行令之时，阴气流行，阳气布化，雨乃应时而降。少阳司天为火，厥阴在泉为木，木火相生，故同为功德，其在谷类应于赤色与青色，其司天之政热烈，在泉之令扰动，所以司天之热与在泉之风相参而敷布，云雾沸腾，流动不定，太阴湿土之气横行气交，寒气间时而至，凉雨并起，寒热之气，反复发作。人们易患寒病生于内，疮疡生于外，上部气郁肿胀而颜色改变，腹满，泄泻，疟疾，耳聋，目瞑，呕吐等病。所以聪明圣智的人，遇到这种情况时，总是能调和阴阳，顺应寒热以适之，不去与之抗争。

这一年，羽虫与司天同气，故羽虫不能生育，亦不耗损；毛虫与在泉同气，故多生育；木克土，故鳞虫不能生成。厥阴风木在泉，消毒之物及甘味的东西都不生，而其所主的酸和苦味的东西生长茂盛，其在谷类应青色和红色之类的作物。厥阴在泉，少阳司天，上阳下阴，木火相合，故其气化专一，其味纯正。

治疗　因其气化作用所导致疾病，司天火化所导致的宜用味咸性寒的药物或食物调治，在泉风化所导致的宜用味辛性凉的药物或食物调治，这就是所谓适宜的药食性味。

异常变化

若是上年的太阴湿土不退位时，则寒冷与暑热不时发生，尘埃昏暗弥漫天空，湿令不去，人们易患腹满、饮食不下、泄泻如注、四肢少力、足胫寒冷、阴痿、大便闭塞、小便失禁或小便淋漓频数等症。

太阴湿土不退位，则本年的少阳相火不能迁正，炎热的气候不得施布其令，植物的幼苗不能繁荣，少阳之气晚至则酷暑见之于秋季，肃杀之气亦必晚至，霜露不能应时而降，人们易患疟疾、骨蒸、心悸惊骇、甚则血液外溢等病。

这一年，少阴君火应从上年司天的右间，降为本年在泉的左间。若遇到地玄水气过胜，少阴君火不得降入地下，赤色之云气始生，黑色云气反现。温暖的气候刚使万物舒适，寒气又开始发作，天云凄凉，寒雪降下。

少阴君火伏而不降，化为郁气。郁久必发，所以，寒气过胜之后，又有热气发生，火风化为疫气，当火气暴露之后，温病就要发生。人们易患面赤心烦、头晕目眩等病。

阳明燥金应从上年在泉的右间，升为本年司天的左间，若遇到天英火气过胜，则金气升之不前，应时之雨不得降下，西风频作，土地干燥，咸卤出现。人们易患上部热病，气喘咳嗽，血液外溢等病。

当燥气不升，久而化为郁气，郁极则发，就会出现清冷生肃杀之气，白色的雾霭笼罩天空。人们易患胁下胀满，喜悲伤，伤寒、鼻塞、喷嚏，咽喉干燥，皮肤干燥，手部拆裂等症。

治疗与保养

凡此少阳司天之年，必须抑制中运与司天的太过之气，赞助所不胜之气，折减其致郁的胜气，如果不资助不胜之气的生化之源，则会出现猝暴之疾，使太过之气不能发生，重病也可以不生。所以本岁当用咸味、辛味及酸味药物，用渗泄水渍发散等方法进行治疗。

观察气候的寒热变化，以调治其太过之邪气，若中运遇太角、太徵与岁气风热相同之年，应多用寒化之品；若中运遇太宫、太商、太羽与岁气风热不同之年，应少用寒化之品。

用热性药品时，应避开热气主令之时；用温性药品时，应避开温气主令之时；用寒性药品时，应避开寒气主令之时；用凉性药品时，应避开凉气主令之时；用饮食调养时，也应遵照这个原则，若气候有反常变化时，就不必拘守这一原则，否则就会导致疾病的发生。

2023 癸卯年

年　运

癸卯年不及之运与在泉合为同岁会　中运为少徵，与在泉少阴君火合，故为同岁会。此年上为阳明燥金司天，中为少徵火运不及，下为少阴君火在泉。

戊癸为火运，癸为阴年，故运少徵火运不及。火运不及，则克我之水的寒气成为胜气，而我生之土的雨气则为复气。由于火运不及，无力克金，司天之金气得政，故同金运平气。此年，运气为热，胜气为寒，复气为雨。

火运不及，就会出现寒化的胜气与雨化的复气。凡出现胜气复气的时间就是所谓的邪化日，灾害发生在西方九宫。司天之气数为燥化九，对应于八风之数的西方，如果出现胜复之气，则燥热干旱，暑湿蒸腾，冷雨淅淅。中运之气数为热化二，在泉之气数为热化二，中运和在泉皆对应于八风之数的西南方，如果出现胜复之气，则寒热交替，大雨滂沱。

年运的排列顺序

年运五步：初之运春，二之运夏，三之运长夏，四之运秋，五之运冬。

主运五步：初之运太角，二之运少徵，三之运太宫，四之运少商，终之运太羽。

客运五步：初之运少徵，二之运太宫，三之运少商，四之运太羽，终之运少角。

癸卯年火运不及　火运不及称之为“伏明”，是指其缺少温暖之气，使万物暗淡而无光。伏明的年份又称之为“胜长”，是指其生长之气得不到发扬，收藏之气反而布散，并擅自行使职权，使生化之气平定而不能发展，寒冷之气经常出现，暑热之气衰竭薄弱，万物虽承土的化气而生，但因火运不足，虽生而不能成长，虽结果实但是很小，这是生化的时候，气已衰老的缘故。

火运衰，所以有阴凝惨淡，寒风凛冽的现象，但随之而来的是暴雨下注，雷霆震惊，乌云蔽日，阴雨连绵，其灾害应于九（南方），这是土气来复的缘故。如其发病，都是由于邪气伤心的原因。

癸卯年恰逢阳明燥金司天，因火运不及，所以金不畏火，形成金气用事，而成为金之平气，所以伏明逢上商则与正商相同。

金运的正常功能称之为“审平”，是指其能发散宁静和平之气，能使万物结成果实。金虽主收束，但无剥夺现象，虽主肃杀，但无残害的情况，五行的气化作用都宣畅清明；金气清洁；其性刚强；其作用能使万物成熟散落；其生化功能可使万物结实收敛。

火运不及，寒气旺盛，夏天的生长之气不能发挥作用，就缺乏积极向上的力量，万物因此就不能茂盛。阴寒凝滞之气过盛，则阳气不能生化，繁荣美丽的生机就会受到摧残，赤色的谷类不能成熟；人们就会患胸腹肿大，心痛，胸、背、肩胛之间及两臂内侧疼痛，胁部胀满，胁下与腰背相互牵扯而痛，甚至四肢蜷曲不能伸展，髋骨与大腿之间不能活动自如，因为抑郁而眩晕，头目不清，突然失音等症。

火运不及，火被水抑，火起反应则生土气来复，于是就会有尘埃样的雾气郁冒，大雨倾盆，水气又受到抑制，黑色的谷类不能成熟。人们就会病见腹中胀满、疼痛、寒冷鸣响，饮食不下，大便溏泄如注，两足拘挛、萎缩、麻木、不能行走等症。

火运不及，如果夏天有景色明显的正常气候，那冬天也就有严肃寒冷的正常时令。如果夏天反见萧条凄惨寒冷的冬天气候，那时常就会有大雨倾盆的反应，它的自然灾害会出现在南方；在五脏为心，其病位内为胸胁部，外在经络。

火运不及，阳气屈服，蛰虫就会早藏。若火气郁结日久，当其发作时，必然横逆暴虐。其变动隐现多变。

火运对应　其在果为栗和桃，其所充实的是络和汁液。在谷为豆和稻，在五味为苦和咸，在颜色为玄和丹，在畜类为马和猪，在虫类为羽虫和鳞虫，在气候主冰雪霜寒，在声音为徵、羽，在人体病发为痛，应于五脏为心。若发病则为精神昏乱，悲哀易忘，这是火运不及而从水化的缘故，所以少徵和少羽相同。

治疗　中运热化所导致的疾病，宜用味咸性温的药物或食物调和。

司天在泉

癸卯年　上为阳明燥金司天，左边的间气为太阳寒水，右边的间气为少阳相火。下为少阴君火在泉，左边的间气为太阴湿土，右边的间气为厥阴风木。

阳明燥金司天则少阴君火在泉，故暴热常至，地气变为暑热蒸腾，火热流行于冬令草木枯槁之时，使气候不寒而流水不能结冰，蛰虫不藏。人体因阳气内郁而发病，出现寒热往来如疟，小便不正常，甚至发生心痛的症状。

初之气，（大寒——惊蛰）主气为厥阴风木，客气为太阴湿土。

上年的在泉之气已迁移退位，阳明司天燥金用事，天气肃厉，阴气开始凝集，水结成冰，寒雨之气布化。其发病为内热胀满，满目浮肿，赤眼，鼻塞衄血，喷嚏呵欠，呕吐，小便黄赤，甚则淋沥不通。

二之气，（春分——立夏）主气为少阴君火，客气为少阳相火。

二火用事，阳气得布，万物开始生长繁荣。人们会感到很舒适，若发生疫疠时，就很容易猝暴死亡。

三之气，（小满——小暑）主气为少阴相火，客气为阳明燥金。

司天之政施布，凉气流行，客之燥气与主之热气相互交合，使燥气极故湿气来复而润泽，人们易患寒热之病。

四之气，（大暑——白露）主气为太阴湿土，客气为太阳寒水。

水土气化，寒雨降下。如发病则为猝然扑倒，谵语妄言，少气，咽喉干燥而引饮，疟疾寒冷，振动战栗，骨痿软，以及心痛，痈肿疮疡，便血等症。

五之气，（秋分——立冬）主气为阳明燥金，客气为厥阴风木。

秋行春令，草木又得生长而繁荣，人们也平和无病。

终之气，（小雪——小寒）主气为太阳寒水，客气为少阴君火。

在泉之气用事，阳气敷布，气候温暖，蛰虫又出现在外面，流水不能结冰，人们也健康平安，若阳气过盛则易发温病。

阳明燥金司天的年份　燥气下临于地，风木之气起而用事，脾土必受灾害，凄凉清冷之气常见，草木因被克伐而枯萎，人体的肝脏之气上从天气，所以发病为胁痛、目赤、眩晕、动摇、战栗、筋痿不能久立。

阳明司天之政，因其气不及，故后天时而至。阳明燥金司天，其气急切，少阴君火在泉，其气盛明，金气不及，火气乘之，阳气专行其令，炎暑之气大行，使万物干燥而坚硬。金气不及则木无所畏，和风主治，风气与燥气相兼而流行于气交之内，使阳气多而阴气少，但阳气盛极则必衰，衰则阴气来复，当四之气主客二气即太阴与太阳主令之时，会出现云归于雨府，湿气敷布，干燥之气又变为润泽。

司天之政急切，在泉之令猝暴，金气与火气相合，以为功德，蛰虫不欲归藏，流水不能结冰。胜气与复气发作急暴，正常的气候被扰乱而不定，司天之清气与在泉之热气，持续于气交之内。人们易患寒热发作急暴，振动寒栗，咽喉肿塞，咳嗽，大小便不通等病。

这一年，介虫与司天同气，故介虫静而不能生育；羽虫与在泉同气，故多生育；火克金，故介虫不能生成。少阴君火在泉，寒毒之物及咸、辛味的东西都不生，而其所主的苦、甘、淡味的东西生长茂盛，其在谷类应白色和火红色之类的作物，间谷可借间气太过而能成熟。金气不及，火气乘之，会损伤属金之白色甲虫类，待水气来复时又损及属火之羽虫类，如果燥金清凉之气早至而急切，则属木的毛虫类乃死；如在泉之热气后至而急暴，则属金的介虫类乃受灾殃。

治疗　如其气化作用导致的疾病，司天燥化所导致的宜用味苦性小温的药物或食物调治，在泉热化所导致的宜用味咸性寒的药物或食物调治，这就是所谓适宜的药食性味。

异常变化

若是上年的少阳相火不退位，则炎热的气候发生于春季，由于暑热在后期布化，故冬季温暖而流水不能结冰，蛰虫出现。人们易患发热少气，寒热交替，小腹坚硬而胀满，便血、小便赤、甚则血液外溢等症。

少阳相火不退位，则本年的阳明燥金不能迁居正位，因此暑热之气施化于前，阳明燥金的肃杀之气责之于后，由于热化之令继续施布，草木反而繁荣。燥令不行，也就是清冷急切之气不行，肺金就要得病，人们易患寒热喘嗽、悲伤不乐、鼻塞、喷嚏、皮毛脆折、爪甲枯焦等病。

这一年，太阴湿土应从上年司天的右间，降为本年在泉的左间。若遇到地苍木气过胜，太阴湿土不能降入地下。又或少阳司天不得退位，太阴湿土也不能降入在泉的左间。太阴湿土降之不下，就会出现黄云并时常有青色云霞显露，尘埃样的雾气过胜，雾气遮蔽，云气郁蒸而大风发作，草木为之折损。

若太阴湿土日久不降，伏而不布，化为郁气，天空中会出现黄色尘埃样的雾气，地上湿气郁蒸。人们易患胸满，腹胀，头晕目眩，四肢疼痛、不能举动等病。

太阳寒水也应从上年在泉的右间，升为本年司天的左间，若遇到天芮土气过胜，太阳寒水升之不前。又或阳明司天，未能迁居于正位，太阳寒水也就不能升于司天的左间。若土运应时而至，寒水之气欲升于司天的左间，受到土运的阻抑升之不前，则湿热相蒸，寒气发生于天地之间。人们易患泄泻如注，食谷不化等病。

寒水不升，久而化郁，郁极则发，冷气又胜过客热之气，冰雹会突然降下。人们因热生于内，阳气痹于外，出现心悸、懊恼烦热，暴烦厥逆，呃逆，足胫酸痛等病。

治疗与保养

在阳明司天之年，应当食用得岁气的谷类以安定正气，食用得间气的谷类以去邪气，本年当用咸味、苦味、辛味的药物，以汗之、清之、散之的方法进行治疗，安定其不及的运气，使其免受邪气的干犯，折减其致郁的胜气，资助其不胜之气的生化之源。

应根据寒热的轻重，决定方宜的多少，若中运与在泉之热气相同时，应多用与司天凉气相同之品；若中运与司天之凉气相同时，应多用与在泉之热气相同之品。用凉药时，应避开凉气主令之时；用热药时，应避开温气主令之时。用饮食调养时，也应遵照这个原则，这是一般情况而言。若气候有反常变化时，就不必拘守这一原则，这是指的自然变化之道，若是违背了它，就会扰乱天地阴阳的自然规律。

2024 甲辰年

年　　运

甲辰年既是岁会又是同天符　运与地支合为岁会，太过之运与在泉合为同天符，故为岁会同天符。此年上为太阳寒水司天，中为太宫土运太过，下为太阴湿土在泉。

甲已为土运，甲为阳年，故运在太宫土运太过。土运之气为阴雨，其正常的气化功能为柔软后重润泽，其反常的变化为风飘雨骤震撼惊骇，其致病为湿邪下重。

司天之气数为寒化六，对应于八风之数的北方，如果出现胜复之气，则寒雨降临，风雪交加。中运之气数为湿化五，在泉之气数为亦湿化五，中运与在泉皆对应于中央之位，如果出现胜复之气，则大雨滂沱，狂风大作，寒气袭人。

年运的排列顺序

年运五步：初之运春，二之运夏，三之运长夏，四之运秋，五之运冬。

主运五步：初之运太角，二之运少徵，三之运太宫，四之运少商，终之运太羽。

客运五步：初之运太宫，二之运少商，三之运太羽，四之运少角，终之运太徵。

甲辰年土运太过 土运太过称之为“敦阜”是指其具有的浓厚坚实之气，反而会使万物不能成形。敦阜的年份又称之为“广化”。是指其德性浑厚而清静，能使万物顺时生长直至充盈。土的至阴之气充实，则万物能生化而有形。土运太过，可见土气蒸腾如烟，笼罩于山丘之上，湿气用事，燥气退避，大雨常下。其生化功能圆满；其气化功能丰盛；其权力宁静；其表现周密而详备；其变动为湿气积聚；其性能柔润，能使万物不断地得到润泽；其变化为暴雨骤至，雷霆震动，山崩堤溃。

土运太过，雨湿之气流行，会使肾脏受到湿邪的侵犯，人们多病腹痛，身体困重而烦闷，情绪忧虑，四肢厥冷，这都是土气太过所致。

土运太过则土病，土病则不能制水，以致水饮之邪积于体内而生胀满，饮食减少，四肢无力，不能举动，甚至肌肉枯萎，两足痿弱不能行动，抽掣挛痛。

土旺之时，水气无权，土气独旺，则湿令大行，因此泉水喷涌，河水高涨，本来干枯的池沼也会滋生鱼类。

若有木气来复，则风雨暴至，使堤岸崩溃，河水泛滥，陆地也可出现鱼类。人们就会病肚腹胀满，大便溏泄，肠鸣，泄泻不止。太溪脉绝，多死亡而无法治疗。

土运对应 其在谷类为稷、麻；在畜类为牛、犬；在果类为枣、李；在色为黄、黑、青；在五味为咸；其象征在四时为长夏；在虫类为裸虫、毛虫；在物体属于人体肌肉和植物果壳之类；在人体的经络是足太阴、足阳明；在五脏是脾、肾；在病变为腹中胀满，四肢沉重，举动不便。这是由于土运太过，木气来复的缘故，所以，大风迅速而来，其所见的疾病多由木之邪气伤于脾脏所致。

治疗 中运湿化所导致的疾病，宜用味苦性温的药物或食物调和。

司天在泉

甲辰年 上为太阳寒水司天，左边的间气为厥阴风木，右边的间气为阳明燥金。下为太阴湿土在泉，左边的间气为少阳相火，右边的间气为少阴君火。

太阳寒水司天则太阴湿土在泉，土能制水，故土气滋润，水流丰盛，太阳司天则寒水之客气加临于三之气，太阴在泉则湿土之气下加于终之气。水湿相合而从阴化，万物因寒湿而发生变化，应在人体上则出现腹中胀满、水饮内蓄、不能饮食、皮肤麻痹、肌肉不仁、筋脉不利，甚至浮肿、背部生痈等。

初之气，（大寒——惊蛰）主气为厥阴风木，客气为少阳相火。

上年的在泉之气已迁移退位，温热之气大行，草木也繁荣较早，人们易患疫疠病，温热病，出现身热，头痛，呕吐，肌肤疮疡等症。

二之气，（春分——立夏）主气为少阴君火，客气为阳明燥金。

凉气大行，火气受到抑制，使阳气不能舒发，草木也因遇到寒凉之气而不易生长。人们会感到凄惨，易患气郁不舒，腹中胀满等病。

三之气，(小满——小暑) 主气为少阳相火，客气为太阳寒水。

司天之气施布其政令，寒气大行，雨水降下，人们会因寒病于外，热病于内，而出现心热烦闷，下利如注，痈疽等病。热郁于内，易伤心神，若不急治，病多死亡。

四之气，(大暑——白露) 主气为太阴湿土，客气为厥阴风木。

风湿二气交争于气交之中，湿得风气乃化为雨，万物因此能化育而盛长成熟，人们易患大热少气，肌肉痿弱，两足痿软，下利赤白等病。

五之气，(秋分——立冬) 主气为阳明燥金，客气为少阴君火。

阳气重新施化，草木之类又得化育、盛长、成熟，人们会感到心情舒畅而无病。

终之气，(小雪——小寒) 主气为太阳寒水，客气为太阴湿土。

在泉之气得其政令，湿气大行，阴寒之气凝集太空，尘埃样的雾气，昏暗地笼罩着郊野，人们会感到很凄惨。若寒风骤至，土气不胜，脾不能得到长养，虽有妊娠，亦多致死而不能生。

太阳寒水司天的年份　寒水之气下临于地，火热之气起而用事，火气的照耀显明，肺金必然受伤。热气妄行于上，故寒气报复于下，寒霜不时下降，寒复则神气伤，发病为善忘，甚至心痛。

寒冷之气非其时而出现，寒气太过则水结成冰，因此火气被迫顺从天气，人体的心脏之气上从天气，故发病为心热烦闷、口渴咽干、喷嚏流涕、易于悲哀，时常哈欠。

此年，太阳司天之政，因其气太过，故先天时而至。太阳寒水司天，其气肃厉，太阴湿土在泉，其气沉静。寒水之气临于太空，阳气不能施布其政令，水土二气相合，以为功德，其在谷类应于黑色与黄色。

司天之政严肃，在泉之令徐缓，由于寒水之政大起，阳气不能伸张，湖泽中不见阳热的气焰升腾，火气只能等到其相应之时，方能舒发。主气少阳居中为三之气，因火气过胜，应时之雨水穷尽不降。四之气，在泉用事，雨水止极而云散，湿气归还于太阴主令之时，云汇于北极雨府之处，湿气乃得布化，万物为之润泽。太阳寒气布于高空，少阴雷火动于地下，寒湿之气持续在气交之中。人们易患寒湿病发作，肌肉痿弱，两足痿软不收，大便泄泻，血液外溢等症。

这一年，鳞虫与司天之气同，故鳞虫即不能生育也不能成长，土克水；裸虫与在泉之气同，故多生育。太阴湿土在泉，燥毒之物及咸味和气热的东西都不生，而其所主的甘和淡味的东西生长茂盛，其在谷类应土黄和黑色之类的作物。太阴在泉，是土居地位，所以其气化淳厚，足以制水，故咸味得以内守，其气专精而能生金，故辛味也得以生化，而与湿土同治。

治疗　因其气化作用所导致的疾病，司天寒化所导致的宜用味苦性热的药物或食物调治，在泉湿化所导致的宜用味苦性温的药物或食物调治，这就是所谓适宜的药食性味。

异常变化

若上年的阳明燥金不退位，则春天发生清冷之气，草木的繁荣推迟，寒气与热气相间发作。人们易患呕吐、暴发泄泻、饮食不下、大便干燥、四肢不举、头晕目眩等症。

阳明燥金不退位，则本年的太阳寒水不能迁居正位，致使冬季的寒冷之气改而流行于春季，肃杀霜冻之气在前，严寒冰雪之气在后，若有阳热之气来复而得以施治，则凛冽之气就不能发作，云雾待时而现。太阳寒化之令须待燥气过后，才能司天主治，若燥气过期不退，时令失去了正常的规律，对人体就会产生伤害，瘟疠就有可能发作，人们易患喉痹咽干、烦躁口渴、喘息有音等症。

这一年，少阳相火应从上年司天的右间，降为本年在泉的左间。若遇地玄水气过胜，少阳相火不能降入地下，则会赤云刚现，黑气又生；温暖之气才欲发生，寒冷之气又突然而至，甚至会降下冰雹。

若少阳相火日久不降，伏而不布，化为郁气。冷气之后又生热气，风火之气化为疫气，火气显露之时，热病发作。人们易患面赤心烦，头痛目眩等病。

厥阴风木也应从上年在泉右间，升为本年司天的左间，若遇到天柱金气过胜，木气升之不前，就会产生清凉之气，风气减少。若肃杀之气畅行于春季，霜露再次降临，草木因此而枯萎。人们易患瘟疫，出现两胁胀满，咽喉干燥，肢节皆痛等症。

木气不升，久而化郁，郁极则发，就要出现大风摧拉折损，鸣声紊乱的景象。人们易患卒中，半身麻痹，手足不仁等症。

治疗与保养

凡此太阳寒水司天之年，则火气郁而不行，宜食苦味以泻火，以燥治湿，以温治寒，必须折减其政郁之胜气，资助不胜之气的生化之源，抑制中运与天的太过之气，扶持被抑制的不胜之气，不要使运气猝暴太过而发生疾病，应当食用得发气的谷类以保全真气，避免虚邪贼风以安定正气。应根据中运与司天在泉之间阴阳五行之气的同异，裁定药食性味的多少。

运与气寒湿相同者，用燥热之品以化之；运与气寒湿不同者，用燥湿之品以化之。凡用寒性药品时，应避开寒气主令之时；用热性药品时，应避开热气主令之时；用凉性药品时，应避开凉气主令之时；用温性药品时，应避开温气主令之时；用饮食调养时，也应遵照这个原则，这就是一般情况而言。若气候有反常变化时，就不必拘守这一原则，若不遵守这些规律，就会导致疾病的发生，就是说要根据四时气候变化的具体情况，决定治疗原则。

2025 乙巳年

年　　运

乙巳年运克天气为不和　中运为少商，司天为风木，金克木故为不和。此年上为厥阴风木司天，中为少商金运不足，下为少阳相火在泉。

乙庚为金运，乙为阴年，故运为少商金运不及。金运不及，则克我之火的热气成为胜气，而我生之水的寒气则为复气。金运不及，无力克木，司天之木气反而得政，故同木运平气。此年，运气为凉，胜气为热，复气为寒。

金运不及则可出现热化的胜气与寒化的复气。凡出现胜气复气的时候，就是所谓的邪化日，灾害会发生在南方七宫。司天之气数为风化八，对应于八风之数的东方，如果出现胜复之气，则寒风阵阵，干燥无雨。中运之气数为清化四，对应于八风之数的西北方，如果出现胜复之气，则高温干燥，寒雨常至。在泉之气数为火化二，对应于八风之数的西南方，如果出现胜复之气，则暑湿蒸腾，大雨滂沱。

年运的排列顺序

年运五步：初之运春，二之运夏，三之运长夏，四之运秋，五之运冬。

主运五步：初之运太角，二之运少徵，三之运太宫，四之运少商，终之运太羽。

客运五步：初之运少商，二之运太羽，三之运少角，四之运太徵，终之运少宫。

乙巳年金运不及　金运不及称之为“从革”，是指其无坚硬之气，使万物质地松散而无弹性。“从革”的年份又称之为“折收”。是指其收敛之气不能及时施布，反使生长之气得以发扬，生气和化气合而相得，火气得以实行其权利，万物生长繁盛。

今年恰逢厥阴风木司天，金运不及，木不畏金，所以使木气用事而成为木之平气，所以逢上角与正角相同。木的正常功能称之为“敷和”，是指其能散布温和之气，能使万物荣华。

木的德性布达于四方，阳气舒畅，阴气散布，五行的气化作用都能发挥其正常的功能。其功能是发散，其性能是温和顺从，其气正直，其作用如树木的枝干一样曲直、自由伸展，其生化作用能使万物繁荣。其病变是由于木之邪气伤于肺脏。

金运不及，火气和木气就相应的旺盛，干燥而烁热，长夏之气专胜，万物因此而茂盛。人们多患肩背闷重，鼻塞流涕，喷嚏，大便下血，泄泻如注等病。

金运不及，秋收之气不能及时而至，白色的谷类不能及时成熟，火邪抑金，水起反应而来复，于是寒冷之气突然而来，以致冰雹霜雪杀害万物。因为阴气厥逆而格拒，阳气反而上行，使红色之谷类不能成熟。所以人们易患头后部疼痛，痛势连及头顶，发热，心痛，口腔生疮等病。

金运不及，如果夏天有景色鲜明，树木茂盛的正常时令，那冬天就有冰冻寒冷的正常气候。如果夏天出现如火烧灼，过于炎热的气候；那秋天就会有冰雹霜雪的反应，这是水气来复的缘故。冬藏之气提早而至，于是寒冷之极的气候就会发生，于是鳞虫伏藏不出，猪鼠阴沉不动。它的自然灾害在西方，在人体应肺，其病在内为胸胁肩背，在外为皮毛。

金运对应　其气发扬；其作用急躁；其在果为李和杏；所充实的是壳和络；在谷为麻和麦；在五味为苦与辛；在色为白和朱红；在畜类为鸡和羊；在虫类为介虫和羽虫；在音为商、徵；因为金虚火盛，有发光灼热之势；在人体的变动为咳嗽失音，烦闷气逆，甚则咳嗽气喘；其所应五脏为肺；人体的病变为喷嚏，咳嗽，鼻塞流涕，衄血等症，这是因为金运不及而从火化的关系。所以少商和少徵相同。

治疗　中运清化所导致的疾病，宜用酸味的药物或食物调和。

司天在泉

乙巳年　上为厥阴风木司天，左边的间气为少阴君火，右边的间气为太阳寒水。下为少阳相火在泉，左边的间气为阳明燥金，右边的间气为太阴湿土。

厥阴风木司天则少阳相火在泉，风火相煽，火气横行，地气便为之数热。因气候温热，蛰虫不藏而常见，流水不能成冰。其发病急速而迅猛，人体则因天气大热，消烁津液而血水下流。

初之气，（大寒——惊蛰）主气为厥阴风木，客气为阳明燥金。

寒气开始严厉，杀伐之气开始到来。人们易患寒病于右侧下方。

二之气，（春分——立夏）主气为少阴君火，客气为太阳寒水。

寒冷之气不去，雪花飘，水成冰，杀伐之气施化，使草类的上部容易干焦，寒冷的雨水时常降下，若是阳气来复，人们则易患内部热证。

三之气，（小满——小暑）主气为少阳相火，客气为厥阴风木。

司天之政布化，大风时起，人们易患头目眩晕，两目流泪，耳鸣等病。

四之气，（大暑——白露）主气为太阴湿土，客气为少阴君火。

湿热之气交争于司天之左间，人们易患黄疸，以至于浮肿等病。

五之气，（秋分——立冬）主气为阳明燥金，客气为太阴湿土。

燥气与湿气互有胜负，阴寒沉降之气乃得布化，风雨流行，寒气侵及人体，出现恶寒发热，咳嗽气喘，腹满、腹痛、泄泻等症。

终之气，（小雪——小寒）主气为太阳寒水，客气为少阳相火。

由于少阳之烈火主令，阳气大化，蛰虫出现，流水不得结冰，地中阳气发泄，草类生长，人们也会感到舒适，如其发病则为温热疫疠。

厥阴风木司天的年份 风木之气下临于地，兴起而隆盛。湿土之气起而用事，于是水气必然受到损伤。土从木化而受其克制，其功用亦为之变易。人体的脾脏之气上从天气，人们发病则身体沉重、饮食减少、口败五味、肌肉枯萎。风行于宇宙之间，云气与万物为之动摇。人们发病则目眩、耳鸣。

此年，厥阴司天之政，因其气不及，故后天时而至，因中运不及故与司天之气相同，均为木运平气。厥阴司天，少阳在泉，司天之气扰动，在泉之气正化，司天之风气生于高远之处，在泉之炎热自下而从之，因此，云归于雨府，湿化之气流行。

司天之政扰动，在泉之令迅速，司天之风气与在泉之火气相合，以为功德，其在谷类应于青色与赤色；间谷借间气太过而能成熟；其易耗损具有纹角虫类及羽类动物。风气、燥气、火气、热气互为胜复，交替发作，蛰虫出现，流水不能结冰。因此，热病生于人之下部，风病生于人之上部，风气与燥气互为胜复，见于人体中部。

这一年，毛虫同司天之气，故不能生育，亦不耗损；羽虫同在泉之气，故得以生育；火能克金，故介虫不能生成。少阳相火在泉，寒毒之物不生，火能克金，故辛味的东西因被克而不生，而其所主的苦和酸味的东西生长繁茂。其在谷类应青色和火红色一类的作物。

治疗 而其气化作用导致的疾病，司天热化所导致的宜用味辛性凉的药物或食物调治，在泉火化所导致的宜用味咸性寒的药物或食物调治，这就是所谓适宜的药食性味。

异常变化

若是上年的太阳寒水不退位时，春季会有发生寒冷气候的现象，冰雹降下，阴沉之气覆盖，至二之气时，如果寒气尚未退去。人们易患寒痹厥逆、阴痿不用、小便失禁、腰膝皆痛等病，瘟疠之发作较晚。

太阳寒水不退位，则本年的厥阴风木不能迁正，风气欲施其令而寒气不退，风木的温暖之气不能应时施化，则失去了正常的春令，造成花卉枯萎。人们善怒，易出现目系转、转筋、淋病、小便赤等病。

这一年，阳明燥金应从上年司天的右间，降为本年在泉的左间。若遇到地形火气过胜，阳明燥金不得降入地下，会使天气清冷而肃降，若火气显露则温热反作。早晚有大凉之气，而白天湿热之气发作。人们会感到体沉困倦，夜卧不安，易患咽喉干燥，口渴引饮，懊恼烦热等病。

若阳明燥金日久不降，伏而不布，化为郁气。天气清凉而寒冷，远处会有白气发生。人们易患眩晕，两胁作痛，双目视物不清，手足强直，麻木不仁等病。

少阴君火应从上年在泉的右间，升为本年司天的左间，若遇到天篷水气过胜，君火升之不前。又或厥阴司天，未能迁正于正位，少阴君火也就不能升于司天的左间，这是由于水运在中间阻抑所致。少阴君火欲升为司天的左间，受到水运的阻抑而升之不前，会使清凉寒冷的气候再度发作，早晚都有冷气出现。人们易患因阳气伏郁内而生烦热，心神惊悸，寒热交作等病。

少阴君火不升，久而化为郁气，郁极则发，就会出现暴热，火热之风气积聚覆盖于上，化为疫气，疫疬之气逢温暖之时乃发。火气暴露化为火疫，则可出现心烦而躁动口渴等症。渴甚的可以泻其火热，则诸症可止。

治疗与保养

凡此厥阴司天之年，必须折减其致郁之气，资助不胜之气的生化之源，赞助其不及的运气，不要使邪气太胜。本年宜用辛味以调治司天之风邪；用咸味以调治在泉之火邪。少阳相火，其性尤烈，不可轻易触犯，应当慎重调治，用温性药物时，应避开温气主令之时；用热性药物时，应避开热气主令之时；用凉性药物时，应避开凉气主令之时；用寒性药物时，应避开寒气主令之时；用饮食调养时，也遵照这个原则。若气候反常变化时，就不必拘守这一原则，这是一般规律，若不遵守这些规律，就会导致疾病的发生。

2026丙午年

年　运

丙午年运克天气为不和　中运为太羽，司天为君火，水能克火故为不和。此年上为少阴君火司天，中为太羽水运太过，下为阳明燥金在泉。

丙辛为水运，丙为阳年，故运为太羽水运太过。水运之气为寒冷，其正常气化为凝敛凄惨，寒风凛冽，其反常变化为冰雪霜雹，其致病为寒气在下。

司天之气数为热化二，对应于八风之数的西南方，如果出现胜复之气，则暑热蒸腾，雨水降下。中运之气数为寒化六，对应于八风之数的北方，如果出现胜复之气，则寒热交替，大风时至。在泉之气数为清化四，对应于八风之数的西北方，如果出现胜复之气，则天气干燥，雨水降下。

年运的排列顺序

年运五步：初之运春，二之运夏，三之运长夏，四之运秋，五之运冬。

主运五步：初之运太角，二之运少徵，三之运太宫，四之运少商，终之运太羽。

客运五步：初之运太羽，二之运少角，三之运太徵，四之运少宫，终之运太商。

丙午年水运太过　水运太过称之为“流衍”是指其有溢满之气，可使万物漂流不能归宿。“流衍”的年份又称之为“封藏”，是指其寒气执掌着万物的变化，天地之间的严寒阴凝，闭藏之气是其行使的权利，它能使火的生长之气不能充分的发扬。

水运太过，寒气流行，寒气非时早至，天空中会有如露一样的迷蒙郁结，如果有土气来复则大雨下降。如果寒之邪气损害于心，人们多患心痛、心悸、烦躁、谵语妄动、恶寒发热、四肢逆冷。若水邪亢盛则有腹水、足胫浮肿、气喘咳嗽、盗汗怕风等症。

金运对应　其生化功能为凛冽，其气化功能为坚凝，其权力为安静，它的表现为流动灌注，其活动或为漂浮、或为下泻、或为灌溉、或为外溢，其性能是阴凝惨淡、寒冷雾气，其气候变化为冰雪霜雹。其在谷类为豆、稷；在畜类为猪、牛；在果类为栗、枣；在颜色为黑、朱红、黄；在五味为咸、苦、甘；其象征为冬天；在虫类为鳞虫、裸虫；在物体属于汁液、肌肉一类；在人体相应的经络是足少阴、足太阳；在内脏为肾和心；如果发生病变是胀。

治疗　中运寒化所导致的疾病，宜用味咸性温的药物或食物调和。

司天在泉

丙午年　上为少阴君火司天，左边的间气为太阴湿土，右边的间气为厥阴风木。下为阳明燥金在泉，左边的间气为太阳寒水，右边的间气为少阳相火。

少阴君火司天则阳明燥金在泉，地气会干燥而清净，寒凉之气常至，肃杀之气行令，草木也会发生变化。在病变则为胁痛、好叹息。

初之气，（大寒——惊蛰）主气为厥阴风木，客气为太阳寒水。

上年在泉之气迁移退位，少阳之暑气将要退去，寒冷之气始至，蛰虫重又归藏，水结为冰，霜又降下，主气之风受客气之影响而凛冽寒冷，阳气因此被郁，不得宣发。初之气后，炎暑之气即将发生，可导致内部与外部疮疡之病。人们易患关节强硬，活动不灵，腰部与臀部疼痛等病，所以应当居周密处，以避寒气。

二之气，（春分——立夏）主气为少阴君火，客气为厥阴风木。

阳气乃得舒布，风气乃得流行，春气属于正化之令，万物亦当繁荣，寒气虽然有时而至，因主客二气均数阳，所以人们仍然会感到很平和。其发病为小便淋沥，目视不清，两眼红赤，如果气郁于上部则会发生热病。

三之气，（小满——小暑）主气为少阳相火，客气为少阴君火。

司天之气布化，主客二气皆为火，所以大火流行，万物蕃盛而鲜明，寒气有时而至。人们易患气逆心痛，寒热交替，咳嗽气喘，目赤等病。

四之气，（大暑——白露）主气为太阴湿土，客气亦为太阴湿土。

暑湿俱至，大雨时常降下，寒热交互而至。人们易患寒热，咽喉干燥，鼻塞，衄血，黄疸，水饮发作等病。

五之气，（秋分——立冬）主气为阳明燥金，客气为少阳相火。

少阳之烈火降临，暑气反而又至，阳热之气生化，万物又出现生长繁荣的景象，人们会感到安康，其发病为温病。

终之气，（小雪——小寒）主气为太阳寒水，客气为阳明燥金。

燥气流行，由于燥金之收敛，使五之气的余火隔拒于内，不得外泄，出现上部肿胀，咳嗽气喘，甚则血液外溢。若寒气时常发作，则雾气弥漫，其病多发生于皮肤。若邪气居于胁部，向下连及少腹，则会发生内部寒冷的病。至终气之末，在泉之气将要改变。

少阴君火司天的年份　火热之气下临于地，燥金之气起而用事，草木必然受到损伤。暑热如火，有溶化金石之状，暑热流行过甚，则病发疮疡、高热。人体的肺脏之气上从天气，人们发病则寒热、气喘、呕吐、喷嚏、鼻涕、鼻塞不通、衄血等症。

此年，少阴司天之政，因其气太过，故先天时而至，少阴司天，阳明在泉，在泉之气肃杀，司天之气光明。初之气，客气之寒与上年终气少阳之暑相交，司天之热与在泉之燥气相加，云驰于雨府，湿化之气乃得流行，雨乃应时而降。金之燥气与火之热气相合，以为功德，其在谷类应于赤色与白色。

司天之光明，在泉之气急切，水之寒气与火之热气相持于气交，为疾病发生的起因，所以热性病变发生在上部，凉性病变发生在下部，寒气与热气相互侵犯而争扰于中部。人们易患咳嗽气喘，咽喉干燥，上部肿胀，血液上溢或下泻，鼻塞喷嚏，目赤，眼角疮疡；如果寒气厥逆入于胃部，则出现心痛腰痛，腹部胀大等病。

这一年，羽虫同司天之气，故不生育，亦不耗损；介虫同在泉之气，故得以生育；（金克木）故毛虫不能生育。阳明燥金在泉，湿毒之物及味酸和属湿的东西都不生，而其所主的辛、苦、甘味的东西生长繁茂。其在谷类应火红色和素色一类的作物。

治疗　而其气化作用导致的疾病，司天热化所导致的宜用味咸性寒的药物或食物调治，在泉清化所导致的宜用味酸性温的药物或食物调治，这就是所谓适宜的药食性味。

异常变化

若是上年的厥阴风木不退位，则大风早起，时雨不能下降，湿令不能施化，人们易患瘟疫、斑疵偏废。若风气发生，会普遍出现肢节痛、头目痛。若伏热在内则会出现心烦、咽喉干燥、口渴引饮等病。

厥阴风木不退位，本年的少阴君火不能迁居正位，冷气不退，春天先冷而后又寒，温暖之气不能应时施化，人们易患寒热、四肢烦痛、腰脊强直等病。虽然上年的厥阴木气有余，但其不退位的时间也不能超过主气、二之气君火当令之时。

这一年，太阳寒水应从上年司天的右间，降为本年在泉的左间。若遇到地阜土气太过，太阳寒水不能降入地下，则天空黑气暴露，昏暗凄惨，才有黄色尘埃样的雾气出现，而又湿气弥漫。寒气刚刚布化，又出现热化与湿化之令。若太阳寒水日久不降，伏而不布，化为郁气。天气则会阴沉，热气会与湿气交替发作。人们易患大厥，四肢倦怠、沉重，阴痿少力等病。

太阴湿土应从上年在泉的右间，升为本年司天的左间，若遇到天冲木气过胜，土气升之不前，则会有风土之气的尘埃四起，雨湿之气不能布化。人们易患风厥，涎液上涌，半身麻痹不遂，腹部胀满等病。

土气不升，久而化郁，郁极则发，湿气不能布化，雨水就要减少，就会发生土气的埃尘化为疫病。人们易患六腑胀满闭塞，黄疸，面部，四肢等方面的疾病，并容易死亡。

治疗与保养

凡此少阴司天之年，必须抑制其太过的运气，资助岁气所胜之气，折减其郁而将发之气，先取所不胜之气的化源，不要使运气猝暴太过而发生疾病。食用得岁气的谷类保全真气，食用得间气的谷类以避虚邪，本年宜用咸味以软之，以调其上部，甚则用苦味以发之，用酸味以收之，以安其下部，甚则用苦味以泻之。应根据中运与岁气的同异，而制定用多或用少。

中运与司天之气同为热者，用寒凉之品以化之；中运与在泉之气同为凉者，用温热之品以化之。用热性药物时，应避开热气主令之时；用凉性药物时，应避开凉气主令之时；用温性药物时，应避开温气主令之时；用寒性药物时，应避开寒气主令之时；用饮食调养时，也应遵照这个原则，若气候有反常变化时，就不必拘守这一原则，这是一般的规律，若不遵守这些规律，就会导致疾病的发生。

2027 丁未年

年　　运

丁未年运克天气为不和　中运为少角，司天为湿土，木能克土故为不和。此年上为太阴湿土司天，中为少角木运不及，下为太阳寒水在泉。

丁壬为木运，丁为阴年，故运为少角木运不及。木运不及，则克我之金的清气成为胜气，而我生之火的热气则为复气。木运不及，无力克土，司天之土气得政，故同土运平气。此年，运气为风，胜气为清，复气为热。

木运不及，则可出现清化的胜气和热化的复气。凡出现胜气复气的即使所谓邪化日，灾害发生在东南方的三宫。司天之气数为雨化五，对应于中央之位，如果出现胜复之气，则大雨时下，大风常至。中运之气数为风化三，对应于八风之数的东南方，如果出现胜复之气，则寒风阵阵，干燥暑热。在泉之气数为寒化一，对应于八风之数的东北方，如果出现胜复之气，则寒热交替，大风常至。

年运的排列顺序

年运五步：初之运春，二之运夏，三之运长夏，四之运秋，五之运冬。

主运五步：主运与客运相同，起于少角，终于少羽。

客运五步：初之运少角（客运与主运之气相同，气得正化），二之运太徵，三之运少宫，四之运太商，终之运少羽。

丁未年木运不及　木运不及称之为“委和”，是指其因无阳和之气，所以使万物萎靡不振。委和的年份又称为“胜生”，“胜生”是指其不能很好地行使职权，使土的生化之气得到发扬（土不畏木），而火的生长之气自然平静（木不生火），金的收敛之气提早施布（金胜木），凉雨不时下降，风云突变，经常起发，草木不能及时繁荣，并且容易干枯凋落，万物早秀早熟，皮肉充实。

太阴湿土司天，土不畏木，亦能形成土气用事而成为土之平气。所以，逢上宫则和正宫相同。土运的正常功能称之为“备化”，是指其具有生化万物之气，并能使万物具备形体的作用。天地的气化协调和平，其德流布四方，使五行之气化都能完善的发挥其作用。其气和平；其性和顺；其作用能上能下；其生化能使万物成熟丰满；其权力是使之安静；其气候是湿热交蒸；其表现为湿。

木运不及，燥气就会旺盛，生长之气与时令不相适应，草木不能应时而生长繁荣。如萧瑟肃杀之气亢胜，会使劲硬的木因受金刑而碎裂如劈，本来柔嫩苍翠的枝叶也变得萎弱干枯。在气候方面是冷雨不时下降，在五谷是青色的谷物不能成熟。人们多患中气虚寒，胁肋部疼痛，少腹痛，腹中鸣响，大便溏泄。

木运不及，如果春天有和风使草木萌芽抽条的正常时令，那秋天也就有雾露润泽而凉爽的正常气候；如果春天反见寒霜冷冻惨凄残贼的秋天气候，那夏天就有特别炎热的反映。它的自然灾害在东方；在人体应肝脏；其病在内为胁肋部，在外为筋骨关节。

木运对应　其气收敛；其作用拘束，不能曲直伸展。在果类是枣、李，所充实的是壳和核；在谷类是黍、稻；在五味是酸、辛；在颜色是白而苍；在畜类是犬和鸡；在虫类是毛虫和介虫；在声音为角、商。所主的气候是雾露寒冷之气，在人体的变动是筋络拘挛无力，或者易于惊骇，其应于内脏为肝。若发生病变则摇动和恐惧，这是由于木运不及而从金化的关系，所以，少角等同于判商。当人体发生四肢痿弱、痈肿、疮疡、生虫等病，这是由于邪气伤肝的关系。

这一年，起初是一片萧瑟肃杀的景象，但随之便是火热蒸腾，其灾害应于三（东方），这是由于金气克木，迫使火气前来报复，木郁火复，发为雷霆。当火气来复时，主多飞虫、蠹虫、蛆虫和雉。

治疗　中运风化所导致的疾病，宜用辛味的药物或食物调和。

司天在泉

丁未年　上为太阴湿土司天，左边的间气为少阳相火，右边的间气为少阴君火。下为太阳寒水在泉，左边的间气为厥阴风木，右边的间气为阳明燥金。

太阴湿土司天则太阳寒水在泉，地气阴凝闭藏，大寒便至，蛰虫很早就伏藏。人们发病则心下痞塞而痛。若寒气太过则土地冻裂，冰冻坚硬，寒水外化，水气上乘肺金，故发病为少腹痛，常常妨碍饮食。若水气增多，则口味觉咸，必使水气通行外泄，方可减退。

初之气，（大寒——惊蛰）主气为厥阴风木，客气亦为厥阴风木。

上年在泉之气，迁移退位，由于主客二气相同，春得气化之政，风气乃来，生发之气布化，万物因此而繁荣，人们会感到调畅舒适。由于湿气为风气所迫，故降雨较迟。人们易患血液外溢，身体沉重，关节不利，拘急强直，筋脉痿软等病。

二之气，（春分——立夏）主气为少阴君火，客气亦为少阴君火。

主客二气相同，故火得气化之政，万物因此而生化，温气与热气相迫，雨水乃按时降下。人们也会感到平和，如其发病则为温热与疫疠大行，远近患者病皆相同。

三之气，（小满——小暑）主气为少阳相火，客气为太阴湿土。

司天之气布化，湿气乃降，地气上升，雨水时常降下，寒气随之而来。如果感受了寒湿之邪，人们则易患身体沉重浮肿，胸腹胀满等病。

四之气，（大暑——白露）主气为太阴湿土，客气为少阳相火。

相火驾临于主气之上，湿热合化，地气上升，与天气否隔不通，早晚俱有寒风吹来，热气与寒气相迫，烟雾凝集于草木之上，湿化之气不得流动，白露阴布，成为秋令。

五之气，（秋分——立冬）主气为阳明燥金，客气亦为阳明燥金。

凄惨寒凉之气已行，寒霜降下，草木随之萎黄凋落。如果寒气侵及人体，人们易患皮肤与腠理等部位的疾病。善于把握养生的人们，会居住在周密处，以避免寒气的袭扰。

终之气，（小雪——小寒）主气为太阳寒水，客气亦为太阳寒水。

寒气大起，湿气大化，霜乃聚积，阴气凝结，水结成坚冰，阳光不得施治，如果感受了寒邪，则易患关节强急，活动不灵，腰部与臀部疼痛等病，这是由于寒湿之气相持于气交所致。

太阴湿土司天的年份　湿气下临于地，寒水之气起而用事，火气必然受到损伤。人体的肾脏之气上从天气，因阳气大衰，不能振奋机能而失去作用，其所发疾病为胸中不爽、阴痿等症。当土旺之时则会感到腰臀部疼痛，转动不便或厥逆。

此年，太阴司天之政，其气不及，后天时而至。太阴司天，太阳在泉，其气皆阴，故阴专其令，阳气退避，时常有大风兴起。司天之气下降于地，在泉之气上腾于天，白色的云埃四起，原野雾气昏暗，云奔于南极雨府，由于太阴湿土与太阳寒水主令，故寒雨频频降下，万物成熟于夏末秋初。人们易患寒湿，全身肿胀，腹部痞满，寒气厥逆，筋脉拘急等病。

湿气与寒气相合，以为功德，天空昏暗，黄黑色尘埃样的雾气流行于气交之内，司天之政严肃，在泉之令寂静，其在谷类应于黄色与黑色。由于司天之阴气凝集于上，在泉之寒气积聚于下，寒水之气胜于火气，阳光不得施治，阴寒肃杀之气乃行，则为冰雹。所以对于谷物的种植，太过之年应在高地，不及之年应在低地，在太过之年应晚种，在不及之年应早种，间谷借间气之太过而得以成熟。这不仅要看土地条件是否有利，而且要根据气化的情况而定，人们对于养生之道，也必须符合这些情况。

这一年，裸虫与司天同气，故不生育，亦不耗损；鳞虫与在泉之气同，故多生育；水克火，故羽虫不能生成。太阳寒水在泉，热毒之物及苦味的东西都不生，而其所主的淡和咸味的东西生长茂盛，其在谷类应土黄色和黑色一类的作物。

治疗　其气化作用导致的疾病，司天雨化所导致的宜用味苦性温的药物或食物调治，在泉寒化所导致的宜用味甘性热的药物或食物调治，这就是所谓适宜的药食性味。

异常变化

若是上一年的少阴君火不退位时，温暖之气会发生于春冬季节，蛰虫早早出现，草木也提前发芽生长。人们易患膈热咽干、血液外溢、惊骇、小便赤涩、丹、瘤、疹、疮疡、留毒等病。

少阴君火不退位，本年的太阴湿土不能迁正，雨气欲布其令，但由于少阴君火仍居天位而治之，温暖之气亢盛而缺少雨泽，雨水不能及时下降，使万物枯焦，应当生长发育的也不能生发，人们易患大腹水肿、胸满不食、飧泄胁满、四肢不举、手足肢节肿痛等病。

这一年，厥阴风木应从上年司天的右间，降为本年在泉的左间。若遇到地金气过胜，则厥阴风木降之不前，其气被抑而变为郁气。木被金承，降之不下，则青色尘埃样的雾气远见于天上，白色的雾气承之使其不下，大风时起，尘埃样的雾气使天空昏暗，肃杀之气施布其令，清燥之气妄行杀令，霜露再次降下。

若木气日久不降，其气被抑则化为郁气，就会发生风气与燥气伏郁。天气才温暖却又清冷；草木虽已萌芽生长，又遭严寒霜冻，蛰虫不能出现。人们也应注意这种清凉之气伤害到脏气。

少阳相火应从上年在泉的右间，升为本年司天的左间，若遇到天篷水气过胜，少阳相火则升之不前。又或太阴司天，未能迁居于正位，少阳相火也就不能升于司天的左间，这是由于水运已至而阻抑所致。少阳之气欲升为司天的左间，受到水运的阻抑升之不前，寒冷的雾露得以布化，气候凛冽就如似冬季，河水干枯，冰冻再次凝结，这时会突然出现温暖的气候，紧接着又有寒气布化，忽冷忽热，发作不时。人们易患阳气伏郁在内，烦热生于心中，心神惊骇，寒热交作等病。

相火不能繁荣昌盛，久而化为郁气，郁极则发，就会出现暴热之气，风火之气积聚覆盖于上，化为疫疠，变为伏热内烦，就会出现肢体麻痹而厥逆，甚则发生血液外溢的疾病。

治疗与保养

凡此太阴司天之年，必须折减其致郁的邪气，而取其不胜之气的生化之源，补益不及的岁气，不使邪气过胜，食用得岁气的谷类以保全真气，食用得间气的谷类以保养精气。所以本年宜用苦味的药物，用燥性以去湿，用温性以去寒，甚则用发泄的方法以去湿邪。如果不发不泄，湿气向外溢出，肌肉溃烂，皮肤破裂，则血水交相外流。必须赞助阳火之气，使其能抵御严寒，应根据岁运与岁气之属性的异同，以制定药物性味的多少。

岁运与岁气同为寒气的，用热性之品；岁运与岁气同为湿性的，用燥性之品；运与气不同者，少用调和之品；相同的，多用调和之品。用凉性药品时，应避开凉气主令之时；用寒性药品时，应避开寒气主令之时；用温性药品时，应避开温气主令之时；用热性药品时，应避开热气主令之时；用饮食调养时，也应遵照这个原则，若气候有反常变化时，就不必拘守这一原则，这是一般规律，若不遵守这些规律，就会导致疾病的发生。

2028 戊申年

年　　运

戊申年运与司天合为天符　中运戊为火，司天少阳为相火，二火相合，故为天符。此年上为少阳相火司天，中为太徵火运太过，下为厥阴风木在泉。

戊癸为火运，戊为阳年，故运为太徵火运太过。火运之气为暑热，其正常气化为火盛热郁，其反常为火炎沸腾，其发病为热郁于上，热甚迫血妄行而出现血溢、血泄，心痛等症状。

司天之气数为火化七，中运之气数为火化七，司天与中运皆对应于八风之数的南方，如果出现胜复之气，则寒热交替，大雨滂沱。在泉之气数为风化三，对应于八风之数的东南方，如果出现胜复之气，则寒风阵阵，燥热干旱。

年运的排列顺序

年运五步：初之运春，二之运夏，三之运长夏，四之运秋，五之运冬。

主运五步：初之运少角，二之运太徵，三之运少宫，四之运太商，终之运少羽。

客运五步：初之运太徵，二之运少宫，三之运太商，四之运少羽，终之运太角。

戊申年火运太过 火运太过称之为“赫曦”，是指其散布着强烈的火气，能使万物像烈焰一样躁动不安。赫曦的年份又称之为“蕃茂”。是指少阴之气从内而化并发扬在外，炎暑的气候得以施行，万物繁荣昌盛，其生化之气为成长。

火气的性质是上升的；其权力是闪烁活动；其表现是显露声色；其功能是烧着发热，并且因为过热而缭乱烦扰；其正常的性能是暑热郁蒸；其变化是热度高涨如烈火。在人体则会因为心气实而笑，伤于暑则会出现疟疾、疮疡、失血、发狂、目赤等症。

若火运太过，又逢火气司天，二火相合，金气受伤。逢上徵，金之收气不能及时行令，于是火运暴烈，致使水之藏气来复，转而寒冷，故常见阴凝惨淡的景象，甚至雨水霜雹。若见病变多是水之邪气伤于心脏。在人体出现胸中疼痛、胁下胀满、胁痛、胸背肩胛间疼痛、两臂内侧疼痛、身热肤痛、浸淫疮等症，这是金气不振，火气独盛的现象。

火运太过，则暑热流行，肺受火邪，火气过旺就会有雨水霜寒的变化，这是火热之极寒水来复的现象。人们多患疟疾、胸中热、肩背热、少气、咳嗽气喘、咽喉干燥、耳聋、吐血、衄血、二便下血、水泻如注。

戊申年，少阳司天，火热之气更加亢盛，有如燃烧烤灼，以致水源干枯，植物焦枯。人们发病多见谵语妄动，发狂越常，咳嗽、气喘痰鸣，火气盛则血从二便下泄不止。若太渊脉绝，多死亡而无法治疗。

火运对应 其在谷为麦、豆；在畜类为羊、猪；在果为杏、栗；在颜色为赤、白、黑；在五味为苦、辛、咸；其象征是夏天；在虫类为羽虫、鳞虫；在人体属经络和津液；在经络是手少阴、手太阳、手厥阴、手少阳；在五脏为心、肺；

治疗 中运火化所导致的疾病，宜用甘味的药物或食物调和。

司天在泉

戊申年 上为少阳相火司天，左边的间气为阳明燥金，右边的间气为太阴湿土。下为厥阴风木在泉，左边的间气为少阴君火，右边的间气为太阳寒水。

少阳相火司天则厥阴风木在泉，故风气流行于地，出现沙尘飞扬，人们发生的病变多为胸膈不通、心痛、胃脘痛、厥逆等症，其变化急暴快速。

初之气，（大寒——惊蛰）主气为厥阴风木，客气为少阴君火。

上年在泉之气，迁移退位，风气胜时则摇动不宁，主客二气为木火相生，寒气乃去，气候大温，草木因此而繁荣。虽然时有寒气袭来，但不能行其杀伐之令。这时温热病容易发生，其发病为气郁于上，血液外溢，出现头痛，目赤，胁部胀满，咳嗽气逆，血崩，皮肤肌腠生疮等症。

二之气，（春分——立夏）主气为少阴君火，客气为太阴湿土。

火气为湿土之气郁遏而不发，白色云埃四起，云气归于雨府，风气若不胜湿土之气，则雨水降下，人们身体安康。若发病则为热郁于上部，出现头痛身热，神志昏愦不清，胸中与咽喉不利，咳嗽气逆，呕吐，脓疮，疮疡发生于内部等。

三之气，（小满——小暑）主气为少阳相火，客气亦为少阳相火。

主客气同，司天之气施布政令，炎暑乃至，少阳相火上临，火气过甚，使雨水穷尽而不降。人们易患热病在内而出现的血液外溢，耳聋目瞑，目赤肿痛，喉痹，口渴，呕吐，咳嗽，喷嚏呵欠，鼻塞衄血，脓疮等病。

四之气，（大暑——白露）主气为太阴湿土，客气为阳明燥金。

阳明主令，凉气乃至，炎暑之气间时而布化，白露降下，人们平和无殃，其发病为胀满身重。

五之气，（秋分——立冬）主气为阳明燥金，客气为太阳寒水。

阳气乃去，寒气乃至，雨水乃降，由于阳气收敛，热气门闭，刚硬的树木早早为之凋零，通晓养生之道者，会居处周密，以避寒气。

终之气，（小雪——小寒）主气为太阳寒水，客气为厥阴风木。

在泉之气得其正化之位，风气乃至，万物反而有生发之势，雾气流行。由于气机外泄，其应关闭者，反不禁锢，使阳气不得敛藏而出现心痛，咳嗽等。

少阳相火司天的年份　火气下临于地，火热如烧灼，燥金之气起而用事，金气为之变革，且被消耗，地上的草木也受到损害。因火气太过，暑热流行，人体的肺脏之气上从天气，如发生病变就会出现寒热、咳嗽、喷嚏、流涕、鼻塞不通、衄血、口疮、浮肿等症。

此年，少阳司天之政，其气太过，先天时而至，司天之气得其正化之位，厥阴风木在泉，其气扰动不宁，大风突然而起，使草木卧倒，飞沙走石，少阳炎热之气为之流行。岁半之前，为君火相火与太阴湿土行令之时，因此阴气流行，阳气布化，雨乃应时而降。少阳司天为火，厥阴在泉为木，木火相生，故同为功德，其在谷类应于赤色与青色，其司天之政严厉，在泉之令扰动，所以司天之热与在泉之风相参而敷布，造成云雾沸腾，流动不定，太阴湿土之气横行气交，寒气有时而至，凉雨并起。人们易患寒病生于内，疮疡生于外，胀满、泄泻等病。如果寒热之气，反复发作，人们则易患上部气郁肿胀而颜色改变，疟疾，呕吐，泄泻，耳聋，目瞑等病。所以聪明圣智的人，凡遇到这种情况时，总是能调和阴阳，顺应寒热以适之，而不与之抗争。

这一年，羽虫与司天同气，故羽虫不能生育，亦不耗损；毛虫与在泉同气，故多生育；木克土，故鳞虫不能生成。厥阴风木在泉，消毒之物及甘味的东西都不生，而其所主的酸和苦味的东西生长繁茂，其在谷类应青色和红色之类的作物。厥阴在泉，少阳司天，上阳下阴，木火相合，故其气化专一，其味纯正。

治疗　其气化作用导致的疾病，司天火化所导致的宜用味咸性寒的药物或食物调治，在泉风化所导致的疾病宜用味辛性凉的药物或食物调治，这就是所谓适宜的药食性味。

异常变化

若是上一年的太阴湿土不退位时，寒冷与暑热不时发生，天空昏暗，尘埃样的雾气弥漫天空，湿令不去，人们易患四肢少力、饮食不下、泄泻如注、小便淋漓、腹满、足胫寒冷、阴痿、大便闭塞、小便失禁或小便频数等症。

太阴湿土不退位，本年的少阳相火不能迁正，炎热的气候不能施布其令，植物的幼苗不能繁荣，少阳之气晚治则酷暑见之于秋季，肃杀之气亦必晚至，霜露不能应时而降，人们易患疟疾、骨蒸、心悸惊骇、甚则血液外溢等病。

这一年，少阴君火应从上年司天的右间，降为本年在泉的左间。若遇到地玄水气过胜，少阴君火不能降入地下，则赤色之云气始生，黑色云气又现。温暖的气候刚使万物舒适，寒气发作，天云凄凉，寒雪降下。

少阴君火伏而不降，化为郁气。郁久必发，所以，寒气过胜之后，就会有热气发生，化为疫气。火气暴露之后，温病就要发生。人们易患面赤心烦、头晕目眩等病。

阳明燥金也应从上年在泉的右间，升为本年司天的左间，若遇到天英火气过胜，则金气升之不前。又或戊申年，火运之气先天时而至，金气欲升为司天之左间，中运之火阻抑，金气升之不前，则应时之雨不得降下，西风频作，土地干燥，咸卤出现。人们易患上部热病，气喘咳嗽，血液外溢等病。

当燥气不升，久而化为郁气，郁极则发，就会出现白色雾霭笼罩天空，清冷而生肃杀之气。人们易患胁下胀满，喜悲伤，伤寒、鼻塞、喷嚏，咽喉干燥，皮肤干燥，手部拆裂等症。

治疗与保养

凡此少阳司天之年，必须抑制中运与司天的太过之气，赞助所不胜之气，折减其致郁的胜气，资助不胜之气的生化之源，则猝暴，太过之气不能发生，重病可以不生。所以本岁当用咸味、辛味及酸味药物，用渗泄水渍发散等方法进行治疗，观察气候的寒热变化，以调治其太过之邪气。

若中运遇太角、太徵与岁气风热相同之年，应多用寒化之品；若中运遇太宫、太商、太羽与岁气风热不同之年，应少用寒化之品。用热性药品时，应避开热气主令之时；用温性药品时，应避开温气主令之时；用寒性药品时，应避开寒气主令之时；用凉性药品时，应避开凉气主令之时；用饮食调养时，也应遵照这个原则，若气候有反常变化时，就不必拘守这一原则，否则就会导致疾病的发生。

2029 己酉年

年　　运

己酉年运生天气为小逆　中运己为土，司天为燥金，土生金故为小逆。此年上为阳明燥金司天，中为少宫土运不及，下为少阴君火在泉。

甲己为土运，己为阴年，故运为少宫土运不及。土运不及，则可我之木的风气成为胜气，而我生之金的凉气则为复气。此年，运气为雨，胜气为风，复气为凉。

土运不及，就出现风化的胜气和清化的复气，卯年与酉年相同。凡出现胜气复气的时候就是所谓的邪化日，灾害会发生在中央五宫。司天之气数为清化九，对应于八风之数的西方，如果出现胜复之气，则燥热干旱，大雨湿热。中运之气数为雨化五，对应于中央之位，如果出现胜复之气，则风雨交加，冷气袭人。在泉之气数为热化七，对应于八风之数的南方，如果出现胜复之气，则暑热蒸腾，大雨滂沱。

年运的排列顺序

年运五步：初之运春，二之运夏，三之运长夏，四之运秋，五之运冬。

主运五步：初之运少角，二之运太徵，三之运少宫，四之运太商，终之运少羽。

客运五步：初之运少宫，二之运太商三之运少羽，四之运太角，终之运少徵。

己酉年土运不及　土运不及称之为“卑监”，是指其无生化之气，使万物萎弱无力。卑监的年份又称之为“减化”。是指土的生化之气不得其令，而木的生化之气独旺，生长之气自然能完整如常，雨水不能及时下降，金之收气平定，风寒并起。草木虽然繁荣美丽，但秀外而不能实内，所成的只是空壳或不饱满的东西。其气散漫，因其作用因不足而显得过于静定。在人体的变动为病发疮疡、脓多溃烂、痈肿、并发展为水气不行，其所应五脏为脾。

因木胜风动，有振动摧折之势，在音为宫、角，在人体发病为胀满痞塞不通，这是由于土运不及而从木化的原因，所以少宫和少角相同。

土衰木胜，所以见风势振动，摧折飘扬的现象，随之而草木干枯凋落，其灾害应于中宫而通于四方。由于金气来复，所以又主败坏折伤，犹如虎狼之势。清气发生作用，生气便被抑制而不能行使权力。

土运不及，风气因而流行，使土气失去了生化的能力。风气旺盛，则草木茂盛繁荣，因土生化无能，则秀而不实。人们的疾病多见消化不良的泄泻，上吐下泻的霍乱，身体重，腹中痛，筋骨动摇，肌肉跳动酸痛，时常容易发怒。

土运不及，寒水之气失制而旺，在虫类提早伏藏，黄色之谷类不能成熟。在人体则病寒泄中满。

木邪抑土，土起反应则金气来复，于是秋收之气当令，出现一派严肃峻烈之气，坚固的树木也不免要枝叶凋谢，凡味甘色黄之物被虫蛀食，青色之谷受到损害。邪气客于脾土，人们多病饮食减少，食而无味，胸胁急剧疼痛，波及少腹，常少气而叹息。

土运不及，如果辰、戌、丑、未月有尘土飞扬，和风细雨的正常时令，那春天也就有风和日暖的正常气候；如果辰、戌、丑、未月仅见狂风大作，那秋天也就是久雨霜雪的现象。它的自然灾害在四隅，在人体应在脾脏，其病在内为心腹，在外为肌肉四肢。

土运对应　其在果为李和栗；所充实的是汁液和核；在谷为豆和麻；在五味为酸、甘；在色为苍、黄；在畜类为牛和犬；在虫类为裸虫和毛虫。

治疗　中运雨化所导致的疾病，宜用味甘的药物或食物调和。

司天在泉

己酉年　上为阳明燥金司天，左边的间气为太阳寒水，右边的间气为少阳相火。下为少阴君火在泉，左边的间气为太阴湿土，右边的间气为厥阴风木。

阳明燥金司天则少阴君火在泉，故暴热至，地气变为暑热蒸腾，火热流行于冬令草木枯槁之时，气候不冷而流水不能结冰，蛰虫反而不藏。在人体因阳气郁于内而发病，出现寒热往来如疟，小便不正常，甚至发生心痛。

初之气，（大寒——惊蛰）主气为厥阴风木，客气为太阴湿土。

上年在泉之气迁移退位，阳明司天燥金用事，天气肃厉，寒雨之气布化，阴气开始凝集，水乃结冰。其发病为内热胀满，满目浮肿，赤眼，鼻塞衄血，喷嚏呵欠，呕吐，小便黄赤，甚则淋沥不通。

二之气，（春分——立夏）主气为少阴君火，客气为少阳相火。

二火用事，阳气乃布，人们会感到舒适，万物开始生长繁荣。若疫疠大行时，人们容易猝暴死亡。

三之气，(小满——小暑) 主气为少阴相火，客气为阳明燥金。

司天之政乃布，凉气乃行，客气之燥气与主气之热气相互交合，燥气极则湿气来复而润泽，人们易患寒热之病。

四之气，(大暑——白露) 主气为太阴湿土，客气为太阳寒水。

水土之气布化，寒雨降下。如发病则为猝然扑倒，谵语妄言，振动战栗，少气，咽喉干燥而引饮，以及心痛，痈肿疮疡，疟疾寒冷，骨痿软，便血等。

五之气，(秋分——立冬) 主气为阳明燥金，客气为厥阴风木。

秋行春令，草木又得生长而繁荣，人们也平和无病。

终之气，(小雪——小寒) 主气为太阳寒水，客气为少阴君火。

在泉之气用事，阳气敷布，气候温暖，蛰虫现于外面，流水不能结冰，人们也健康平安，阳气盛则易发温病。

阳明燥金司天的年份 燥气下临于地，风木之气起而用事，故脾土必受灾害，凄凉清冷之气常见，草木因被克伐而枯萎，人身肝脏之气上从天气，所以发病为胁痛、目赤、眩晕、动摇、战栗、筋痿不能久立。

此年阳明司天之政，其气不及，后天时而至，阳明燥金司天，其气急切，少阴君火在泉，其气盛明，金气不及，火气乘之，则阳气能专其令，炎暑之气大行，万物干燥而坚硬。金气不及则木无所畏，和风主治，风气与燥气相兼而流行于气交之内，使阳气多而阴气少，阳气盛极则必衰，衰则阴气来复，当四之气主客二气，即太阴与太阳主令时，云归于雨府，湿气敷布，干燥之气又变为润泽。

金气不及，火气乘之，会损伤属金之白色甲虫类，待水气来复之时又会损及属火之羽虫类。如果燥金清凉之气早至而急切，则属木的毛虫类乃死；如在泉之热气后至而急暴，则属金的介虫类乃受灾殃。金气与火气相合，以为功德，其在谷类，应于白色与赤色，间谷借间气太过而能成熟。其司天之政急切，其在泉之令猝暴，蛰虫不欲归藏，流水不能结冰。胜气与复气发作急暴，正常的气候被扰乱而不定，司天之清气与在泉之热气，持续于气交之内。人们易患寒热发作急暴，咽喉肿塞，咳嗽，振动寒栗，大小便不通畅等病。

这一年，介虫与司天同气，故介虫静而不能生育；羽虫与在泉同气，故多生育；火克金，故介虫不能生成。少阴君火在泉，寒毒之物及辛味的东西都不生，而其所主的辛、苦、甘味的东西生长繁茂，其在谷类应白色和火红色之类的作物。

治疗 其气化作用导致的疾病，司天清化所导致的宜用味苦性小温的药物或食物调治，在泉热化所导致的宜用味咸性寒的药物或食物调治，这就是所谓适宜的药食性味。

异常变化

若是上一年的少阳相火不退位时，炎热的气候则会发生于春季，由于暑热在后期布化，故冬季温暖而不冻，流水不冰，蛰虫出现。人们易患寒热交替发作、上部发热、少气、小腹坚硬而胀满，小便赤、便血、甚则血液外溢等症。

少阳相火不退位，本年的阳明燥金不能迁正，因此暑热之气施化于前，阳明燥金肃杀之气责之于后，草木反而繁荣。由于热化之令继续施布，燥令不行，也就是清冷急切之气不行，肺金又要患病，人们易患寒热、鼻塞、喷嚏、皮毛脆折、爪甲枯焦、甚则喘嗽上气、悲伤不乐等病。

这一年，太阴湿土应从上年司天的右间，降为本年在泉的左间。若遇到地苍木气过胜，太阴湿土不得降入地下，则会刚出现黄云而又有青色云霞显露，云气郁蒸而大风发作，雾气遮蔽，尘埃过胜，草木为之折损。

若太阴湿土日久不降，伏而不布，化为郁气，天空中则会出现黄色尘埃样的雾气，地上湿气郁蒸。人们易患头晕目眩，胸满腹胀，四肢疼痛、不能举动等病。

太阳寒水也应从上年在泉的右间，升为本年司天的左间，若遇到天芮土气过胜，太阳寒水升之不前。又或阳明司天，未能迁居于正位，太阳寒水也就不能升于司天的左间，土运应时而至，寒水之气欲升于司天的左间，受到土运的阻抑升之不前，则湿热相蒸，寒气发生于天地之间。人们易患泄泻如注，食谷不化等病。

若寒水不升，久而化郁，郁极则发，冷气又胜过客热之气，冰雹突然降下。人们热病生于内，阳气痹于外，反而发生心悸、懊恼烦热，暴烦厥逆，呃逆，足胫酸痛等病。

治疗与保养

因此在阳明司天之年，应当食用得岁气的谷类以安定正气，食用得间气的谷类以去邪气，本年当用咸味、苦味、辛味的药物以汗之、清之、散之的方法进行治疗，安定其不及的运气，使其免受邪气的干犯，折减其致郁的胜气，资助其不胜之气生化之源。

根据寒热的轻重，决定方宜的多少，若中运与在泉之热气相同时，应多用与司天凉气相同之品；若中运与司天之凉气相同时，应多用与在泉之热气相同之品。用凉药时，应避开凉气主令之时；用热药时，应避开温气主令之时。用饮食调养时，也应遵照这个原则，这是一般情况而言。若气候有反常变化时，就不必拘守这一原则，这是指的自然变化之道，若是违背了它，就会扰乱天地阴阳的自然规律。

2030 庚戌年

年　　运

庚戌年运生天气为小逆　中运庚为金，司天为太阳寒水，金生水故为小逆。此年上为太阳寒水司天，中为太商金运太过，下为太阴湿土在泉。

乙庚为金运，庚为阳年，故运为太商金运太过。金运之气为凉，其正常气化为雾露萧瑟，其反常变化为肃杀凋零，其致病为津液干燥，胸背满闷。

司天之气数为寒化一，对应于八风之数的东北方，如果出现胜复之气，则大雪纷飞，寒风阵阵。中运之气数为清化九，对应于八风之数的西方，如果出现胜复之气，则冷热交替，大雨时下。在泉之气数为雨化五，对应于中央之位，如果出现胜复之气，则大风常至，冷雨纷纷。

年运的排列顺序

年运五步：初之运春，二之运夏，三之运长夏，四之运秋，五之运冬。

主运五步：初之运少角，二之运太徵，三之运少宫，四之运太商，终之运少羽。

客运五步：初之运太商，二之运少羽，三之运太角，四之运少徵，终之运太宫。

庚戌年金运太过　金运太过称之为“坚成”，是指其有着强硬之气，能使万物刚直。

“坚成”的年份又称之为“收引”。是指这时的天气清爽结净；地气明朗安详，阳气也跟随着阴气的权力而生化，因为阳明燥金之气当权，于是万物都能成熟。但由于金气太过，秋收之气旺盛四布，以致长夏的化气只能顺从收气的行令，使其化气提早收成。

其气是削伐；其权力是严厉肃杀，它的表现是尖锐锋利而刚劲；其正常的性能是布散雾露凉风；其变化则是肃杀凋零的景象。人体则因变动而出现强烈的折伤和疮疡、皮肤病；如果发生病变，大都为气喘有声而呼吸困难。

金运太过，会剧变暴虐，各种树木受到影响，不能发荣，使得草木柔软脆弱。继而火起来复，好像夏天的气候前来相救，炎热天气又开始流行，使蔓草被烧灼而渐至枯槁。这时人们所发生的病变多是由火之邪气伤于肺脏所致。

金运太过，则燥气流行，燥邪之气伤肝，人们多病两胁及少腹疼痛，目赤肿痛，眼梢溃烂，耳朵听不到声音。

燥金之气过于亢盛，就会身体沉重而烦闷，胸部疼痛并牵引背部，两胁胀满而痛势下连少腹，在天上应金星光明。

金气太过，甚则发生喘息咳嗽，呼吸困难，肩、背、尻、阴、股、膝、髀、腓、胫、足等处都感疼痛的疾病。

如金气突然亢盛，水气下降，草木的生气也会收敛，枝叶为之干枯凋落，人们发病多见胁肋急剧疼痛，不能转动翻身，咳嗽气逆，甚至吐血、衄血。若太冲脉绝，多死亡，而无法治疗。

金运对应 在谷类是稻、黍；在畜类是鸡和马；在果类是桃和杏；在颜色是青、白、丹；在五味为酸、苦；其象征为秋天；在虫类为介虫、羽虫；所生成的物体是属于皮壳和筋络一类；在人体相应的经脉是手太阴、手阳明；在五脏为肺与肝；

治疗 中运清化所导致的疾病，宜用味辛性温的药物或食物调和。

司天在泉

庚戌年 上为太阳寒水司天，左边的间气为厥阴风木，右边的间气为阳明燥金。下为太阴湿土在泉，左边的间气为少阳相火，右边的间气为少阴君火。

太阳寒水司天则太阴湿土在泉，土能制水，故土气滋润，水流丰盛，太阳司天则寒水之客气加临于三之气，太阴在泉则湿土之气下加于终之气。水湿相合而从阴化，万物因寒湿而发生变化，应在人身上则水饮内蓄、腹中胀满、不能饮食、皮肤麻痹、肌肉不仁、筋脉不利，甚至浮肿、背部生痈。

初之气，（大寒——惊蛰）主气为厥阴风木，客气为少阳相火。

上年在泉之气迁移退位，温气大行，草木繁荣较早，人们易患疫疠病，温热病，出现身热，头痛，呕吐，肌肤疮疡等病。

二之气，（春分——立夏）主气为少阴君火，客气为阳明燥金。

寒气开始发生，凉气大行，阳气不得舒发，草木因遇到寒凉之气，也不易生长，火气受到抑制，人们也会感到凄惨，易患气郁不舒，腹中胀满等病。

三之气，（小满——小暑）主气为少阳相火，客气为太阳寒水。

司天之气施布其政令，寒气大行，雨乃降下，人们易寒病生于外，热病生于内，出现心热烦闷，下利如注，痈疽等病，热郁于内，易伤心神，若不急治，病多死亡。

四之气，（大暑——白露）主气为太阴湿土，客气为厥阴风木。

风湿二气，交争于气交，湿得风气乃化为雨，万物乃得盛长，化育成熟，人们易患大热少气，肌肉痿弱，两足痿软，下利赤白等病。

五之气，（秋分——立冬）主气为阳明燥金，客气为少阴君火。

阳气重新施化，草木之类又得盛长，化育成熟，人们也会感到舒畅无病。

终之气，（小雪——小寒）主气为太阳寒水，客气为太阴湿土。

在泉之气，施其政令，湿气大行，尘埃昏暗，阴寒之气凝集太空，笼罩郊野，人们会感到很凄惨。若是寒风骤至，土气不生，脾不得长养，虽有妊娠，亦多致死而不能生。

太阳寒水司天的年份　寒水之气下临于地，寒冷之气非其时而出现，寒气太过则水结成冰，因此火气被迫而顺从天气。火热之气起而用事，火气照耀显明，肺金必然受伤，人体的心脏之气上从天气，故人们发病则为心热烦闷、口渴咽干、喷嚏流涕、易于悲哀，时常哈欠。热气妄行于上，寒气报复于下，寒霜不时下降。因寒气复而神气伤，故发病为善忘，甚至心痛。

此年，太阳司天之政，其气太过，先天时而至。太阳寒水司天，其气肃厉，太阴湿土在泉，其气沉静。寒水之气临于太空，阳气不得施令，水土二气相合，以为功德，其在谷类，应于黑色与黄色。其司天之政严肃，其在泉之令徐缓，由于寒水之政大起，阳气不得伸张，湖泽中不见阳热的气焰升腾，火气则需等到其相应之时，方能舒发。主气少阳居中为三之气，因火气过胜，应时之雨水穷尽不降，四之气，在泉用事，雨水止极而云散，气还于太阴主令之时，云会于北极雨府之处，湿气乃得布化，万物为之润泽，太阳寒气施布于上，少阴雷火动而在下，寒湿之气持续于气交之中。人们易患寒湿病发作，肌肉痿弱，两足痿软不收，大便泄泻，血液外溢等症。

这一年，鳞虫与司天之气同，故鳞虫静不能生育；裸虫与在泉之气同，故多生育。太阴湿土在泉，燥毒之物及咸味和气热的东西都不生，而其所主的甘和咸味的东西生长繁茂，其在谷类应土黄色和黑色之类的作物。太阴在泉，是土居地位，所以其气化淳厚，足以制水，故咸味得以内守，其气专精而能生金，故辛味也得以生化，而与湿土同治。

治疗　其气化作用导致的疾病，司天寒化所致的宜用味苦性热的药物或食物调治，在泉雨化所致的宜用味甘性热的药物或食物调治，这就是所谓适宜的药食性味。

异常变化

若是上一年的阳明燥金不退位时，春天则会发生清冷之气，草木的繁荣向后推迟，寒气与热气相间发作。人们易患头晕目眩、呕吐、饮食不下、大便干燥、四肢不举或暴发泄泻等症。

阳明燥金不退位，本年的太阳寒水不能迁正，致使冬季寒冷之气反而改行于春季，肃杀霜冻之气在前，严寒冰雪之气在后，太阳的寒化之令，须待燥气过后，才能司天主治。若燥气过期不退，使时令失去正常规律，对人们就会发生灾害。若阳热之气来复而能施治，使凛冽之气不能发作，雾云待时而现，瘟疠就会发作，人们易患喉痹咽干、烦躁口渴、喘息有音等症。

这一年，少阳相火应从上年司天的右间，降为本年在泉的左间。若遇地玄水气过胜，则少阳相火不得降入地下。又或水运太过，先天时而至，水运居中承之，相火欲降而不得降，则会赤云始现，黑气又生。温暖之气才欲发生，寒冷之气突然而至，甚至降下冰雹。

若少阳相火日久不降，伏而不布，化为郁气。则会出现冷气之后又生热气，风火之气化为疫气，当火气显露之时，热病就要发作。人们易患面赤心烦，头痛目眩等病。

厥阴风木也应从上年在泉右间，升为本年司天的左间，若遇到天柱金气过胜，是木气升之不前。又遇到庚戌年，金运之气先天时而至，中运之胜气乃使木气突然升之不前。木气欲升天，金气抑制，而不得前，则发生清凉之气，风气反而减少。肃杀之气行于春季，霜露再次降临，草木因此而枯萎。人们易患瘟疫早发，咽喉干燥，两胁胀满，肢节皆痛等症。

当木气不升，久而化郁，郁极则发，就要出现大风摧拉折损，鸣声紊乱。人们易患卒中，半身麻痹，手足不仁等症。

治疗与保养

凡此太阳寒水司天之年，则火气郁而不行，宜食苦味以泻火，以燥治湿，以温治寒，必须折减其政郁之胜气，资助不胜之气的生化之源，抑制中运与天的太过之气，扶持被抑制的不胜之气，不要使运气猝暴太过而发生疾病，应当食用得发气的谷类以保全真气，避免虚邪贼风以安定正气。

根据中运与司天在运与其泉阴阳五行之气的同异裁定药食性味的多少而制之，运与气寒湿相同者，用燥热之品以化之；运与气寒湿不同者，用燥湿之品以化之。凡用寒性药品时，应避开寒气主令之时；用热性药品时，应避开热气主令之时；用凉性药品时，应避开凉气主令之时；用温性药品时，应避开温气主令之时；用饮食调养时，也应遵照这个原则，这就是一般情况而言。若气候有反常变化时，就不必拘守这一原则，若不遵守这些规律，就会导致疾病的发生，就是说要根据四时气候变化的具体情况，决定治疗原则。

2031 辛亥年

年　运

辛亥年运生天气为小逆，运与四孟月相合，又为支德符　中运辛为水，司天为厥阴风木，水生木故为小逆；亥属水，冬孟月也，辛亥水运临之，故又为支德符。此年上为厥阴风木司天，中为少羽水运不及，下为少阳相火在泉。

丙辛为水运，辛为阴年，故运为少羽水运不及。水运不及，则克我之土的雨气成为胜气，而我生之木的风气则为复气。此年，运气为寒，胜气为雨，复气为风。

水运不及，就会出现雨化的胜气和风化的复气，巳年与亥年相同。凡出现胜气复气的时候就是所谓的邪化日，灾害发生在东北方的一宫。司天之气数为风化三，对应于八风之数的东北方，如果出现胜复之气，则寒风阵阵，火热干燥。中运之气数为寒化一，对应于八风之数的东南方，如果出现胜复之气，则大雨时下，狂风常至。在泉之气数为火化七，对应于八风之数的南方，如果出现胜复之气，则湿热蒸腾，大雨滂沱。

年运的排列顺序

年运五步：初之运春，二之运夏，三之运长夏，四之运秋，五之运冬。

主运五步：初之运少角，二之运太徵，三之运少宫，四之运太商，终之运少羽。

客运五步：初之运少羽，二之运太角，三之运少徵，四之运太宫，终之运少商。

辛亥年水运不及　水运不及称之为“涸流”，是指其无封藏之气，使万物干枯。“涸流”的年份又称之为“反阳”，是指其藏气衰弱，不能行使其封藏的权力，因此火之化气昌盛，生长之气宣行而布达于四方。蛰虫应藏而不藏；土地润泽而泉水减少，草木条达茂盛，万物繁荣秀丽而丰满。因其气不能流畅，故其作用为暗中渗泄，其变动为症结不行。在人体的病变为痿厥和下部的症结，这是水运不及而从土化的关系，所以少羽与少宫相同；水运衰，土气用事，故有尘土昏郁的现象。

因水运不及，故尘埃样的雾气昏蔽或骤然下雨，但随之反见大风震动，摧折倒拔，其灾害应于北方，其数为一，这是木气来复，所以又见毛虫狐獾等善于变动而不主闭藏的动物出现。

水运不及，湿土之气因此大盛。水不制火，火气反而生旺，天气炎热，不时下雨，万物的生化很迅速，在谷类应黑色的黍类不能成熟。人们多患腹胀，身体困重，烦闷抑郁，大便溏泄，阴性疮疡脓水稀薄，腰股疼痛，下肢关节活动不利，两脚痿软疼痛，甚至足背浮肿逆冷等症，这是由于冬藏之气不能发挥作用，肾气不平衡的原故。

水运不及，土之邪气抑水，水起反应则生风木，因此大风暴发，使草类偃伏，树木凋零，生发的力量不能显露，木气太过，土气受伤，会使黄色的谷类没有收获。人们的面色会时时改变，出现两眼昏花，视觉不明或失常，视物体若分裂，筋骨拘急疼痛，活动不利，肌肉跳动抽掣，皮肤出现风疹。假若邪气侵入胸膈之中，就会心腹疼痛。

水运不及，辰、戌、丑、未月有尘沙飞扬而无暴雨的气候，则平常会有和风生发的正常气候。如果辰、戌、丑、未月出现飞沙走石，狂风暴雨的气候，则时时会有吹断的树木飘荡的现象发生。它的自然灾害在北方，在人体应肾脏，其病位内在腰脊骨髓，外在肌肉之会和小腿膝弯等处。

水运对应　其在果为枣、杏；所充实的是汁液和肉；在谷类为黍和稷；在五味为甘和咸；在颜色为黄和黑；在畜类为猪和牛；在虫类为鳞虫和裸虫；在音为羽、宫；其发病为干燥枯槁，应于五脏为肾。

治疗　中运寒化所导致的疾病，宜用苦味的药物或食物调和。

司天在泉

辛亥年　上为厥阴风木司天，左边的间气为少阴君火，右边的间气为太阳寒水。下为少阳相火在泉，左边的间气为阳明燥金，右边的间气为太阴湿土。

厥阴风木司天则少阳相火在泉，风火相煽，火气横行，地气便为之数热。因气候温热，蛰虫不藏而常见，流水不能成冰，其发病急速而迅猛。在人体则见因大热而消烁津液，血水下流。

初之气，（大寒——惊蛰）主气为厥阴风木，客气为阳明燥金。

寒气开始严厉，杀伐之气开始到来。人们易患寒病于右侧下方。

二之气，（春分——立夏）主气为少阴君火，客气为太阳寒水。

所以寒冷之气不去，杀伐之气施化，雪花飘，水成冰，霜乃降下，草类上部干焦，寒冷的雨水时常降下，若阳气来复则人们易患内部热证。

三之气，（小满——小暑）主气为少阳相火，客气为厥阴风木。

司天之政布化，大风时起，人们易患两目流泪，耳鸣，头目眩晕等病。

四之气，（大暑——白露）主气为太阴湿土，客气为少阴君火。

暑湿湿热之气交争于司天之左间，人们易患黄疸病，以至于浮肿。

五之气，（秋分——立冬）主气为阳明燥金，客气为太阴湿土。

燥气与湿气互有胜负，阴寒沉降之气乃得布化，风雨流行，寒气会侵及人们。

终之气，（小雪——小寒）主气为太阳寒水，客气为少阳相火。

由于少阳之烈火主令，阳气布化，蛰虫出现，流水不能结冰，地中的阳气得以发泄，草类又开始生长，人们也会感到舒适，其发病则为温热疫疬。

厥阴风木司天的年份　风木之气下临于地，兴起而隆盛。湿土之气起而用事，于是水气受到损伤。土从木化而受其克制，其功用亦为之变易。人体的脾脏之气上从天气，发病则身体沉重、肌肉枯萎、饮食减少、口败五味。风行于宇宙之间，云气与万物为之动摇。人们发病则目眩、耳鸣。

此年，厥阴司天之政，其气不及，后天时而至，中运与司天之气相同，均为木运平气。厥阴司天，少阳在泉，司天之气扰动，在泉之气正化，司天之风气生于高远之处，在泉之炎热自下而从之，云归于雨府，湿化之气流行。司天之政扰动，在泉之令迅速，司天之风气与在泉之火气相合，以为功德，其在谷类应于青色与赤色，间谷借间气太过而能成熟，其易耗损具有纹角样的虫类及羽类动物。风气、燥气、火气、热气，互为胜复，交替发作，蛰虫出现，流水不能结冰，热病生于人之下部，风病生于人之上部，风气与燥气互为胜复，见于人体中部。

这一年，毛虫与司天同气，故不能生育，亦不耗损；羽虫同在泉之气，故得以生育；火能克金，故介虫不能生成。少阳相火在泉，寒毒之物不生，火能克金，辛味的东西因被克而不生，而其所主的苦和酸味的东西生长繁茂。其在谷类应青色和火红色一类的作物。

治疗　其气化作用导致的疾病，司天风化所致的宜用味辛性凉的药物或食物调治，在泉火化所致的宜用味咸性寒的药物或食物调治，这就是所谓适宜的药食性味。

异常变化

若是上一年的太阳寒水不退位时，春季则发生寒冷的气候，阴沉之气昏暗覆盖，冰雹降下，至二之气时，如果寒气尚未退去。人们易患寒痹厥逆、阴痿不用、小便失禁、腰膝皆痛等病，瘟疠之发作也会较晚。

太阳寒水不退位，本年的厥阴风木不能迁正，风气欲施其令而寒气不退，温暖的气候不能应时施化，会失去正常的春令，造成花卉枯萎，人们也易怒、患淋病、小便赤、目系转、转筋等病。

这一年，阳明燥金应从上年司天的右间，降为本年在泉的左间。若遇到地形火气过胜，阳明燥金不能降入地下，则天气清冷而肃降，如果火气显露则温热反作。早晚有大凉之气，而白天湿热之气却又发作。人们会感到体沉困倦，夜卧不安，易患咽喉干燥，口渴引饮，懊恼烦热等病。

若阳明燥金日久不降，伏而不布，化为郁气。天气会清凉而寒冷，远处有白色雾气发生。人们易患眩晕，两胁作痛，双目视物不清，手足强直，麻木不仁等病。

少阴君火也应从上年在泉的右间，升为本年司天的左间，因遇到厥阴司天，未能迁正于正位，少阴君火也就不能升于司天的左间，这是由于水运在中间阻抑所致。少阴君火欲升为司天的左间，受到水运的阻抑而升之不前，则清凉寒冷的气候再度发作，早晚都有冷气出现。人们会因阳气伏郁内而生烦热，出现心神惊悸，寒热交作等病。

君火不升，久而化为郁气，郁极则发，就会出现暴热，火热之风气积聚覆盖于上，化为疫气，疫疠之气逢温暖之时乃发。火气暴露化为火疫，则可出现心烦而躁动口渴等症。渴甚的可以泻其火热，则诸症可止。

治疗与保养

凡此厥阴司天之年，必须折减其致郁之气，资助不胜之气的生化之源，赞助其不及的运气，不要使邪气太胜。本年宜用辛味以调治司天之风邪；用咸味以调治在泉之火邪。少阳相火，其性尤烈，不可轻易触犯，应当慎重调治。

用温性药物时，应避开温气主令之时；用热性药物时，应避开热气主令之时；用凉性药物时，应避开凉气主令之时；用寒性药物时，应避开寒气主令之时；用饮食调养时，也遵照这个原则。若气候反常变化时，就不必拘守这一原则，这是一般规律，若不遵守这些规律，就会导致疾病的发生。

2032 壬子年

年　　运

壬子年运生天气为小逆　中运壬为木，司天为少阴君火，木生火故为小逆。此年上为少阴君火司天，中为太角木运太过，下为阳明燥金在泉。

丁壬为木运，壬为阳年，故运为太角木运太过。木运之气为风气鼓动，其正常的气化功能为风声紊乱，物体启开。其反常的变化为大风震撼，摧毁折拔，其致病为胁下支撑胀满。

司天之气数为热化二，对应于八风之数的西南方，如果出现胜复之气，则湿热交争，大雨时下。中运之气数为风化八，对应于八风之数的东方，如果出现胜复之气，则寒风阵阵，燥热干旱。在泉之气数为清化四，对应于八风之数的西北方，如果出现胜复之气，则燥热干旱，湿热交争。

年运的排列顺序

年运五步：初之运春，二之运夏，三之运长夏，四之运秋，五之运冬。

主运五步：主运与客运之气相同，气得正化，起于太角，终于太羽。

客运五步：初之运太角，二之运少徵，三之运太宫，四之运少商，终之运太羽。

壬子年木运太过　木运太过称之为“发生”，是指其会过早地散布温和之气，使万物提早发育。“发生”的年份又称之为“启陈”，是指这时的土气疏松虚薄，草木之青气发荣，阳气温和布化于四方，阴气随阳气而动，生长之气淳厚，万物因此而欣欣向荣。

其变化为发生，万物得其气则秀丽；其功能为布散；其表现为舒展畅达；其正常的性能是风和日暖，使万物奢靡华丽，推陈出新，若变动则为狂风震怒，折树拔根；在人体的变动是眩晕和巅顶部的疾病；若发病则为怒。这是木运太过的缘故。

木运太过则相当于金气司天，故太角与上商同。木气太过如果失去了正常的性能，金之收气就会来复，以致发生秋令劲切的景象，气候清凉，甚至会有肃杀之气，使草木凋零。若人们发生病变，就是金之邪气伤于肝脏。

木运太过，则风气流行，脾土受其侵害，人们多患肚腹胀满、烦闷抑郁、肠中鸣响、饮食减少、肢体沉重无力、消化不良的泄泻等症，这都是由于木气太过的缘故。

如果出现易怒，头昏眼花，好像天上的云在飞跑，地上的万物迅速变动，草木动摇不定，甚至树倒草偃等头部病症，这是土气无权，木气独胜的现象。（胡按：美尼尔综合征的病因病机）

如病人胁部疼痛，呕吐不止。若冲阳脉绝，多死亡而无法治疗，这是木胜而金气制之的结果。

木运对应　其在谷类为麻、稻；在畜类为鸡、犬；在果实为桃、李；在颜色为青、黄、白三色杂见；在五味为酸、甘、辛；其象征为春天；在虫类为毛虫、介虫；在物体为内外坚硬的一类；其在人体经络为足厥阴、足少阳；在内脏为肝、脾。

治疗　中运风化所导致的疾病，宜用酸味的药物或食物调和。

司天在泉

壬子年，上为少阴君火司天，左边的间气为太阴湿土，右边的间气为厥阴风木。下为阳明燥金在泉，左边的间气为太阳寒水，右边的间气为少阳相火。

少阴君火司天则阳明燥金在泉，故地气干燥而清净，肃杀之气行令，寒凉之气常至，草木发生变化。在病变则为胁痛、好叹息。

初之气，（大寒——惊蛰）主气为厥阴风木，客气为太阳寒水。

上年在泉之气迁移退位，少阳之暑气将要退去，寒冷之气始至，蛰虫重又归藏，水结为冰，霜又降下，主气之风受客气之影响而凛冽寒冷，阳气因此被郁，不能宣发，人们应当居处周密，躲避寒气，以免发生关节强硬，活动不灵，腰部与臀部疼痛等疾病。初之气后，炎暑之气即将要发生，其可导致内部与外部疮疡的病变。

二之气，（春分——立夏）主气为少阴君火，客气为厥阴风木。

阳气乃得舒布，风气乃得流行，春气属于正化之令，可使万物繁荣昌盛。偶有寒气而至，但因主客二气均数阳，亦无大碍，所以人们仍然会感到平和。其发病为小便淋沥，目视不清，两眼红赤，气郁于上部则发生热病。

三之气，（小满——小暑）主气为少阳相火，客气为少阴君火。

司天之气布化，主客二气皆为火，所以大火流行，万物蕃盛而鲜明，寒气有时而至。人们易患气逆心痛，寒热往来，咳嗽气喘，目赤肿痛等病。

四之气，（大暑——白露）主气为太阴湿土，客气亦为太阴湿土。

暑湿俱至，大雨时常降下，寒热交替而至。人们易患寒热，咽喉干燥，鼻塞，衄血，黄疸，水饮发作等病。

五之气，（秋分——立冬）主气为阳明燥金，客气为少阳相火。

少阳之烈火降临，暑气又至，阳热之气生化，万物又出现生长繁荣的景象，人们会感到安康，其发病为温病。

终之气，（小雪——小寒）主气为太阳寒水，客气为阳明燥金。

燥气流行，由于燥金之收敛，使五之气的余火隔拒于内，不得外泄，就会出现上部肿胀，咳嗽气喘，甚则血液外溢。若寒气时常发作，则雾气弥漫，其病多发生于皮肤。若邪气居于胁部，向下连及少腹则会出现内部寒冷的病。至终气之末，在泉之气将要发生改变。

少阴君火司天的年份　火热之气下临于地，暑热如火，有溶化金石之状。燥金之气起而用事，草木必然受到损伤。人体的肺脏之气上从天气，人们则病发寒热、气喘、呕吐、喷嚏、鼻涕、衄血、鼻塞不通。如果暑热流行过甚，则病发疮疡、高热。

此年少阴司天之政，其气太过，先天时而至，少阴司天，阳明在泉，在泉之气肃杀，司天之气光明。初之气，客气之寒与上年终气少阳之暑相交，司天之热与在泉之燥气相加，云驰于雨府，湿化之气乃得流行，雨乃应时而降。司天之光明，在泉之气急切，金之燥气与火之热气相合，以为功德，其在谷类应于赤色与白色。

水之寒气与火之热气相持于气交，为疾病发生的起因，热性病变发生在上部，凉性病变发生在下部，寒气与热气相互侵犯而争扰于中部。人们易患咳嗽气喘，鼻塞喷嚏，血液上溢或下泻，目赤，眼角疮疡，若寒气厥逆入于胃部，则出现上部肿胀，咽喉干燥，心痛腰痛，腹部胀大等病。

这一年，羽虫同司天之气，故不生育，亦不耗损；介虫同在泉之气，故得以生育；（金克木）故毛虫不能生育。阳明燥金在泉，湿毒之物及味酸和属湿的东西都不生，而其所主的辛、苦、甘味的东西生长繁茂。其在谷类应火红色和素色一类的作物。

治疗　其气化作用导致的疾病，司天热化所致的宜用味咸性寒的药物或食物调治，在泉清化所致的宜用味酸性温的药物或食物调治，这就是所谓适宜的药食性味。

异常变化

若是上年的厥阴风木不退位时，则大风早起，时雨不能下降，湿令不能施化，人们易患瘟疫、斑疵偏废。若风气发生，会普遍出现肢节疼痛、头目痛。如果伏热在内，会出现心烦、咽喉干燥、口渴引饮等病。

厥阴风木不退位，则本年的少阴君火不能迁正，冷气就不退，春天会先冷而后寒，温暖之气不能应时施化，人们易患寒热、腰脊强直、四肢烦痛等病。虽然上年的厥阴木气有余，但其不退位的时间不能超过主气、二之气君火当令之时。

这一年，太阳寒水应从上年司天的右间，降为本年在泉的左间。若遇到地阜土气太过，太阳寒水不能降入地下，天空则会暴露黑气，昏暗凄惨。才出现黄色尘埃样的雾气又有湿气弥漫。寒气布化之后，又会出现热化与湿化之令。

若太阳寒水日久不降，伏而不布，化为郁气，就会天气阴沉，热气与湿气交替发作。人们易患大厥，四肢倦怠、沉重，阴痿少力等病。

太阴湿土也应从上年在泉的右间，升为本年司天的左间，若遇到天冲木气过胜，则土气升之不前。又或壬子年，土运之气先天时而至，中运木气阻抑土气，土气升之不前，使风土尘埃四起，雨湿之气不能布化。人们易患风厥，涎液上涌，半身麻痹不遂，腹部胀满等病。

土气不升，久而化郁，郁极则发。湿气不能布化，雨水就要减少，就会发生土气的埃尘化为疫病。人们患病就容易死亡，易患六腑胀满闭塞、黄疸以及面部、四肢等病。

治疗与保养

凡此少阴司天之年，必须抑制其太过的运气，资助岁气所胜之气，折减其郁而将发之气，先取所不胜之气的化源，不要使运气猝暴太过而发生疾病。食用得岁气的谷类保全真气，食用得间气的谷类以避虚邪，本年宜用咸味以软之，以调其上部，甚则用苦味以发之，用酸味以收之，以安其下部，甚则用苦味以泻之。应根据中运与岁气的同异，而制定用多或用少，中运与司天之气同为热者，用寒凉之品以化之；中运与在泉之气同为凉者，用温热之品以化之。用热性药物时，应避开热气主令之时；用凉性药物时，应避开凉气主令之时；用温性药物时，应避开温气主令之时；用寒性药物时，应避开寒气主令之时；用饮食调养时，也应遵照这个原则，若气候有反常变化时，就不必拘守这一原则，这是一般的规律，若不遵守这些规律，就会导致疾病的发生。

2033 癸丑年

年　　运

癸丑年运生天气为小逆　中运癸为火，司天为太阴湿土，火生土故为小逆。此年上为太阴湿土司天，中为少徵火运不及，下为太阳寒水在泉。

戊癸为水运，癸为阴年，故运为少徵火运不及。火运不及，则胜我之水的寒气成为胜气，而我生之土的雨气则为复气。此年，运气为热，胜气为寒，复气为雨。

火运不及，则可出现寒化的胜气和雨化的复气，未年与丑年相同。凡出现胜气复气的时候就是所谓的邪化日，灾害发生在西方的九宫。司天之气化为雨化五，对应于中央之位，如果出现胜复之气，则风雨交加，冷气袭人。中运之气数为火化二，对应于八风之数的西南方，如果出现胜复之气，则暑湿蒸腾，大雨时下。在泉之气数为寒化一，对应于八风之数的东北方，如果出现胜复之气，则大雪漫天，风起云涌。

年运的排列顺序

年运五步：初之运春，二之运夏，三之运长夏，四之运秋，五之运冬。

主运五步：初之运太角，二之运少徵，三之运太宫，四之运少商，终之运太羽。

客运五步：初之运少徵，二之运太宫，三之运少商，四之运太羽，终之运少角。

癸丑年火运不及　火运不及称之为“伏明”，是指其因缺少温暖之气，所以使万物暗淡无光。伏明的年份又称之为“胜长”，是指其生长之气不能发扬，藏气反而布散，收气也擅自行使职权，使生化之气平定而不能发展，寒冷之气常现，暑热之气衰薄，万物虽承土的化气而生，但因火运不足，虽生而不能成长，虽能结果，然而很小，及至该生化的时候，已经衰老。

阳气屈服，蛰虫早藏。因火气郁结，当其发作时，必然横暴，其变动隐现多变。若发生病变则为精神昏乱，悲哀易忘，这是火运不及而从水化的缘故。所以少徵和少羽相同。

火运不及，火运衰，所以会有阴凝惨淡，寒风凛冽的现象，但随之而暴雨淋漓不止，其灾害应于九（南方）。这时土气来复，以致乌云蔽日，暴雨下注，雷霆震惊，阴雨连绵。

火运不及，寒气旺盛，夏天生长之气不能发挥作用，就缺乏积极向上的力量，万物就不会生长茂盛。阴寒凝滞之气过盛，阳气不能生化，繁荣美丽的生机就受到了摧残，赤色的谷类不能成熟。人们患病就会出现心痛，胸胁部胀满、疼痛，上胸部、背部、肩胛之间及两臂内则都感疼痛，抑郁眩晕，头目不清，突然失音，胸腹肿大，胁下与腰背相互牵扯而痛，甚至四肢蜷曲不能伸展，髋骨与大腿之间不能活动自如。

火运不及，火被水抑，火起反应则生土气来复，于是云雾郁冒，大雨倾盆，水气受到抑制，黑色的谷类不能成熟。故病见腹中疼痛胀满，饮食不下，寒冷鸣响，大便溏泄如注，两足拘挛、萎缩、麻木、不能行走。

火运不及，如果夏天有景色明显的正常气候，那冬天也就有严肃寒冷的正常时令。如果夏天反见萧条凄惨寒冷的冬天气候，那时常会有倾盆大雨的反应。它的自然灾害在南方；在五脏为心，其病位内为胸胁部，外在经络。

火运对应　其在果为栗和桃，其所充实的是络和汁液。在谷为豆和稻，在五味为苦和咸，在颜色为玄和丹，在畜类为马和猪，在虫类为羽虫和鳞虫，在气候主冰雪霜寒，在声音为徵、羽，在人体病发为痛，应于五脏为心。

治疗　中运火化所导致的疾病，宜用味咸性温的药物或食物调和。

司天在泉

癸丑年　上为太阴湿土司天，左边的间气为少阳相火，右边的间气为少阴君火。下为太阳寒水在泉，左边的间气为厥阴风木，右边的间气为阳明燥金。

太阴湿土司天则太阳寒水在泉，大寒便至，地气阴凝闭藏，蛰虫很早就伏藏。人们发病则心下痞塞而痛。

初之气，（大寒——惊蛰）主气为厥阴风木，客气亦为厥阴风木。

上年在泉之气，迁移退位，由于主客二气相同，春得气化之政，风气乃来，生发之气布化，万物因此繁荣，人们会感到调畅舒适，由于湿气为风气所迫，降雨会比较迟。人们易患血液外溢，筋拘强直，关节不利，身体沉重，筋脉痿软等病。

二之气，（春分——立夏）主气为少阴君火，客气亦为少阴君火。

主客二气相同，火得气化之政，万物因此而能生化，温气与热气相迫，雨水乃按时降下。人们也会感到平和，其发病为温热病与疫疠大行，远近的患者病皆相同。

三之气，（小满——小暑）主气为少阳相火，客气为太阴湿土。

司天之气布化，湿气下降，地气上升，寒气随之而来，雨水时常降下。如果人们感受了寒湿之邪，则易患身体沉重浮肿，胸腹胀满等病。

四之气，（大暑——白露）主气为太阴湿土，客气为少阳相火。

相火驾临于主气之上，湿热合化，地气上升，与天气否隔不通，早晚俱有寒风吹来。热气与寒气相迫，像烟雾一样凝集于草木之上。如果湿化之气不能流动，则白露阴布，成为秋令。

五之气，（秋分——立冬）主气为阳明燥金，客气亦为阳明燥金。

凄惨寒凉之气已行，寒露早至，霜乃降下，草木为之萎黄凋落，这时寒气容易侵及人体，所以善于养生的人们应该知道居处周密，人们易患皮肤与腠理等部位的疾病。

终之气，（小雪——小寒）主气为太阳寒水，客气亦为太阳寒水。

寒气大起，湿气大化，阴气凝结，霜乃聚积，水结成冰，阳光不能施治。人们感受了寒邪，则易患关节强急，活动不灵，腰部与臀部疼痛等病，乃是由于寒湿之气相持于气交所致。

太阴湿土司天的年份 湿气下临于地，寒水之气起而用事，火气必然受到损伤。人身肾脏之气上从天气，人们发病会因机体阳气大衰，不能振奋而出现胸中不爽、阴痿等症。当土旺之时又会感腰臀部疼痛，转动不便或厥逆。

若寒气太过则土地冻裂，冰冻坚硬，寒水外化上乘肺金，故人们少腹痛，常常妨碍饮食。若水气增多，则口味觉咸，治疗时必使水气通行外泄，方可减退。

此年，太阴司天之政，其气不及，后天时而至。太阴司天，太阳在泉，其气皆阴，阴专其令，阳气退避，时常有大风兴起。司天之气下降于地，在泉之气上腾于天，原野上白色的雾气四起，使天空昏暗，云奔于南极雨府，由于太阴湿土与太阳寒水主令，故寒雨频频降下，万物成熟于夏末秋初。人们易患寒湿，腹部胀满，全身肿胀，浮肿，痞满气逆，寒气厥逆，筋脉拘急等病。

湿气也与寒气相合，以为功德，天空昏暗，黄黑色尘埃样的雾气流行于气交之内，司天之政严肃，在泉之令寂静，其在谷类应于黄色与黑色。由于司天之阴气凝集于上，在泉之寒气积聚于下，寒水之气胜于火气，则会出现冰雹，使阳光之气不能施治，阴寒肃杀之气乃得通行。所以对于谷物的种植，在太过之年应在高地，在不及之年应在低地，在太过之年应晚种，在不及之年应早种，间谷借间气太过而得以成熟，种植作物不仅要看土地条件是否有利，而且还要根据气化的情况而定，人们对于养生之道，也必须符合这些情况。

这一年，裸虫与司天同气，故不生育，亦不耗损；鳞虫与在泉之气同，故多生育；水克火，故羽虫不能生成。太阳寒水在泉，热毒之物及苦味的东西都不生，而其所主的淡和咸味的东西生长繁茂，其在谷类应土黄色和黑色一类的作物。

治疗 其气化作用导致的疾病，司天雨化所致的宜用味苦性温的药物或食物调治，在泉寒化所致的宜用味甘性热的药物或食物调治，这就是所谓适宜的药食性味。

异常变化

若是上一年的少阴君火不退位时，温暖之气则发生于春冬季节，蛰虫早早出现，草木提前发芽生长。人们易患膈热咽干、血液外溢、惊骇、小便赤涩、丹、瘤、疹、疮疡、留毒等病。

少阴君火不退位，本年的太阴湿土不能迁正，雨气欲布其令，由于少阴君火仍居天位而治之，所以温暖之气亢盛而缺少雨泽，使雨水不能及时下降，万物会出现枯焦的现象，应当生长发育的也不能生发。人们易患大腹水肿、胸满不食、飧泄胁满、手足肢节肿痛、四肢不举等病。

这一年，厥阴风木应从上年司天的右间，降为本年在泉的左间。若遇到地晶金气过胜，则厥阴风木降之不前，其气被抑而变为郁气。木被金承，降之不下，青色尘埃样的雾气远见于上，白色的雾气承之使其不下，大风时起。尘埃样的雾气使天空昏暗，肃杀之气施布其令，清燥之气行杀令，霜露再次降下。

若木气日久不降，其气被抑，化为郁气，就会发生风气与燥气伏郁。天气才开始温暖反又清冷；草木已经萌芽生长，严寒霜冻又至。蛰虫不能出现。人们也会惧怕这种清凉之气伤害脏气。

少阳相火也应从上年在泉的右间，升为本年司天的左间，若遇到天篷水气过胜，则少阳相火升之不前。又或太阴司天，未能迁居于正位，少阳相火也就不能升于司天的左间，这是由于水运已至而阻抑所致。少阳之气欲升为司天的左间，受到水运的阻抑升之不前，则寒冷的雾露反而布化，气候凛冽如似冬季，河水干枯，冰冻再次凝结，这时会突然出现温暖的气候，紧接着又有寒气布化，忽冷忽热，发作不时。人们易患因阳气伏郁在内，烦热生于心中，出现心神惊骇，寒热交作等病。

由于相火升之不前，不能繁荣昌盛，久而化为郁气，郁极则发，就会出现暴热之气，暴热之气积聚覆盖于上，变为伏热内烦，化为疫疠，就会出现肢体麻痹而厥逆，甚则发生血液外溢的疾病。

治疗与保养

凡此太阴司天之年，必须折减其致郁的邪气，而取其不胜之气的生化之源，补益不及的岁气，不使邪气过胜，食用得岁气的谷类以保全真气，食用得间气的谷类以保养精气。所以本年宜用苦味的药物，用燥性以去湿，用温性以去寒，甚则用发泄的方法以去湿邪。如果不发不泄，湿气向外溢出，肌肉溃烂，皮肤破裂，则血水交相外流。必须赞助阳火之气，使其能抵御严寒，应根据岁运与岁气之属性的异同，以制定药物性味的多少。

岁运与岁气同为寒气的，用热性之品；岁运与岁气同为湿性的，用燥性之品；运与气不同者，少用调和之品；相同的，多用调和之品。用凉性药品时，应避开凉气主令之时；用寒性药品时，应避开寒气主令之时；用温性药品时，应避开温气主令之时；用热性药品时，应避开热气主令之时；用饮食调养时，也应遵照这个原则，若气候有反常变化时，就不必拘守这一原则，这是一般规律，若不遵守这些规律，就会导致疾病的发生。

2034 甲寅年

年　　运

甲寅年天气生运为顺化　中运甲为土，司天为少阳相火，火生土故为顺化。此年上为少阳相火司天，中为太宫土运太过，下为厥阴风木在泉。

甲己为土运，甲为阳年，故运为太宫土运太过。土运之气为阴雨，其正常气化为柔软厚重润泽，其反常变化为风飘雨骤，震撼惊骇，其致病为身重浮肿，水饮痞满。

司天之气数为火化二，对应于八风之数的西南方，如果出现胜复之气，则暑湿蒸腾，大雨滂沱。中运之气数为雨化五，对应于中央之位，如果出现胜复之气，则寒风阵阵，冷雨常至。在泉之气数为风化八，对应于八风之数的东方，如果出现胜复之气，则寒风凛冽，火热干燥。

年运的排列顺序

年运五步：初之运春，二之运夏，三之运长夏，四之运秋，五之运冬。

主运五步：初之运太角，二之运少徵，三之运太宫，四之运少商，终之运太羽。

客运五步：初之运太宫，二之运少商，三之运太羽，四之运少角，终之运太徵。

甲寅年土运太过 土运太过称之为“敦阜”是指其因为有浓厚坚实之气，反而使万物不能成形。敦阜的年份又称之为“广化”。是指其德性浑厚而清静，能使万物顺时生长及至充盈。土的至阴之气充实，万物则能生化而有形。土运太过，可见土气蒸腾如烟雾，笼罩在山丘之上，大雨常下，湿气用事，燥气退避。

其化圆满；其气丰盛；其权力则为静；其表现是周密而详备；其变动则湿气积聚；其性能柔润，使万物不断得到润泽；其变化则为暴雨骤至，雷霆震动，山崩堤溃。在病变为腹中胀满，四肢沉重，举动不便。由于土运太过，木气来复，所以，大风迅速而来，其所见的疾病多由木之邪气伤于脾脏。

土运太过，雨湿之邪气流行，肾受湿邪。人们多病腹痛，情绪忧虑，身体困重而烦闷，四肢厥冷，这是土气太过所致。

土运太过则土病，土病则不能制水，以致水饮之邪积于体内而生胀满，饮食减少，四肢无力，不能举动，甚至肌肉枯萎，两足痿弱不能行动，抽掣挛痛。

若遇土旺之时，水气无权，土气独旺，湿令大行，因此泉水喷涌，河水高涨，本来干枯的池沼也会滋生鱼类。若是木气来复，则会出现风雨暴至，使堤岸崩溃，河水泛滥，陆地也可出现鱼类。人们就会病肚腹胀满，大便溏泄，肠鸣，泄泻不止。太溪脉绝，多死亡而无法治疗。

土运对应 在谷类为稷、麻；在畜类为牛、犬；在果类为枣、李；在色为黄、黑、青；在五味为咸；其象征为长夏；在虫类为裸虫、毛虫；在物体属于人体肌肉和植物果壳之类；在人体的经络是足太阴、足阳明；在五脏是脾、肾。

治疗 中运雨化所致的宜用咸味的药物或食物调和。

司天在泉

甲寅年 上为少阳相火司天，左边的间气为阳明燥金，右边的间气为太阴湿土。下为厥阴风木在泉，左边的间气为少阴君火，右边的间气为太阳寒水。

少阳相火司天则厥阴风木在泉，风气流行于地，会出现沙尘飞扬景象，人们发生的病变多为胸膈不通、心痛、胃脘痛、厥逆等症，其变化急暴快速。

初之气，（大寒——惊蛰）主气为厥阴风木，客气为少阴君火。

上年在泉之气，迁移退位，风气胜时则摇动不宁，主客二气木火相生，寒气乃去，气候大温，草木因此而繁荣。虽然有时寒气来袭，但不能行其杀伐之令。这时会有温热病发生，其发病为气郁于上，血液外溢，出现头痛，目赤，咳嗽气逆，胁部胀满，血崩，皮肤肌腠生疮等病症。

二之气，（春分——立夏）主气为少阴君火，客气为太阴湿土。

火气反为湿土之气郁遏而不发，白色云雾四起，云气归于雨府，风气若是不胜湿土之气，则雨水降下。人们的身体安康。如其发病则为热郁于上部，出现头痛身热，神志昏愦不清，胸中与咽喉不利，咳嗽气逆，呕吐，疮疡发生于内部，脓疮等病症。

三之气，（小满——小暑）主气为少阳相火，客气亦为少阳相火。

主客气同，司天之气施布政令，炎暑乃至，少阳相火上临，火气过甚，故雨水穷尽而不降。人们易患因热病在内而出现的耳聋目瞑，目赤，喉痹，口渴，咳嗽，呕吐，血外溢，鼻塞衄血，喷嚏呵欠，脓疮等病。

四之气，（大暑——白露）主气为太阴湿土，客气为阳明燥金。

阳明主令，凉气乃至，炎暑之气间时而化，白露降下，人们也平和无殃，其发病为胀满身重。

五之气，（秋分——立冬）主气为阳明燥金，客气为太阳寒水。

阳气乃去，寒气乃至，雨水乃降，由于阳气收敛，生气门闭，刚硬的树木早为凋零，通晓养生之道者，都会居处周密，避开寒邪。

终之气，（小雪——小寒）主气为太阳寒水，客气为厥阴风木。

在泉之气得其正化之位，风气乃至，万物反而有生发之势，雾气开始流行。由于气机外泄，阳气不能敛藏，其应关闭反而不能禁锢者，就会出现心痛，咳嗽等症。

少阳相火司天的年份　火气下临于地，火热如烧灼，虽然燥金之气起而用事，但金气为之变革，且被消耗，地上的草木也受到损害。火气太过，暑热流行，人体的肺脏之气上从天气，如发生病变则出现寒热、咳嗽、喷嚏、流涕、鼻塞不通、衄血、口疮、浮肿等症。

此年，少阳司天之政，其气太过，先天时而至，司天之气得其正化之位。厥阴风木在泉，其气扰动不宁，大风突然而起，草木卧倒，飞沙走石。少阳炎热之气为之流行，岁半之前，为君火相火与太阴湿土行令之时，阴气流行，阳气布化，雨乃应时而降。少阳司天为火，厥阴在泉为木，木火相生，故同为功德，其在谷类应于赤色与青色，其司天之政严厉，在泉之令扰动，所以司天之热与在泉之风相参而敷布，云雾沸腾，流动不定，太阴湿土之气横行气交，寒气有时而至，与凉雨并起。人们易患寒病生于内为泄泻胀满，外部生疮疡等病。如果寒热之气，反复发作，人们易患疟疾，呕吐，泄泻，耳聋，目瞑，上部气郁肿胀而颜色改变等病。所以聪明圣智的人，遇到这种情况时，总是能调和阴阳，顺从寒热以适之，绝不与之抗争。

这一年，羽虫与司天同气，故羽虫不能生育，亦不耗损；毛虫与在泉同气，故多生育；木克土，故鳞虫不能生成。厥阴风木在泉，消毒之物及甘味的东西都不生，而其所主的酸和苦味的东西生长繁茂，其在谷类应青色和红色之类的作物。厥阴在泉，少阳司天，上阳下阴，木火相合，故其气化专一，其味纯正。

治疗　其气化作用导致的疾病，司天火化所致的宜用味咸性寒的药物或食物调治，在泉风化所致的宜用味辛性凉的药物或食物调治，这就是所谓适宜的药食性味。

异常变化

若是上一年的太阴湿土不退位时，寒冷与暑热不时发生，天空昏暗，尘埃样的雾气弥漫，湿令不去，人们易患腹满、饮食不下、四肢少力、泄泻如注、小便失禁、足胫寒冷或小便频数淋漓、阴痿、大便闭塞等症。

太阴湿土不退位，则本年的少阳相火不能迁正，炎热的化气就不能施布其令，植物的幼苗就不能繁荣，少阳之气晚治则酷暑见之于秋季，肃杀之气亦必晚至，霜露不能应时而降，人们易患疟疾、骨蒸、心悸惊骇、甚则血液外溢等病。

这一年，少阴君火应从上年司天的右间，降为本年在泉的左间。若遇到地玄水气过胜，少阴君火欲降，而水运居中承之，使君火不得降下，就会出现赤色之云气始生，而黑色之云气又现。温暖的气候刚使万物舒适，寒气又发作，天气凄凉，寒雪降下。

少阴君火伏而不降，化为郁气，郁久必发，所以，寒气过胜之后，就有热气发生，火风化为疫气。人们易患面赤心烦、头晕目眩等病。火气暴露之后，温病就要发生。

阳明燥金也应从上年在泉的右间，升为本年司天的左间，若遇到天英火气过胜，金气欲升为司天之左间，中运之火阻抑，金气升之不前，则应时之雨不能降下，西风频作，土地干燥，咸卤出现。人们易患上部热病，气喘咳嗽，血液外溢等病。

当金气不升，久而化郁，郁极则发，就会出现清冷肃杀之气，白色的雾霭笼罩天空。人们易患胁下胀满，喜悲伤，伤寒、鼻塞、喷嚏，咽喉干燥，皮肤干燥，手部拆裂等症。

治疗与保养

凡此少阳司天之年，必须抑制中运与司天的太过之气，赞助所不胜之气，折减其致郁的胜气，资助不胜之气的生化之源，则猝暴，太过之气不能发生，重病可以不生。所以本岁当用咸味、辛味及酸味药物，用渗泄水渍发散等方法进行治疗，观察气候的寒热变化，以调治其太过之邪气，若中运遇太角、太徵与岁气风热相同之年，应多用寒化之品；若中运遇太宫、太商、太羽与岁气风热不同之年，应少用寒化之品。用热性药品时，应避开热气主令之时；用温性药品时，应避开温气主令之时；用寒性药品时，应避开寒气主令之时；用凉性药品时，应避开凉气主令之时；用饮食调养时，也应遵照这个原则，若气候有反常变化时，就不必拘守这一原则，否则就会导致疾病的发生。

2035 乙卯年

年　　运

乙卯年运与司天相合为天符　中运乙为金，司天为阳明燥金，二金相合故为天符。此年上为阳明燥金司天，中为少商金运不足，下为少阴君火在泉。

乙庚为金运，乙为阴年，故运为少商金运不及。金运不及则克我之火的热气成为胜气，而我生之水的寒气则为复气。金运虽不及，但得司天之金气相助，故同金运平气。此年，运气为凉，胜气为热，复气为寒。

金运不及，就会出现热化的胜气和寒化的复气，酉年与卯年相同。凡出现胜气复气的时候就是所谓的邪化日，灾害发生在南方七宫。司天之气数为燥化四，中运之气数为清化四，司天与中运皆对应于八风之数的西北方，如果出现胜复之气，则火热干燥，小雨淅淅。在泉之气数为热化二，对应于八风之数的西南方，如果出现胜复之气，则暑湿蒸腾，大雨滂沱。

年运的排列顺序

年运五步：初之运春，二之运夏，三之运长夏，四之运秋，五之运冬。

主运五步：初之运太角，二之运少徵，三之运太宫，四之运少商，终之运太羽。

客运五步：初之运少商，二之运太羽，三之运少角，四之运太徵，终之运少宫。

乙卯年金运不及　金运不及称之为“从革”，是指其无坚硬之气，使得万物质地松散而无弹性。“从革”的年份又称之为“折收”。指其收敛之气不能及时敷布，使得生长之气得以发扬，生气和化气合而相得，火气因此得以实行其权利，并使万物生长繁盛。

其气发扬；其作用急躁；人体的病变为喷嚏，咳嗽，鼻塞流涕，衄血等症，这是因为金运不及而从火化的关系。所以少商和少徵相同。

若逢阳明燥金司天，虽金运不及，但得司天之助，也能转成平气，所以“从革”逢上商与正商相同。金运的正常功能称之为“审平”，是指其发散着宁静和平之气，能使万物结实。金虽主收敛，但无剥夺之象，虽主肃杀，但无残害的情况，五行的气化作用都能得以宣畅清明。其气清洁；其性刚强；其作用是成熟散落；其生化能使万物结实收敛。

金运不及，秋收之气不能及时而至，白色的谷类不能及时成熟。金衰火旺，火势炎热，火邪抑金，于是水起反应而来复，寒冷之气突然而来，随之而来的就是冰雪霜雹，以致冰雹霜雪残害万物，在谷类应红色之谷不能成熟，鳞虫伏藏，猪鼠阴沉不动。冬藏之气提早而至，其灾害应于西方，其数为七。阴气厥逆而格拒，使阳气上行，所以头后部疼痛，发热，痛势连及头顶，人多病口腔生疮，甚至心痛。

金运不及，火气和木气就相应的旺盛，长夏之气专胜，干燥烁热，万物因此而茂盛。人们多患肩背闷重，鼻塞流涕，喷嚏，大便下血，泄泻如注等病。

金运不及，如果夏天有景色鲜明，树木茂盛的正常时令，那冬天就有冰冻寒冷的正常气候。如果夏天出现如火烧灼，过于炎热的气候；那秋天就会有冰雹霜雪的反应。它的自然灾害在西方，在人体应肺，其病在内为胸胁肩背，在外为皮毛。

金运对应　其在果为李和杏；所充实的是壳和络；在谷为麻和麦；在五味为苦与辛；在色为白和朱红；在畜类为鸡和羊；在虫类为介虫和羽虫；在音为商、徵；因为金虚火盛，有发光灼热之势；在人体的变动为烦闷气逆，咳嗽失音，甚则咳嗽气喘；其所应五脏为肺。

治疗　中运清化所致的宜用酸和。

治疗　其气化作用导致的疾病，司天燥化所致的宜用味苦性小温药物或食物调治，在泉热化所致的宜用味咸性寒的药物或食物调治，这就是所谓适宜的药食性味。

司天在泉

乙卯年　上为阳明燥金司天，左边的间气为太阳寒水，右边的间气为少阳相火。下为少阴君火在泉，左边的间气为太阴湿土，右边的间气为厥阴风木。

阳明燥金司天则少阴君火在泉，暴热至，地气变为暑热蒸腾，火热会流行于冬令草木枯槁之时，使气候不寒而流水不能结冰，蛰虫不藏。人体会因阳气郁于内而发病，出现寒热往来如疟，小便不正常，甚至发生心痛。

初之气，（大寒——惊蛰）主气为厥阴风木，客气为太阴湿土。

上年在泉之气迁移退位，阳明司天燥金用事，天气肃厉，寒雨之气生化，阴气开始凝集，水乃结冰。其发病为内热胀满，满目浮肿，赤眼，鼻塞衄血，喷嚏呵欠，呕吐，小便黄赤，甚则淋沥不通。

二之气，（春分——立夏）主气为少阴君火，客气为少阳相火。

二火用事，阳气乃布，人们也会感到舒适，万物开始生长繁荣。若疫疠大行时，人们容易猝暴死亡。

三之气，（小满——小暑）主气为少阴相火，客气为阳明燥金。

司天之政乃布，凉气乃行，客气之燥气与主气之热气相互交合，燥气极则湿气复而润泽，人们易患寒热之病。

四之气，（大暑——白露）主气为太阴湿土，客气为太阳寒水。

水土之气化，寒雨降下。发病为猝然扑倒，振动战栗，谵语妄言，少气，咽喉干燥而引饮，以及心痛，痈疾寒冷，骨痿软，便血，痈肿疮疡等。

五之气，（秋分——立冬）主气为阳明燥金，客气为厥阴风木。

秋行春令，草木又开始生长而繁荣。人们也感到平和无病。

终之气，（小雪——小寒）主气为太阳寒水，客气为少阴君火。

在泉之气用事，阳气敷布，气候反到温暖，蛰虫又出现在外面，流水不能结冰，人们也健康平安，但阳气盛则易发温病。

阳明燥金司天的年份　燥气下临于地，风木之气起而用事，使脾土受到伤害，凄凉清冷之气常见，草木因被克伐而枯萎，人体的肝脏之气上从天气，所以发病为眩晕、动摇、战栗、胁痛、目赤、筋痿不能久立。

此年，阳明司天之政，其气不及，后天时而至，阳明燥金司天，其气急切，少阴君火在泉，其气盛明。金气不及，火气乘之，阳气得专其令，炎暑之气大行，万物因此而干燥、坚硬。金气不及则木无所畏，和风主治，风气与燥气相兼并流行于气交之内，使阳气多而阴气少，然而阳气盛极则必衰，衰则阴气来复，当四之气之主客二气，即太阴与太阳主令时，云归于雨府，湿气敷布，干燥之气又变为润泽之气。

其在谷类应白色与赤色，间谷借间气太过而得以成熟。金气不及，火气乘之，会损伤属金之白色甲虫类，待水气来复时则又损及属火之羽虫类。如果燥金清凉之气早至而急切，属木的毛虫类乃死；如在泉之热气后至而急暴，属金的介虫类乃受灾殃。其司天之政急切，其在泉之令猝暴，金气与火气相合，以为功德，蛰虫不欲归藏，流水不能结冰。胜气与复气发作急暴，正常的气候被扰乱而不定，司天之清气与在泉之热气，持续于气交之内。人们易患寒热发作急暴，咳嗽，咽喉肿塞，振动寒栗，大小便不通畅等病。

这一年，介虫与司天同气，故介虫静而不能生育；羽虫与在泉同气，故多生育；火克金，故介虫不能生成。少阴君火在泉，寒毒之物及辛味的东西都不生，而其所主的辛、苦、甘味的东西生长繁茂，其在谷类应白色和火红色之类的作物。

异常变化

若是上年的少阳相火不退位时，炎热的气候则发生于春季，暑热在后期布化，因此冬季温暖而不冻，流水不冰，蛰虫出现。人们易患寒热往来、上部发热、小腹坚硬而胀满，少气、小便赤、便血、甚则血液外溢等症。

少阳相火不退位，则本年的阳明燥金不能迁正，暑热之气施化于前，阳明肃杀之气责之于后，草木反而生长繁荣，由于热化之令继续施布，燥令不行，也就是清冷急切之气不行，肺金又要患病。人们易患寒热、鼻塞、喷嚏、皮毛脆折、爪甲枯焦、甚则喘嗽上气、悲伤不乐等病。

太阴湿土应从上年司天的右间，降为本年在泉的左间。若遇到地苍木气过胜，太阴湿土不得降入地下。又或遇到少阳司天不得退位，太阴湿土也就不能降入在泉的左间。或木运应时已至，木运居于司天之下而承其气，太阴湿土降之不下，就会出现既有黄色云气又有青色云霞显露，因云气郁蒸，雾气遮蔽而大风发作，草木为之折损。

若太阴湿土日久不降，伏而不布，化为郁气，天空出现黄色雾气，地上湿气郁蒸。人们易患头晕目眩，腹胀胸满，四肢疼痛、不能举动等病。

太阳寒水也应从上年在泉的右间，升为本年司天的左间，若遇到天芮土气过胜，则太阳寒水升之不前。又遇到阳明司天，未能迁居于正位，太阳寒水也就不能升于司天的左间，土运应时而至，寒水之气欲升于司天的左间，受到土运的阻抑升之不前，则湿热相蒸，寒气发生于天地之间。人们易患泄泻如注，食谷不化等病。

寒水不升，久而化郁，郁极则发，冷气胜过客热之气，冰雹就会突然降下。人们因热病生于内，阳气痹于外，会出现心悸、懊恼烦热，暴烦厥逆，呃逆，足胫酸痛等病。

治疗与保养

因此在阳明司天之年，应当食用得岁气的谷类以安定正气，食用得间气的谷类以去邪气，本年当用咸味、苦味、辛味的药物以汗之、清之、散之的方法进行治疗，安定其不及的运气，使其免受邪气的干犯，折减其致郁的胜气，资助其不胜之气生化之源。

根据寒热的轻重，决定方宜的多少，若中运与在泉之热气相同时，应多用与司天凉气相同之品；若中运与司天之凉气相同时，应多用与在泉之热气相同之品。用凉药时，应避开凉气主令之时；用热药时，应避开温气主令之时。用饮食调养时，也应遵照这个原则，这是一般情况而言。若气候有反常变化时，就不必拘守这一原则，这是指的自然变化之道，若是违背了它，就会扰乱天地阴阳的自然规律。

2036 丙辰年

年　　运

丙辰年运与司天相合为天符年　中运丙为水，司天为太阳寒水，二水相合故为天符。此年上为太阳寒水司天，中为太羽水运太过，下为太阴湿土在泉。

丙辛为水运，丙为阳年，故运为太羽水运太过。水运之气为寒冷肃杀，其正常气化为寒风凛冽，凝敛凄惨。其反常变化为冰雪霜雹，其致病为大寒留滞于筋肉关节空隙处。

司天之气数为寒化六，中运之气数为寒化六，司天与中运皆对应于八风之数的北方，如果出现胜复之气，则大雪漫天，狂风阵阵。在泉之气数为雨化五，对应于中央之位，如果出现胜复之气，则风雨交加，清冷袭人。

年运的排列顺序

年运五步：初之运春，二之运夏，三之运长夏，四之运秋，五之运冬。

主运五步：初之运太角，二之运少徵，三之运太宫，四之运少商，终之运太羽。

客运五步：初之运太羽，二之运少角，三之运太徵，四之运少宫，终之运太商。

丙辰年水运太过　水运太过称之为“流衍”是指其有溢满之气，可使万物漂流而不能归宿。“流衍”的年份又称之为“封藏”，是指其寒气执掌着万物的变化，能使天地之间严寒阴凝，闭藏之气行使其权利，使火的生长之气不能发扬。其化为凛冽，其气为坚凝，其权力为安静，它的表现为流动灌注，其活动或为漂浮、或为下泻、或为灌溉、或为外溢，其性能是阴凝惨淡、寒冷雾气，其气候变化为冰雪霜雹，如果发生病变是胀。

逢水气司天，二水相合，流衍逢上羽，火气更衰，火的生长之气更不能发挥作用。如果水气太过，土气就会来复，土之化气发动，以致地气上升，大雨不时下降，人们身上发生的病变，都是由于土之邪气伤于肾脏造成的。

水运太过，则寒气流行，寒气非时早至，寒之邪气损害于心，人们多患恶寒发热、心痛、心悸、烦躁、四肢逆冷、谵语妄动等病。水邪亢盛则会有腹水、足胫浮肿、气喘咳嗽、盗汗怕风等症。

水运太过，则土气来复，大雨下降，空气中象有尘土飞扬，又像雾露一样迷蒙郁结，当遇太阳寒水司天，就会雨水霜雪不时下降，湿气大盛，物变其形。人们多患腹中胀满，肠鸣便泻、食不化、渴而妄冒。如神门脉绝，多死亡而无法治疗。

水运对应　其在谷类为豆、稷；在畜类为猪、牛；在果类为栗、枣；在颜色为黑、朱红、黄；在五味为咸、苦、甘；其象征在四时为冬天；在虫类为鳞虫、裸虫；在物体属于汁液、肌肉一类；在人体相应的经络是足少阴、足太阳；在内脏为肾和心；

治疗　中运寒化所导致的疾病，宜用味咸性温的药物或食物调和。

司天在泉

丙辰年　上为太阳寒水司天，左边的间气为厥阴风木，右边的间气为阳明燥金。下为太阴湿土在泉，左边的间气为少阳相火，右边的间气为少阴君火。

太阳寒水司天则太阴湿土在泉，土能制水，故土气滋润，水流丰盛，太阳司天则寒水之客气加临于三之气，太阴在泉则湿土之气下加于终之气。水湿相合而从阴化，万物因寒湿而发生变化，应在人身上则水饮内蓄、腹中胀满、不能饮食、皮肤麻痹、肌肉不仁、筋脉不利，甚至浮肿、背部生痈。

初之气，（大寒——惊蛰）主气为厥阴风木，客气为少阳相火。

上年在泉之气迁移退位，温热之气大行，草木繁荣较早，人们易患温热、疫疠病，出现身热，头痛，呕吐，肌肤疮疡等症。

二之气，（春分——立夏）主气为少阴君火，客气为阳明燥金。

这时凉气反而大行，阳气不能舒发，草木因遇到寒凉之气，也不易生长，火气受到抑制，寒气开始发生，人们也会感到凄惨，易患气郁不舒，腹中胀满等病。

三之气，（小满——小暑）主气为少阳相火，客气为太阳寒水。

司天之气布其政令，寒气大行，雨乃降下，人们因寒病于外，热病于内，而出现心热烦闷，下利如注，痈疽等病。热郁于内，则易伤心神，若不急治，病多死亡。

四之气，（大暑——白露）主气为太阴湿土，客气为厥阴风木。

风湿二气，交争于气交，湿得风气乃化为雨，万物得以盛长，并化育成熟。人们易患大热少气，肌肉痿弱，两足痿软，下利赤白等病。

五之气，（秋分——立冬）主气为阳明燥金，客气为少阴君火。

阳气重新施化，草木之类又得以盛长，并化育成熟，人们也会感到舒畅无病。

终之气，（小雪——小寒）主气为太阳寒水，客气为太阴湿土。

在泉之气，得其政令，湿气大行，阴寒之气凝集，天空昏暗，象有尘埃一样笼罩郊野，人们也感到凄惨。若寒风骤至，则土气不胜，脾不得长养，虽有妊娠，亦多至死而不能生。

太阳寒水司天的年份　寒水之气下临于地，火热之气起而用事，火气照耀显明，肺金必然受伤。热气妄行于上，故寒气报复于下，寒冷之气非其时而出现，寒霜不时下降，寒气太过则水结成冰，寒复则神气伤。发病为善忘，甚至心痛。因火气被迫而顺从天气，人体的心脏之气上从天气，故人们发病则为心热烦闷、口渴咽干、喷嚏流涕、易于悲哀，时常哈欠。

此年，太阳司天之政，其气太过，先天时而至。太阳寒水司天，其气肃厉，太阴湿土在泉，其气沉静。寒水之气临于太空，阳气不能施令，水土二气相合，以为功德，其在谷类应于黑色与黄色作物。其司天之政严肃，其在泉之令徐缓，由于寒水之政大起，阳气不能伸张，湖泽中不见阳热的气焰升腾，火气只能等到其相应之时，方能舒发。主气少阳居中为三之气，因火气过胜，应时之雨水穷尽不降，四之气，在泉用事，雨水止极而云散，气还于太阴主令之时，云会于北极雨府之处，湿气乃得布化，万物为之润泽，太阳寒气布于高空，少阴雷火动而在下，寒湿之气持续于气交之中。人们易患寒湿病发作，肌肉痿弱，两足痿软不收，大便泄泻，血液外溢等症。

这一年，鳞虫与司天之气同，故鳞虫静不能生育；裸虫与在泉之气同，故多生育。太阴湿土在泉，燥毒之物及咸味和气热的东西都不生，而其所主的甘和咸味的东西生长繁茂，其在谷类应土黄色和黑色之类的作物。太阴在泉，是土居地位，所以其气化淳厚，足以制水，故咸味得以内守，其气专精而能生金，故辛味也得以生化，而与湿土同治。

治疗　其气化作用导致的疾病，司天寒化所致的宜用味苦性热的药物或食物调治，在泉雨化所致的宜用味甘性热的药物或食物调治，这就是所谓适宜的药食性味。

异常变化

若是上一年的阳明燥金不退位时，春天则发生清冷之气，草木推迟繁荣，寒气与热气相间发作。人们易患头晕目眩、饮食不下、呕吐、大便干燥、四肢不举暴发泄泻等症。

阳明燥金不退位，则本年的太阳寒水不能迁正，致使冬季寒冷之气改行于春季，肃杀霜冻之气在前，严寒冰雪之气在后，太阳寒化之令，须待燥气过后，才能司天主治，若燥气过期不退，时令失去正常规律，对人们就会发生灾害。如果阳光之气来复并能得到施布，凛冽之气则不能发作，雾云会待时而现。这时瘟疠容易发作，人们易患喉痹咽干、烦躁口渴、喘息有音等症。

这一年，少阳相火应从上年司天的右间，降为本年在泉的左间。若遇地玄水气过胜，少阳相火不能降入地下。又遇到水运太过，先天时而至，水运居中承之，相火欲降而不能降，则会赤色的云团刚开始出现，黑色的云气跟随而至。温暖之气才欲发生，寒冷之气突然而至，甚至会降下冰雹。

若少阳相火日久不降，伏而不布，则化为郁气。冷气之后随又生热，火风之气就会化为疫气，当火气显露之时，热病就要发作。人们易患面赤心烦、头痛目眩等病。

厥阴风木应从上年在泉右间，升为本年司天的左间，若遇到天柱金气过胜，使木气升之不前，就会出现清凉之气，风气减少，肃杀之气会行于春季，霜露再次降临，草木因此而枯萎。人们易患瘟疫早发，咽喉干燥，两胁胀满，肢节皆痛等症。

当木气不升，久而化郁，郁极则发，就要出现大风摧拉折损，鸣声紊乱的景象。人们易患卒中，半身麻痹，手足不仁等症。

治疗与保养

凡此太阳寒水司天之年，火气郁而不行，宜食苦味以泻火，以燥治湿，以温治寒，必须折减其政郁之胜气，资助不胜之气的生化之源，抑制中运与天的太过之气，扶持被抑制的不胜之气，不要使运气猝暴太过而发生疾病，应当食用得发气的谷类以保全真气，避免虚邪贼风以安定正气。

根据中运与司天在运与其泉阴阳五行之气的同异裁定药食性味的多少而制之，运与气寒湿相同者，用燥热之品以化之；运与气寒湿不同者，用燥湿之品以化之。凡用寒性药品时，应避开寒气主令之时；用热性药品时，应避开热气主令之时；用凉性药品时，应避开凉气主令之时；用温性药品时，应避开温气主令之时；用饮食调养时，也应遵照这个原则，这就是一般情况而言。若气候有反常变化时，就不必拘守这一原则，若不遵守这些规律，就会导致疾病的发生，就是说要根据四时气候变化的具体情况，决定治疗原则。

2037 丁巳年

年　　运

丁巳年运与司天相合为天符　中运丁为木，司天为厥阴风木，二木相合故为天符。此年上为厥阴风木司天，中为少角木运不及，下为少阳相火在泉。

丁壬为木运，丁为阴年，故运为少角木运不及。木运不及，则克我之金的清气成为胜气，而我生之火的热气则为复气。此年，运气为风，胜气为清，复气为热。

木运不及，就会出现清化的胜气和热化的复气。亥年与巳年相同。凡出现胜气复气的时候就是所谓的邪化日，灾害发生在东南方的三宫。司天之气数为风化三，中运之气数为风化三，司天与中运皆对应于八风之数的东南方，如果出现胜复之气，则寒风阵阵，火热干燥。在泉之气数为火化七，对应于八风之数的南方，如果出现胜复之气，则湿热蒸腾，大雨连绵。

年运的排列顺序

年运五步：初之运春，二之运夏，三之运长夏，四之运秋，五之运冬。

主运五步：主运与客运之气相通，气得正化。起于少角，终于少羽。

客运五步：初之运少角，二之运太徵，三之运少宫，四之运太商，终之运少羽。

丁巳年木运不及　木运不及称之为“委和”，是指其因无阳和之气，所以使万物萎靡不振。委和的年份又称为“胜生”，是指其不能很好地行使职权，反而使生化之气得到发扬（土不畏木），生长之气自然平静没有生机（木不生火），收敛之气提早施布（金胜木），凉雨不时下降，风云突变经常起发，草木不能及时生长繁荣，并且易于干枯凋落。万物早秀早熟，皮肉充实。

委和的年份，起初是一片萧瑟肃杀的景象，但随之则是火热蒸腾，其灾害应于三（东方），这是由于金气克木，迫使火气前来报复。当火气来复，主多飞虫、蠹虫、蛆虫和雉。木郁火复，发为雷霆。

其气收敛；其作用拘束，不能曲直伸展，若发生病变则为摇动和恐惧，这都是由于木运不及而从金化的关系，所以，少角等同于判商。

今逢厥阴风木司天，不及的木运得司天之助也可成为平气，所以委和逢上角，其气化作用可与正角相同。木的正常功能称之为“敷和”，其能散布温和之气，能使万物荣华，木的德性可布达于四方，阳气舒畅，阴气散布，五行的气化作用都能发挥其正常的功能。其气正直，其性顺从，其作用如树木的枝干一样曲直、自由伸展，其生化作用能使万物繁荣，其功能是发散；其性能是温和；其表现是风。当人体发生四肢痿弱、痈肿、疮疡、生虫等病时，都是因为邪气伤肝的原因。

木运不及，燥气就会旺盛，生长之气与时令不相适应，草木不能应时而生长繁荣。萧瑟肃杀之气亢胜，使劲硬的木因受金刑而易碎裂如劈，本来柔嫩苍翠的枝叶变的萎弱干枯。冷雨不时下降，在五谷使青色的谷物不能成熟。人们多患中气虚寒，胁肋部疼痛，少腹痛，腹中鸣响，大便溏泄。

金气抑木，木起反应而生火，于是就会炎热如火，湿润的变为干燥，柔嫩脆弱的干枯焦槁，枝叶从根部重新生长，开花与结果并见，五谷外强中干，秀而不实。在人体因炎热之气郁于皮肤，多病寒热、疮疡、痱疹、痈痤。

木运不及，白霜提早下降，秋收肃杀之气流行；寒雨非时而降损害万物；味甘色黄之物多生虫蛀，稻谷没有收获，在人则脾土先受其邪。火气后起，心气亦继之亢盛。火气克金，金气乃得抑制，所以其谷物不能成熟，在疾病则咳嗽、闭塞。

木运不及，如果春天有和风使草木萌芽抽条的正常时令，那秋天也就有雾露润泽而凉爽的正常气候；如果春天反见寒霜冷冻惨凄残贼的秋天气候，那夏天就有特别炎热的反映。它的自然灾害在东方；在人体应肝脏；其病在内为胁肋部，在外为筋骨关节。

木运对应　在果类是枣、李，所充实的是壳和核；在谷类是黍、稻；在五味是酸、辛；在颜色是白而苍；在畜类是犬和鸡；在虫类是毛虫和介虫；在声音为角、商，所主的气候是雾露寒冷之气，在人体的变动是筋络拘挛无力，或者易于惊骇，其应于内脏为肝。

治疗　中运风化所导致的疾病，宜用辛味的药物或食物调和。

司天在泉

丁巳年　上为厥阴风木司天，左边的间气为少阴君火，右边的间气为太阳寒水。下为少阳相火在泉，左边的间气为阳明燥金，右边的间气为太阴湿土。

厥阴风木司天则少阳相火在泉，风火相煽，火气横行，地气便为数热，因气候温热，蛰虫不藏而常见，流水不能成冰，其所发之病急速而迅猛。在人体可见因大热而消烁津液，血水下流。

初之气，（大寒——惊蛰）主气为厥阴风木，客气为阳明燥金。

寒气开始严厉，杀伐之气刚来。人们易患寒病于右侧下方。

二之气，（春分——立夏）主气为少阴君火，客气为太阳寒水。

寒冷之气不去，杀伐之气仍在施化，雪花飘，水成冰，霜降下，草类的上部因此干焦，寒冷的雨水时常降下。若是阳气来复，人们则易患内部热证。

三之气，（小满——小暑）主气为少阳相火，客气为厥阴风木。

司天之政布化，大风时起，人们易患头目眩晕，耳鸣，两目流泪等病。

四之气，（大暑——白露）主气为太阴湿土，客气为少阴君火。

暑、湿、热之气交争于司天之左间，人们易患黄疸病，甚者会浮肿。

五之气，（秋分——立冬）主气为阳明燥金，客气为太阴湿土。

燥气与湿气互有胜负，阴寒沉降之气乃得布化，风雨流行，寒气会侵及人们。

终之气，（小雪——小寒）主气为太阳寒水，客气为少阳相火。

由于少阳之烈火主令，阳气布化，蛰虫出现，流水不能结冰，地中的阳气发泄，草类生长，人们也感到舒适，如其发病则为温热疫疠。

厥阴风木司天的年份 风木之气下临于地，风行于宇宙之间，云气与万物为之动摇。人们发病则目眩、耳鸣。湿土之气起而用事，于是水气必然受到损伤。土从木化而受其克制，其功用亦为之变易。人体的脾脏之气上从天气，兴起而隆盛，人们发病则身体沉重、肌肉枯萎、饮食减少、口败五味。

此年，厥阴司天之政。其气不及，后天时而至，中运与司天之气相同，均为木运平气。厥阴司天，少阳在泉，司天之气扰动，在泉之气正化，司天之风气生于高远之处，在泉之炎热自下而从之，云归于雨府，湿化之气流行。司天之政扰动，在泉之令迅速，司天之风气与在泉之火气相合，以为功德，其在谷类应于青色与赤色，间谷借间气太过而能成熟，其易耗损具有纹角虫类及羽类动物。风气、燥气、火气、热气互为胜复，交替发作，蛰虫出现，流水不能结冰，热病生于人之下部，风病生于人之上部，风气与燥气互为胜复见于人之中部。

这一年，毛虫同司天之气，故不能生育，亦不耗损；羽虫同在泉之气，故得以生育；火能克金，故介虫不能生成。少阳相火在泉，寒毒之物不生，火能克金，辛味的东西因被克而不生，而其所主的苦和酸味的东西生长繁茂。其在谷类应青色和火红色一类的作物。

治疗 其气化作用导致的疾病，司天风化所致的宜用味辛性凉的药物或食物调治，在泉火化所致的宜用味咸性寒的药物或食物调治，这就是所谓适宜的药食性味。

异常变化

若是上年的太阳寒水不退位时，春季发生寒冷的气候，冰雹降下，阴沉昏暗之气覆盖，至二之气时，寒气尚未退去。人们易患寒痹厥逆、阴痿不用、小便失禁、腰膝皆痛等病，而瘟疫之发作较晚。

太阳寒水不退位，则本年的厥阴风木不能迁正，风气欲施其令而寒气不退，风木的温暖之气不能应时施化，失去了正常的春令，花卉因此枯萎，人们易患淋病、目系转、转筋、善怒、小便赤等病。

这一年，阳明燥金应从上年司天的右间，降为本年在泉的左间。若遇到地形火气过胜，则阳明燥金不得降入地下。又或遇到太阳司天不得退位，则阳明燥金也就不能降入在泉的左间。或火运应时而至，火运居于司天之下而承其气，阳明燥金降之不下，则见天气清冷而肃降，火气显露时温热出现。早晚有大凉之气，而白天湿热之气发作。人们感到体沉困倦，夜卧不安，易患咽喉干燥，口渴引饮，懊恼烦热等病。

若阳明燥金日久不降，伏而不布，化为郁气。天气清凉而寒冷，远处会有白色雾气发生。人们易患眩晕，手足强直，麻木不仁，两胁作痛双目视物不清等病。

少阴君火也应从上年在泉的右间，升为本年司天的左间，若遇到天篷水气过胜，君火升之不前。又遇到厥阴司天，未能迁正于正位，少阴君火也就不能升于司天的左间，这是由于水运在中间阻抑所致。少阴君火欲升为司天的左间，受到水运的阻抑而升之不前，则会使清凉寒冷的气候再度发作，早晚都有冷气出现。人们易患阳气伏郁内而生烦热，心神惊悸，寒热交作等病。

少阴君火不升，久而化为郁气，郁极则发，就会出现暴热，火热之风气积聚覆盖于上，化为疫气，疫疠之气逢温暖之时乃发，由于火气暴露化为火疫，则可出现心烦而躁动口渴等症。渴甚的可以泻其火热，则诸症可止。

治疗与保养

凡此厥阴司天之年，必须折减其致郁之气，资助不胜之气的生化之源，赞助其不及的运气，不要使邪气太胜。本年宜用辛味以调治司天之风邪；用咸味以调治在泉之火邪。少阳相火，其性尤烈，不可轻易触犯，应当慎重调治，用温性药物时，应避开温气主令之时；用热性药物时，应避开热气主令之时；用凉性药物时，应避开凉气主令之时；用寒性药物时，应避开寒气主令之时；用饮食调养时，也遵照这个原则。若气候反常变化时，就不必拘守这一原则，这是一般规律，若不遵守这些规律，就会导致疾病的发生。

2038 戊午年

年　运

戊午年天符岁会相合为太乙天符　中运戊为火，司天为少阴君火，二火相合故为天符；午亦为火，中运与地支相合，故为岁会。此年上为少阴君火司天，中为太徵火运太过，下为阳明燥金在泉。

戊癸为火运，戊为阳年，故运为太徵火运太过。火运之气为火炎暑热，其正常气化为温暖光耀郁热，其反常变化为火炎沸腾，其致病为热在上部，血液外溢。

司天之气数为热化七，中运之气数为热化七，司天与中运皆对应于八风之数的南方，如果出现胜复之气，则湿热蒸腾，大雨时下。在泉之气数为清化九，对应于八风之数的西方，如果出现胜复之气，冷雨常至，温暖异常。

年运的排列顺序

年运五步：初之运春，二之运夏，三之运长夏，四之运秋，五之运冬。

主运五步：初之运少角，二之运太徵，三之运少宫，四之运太商，终之运少羽。

客运五步：初之运太徵，二之运少宫，三之运太商，四之运少羽，终之运太角。

戊午年火运太过　火运太过称之为“赫曦”，它会散布强烈的火气，使万物像烈焰一样躁动不安。赫曦的年份，又称之为“蕃茂”。由于少阴之气从内而化，阳气发扬在外，炎暑的气候施行，其生化之气为成长，所以万物得以昌盛。

火气的性质是上升的；其权力是闪烁运动的；其表现是显露声色的；其功能是燃烧发热的，并且因为过热而缭乱烦扰；其正常的性能是暑热郁蒸；其变化是热度高涨如烈火；在病变方面则因为心气实而笑不止，再伤于暑则会出现疟疾、疮疡、失血、发狂、目赤等疾病。

这一年火运太过，又逢火气司天，二火相合，金气受伤，金之收气则不能及时行令。

由于火运过于暴烈，水之寒气必来报复，以致常见阴凝惨淡的景象，甚至雨水霜雹，转而寒冷。火气过旺就会有雨水霜寒的变化，这是火热之极寒水来复的现象。这时多见水之邪气伤于心脏的病人。火运太过，则暑热流行，肺受火邪，人们多患疟疾、少气、咳嗽气喘、吐血、衄血、二便下血、水泻如注、咽喉干燥、耳聋、胸中热、肩背热。

在这个少阴司天的年份，火热之气更加亢盛，有如燃烧烤灼，以致水源干枯，植物焦枯。人们发病多见谵语妄动，发狂越常，咳嗽、气喘痰鸣，火气盛则血从二便下泄不止。若太渊脉绝，多会死亡而无法治疗。在人体就会出现胸中疼痛、胁下胀满、胁痛、胸背肩胛间疼痛、两臂内侧疼痛、身热肤痛、浸淫疮等症侯时，这是金气不振，火气独盛的现象。

火运对应　其所对应的在谷为麦、豆；在畜类为羊、猪；在果为杏、栗；在颜色为赤、白、黑；在五味为苦、辛、咸；其象征的是夏天；在人体经络上为手少阴、手太阳、手厥阴、手少阳；在五脏为心、肺；在虫类为羽虫、介虫；在人体属经络和津液；

治疗　中运热化所导致的疾病，宜用味甘的药物或食物调和。

司天在泉

戊午年，上为少阴君火司天，左边的间气为太阴湿土，右边的间气为厥阴风木。下为阳明燥金在泉，左边的间气为太阳寒水，右边的间气为少阳相火。

少阴君火司天则阳明燥金在泉，故地气干燥而清净，寒凉之气常至，肃杀之气行令，使草木发生变化。由于心火太盛克制肝木，有些人则会出现胁痛、好叹息的现象。

初之气，（大寒——惊蛰）主气为厥阴风木，客气为太阳寒水。

上年在泉之气迁移退位，少阳之暑气将要退去，寒冷之气始至，蛰虫重又归藏，水结为冰，霜又降下，主气之风受客气之影响而凛冽寒冷，阳气因而被郁，不得宣发，人们反而居处周密，以避寒气，易患关节强硬，活动不灵，腰部与臀部疼痛等病。初之气后，炎暑之气即将发生，可致内部与外部疮疡之病。

二之气，（春分——立夏）主气为少阴君火，客气为厥阴风木。

阳气乃得舒布，风气乃得流行，春气属于正化之令，万物亦当繁荣，寒气虽然有时而至，但因主客二气均数阳，所以人们仍然感到平和。其发病为小便淋沥，目视不清，两眼红赤，气郁于上部则发生热病。

三之气，（小满——小暑）主气为少阳相火，客气为少阴君火。

司天之气布化，主客二气皆为火，所以大火流行，万物蕃盛而鲜明，寒气有时而至。人们易患气厥逆而心痛，塞热交替发作，咳嗽气喘，目赤等病。

四之气，（大暑——白露）主气为太阴湿土，客气亦为太阴湿土。

暑湿俱至，大雨时常降下，寒热交互而至。人们易患寒热，咽喉干燥，黄疸，鼻塞，衄血，水饮发作等病。

五之气，（秋分——立冬）主气为阳明燥金，客气为少阳相火。

少阳之烈火降临，暑气反而又至，阳热之气生化，万物又出现生长繁荣景象，人们感到安康，其发病为温病。

终之气，（小雪——小寒）主气为太阳寒水，客气为阳明燥金。

燥气流行，由于燥金之收敛，使五之气的余火隔拒于内，不得外泄，则肿于上部，咳嗽气喘，甚则血液外溢。若寒气时常发作，则雾气弥漫，其病多发生于皮肤，邪气居于胁部，向下连及少腹而发生内部寒冷的病，至终气之末，则在泉之气将要改变。

少阴君火司天的年份　暑热如火，有溶化金石之状。火热之气下临于地，燥金之气起而用事，在自然界草木必然受到损伤，树叶与草因火而卷曲。人的肺脏之气上从天气，会出现气喘、呕吐、咽炎、寒热、喷嚏、鼻涕、衄血、鼻塞不通等呼吸系统的疾病。如果暑热流行过甚，则会病发疮疡、高热。

此年少阴司天之政，其气太过，先天时而至，少阴司天，阳明在泉，在泉之气肃杀，司天之气光明。初之气，客气之寒与上年终气少阳之暑相交，司天之热与在泉之燥气相加，云驰于雨府，湿化之气乃得流行，雨乃应时而降。司天之光明，在泉之气急切，金之燥气与火之热气相合，以为功德，其在谷类应于赤色与白色。水之寒气与火之热气相持于气交，为疾病发生的起因，热性病变发生在上部，凉性病变发生在下部，寒气与热气相互侵犯而争扰于中部。人们易患咳嗽气喘，血液上溢或下泻，鼻塞喷嚏，目赤，眼角疮疡，寒气厥逆入于胃部，心痛腰痛，腹部胀大，咽喉干燥，上部肿胀等病。

少阴司天，客气胜则病神疲无力、发热、咳嗽气喘、鼻塞流涕、喷嚏、颈项强硬、肩背部闷热、头痛、耳聋、视物不清、甚至浮肿、出血疮疡；主气胜则心热烦躁，甚至胁痛胀满。

阳明在泉，客气胜则清凉之气动于下部，少腹坚满而频频腹泻；主气胜则病腰痛，腹痛、少腹生寒、大便溏泄，寒气逆于肠，上冲胸中，则气喘不能久立。

这一年，羽虫与司天之气同，故不能生育，亦不耗损；介虫与在泉之气同，故得以生育；由于（金克木）故毛虫不能生长。由于阳明燥金在泉，故湿毒之物及味酸和属湿性一类的东西都不生，而其所主的辛、苦、甘味之类的东西得以繁荣。其在谷类是应火红和素色一类的作物。

治疗　如果是其气化所造成的疾病，司天热化所致的宜用味咸性寒的药物或食物调治，在泉清化所致的宜用味酸性温的药物或食物调治，这就是所谓适宜的药食性味。

异常变化

若上一年的厥阴风木不退位，则大风早起，时雨不得下降，湿令不能施化，人们易患瘟疫、斑疹偏废。因风气的发生，会普遍出现肢节痛、头目痛。因伏热在内而心烦、咽喉干燥、口渴引饮等病。

厥阴之气不退位，则本年少阴之气不得迁正，冷气不退，故春天先凉而后又寒，温暖之气不能应时施化，人们易患寒热、四肢烦痛、腰脊强直等病。虽然上年的厥阴木气仍然有余，但其不退位的情况不能超过主气，当二之气至时则是君火当令之时。

这一年，太阳寒水应从上年司天的右间，降为本年在泉的左间。若遇到地阜土气太过，则太阳寒水不得降入地下。又或遇到土运太过，先天时而至，土运居中承之，太阳寒水欲降而不得降，天空会出现黑气暴露，昏暗凄惨，黄色尘埃样的雾气刚现，而又湿气弥漫的现象。寒气布化之后，则出现热化与湿化之令。

若太阳寒水日久不降，伏而不布，则化为郁气。天气阴沉，热气与湿气交替发作。人们易患大厥，四肢倦怠、沉重，阴痿少力等病。

太阴湿土也应从上年在泉的右间，升为本年司天的左间，若遇到天冲木气过胜，则土气升之不前。又或遇到壬子年，土运之气先天时而至，中运木气阻抑土气，土气升天不前，则风土尘埃四起，雨湿之气不得布化。人们易患风厥，涎液上涌，半身麻痹不遂，腹部胀满等病。土气不升，久而化郁，郁极则发，就会发生土气埃尘化为疫病。人们患病容易死亡，易患面部四肢六腑胀满闭塞黄疸等病。湿气不得布化，雨水就要减少。

治疗与保养

凡此少阴司天之年，必须抑制其太过的运气，资助岁气所胜之气，折减其郁而将发之气，先取所不胜之气的化源，不要使运气猝暴太过而发生疾病。食用得岁气的谷类保全真气，食用得间气的谷类以避虚邪。

本年宜用咸味以软之，以调其上部，甚则用苦味以发之，用酸味以收之，以安其下部，甚则用苦味以泻之。应根据中运与岁气的同异，而制定用多或用少，中运与司天之气同为热者，用寒凉之品以化之；中运与在泉之气同为凉者，用温热之品以化之。

用热性药物时，应避开热气主令之时；用凉性药物时，应避开凉气主令之时；用温性药物时，应避开温气主令之时；用寒性药物时，应避开寒气主令之时；用饮食调养时，也应遵照这个原则，若气候有反常变化时，就不必拘守这一原则，这是一般的规律，若不遵守这些规律，就会导致疾病的发生。

2039 己未年

年　运

己未年天符岁会相合为太乙天符　中运己为土，司天为太阴湿土，二土相合故为天符；未亦为土，中运与地支相合，故为岁会。

甲己为土运，己为阴年，故运为少宫土运不及。土运不及，则克我之木的风气成为胜气，而我生之金的清气则为复气。土运虽不及，但得司天土气之助，故同土运平气。此年，运气为雨，胜气为风，复气为清。

土运不及就会出现风化的胜气和清化的复气，凡出现胜气复气的时候就是所谓的邪化日，灾害发生在中央的五宫。司天之气数为雨化五，中运之气数为雨化五，司天与中运皆对应于中央之位，如果出现胜复之气，则风雨交加，寒气袭人。在泉之气数为寒化一，对应于八风之数的东北方，如果出现胜复之气，则大雪纷飞，寒风刺骨。

年运的排列顺序

年运五步：初之运春，二之运夏，三之运长夏，四之运秋，五之运冬。

主运五步：初之运少角，二之运太徵，三之运少宫，四之运太商，终之运少羽。

客运五步：初之运少宫，二之运太商，三之运少羽，四之运太角，终之运少徵。

己未年土运少宫　为土运不及。但这一年虽土运不及，因逢太阴湿土司天，得司天之助，也可成为平气，所以卑监逢上宫则与正宫相同。

土运的正常功能称之为“备化”，是指其具备着生化万物的能力，能起到使万物形体充实的作用。备化的年份，天地的气化协调和平，其德性流布四方，使五行之气化功能都能发挥其完善的作用。

这一年土气和平；其性和顺；其作用能上能下；其生化作用能使万物成熟丰满；其属类为土；其权力是使之安静；其气候是湿热交蒸；其表现为湿；应于五脏为脾，脾畏惧风（木克土），脾开窍于口，所以主于口；若发病则为痞塞。

这一年若是上年的少阴君火不退位，则温暖之气发生于春冬季节，蛰虫很早就出现，草木提前发芽生长。人们易患膈热咽干、血液外溢、惊骇、小便赤涩、丹、瘤、疹、疮疡、留毒等病。

土运对应　其在谷为稷（粟）；在果为枣；其所充实的是肉；其所应的四时为长夏；其所应的动物在虫类为裸虫，在畜类为牛；在颜色为黄；在五味为甘；在五音为宫；在数为五；就物体来说是属于肌肉一类。

治疗　中运雨化所致导的疾病，宜用味甘的药物或食物调和。

司天在泉

己未年　上为太阴湿土司天，左边的间气为少阳相火，右边的间气为少阴君火。下为太阳寒水在泉，左边的间气为厥阴风木，右边的间气为阳明燥金。

太阴湿土司天则太阳寒水在泉，故地气阴凝闭藏，大寒便至，蛰虫很早就伏藏。人们发病就会心下痞塞而痛。若寒气太过则土地冻裂，冰冻坚硬，人们病发则少腹痛，常常妨碍饮食。

初之气，（大寒——惊蛰）主气为厥阴风木，客气亦为厥阴风木。

上年的在泉之气，迁移退位，由于主客二气相同，则春得气化之政，风气乃来，生发之气得以布化，万物因而繁荣，人们也会感到调畅舒适。由于湿气为风气所迫，降雨较迟。人们易患血液外溢，筋络拘急强直，关节不利，身体沉重，筋脉痿软等疾病。

二之气，（春分——立夏）主气为少阴君火，客气亦为少阴君火。

主客二气相同，故火得气化之政，万物因而生化，温与热气相迫，雨水乃按时降下。人们也感到平和，其发病为温热与疫疠大行，远近的患者病皆相同。

三之气，（小满——小暑）主气为少阳相火，客气为太阴湿土。

司天之气布化，湿气乃降，地气上升，雨水时常降下，寒气随之而来。如果感受寒湿之邪，人们则易患身体沉重、浮肿，胸腹胀满等病。

四之气，（大暑——白露）主气为太阴湿土，客气为少阳相火。

相火驾临于主气之上，湿热合化，地气上升，与天气否隔不通，故早晚俱有寒风吹来。热气与寒气相迫，烟雾凝集于草木之上，湿化之气不得流动，所以白露阴布，成为秋令。

五之气，（秋分——立冬）主气为阳明燥金，客气亦为阳明燥金。

凄惨寒凉之气已行，寒露降下，霜乃早降，草木萎黄凋落。寒气容易侵及人体，人们易患皮肤与腠理等部位的疾病，善于养生的人们应该居处周密。

终之气，（小雪——小寒）主气为太阳寒水，客气亦为太阳寒水。

寒气大起，湿气大化，霜乃聚积，阴气凝结，水结成坚冰，阳光不得施治。人们感受寒邪，易患关节强急，活动不灵，腰部与臀部疼痛等病，此乃寒湿之气相持于气交所致。

在太阴湿土司天的年份　湿气下临于地，寒水之气起而用事，火气必然受到损伤。人的肾脏之气上从天气，人们发病则出现胸中不爽、阴痿等症候，这是由于阳气大衰不能振奋而失去了作用。当土旺之时则会感到腰臀部疼痛，转动不便或厥逆。

如果水气上乘肺金，就会寒水外化，出现少腹痛。若水气增多，则口味觉咸，治疗时必使水气通行外泄，方可减退病症。

此年，太阴司天之政，其气不及，后天时而至。太阴司天，太阳在泉，其气皆阴，故阴专其令，阳气退避，时常有大风兴起。由于司天之气下降于地，在泉之气上腾于天，会使原野雾气昏暗，白色云埃四起，云奔于南极雨府。太阴湿土与太阳寒水主令，故寒雨频频降下，万物成熟于夏末秋初。湿气也与寒气相合，以为功德，黄、黑色尘埃昏暗，流行于气交之内，司天之政严肃，在泉之令寂静，其在谷类应于黄色与黑色。

由于司天之阴气凝集于上，在泉之寒气积聚于下，寒水之气胜于火气，则为冰雹，阳光不得施治，阴寒肃杀之气乃行。所以对于谷物的种植，太过的年份应在高地，不及的年份应在低地，在太过年要晚种，不及年应早种，这不仅要看土地的条件是否有利，而且要根据气化的情况而定，间谷则借间气之太过而得以成熟。人们对于养生之道，也必须适应这些情况。这一年人们易患寒湿，腹部胀满，全身肿胀，浮肿，痞满气逆，寒气厥逆，筋脉拘急等病。

太阴司天，若客气胜则病头面浮肿、呼吸气喘；主气胜则病胸腹胀满，食后胸腹闷乱

太阳在泉，若寒水之气失制而旺，黄色的谷类不能成熟，虫类提早伏藏，人则病寒泄中满。寒气复胜而有余于内，则屈伸不利、腰、尻、股、胫、足、膝疼痛。

这一年裸虫与司天同气，故不生育，亦不耗损；鳞虫与在泉之气同，故多生育；由于水克火，故羽虫不能生长。土克水，故鳞虫不能生长。太阳寒水在泉，热毒之物及苦味的东西都不生，而其所主的淡和咸味之类的东西得以繁荣，在谷类应土黄色和黑色一类的作物。

治疗　如果是其气化所造成的疾病，司天雨化所致的宜用味苦性热的药物或食物调治，在泉寒化所致的宜用味甘性热的药物或食物调治，这就是所谓适宜的药食性味。

异常变化

少阴君火不退位，则本年的太阴湿土不能迁正，雨水不能及时下降，万物枯焦，应当生长发育的不能生发。本应雨气施布其令，由于少阴君火仍居天位而治之，所以温暖之气亢盛而缺少雨泽。这时人们易患手足肢节肿痛、大腹水肿、胸满不食、飧泄胁满、四肢不举等病。

这一年，厥阴风木应从上年司天的右间，降为本年在泉的左间。若遇到地之金气过胜，厥阴风木降之不前，又或遇到少阴司天，不得退位，则厥阴风木也就不能降于在泉的左间，居中的金运则应时而至。

金运居于司天之下而承其气，使厥阴风木降之不下，其气被抑而变为郁气。木被金承，降之不下，青色尘埃样的雾气远见于上，白色的雾气承之使其不下，大风时起。尘埃样的雾气使天空昏暗，清燥之气行使杀令，霜露再次降下，肃杀之气也再次施布其令。

木气日久不降，其气被抑化为郁气，就会发生风气与燥气伏郁。天气才开始温暖反而又清冷；草木已萌芽生长，又遭严寒霜冻，蛰虫不能出现。人们也应注意这种清凉之气伤害内脏。

少阳相火也应从上年在泉的右间，升为本年司天的左间，若遇到天篷水气过胜，少阳

相火升之不前。又或遇到太阴司天，未得迁居于正位，则少阳相火也就不能升于司天的左间，这是由于水运已至而阻抑所致。

少阳之气欲升为司天的左间，受到水运的阻抑升之不前，则寒冷的雾露反而布化，气候凛冽如似冬季，河水干枯，冰冻再次凝结，这时突然出现温暖的气候，接着又有寒气布化，忽冷忽热，发作不时。

在这种情况下，人们易患阳气伏郁在内，烦热生于心中，心神惊骇，寒热交作等病。相火不能抒发繁荣，久而化为郁气，郁极则发，就会出现暴热之气，风火之气积聚覆盖于上，化为疫疠；伏热内烦，肢体麻痹而厥逆，甚则发生血液外溢的疾病。

治疗与保养

在此太阴司天之年，必须折减其致郁的邪气，而取其不胜之气的生化之源，补益不及的岁气，不使邪气过胜，食用得岁气的谷类以保全真气，食用得间气的谷类以保养精气。

本年宜用苦味的药物，用燥性以去湿，用温性以去寒，甚则用发泄的方法以去湿邪。如果不发不泄，湿气向外溢出，肌肉溃烂，皮肤破裂，则血水交相外流。

必须赞助阳火之气，使其能抵御严寒，应根据岁运与岁气之属性的异同。以制定药物性味的多少，岁运与岁气同为寒气的，用热性之品；岁运与岁气同为湿性的，用燥性之品；运与气不同者，少用调和之品；相同的，多用调和之品。

用凉性药品时，应避开凉气主令之时；用寒性药品时，应避开寒气主令之时；用温性药品时，应避开温气主令之时；用热性药品时，应避开热气主令之时；用饮食调养时，也应遵照这个原则，若气候有反常变化时，就不必拘守这一原则，这是一般规律，若不遵守这些规律，就会导致疾病的发生。

2040 庚申年

年　　运

庚申年天气克运为天刑运，运与四孟月相合又为支德符　中运庚为金，司天为少阳相火，火克金故为天刑运；申属金，秋孟月也，庚申年金运临之，如又为支德符。此年上为少阳相火司天，中为太商金运太过，下为厥阴风木在泉。

乙庚为金运，庚为阳年，故运为太商金运太过。金运虽太过，但被司天相火所克，故同金运平气。金运之气为凉，其正常气化为雾露清冷急切，其反常变化为肃杀凋零，其致病好发于肩背与胸中。

司天之气数为火化七，对应于八风之数的南方，如果出现胜复之气，则暑湿蒸腾，大雨常至。中运之气数为清化九，对应于八风之数的西方，如果出现胜复之气，则清爽宜人，雨水常降，偶有酷暑。在泉之气数为风化三，对应于东八风之数的东南方，如果出现胜复之气，则狂风大作，火热干燥。

年运的排列顺序

年运五步：初之运春，二之运夏，三之运长夏，四之运秋，五之运冬。

主运五步：初之运少角，二之运太徵，三之运少宫，四之运太商，终之运少羽。

客运五步：初之运太商，二之运少羽，三之运太角，四之运少徵，终之运太宫。

庚申年　为金运太商，这一年由于是少阳相火司天，火能克金，金气得到抑制，适得其平，木气不受克制，其生发之气反而能够正常行令，如果由此发生病变即为咳嗽。

金运的正常功能称之为“审平”，指其发散着宁静和平之气，能使万物结实。在审平的年份里，金虽主收束，但无剥夺现象，虽主肃杀，但无残害的情况，五行的气化作用都可得以宣畅清明。

审平之年，其气清洁；其性刚强；其作用为成熟散落；其生化能使万物结实收敛；其属性是金；其权力是清劲严肃；其气候是清凉；其表现是燥；应于五脏是肺；肺畏火（火克金）肺开窍于鼻；所以主鼻。

金运对应　其在谷为稻；在果为桃；所充实的是壳；其所应的四时为秋；所应的动物在虫类为介虫；在畜类为鸡；在色为白；其所充养的是皮毛；在五味为辛；在五音为商；在物体是属于外面的包裹；在数为九；如发病则为咳嗽。

治疗　中运清化所导致的疾病，宜用味辛性温的药物或食物调和。

司天在泉

庚申年，上为少阳相火司天，左边的间气为阳明燥金，右边的间气为太阴湿土。下为厥阴风木在泉，左边的间气为少阴君火，右边的间气为太阳寒水。

少阳相火司天则厥阴风木在泉，这一年风气流行于地，沙尘飞扬，人们易发生胸膈不通、心痛、胃脘痛、厥逆等病症，并且其变化急暴快速。

初之气，（大寒——惊蛰）主气为厥阴风木，客气为少阴君火。

上年在泉之气，迁移退位，风气胜时则摇动不宁，主客二气木火相生，寒气乃去，气候大温，草木燥气繁荣。有时寒气虽来但不能行其杀伐之令，温热病发生，其发病为气郁于上，血液外溢，目赤，咳嗽气逆，头痛，血崩，胁部胀满，皮肤肌腠生疮等。

二之气，（春分——立夏）主气为少阴君火，客气为太阴湿土。

火气反为湿土之气郁遏而不发，白色云埃四起，云气归于雨府，风气若不胜湿土之气，则雨水降下，人们身体安康。其发病为热郁于上部，咳嗽气逆，呕吐，胸中与咽喉不利，头痛身热，神志昏愦不清，脓疮，疮疡发生于内部等。

三之气，（小满——小暑）主气为少阳相火，客气亦为少阳相火。

主客气同，司天之气施布政令，炎暑乃至，少阳相火上临，火气过甚，故雨水穷尽而不降。人们易患热病在内，耳聋目瞑，鼻塞衄血，喉痹，咳嗽，喷嚏呵欠，呕吐，口渴，目赤，血外溢，脓疮等病。

四之气，（大暑——白露）主气为太阴湿土，客气为阳明燥金。

阳明主令，凉气乃至，炎暑之气，隔时逐渐而化，白露降下，人们平和无殃，其发病为胀满身重。

五之气，（秋分——立冬）主气为阳明燥金，客气为太阳寒水。

阳气乃去，寒气乃至，雨水将止，冰雪将至。由于阳气收敛，其气门闭，刚硬的树木凋零较早。人们应该避开寒邪，通晓养生之道的人，会居住在周密处，以避免寒气的侵扰。

终之气，（小雪——小寒）主气为太阳寒水，客气为厥阴风木。

在泉之气得其正化之位，风气乃至，万物反而有生发之势，由于气机外泄，雾气流行，其发病者为应关闭反而不能禁锢，阳气不得敛藏，故患心痛，咳嗽等症。

在少阳相火司天的年份　火气下临于地，燥金之气起而用事，因火热烧灼，使金气为之变革，并被消耗，地上的草木受到损害。火气太过，暑热流行，人的肺脏之气上从天气，发生病变则会出现寒热、咳嗽、喷嚏、流涕、鼻塞不通、衄血、口疮、浮肿等病症。

厥阴在泉，少阳司天，上阳下阴，木火相合，故其气化专一，其味纯正。厥阴风木在泉，解毒及甘味的植物都不能很好生长，而其所主的酸味和苦味一类的植物蓬勃繁荣，在谷类应青色和红色之类的作物。

此年，少阳司天之政，其气太过，先天时而至，司天之气得其正化之位，厥阴风木在泉，其气扰动不宁，大风突然而起，草木卧倒，飞沙走石。少阳炎热之气为之流行，岁半之前，为君火相火与太阴湿土行令之时，阴气流行，阳气布化，雨乃应时而降。

少阳司天为火，厥阴在泉为木，木火相生，故同为功德，其在谷类应于赤色与青色。司天之政严厉，在泉之令扰动，司天之热与在泉之风相参而敷布，因此云雾沸腾，流动不定；太阴湿土之气横行气交，故寒气经常并伴有凉雨而至。

这一年人们易患寒病生于内，疮疡发生于外，腹部泄泻胀满等疾病。所以聪明圣智的人，遇到这种情况时，总是调和阴阳而顺从，不与之抗争。当寒热之气，反复发作时，人们易患疟疾，泄泻，耳聋，目瞑，呕吐，上部气郁肿胀而颜色改变等病症。

少阳司天，若客气胜则病发赤疹于皮肤，以及赤游丹毒、疮疡、喉痹、咽喉肿痛、血溢、头痛耳鸣、呕吐气逆；内患瘛疭。主气胜则病胸满、咳嗽仰息甚至有血、两手发热等症。

厥阴在泉，客气胜则外病大关节不利、运动不便；内病痉强拘挛、瘛疭；主气胜则病发筋骨振摇强直、腰腹时时疼痛等症。

这一年因羽虫与司天同气，故羽虫不能生育，亦不耗损；毛虫与在泉同气，故多生育；木克土，故鳞虫不能生成。

治疗　如果是因其气化所造成的疾病，司天火化所致的宜用味咸性寒的药物或食物调治，在泉风化所致的宜用味辛性凉的药物或食物调治，这就是所谓适宜的药食性味。

异常变化

当上年的太阴湿土不退位时，寒冷与暑热不时地交替发生，尘埃样的雾气弥漫，天空昏暗。湿令不去，人们易患腹满、饮食不下、四肢少力、足胫寒冷、阴痿、泄泻如注、大便闭塞、小便淋漓失禁或小便频数等症。

太阴不退位，则本年的少阳不得迁正，炎热的气候不得施布其令，植物的幼苗不能按时生长繁荣。少阳之气晚治则酷暑见之于秋季，肃杀之气亦必晚至，霜露不能应时而降，所以人们易患疟疾、骨蒸、心悸惊骇、甚则血液外溢等病。

这一年少阴君火应从上年司天的右间，降为本年在泉的左间。若遇到地玄水气过胜，则少阴君火不能降入地下。少阴君火欲降，而水运居中承之，使君火不得降下，赤色之云气开始生成，黑色的云气也经常出现。温暖的气候刚使万物舒适，又会出现天云凄凉，寒气发作，寒雪降下的现象。

少阴君火伏而不降，化为郁气，郁久必发。所以，当寒气过胜之后，又有热气发生，火风化为疫气。人们易患面赤心烦、头晕目眩等病。火气暴露之后，温病就要发生。

这一年，阳明燥金应从上年在泉的右间，升为本年司天的左间，若遇到天英火气过胜，则金气升之不前。人们易患上部热病，气喘咳嗽，血液外溢等病。当燥气不升，久而化为郁气，郁极则发，就会出现白色雾霭笼罩天空，因清冷而生肃杀之气。人们易患胁下胀满，喜悲伤，伤寒、鼻塞、喷嚏，咽喉干燥，皮肤干燥，手部拆裂等症。

治疗与保养

凡此少阳司天之年，必须抑制中运与司天的太过之气，折减其致郁的胜气，帮助所不胜之气，资助不胜之气的生化之源，使太过之气不能发生，这样像猝暴之类的重病也就不会发生了。

所以本岁当用咸味、辛味及酸味药物，用渗泄、发散等方法进行治疗。要注意观察气候的寒热变化，以调治其太过之邪气，应少用寒性之类的药品或食品。

用热性药品时，应避开热气主令之时；用温性药品时，应避开温气主令之时；用寒性药品时，应避开寒气主令之时；用凉性药品时，应避开凉气主令之时；用饮食调养时，也应遵照这个原则，若气候有反常变化时，就不必拘守这一原则，否则就会导致疾病的发生。

2041 辛酉年

年　运

辛酉年天气生运为顺化　中运辛为水，司天为阳明燥金，金生水，故为顺化。此年上为阳明燥金司天，中为少羽水运不及，下为少阴君火在泉。

丙辛为水运，辛为阴年，故运为少羽水运不及。水运不及，克我之土的雨气成为胜气，而我生之木的风气则为复气。此年胜复之气相同。运气为寒，胜气为雨，复气为风。

水运不及，就会出现雨化的胜气和风化的复气，凡出现胜气复气的时候即是所谓的邪化日，灾害发生在东北方的一宫。司天之气数为清化九，对应于八风之数的西方，如果出现胜复之气，则燥热大行，寒雨时降。中运之气数为寒化一，对应于八风之数的东北方，如果出现胜复之气，则大雪常至，狂风阵阵。在泉之气数为热化七，对应于八风之数的南方，如果出现胜复之气，则湿热蒸腾，暴雨时降。

年运的排列顺序

年运五步：初之运春，二之运夏，三之运长夏，四之运秋，五之运冬。

主运五步：初之运少角，二之运太徵，三之运少宫，四之运少商，终之运少羽。

客运五步：初之运少羽，二之运太角，三之运少徵，四之运太宫，终之运少商。

辛酉年　水运少羽，水运不及称之为“涸流”，无封藏之气，使万物干枯。“涸流”的年份又称之为“反阳”，是指藏气衰弱，不能行使其封藏的权力，火之化气因而昌盛，生长之气反而宣行布达于四方。蛰虫应藏而不藏；土地润泽而泉水减少，草木条达茂盛，万物繁荣秀丽而丰满。其气不得流畅，故其作用为暗中渗泄，其变动为症结不行，其发病为干燥枯槁，其应五脏在肾。

因水运不及，故尘埃昏蔽或骤然下雨，但随之而见大风震动，摧折倒拔，其灾害应于北方，其数为一，这是木气来复，所以又见毛虫狐獾，善于变动而不主闭藏。

水运不及，湿土之气因而大盛，水不制火，火气反而生旺，天气炎热，不时下雨，万物的生化很迅速，在谷类应黑色的黍类不能成熟。这时人们多患烦闷抑郁，腹胀，身体困重，大便溏泄，阴性疮疡、脓水稀薄，腰股疼痛，下肢关节活动不利，两脚痿软疼痛，甚至足背浮肿逆冷等症，这都是由于冬藏之气不能发挥作用，肾气不平衡的缘故。

水运不及，在辰、戌、丑、未月会有尘沙飞扬而不会有暴雨降临，平时则是和风生发的正常气候。如果辰、戌、丑、未月出现飞沙走石，狂风暴雨的气候，则会有被吹断的树木在空中飘荡的现象。它的自然灾害在北方，在人体应肾脏，其病变部位内在腰脊骨髓，外在肌肉之会和小腿膝弯等处。

水运对应　其在果为枣、杏；所充实的是汁液和肉；在谷类为黍和稷；在五味为甘和咸；在颜色为黄和黑；在畜类为猪和牛；在虫类为鳞虫和裸虫；在音为羽、宫；在人体的病变为痿厥和下部的症结，这是水运不及而从水化的关系，所以少羽与少宫相同；水运衰，土气用事，故有尘土昏郁的现象。

治疗　中运寒化所导致的疾病，宜用味苦的药物或食物调和。

司天在泉

辛酉年　上为阳明燥金司天，左边的间气为太阳寒水，右边的间气为少阳相火。下为少阴君火在泉，左边的间气为太阴湿土，右边的间气为厥阴风木。

阳明燥金司天则少阴君火在泉，故暴热至，地气变为暑热蒸腾。人体也因阳气郁于内而发病，寒热往来如疟，小便也不正常，甚至发生心痛。

初之气，（大寒——惊蛰）主气为厥阴风木，客气为太阴湿土。

上年的在泉之气已迁移退位，阳明司天燥金开始用事，阴气开始凝集，天气肃厉，水乃结冰，寒冷之气不时而至。其发病为内热胀满，呕吐，满目浮肿，赤眼，鼻塞衄血，喷嚏呵欠，小便黄赤，甚则淋沥不通。

二之气，（春分——立夏）主气为少阴君火，客气为少阳相火。

二火用事，阳气乃布，人们可以感到温暖舒适，万物开始生长繁荣。此时若出现疫疠大行，人们容易猝暴死亡。

三之气，（小满——小暑）主气为少阳相火，客气为阳明燥金。

司天之政乃布，凉气乃行；客气之燥气与主气之热气相互交合，燥极则湿气来复而润泽，人们易患寒热之病。

四之气，（大暑——白露）主气为太阴湿土，客气为太阳寒水。

水土气化，寒雨降下。其发病为谵语妄言，猝然扑倒，少气，咽干而引饮，以及心痛，痈肿疮疡，疟疾寒冷，振动战栗，便血，骨痿软等疾病。

五之气，（秋分——立冬）主气为阳明燥金，客气为厥阴风木。

秋行春令，草木又得生长而繁荣，人们也平和无病。

终之气，（小雪——小寒）主气为太阳寒水，客气为少阴君火。

在泉之气用事，阳气敷布，气反温暖，应该蛰伏的虫类也出现在外面，流水不能结冰，人们也健康平安，应注意阳气盛则易发温病。

阳明燥金司天的年份 燥气下临于地，风木之气起而用事，故脾土必受灾害，凄凉清冷之气常见，草木因被克伐而枯萎，人的肝脏之气上从天气，所以发病为胁痛、目赤、眩晕、动摇、战栗、筋痿不能久立。

火热流行于冬令草木枯槁之时，气候温暖而流水不能结冰，应蛰伏的虫类反而不藏。

辛酉年阳明司天之政，其气不及，后天时而至，阳明燥金司天，其气急切，少阴君火在泉，其气盛明；金气不及，火气乘之，阳气得以专其令，炎暑之气大行，万物干燥而坚硬；金气不及则木无所畏，和风主治，风气与燥气相兼而流行于气交之内，使阳气多而阴气少，阳气盛极必衰，衰则阴气来复，当四之气主客二气，即太阴与太阳主令时，云归于雨府，湿气敷布，干燥之气又变为润泽。其在谷类，应于白色与赤色，间谷则借间气太过而得以成熟。金气不及，火气乘之，损伤属金之白色甲虫类，待水气来复则损及属火之羽虫类。如果燥金清凉之气早至而急切，属木的毛虫类则死；如在泉之热气后至而急暴，则属金的介虫类乃受灾殃。

司天之政急切，其在泉之令猝暴，金气与火气相合，以为功德，蛰虫不欲归藏，流水不得结冰。胜气与复气发作急暴，正常的气候被扰乱而不定，司天之清气与在泉之热气，持续于气交之内。人们易患咳嗽，咽喉肿痛，寒热发作急暴，寒栗振动，大小便不通等疾病。

这一年介虫与司天同气，故介虫静而不能生育；羽虫与在泉同气，故多生育；火克金，故介虫不能生成。少阴君火在泉，寒毒之物与酸味的东西都不能生成，而其所主的辛、苦、甘味植物生长茂盛，在谷类是白色和火红色之类的作物。

治疗 如果是其气化所造成的疾病，司天清化所致的宜用味苦性小温的药物或食物调治，在泉热化所致的宜用味咸性寒的药物或食物调治，这就是所谓适宜的药食性味。

异常变化

这年若是上年的少阳相火不退位，则炎热的气候发生于春季，由于暑热在后期仍然布化，故冬季温暖而不冻，流水不冰，蛰虫出现。人们易患上部发热、小腹坚硬而胀满，少气、寒热交替发作、便血、小便赤、甚则血液外溢等症。

少阳不退位，则本年阳明不得迁正，因此暑热之气施化于前，阳明肃杀之气则施之于后，草木反而繁荣，由于热化之令继续施布，燥令不行，也就是清冷急切之气不行，肺金就要患病，人们易患寒热、鼻塞、喷嚏、皮毛脆折、爪甲枯焦、甚则喘嗽上气、悲伤不乐等病。

这一年太阴湿土应从上年司天的右间，降为本年在泉的左间，若遇到地苍木气过胜，太阴湿土不得降入地下。又或遇到少阳司天不退位，则太阴湿土也就不能降入在泉的左间。如果木运应时已至，木运居于司天之下而承其气，太阴湿土降之不下，会出现黄云而又有青色云霞显露，云气郁蒸而大风发作，雾气遮蔽，尘埃过胜，草木为之折损等气候变化。

若是太阴湿土日久不降，伏而不布，化为郁气，天空会出现尘埃样的黄气，地上湿气郁蒸。人们易患四肢疼痛、不能举动，头晕目眩，腹胀胸满等病。

太阳寒水应从上年在泉的右间，升为本年司天的左间，若遇到天芮土气过胜，太阳寒水升之不前。今又遇到阳明司天，未得迁居于正位，太阳寒水更不能升于司天的左间，这时土运应时而至，寒水之气欲升于司天的左间，受到土运的阻抑升之不前，则湿热相蒸，寒气发生于天地之间。人们易患泄泻如注，食谷不化等病。

寒水不升，久而化郁，郁极则发，冷气又胜过客热之气，冰雹突然降下。人们易患呃逆、厥逆等病，由于热病生于内，阳气痹于外，则会出现心悸、懊恼烦热，暴烦而又厥逆，足胫酸痛等病。

治疗与保养

在阳明司天之年，应当食用得岁气的谷类以安定正气，食用得间气的谷类以去邪气，本年应当用咸味、苦味、辛味的药物，以汗之、清之、散之的方法进行治疗，安定其不及的运气，使其免受邪气的干犯，折减其致郁的胜气，资助其不胜之气的生化之源。根据寒热的轻重，决定方宜的多少，若中运与在泉之热气相同时，应多用与司天凉气相同之品；若中运与司天之凉气相同时，应多用与在泉之热气相同之品。

用凉药时，应避开凉气主令之时；用热药时，应避开温气主令之时。用饮食调养时，也应遵照这个原则，这是一般情况而言。若气候有反常变化时，就不必拘守这一原则，这是指的自然变化之道，若是违背了它，就会扰乱天地阴阳的自然规律。

2042 壬戌年

年　　运

壬戌年天气生运为顺化　中运为太角，司天为太阳寒水，水能生木，故为顺化。此年上为太阳寒水司天，中为太角木运太过，下为太阴湿土在泉。

丁壬为木运，壬为阳年，故运为太角木运太过。木运之气为风，其正常气化为风声紊乱，物体启开。其反常变化为大风震撼摧毁折拔。其致病为头目眩晕，视物不清。

司天之气数为寒化六，对应于八风之数的北方，如果出现胜复之气，则寒雨时下，风声鹤唳。中运之气数为风化八，对应于八风之数的东方，如果出现胜复之气，则狂风阵阵，火热干燥。在泉之气数为雨化五，对应于中央之位，如果出现胜复之气，则风雨交织，冷气飕飕。

年运的排列顺序

年运五步：初之运春，二之运夏，三之运长夏，四之运秋，五之运冬。

主运五步与客运五步相同，起于太角，终于太羽。

客运五步：初之运太角（客运与主运之气相同，气得正化）、二之运少徵、三之运太宫、四之运少商、终之运太羽。

壬戌年木运太过　木运太过称之为“发生”，它会过早地散布温和之气，使万物提早发育。“发生”的年份又称之为“启陈”，这时土气疏松虚薄，草木之青气发荣，阳气温和布化于四方，阴气随阳气而动，生长之气淳厚，万物因之而欣欣向荣。

其变化为发生，万物得其气而秀丽；其功能为布散；其表现为舒展畅达；其正常的性能是风和日暖，使万物奢靡华丽，推陈出新，若变动则为狂风震怒，折树拔根；其在人体的变动是眩晕或发生巅顶部疾病。

木运太过则相当于金气司天，故太角与上商同。木气太过失去了正常的性能，则金之收气来复，以致发生秋令劲切的景象，甚至有肃杀之气，因此草木容易凋零。若人们发生病变，则是金之邪气伤于肝脏所致。

木运太过，则风气流行，脾土受其侵害，人们多患有因消化不良引起的泄泻、饮食减少、肢体沉重无力或肚腹胀满、肠中鸣响、烦闷抑郁等症，这都是由于木气太过的缘故。在天上应木星光明，表示木气过于亢盛。

当出现易怒，头昏眼花，好像天上的云在飞跑，地上的万物迅速变动，草木动摇不定，甚至树倒草偃等头部病症，这是土气无权，木气独胜的现象。（胡按：美尼尔综合征的病因病机）

如果病人胁部疼痛，呕吐不止。若冲阳脉绝，多死亡而无法治疗。在天上应金星光明，这是木胜而金气制之的结果。

太阳司天，若客气胜则病胸闷不畅、感寒咳嗽、流清涕；主气胜则病咽喉鸣响。

太阴在泉，若客气胜则病足痿，下肢沉重，大小便不时而下，湿客下焦则发为濡泻以及浮肿，前阴病变；主气胜则病寒气上逆而痞满，饮食不下，甚至疝痛。

木运对应　其在谷类为麻、稻；在畜类为鸡、犬；在果实为桃、李；在颜色为青、黄、白三色杂见；在五味为酸、甘、辛；其象征在四季为春天；其在人体经络为足厥阴、足少阳；在内脏为肝、脾；在虫类为毛虫、介虫；在物体为内外坚硬的一类；若发病则为怒。这是木运太过的原因，是为太角。

治疗　中运风化所所致的疾病，宜用味酸的药物或食物调和。

司天在泉

壬戌年　上为太阳寒水司天，左边的间气为厥阴风木，右边的间气为阳明燥金。下为太阴湿土在泉，左边的间气为少阳相火，右边的间气为少阴君火。

太阳寒水司天则太阴湿土在泉，土能制水，故土气滋润，水流丰盛，太阳司天则寒水之客气加临于三之气，太阴在泉则湿土之气下加于终之气。水湿相合而从阴化，万物因寒湿而发生变化，应在人身上则会出现皮肤麻痹、肌肉不仁、筋脉不利，水饮内蓄、腹中胀满、不能饮食、甚至浮肿、背部生痈等症

初之气，（大寒——惊蛰）主气为厥阴风木，客气为少阳相火。

上年在泉之气迁移退位，温气大行，草木繁荣较早，人们易患身热，头痛，呕吐，肌肤疮疡或疫疠病，温热病等。

二之气，（春分——立夏）主气为少阴君火，客气为阳明燥金。

故凉气反而大行，寒气开始发生，草木遇到寒凉之气，也不易生长。因火气受到抑制，阳气不得舒发，人们会感到凄惨，易患气郁不舒，腹中胀满等病。

三之气，（小满——小暑）主气为少阳相火，客气为太阳寒水。

司天之气布其政令，寒气大行，雨水乃下，人们易患寒病于外，热病于内，心热烦闷，下利如注，痈疽等病，热郁于内，易伤心神，若不急治，病多会死亡。

四之气，（大暑——白露）主气为太阴湿土，客气为厥阴风木。

风湿二气，交争于气交，湿得风气，乃化为雨，万物得以盛长、化育、成熟。人们易患大热少气，肌肉痿弱，两足痿软，下利赤白等病。

五之气，（秋分——立冬）主气为阳明燥金，客气为少阴君火。

阳气重新施化，草木之类又得盛长、化育、成熟。人们感到舒畅无病。

终之气，（小雪——小寒）主气为太阳寒水，客气为太阴湿土。

在泉之气，得其政令，湿气大行，阴寒之气凝集太空，天空昏暗，尘埃样的雾气笼罩郊野。人们感到凄惨，若寒风骤至，土气不胜，脾不得长养，虽有妊娠，亦多至死而不能生。

在太阳寒水司天的年份　寒水之气下临于地，火热之气起而用事，火气照耀明显，寒冷之气会非其时而出现，寒气太过致使水结成了冰，火气被迫顺从天气，人的心气上从天气，造成肺金受伤，故人们发病为心热烦闷、口渴咽干、喷嚏流涕、易于悲哀，时常哈欠。

热气妄行于上，寒气报复于下，寒霜不时下降。寒复则神气伤，发病为善忘，甚至心痛。

此年，太阳司天之政，其气太过，先天时而至。太阳寒水司天，其气肃厉，太阴湿土在泉，其气沉静。寒水之气临于太空，阳气不得施令，水土二气相合，以为功德，其在谷类，应于黑色与黄色。

太阳司天之政严肃，其在泉之令徐缓。由于寒水之政大起，阳气不得伸张，湖泽中不见到热气升腾的景象，火气只能等到其相应之时，方能舒发。主气少阳居中为三之气，因火气过胜，则应时之雨水穷尽不降。四之气，在泉用事，雨水止而云散，气还于太阴主令之时，云会于北极雨府之处，湿气乃得布化，万物为之润泽。太阳寒气布于高空，少阴雷火动而在下，寒湿之气持续在气交之中。人们易患寒湿病发作，肌肉痿弱，两足痿软不收，大便泄泻，血液外溢等症。

这一年鳞虫与司天之气同，故鳞虫静不能生育；裸虫与在泉之气同，故多生育。太阴湿土在泉，燥毒之物及苦味和气热的东西都不生，而其所主的甘和咸味的东西生长繁茂，其在谷类应土黄和黑色之类的作物。太阴在泉，是土居地位，所以其气化淳厚，足以制水，故咸味得以内守，其气专精而能生金，故辛味也得以生化，而与湿土同治。

治疗　如果是因其气化造成的疾病，司天寒化所致的宜用味苦性温的药物或食物调治，在泉雨化所致的宜用味甘性温的药物或食物调治，这就是所谓适宜的药食性味。

异常变化

这一年若是上年阳明燥金不退位，春天则会生发清冷之气，草木的繁荣推迟，寒气与热气相间发作。人们易患呕吐、暴发泄泻、饮食不下、大便干燥、四肢不举、头晕目眩等症。

阳明燥金不退位，则本年太阳寒水不得迁正，太阳寒化之令，须待燥气过后，才能司天主治，致使冬季寒冷之气反而改行于春季，肃杀霜冻之气在前，严寒冰雪之气在后，等到少阳之气来复之后，凛冽之气才不得发作，云雾待时而现。若燥气过期不退，致使时令失去正常规律，对人们就会形成灾害，瘟疠发作，人们易患喉痹咽干、烦躁口渴、喘息有音等症。

这一年少阳相火应从上年司天的右间，降为本年在泉的左间。若遇地玄水气过胜，则少阳相火不得降入地下。温暖之气才欲发生，寒冷之气突然而至，甚则降下冰雹。若少阳相火日久不降，伏而不布，化为郁气。冷气之后随又生热，火风之气化为疫气。人们易患面赤心烦，头痛目眩等病。火气显露，则热病即将发作。

厥阴风木应从上年在泉右间，升为本年司天的左间，若遇到天柱金气过胜，时木气升之不前。木气本欲升天，因金气抑制而不得前，则出现清凉之气，而风气反而减少。肃杀之气行于春季，霜露再次降临，草木因此枯萎。人们易患瘟疫早发，咽喉干燥，两胁胀满，肢节皆痛等症。当木气不升，久而化郁，郁极则发，就要出现大风摧拉折损，鸣声紊乱。人们易患卒中，半身麻痹，手足不仁等症。

治疗与保养

凡此太阳寒水司天之年，火气郁而不行，饮食上要以苦味泻火，以燥治湿，以温治寒，必须折减其政郁之胜气，资助不胜之气的生化之源，抑制中运与天的太过之气，扶持被抑制的不胜之气，不要使运气猝暴太过而发生疾病，应当食用得生发之气的谷类以保全真气，避免虚邪贼风，以安定正气为要。

根据中运、司天、在泉与阴阳五行之气的同异来裁定药食性味的多少，运气与寒湿相同者，用燥热之品以化之；运气与寒湿不同者，用燥湿之品以化之。

凡用寒性药品时，应避开寒气主令之时；用热性药品时，应避开热气主令之时；用凉性药品时，应避开凉气主令之时；用温性药品时，应避开温气主令之时；用饮食调养时，也应遵照这个原则，这就是一般情况而言。若气候有反常变化时，就不必拘守这一原则，若不遵守这些规律，就会导致疾病的发生，就是说要根据四时气候变化的具体情况，决定治疗原则。

2043 癸亥年

年　运

癸亥年不及之运与在泉合为同岁会　中运为少徵，在泉为少阳相火，二火相合，故为同岁会。此年上为厥阴风木司天，中为少徵火运不及，下为少阳相火在泉。

戊癸为火运，癸为阴年。故运为少徵火运不及。火运不及，则克我之水的寒气成为胜气，而我生之土的雨气则为复气。此年，运气为热。胜气为寒，复气为雨。

火运不及，就会出现寒化的胜气和雨化的复气，巳年与亥年相同。凡出现胜气复气的时候就是所谓的邪化日，灾害发生在西方的九宫。司天之气数为风化八，对应于八风之数的东方，如果出现胜复之气，则冷风飕飕，干燥火热。中运之气数为火化二，在泉之气数为火化二，中运与在泉皆对应于八风之数的西南方，如果出现胜复之气，则火热缭绕，大雨倾盆，暑湿交蒸。

年运的排列顺序

年运五步：初之运春，二之运夏，三之运长夏，四之运秋，五之运冬。

主运五步：初之运少角，二之运少徵，三之运太宫，四之运少商，终之运太羽。

客运五步：初之运少徵，二之运太宫，三之运少商，四之运太羽，终之运少角。

癸亥年火运不及　火运不及称之为“伏明”，是指缺少温暖之气，使万物暗淡无光。

伏明的年份又称之为“胜长”，是指其生长之气不得发扬，收藏之气反见布散，收气擅自行使职权，使生化之气平定而不能发展，寒冷之气常现，暑热之气衰薄，万物虽承土的化气而生，但因火运不足，虽生而不能成长，虽能结果，然而会很小，乃至开始生化的时候，已经衰老。

由于阳气屈服，蜇虫早藏，火气郁结。当其发作的时候，必然横暴，其变动忽隐忽现。如果发病为痛，为精神昏乱，悲哀易忘，这是火运不及而从水化的关系。所以少徵和少羽相同。

火运衰，所以有阴凝惨淡，寒风凛冽的现象，随之而暴雨淋漓不止。其灾害应于九（南方），这是土气来复的缘故，以致出现暴雨下注，雷霆震惊，乌云蔽日，阴雨连绵的气候。

火运不及，寒气旺盛，夏天生长之气不能发挥作用，就缺乏积极向上的力量，万物就不能茂盛。阴寒凝滞之气过盛，阳气不能生化，繁荣美丽的生机就受到摧残，赤色的谷类就不能成熟。人们会患有心痛，胸痛，胁胀、抑郁、眩晕，头目不清，突然失音，胸腹肿大，以及背部、肩胛之间、两臂内侧疼痛，胁下与腰背相互牵扯而痛，甚至四肢蜷曲不能伸展，髋骨与大腿之间不能活动自如。

火被水抑，火起反应，生土气来复，于是就有尘埃郁冒，大雨倾盆，使水气得到抑制，黑色的谷类不能成熟。人们则会病见饮食不下，腹中疼痛胀满，寒冷鸣响，大便溏泄如注，两足拘挛、萎缩、麻木、不能行走。

火运不及，如果夏天有景色明朗的正常气候，那冬天也就有严肃寒冷的正常时令。如果夏天见萧条凄惨寒冷的冬天气候，那时常会有倾盆大雨的反应。它的自然灾害在南方；其对应的五脏为心，其发病部位内为胸胁，外在经络。

火运对应　其在果为栗和桃；其所充实的是络和汁液；在谷为豆和稻；在五味为苦和咸；在颜色为玄和丹；在畜类为马和猪；在虫类为羽虫和鳞虫；在气候主冰雪霜寒；在声音为徵、羽；在人体应于五脏为心。

治疗　中运火化所导致的疾病，宜用味咸性温的药物或食物调和。

司天在泉

癸亥年　上为厥阴风木司天，左边的间气为少阴君火，右边的间气为太阳寒水。下为少阳相火在泉，左边的间气为阳明燥金，右边的间气为太阴湿土。

厥阴风木司天则少阳相火在泉，风火相煽，故火气横行，地气便为数热，因气候温热，故蛰虫不藏而常见，流水不能成冰，其发病急速危重。人体因大热而消烁津液，出现血水下流的症状。

初之气，（大寒——惊蛰）主气为厥阴风木，客气为阳明燥金。

寒气开始严厉，杀伐之气方来。人们易患寒病于右侧下方。

二之气，（春分——立夏）主气为少阴君火，客气为太阳寒水。

所以寒冷之气不去，雪花飘，水成冰，杀伐之气施化，霜乃降下，草类上部干焦，寒冷的雨水时常降下，若阳气来复则人们易患内部热证。

三之气，（小满——小暑）主气为少阳相火，客气为厥阴风木。

司天之政布化，大风时起，人们易患两目流泪，耳鸣，头目眩晕等病。

四之气，（大暑——白露）主气为太阴湿土，客气为少阴君火。

暑湿湿热之气交争于司天之左间，人们易患黄疸病，以至于浮肿。

五之气，（秋分——立冬）主气为阳明燥金，客气为太阴湿土。

燥气与湿气互有胜负，阴寒沉降之气乃得布化，寒气侵及人们，风雨流行。

终之气，（小雪——小寒）主气为太阳寒水，客气为少阳相火。

由于少阳之烈火主令，阳气大化，蛰虫出现，流水不得结冰，地中阳气发泄，草类生长，人们也感到舒适，其发病则为温热疫病。

厥阴风木司天的年份 风木之气下临于地，湿土之气起而用事，于是水气必然受到损伤。土从木化而受其克制，其功用亦为之变易。人体脾脏之气上从天气，兴起而隆盛，发病则身体沉重、肌肉枯萎、饮食减少、口败五味。

风行于宇宙之间，云气与万物为之动摇。人们发病则目眩、耳鸣。

此年，厥阴司天之政。其气不及，后天时而至。厥阴司天，少阳在泉，司天之气扰动，在泉之气正化，司天之风气生于高远之处，在泉之炎热自下而从之，云归于雨府，湿化之气流行，司天之政扰动，在泉之令迅速，司天之风气与在泉之火气相合，以为功德，其在谷类应于青色与赤色的作物，间谷则借间气太过而得以成熟，此年易耗损具有纹角样的虫类及羽类动物。风气燥气，火气热气，互为胜复，交替发作，蛰虫出现，流水不能结冰。热病生于人之下部，风病生于人之上部，风气与燥气互为胜复时，则见于人体的中部。

这一年，毛虫与司天同气故不能生育，亦不耗损；羽虫同在泉之气，故得以生育成长；火能克金，故介虫不能生长。因少阳相火在泉，故寒毒之物不生，火能克金，故辛味的东西因被克而不生，而其所主的苦和酸味的东西得以繁荣。在谷类应于青色和火红色一类的作物。

治疗 若是因其气化所导致的疾病，司天风化所致的宜用味辛性凉的药物或食物调治，在泉火化所致的宜用味咸性寒的药物或食物调治，这就是所谓适宜的药食性味。

异常变化

若是上一年的太阳寒水不退位，春季会有发生寒冷的气候，这时冰雹降下，阴沉之气昏暗覆盖，至二之气时，寒气尚不能退去。人们易患寒痹厥逆、阴痿不用、小便失禁、腰膝皆痛等病，瘟疠之发作较晚。

太阳寒水不退位，则本年厥阴风木不得迁正，风气欲施其令而寒气不退，使风木的温暖之气不能应时施化，温暖的气候不能得正就失去正常的春令，也就造成了花卉的枯萎。人们易患善怒、目系转、转筋、淋病、小便赤等病。

这一年，阳明燥金应从上年司天的右间，降为本年在泉的左间。若遇到地形火气过胜，则阳明燥金不得降入地下。又遇到太阳司天不得退位，则阳明燥金也就不能降入在泉的左间。或火运应时而至，火运居于司天之下而承其气，阳明燥金降之不下，则天气清冷而肃降，火气显露则温热反作。早晚刚有寒凉之气，而湿热之气却又发作。人们会感到身体沉重困倦，夜卧不安。易患咽喉干燥，口渴引饮，懊恼烦热等病。

若阳明燥金日久不降，伏而不布，化为郁气。则天气会清凉而寒冷，远处有白气发生。人们易患两胁作痛、双目视物不清、眩晕、手足强直、麻木不仁等病。

少阴君火应从上年在泉的右间，升为本年司天的左间，若遇到天篷水气过胜，君火升之不前。又遇到厥阴司天，未能迁正于正位，则少阴君火也就不能升于司天的左间，这是由于水运在中间阻抑所致。少阴君火欲升为司天的左间，受到水运的阻抑而升之不前，则清凉寒冷之气再度发作，早晚都有冷气出现。人们易患因阳气伏郁于内而生的心神惊悸，烦热，寒热交作等病。

君火不升，久而化为郁气，郁极则发，就会出现暴热，火热之气积聚覆盖于上，化为疫气，疫疠之气逢温暖之时乃发，因其火气暴露而化为火疫。人体可出现心烦而躁、口渴等症。渴甚可以泻其火热，则诸症可止。

治疗与保养

凡此厥阴司天之年，必须折减其致郁之气，资助不胜之气的生化之源，赞助其不及的运气，不要使邪气太胜。本年宜用辛味以调治司天之风邪；用咸味以调治在泉之火邪。少阳相火，其性尤烈，不可轻易触犯，应当慎重调治，用温性药物时，应避开温气主令之时；用热性药物时，应避开热气主令之时；用凉性药物时，应避开凉气主令之时；用寒性药物时，应避开寒气主令之时；用饮食调养时，也遵照这个原则。若气候反常变化时，就不必拘守这一原则，这是一般规律，若不遵守这些规律，就会导致疾病的发生。

2044 甲子年

年　　运

甲子年天气生运为顺化　中运为太宫，司天为少阴君火，火能生土，故为顺化。此年上为少阴君火司天，中为太宫土运太过，下为阳明燥金在泉。

甲己为土运，甲为阳年，故运为太宫土运太过。土运之气为阴雨，其正常气化为柔软厚重润泽，其反常变化为风飘雨骤，震撼惊骇，其气候变化所致的病为腹中胀满，肢体沉重。

司天之气数为热化二，对应于八风之数的西南方，如果出现胜复之气，则湿热交争，大雨降下。中运之气数为雨化五，对应于中央之位，如果出现胜复之气，则冷雨凄厉，寒风骤起。在泉之气数为燥化四，对应于八风之数的西北方，如果出现胜复之气，则寒热交替，雨水降下。

年运的排列顺序

年运五步：初之运春，二之运夏，三之运长夏，四之运秋，五之运冬。

主运五步：初之运太角，二之运少徵，三之运太宫，四之运少商，终之运太羽。

客运五步：初之运太宫，二之运少商，三之运太羽，四之运少角，终之运太徵。

甲子年土运太过　土运太过称之为“敦阜”是指土运有着浓厚坚实之气，反而使万物不能成形。敦阜的年份又称之为“广化”。是指其德性浑厚而清静，能使万物顺时而生长及至充盈。土的至阴之气充实，则万物能生化而有形。土运太过，则可见到土气蒸腾如烟，笼罩于山丘之上，大雨常下，湿气用事，燥气退避。

其生化圆满；其气丰盛；其权力为静；其表现是周密而详备；其变动是湿气积聚；其

性能为柔润，能使万物不断地得到润泽；其变化为暴雨骤至，雷霆震动，山崩堤溃。在病变为腹中胀满，四肢沉重，举动不便。由于土运太过，木气来复，所以，大风迅速而来，其所见的疾病多是由于木之邪气伤于脾脏。

土运太过，则雨湿之气流行，肾受湿邪。人们多病腹痛，身体困重而烦闷，四肢厥冷，情绪忧虑，这是土气太过所致。

土运太过则自病，病则不能克水，以致水饮之邪积于体内而生胀满，造成饮食减少，四肢无力，不能举动，甚至肌肉枯萎，两足痿弱不能行动，抽掣挛痛等症。

土旺之时，寒水无权，湿令大行，因此泉水喷涌，河水高涨，本来干枯的池沼也会滋生鱼类。若是遇到木气来复，风雨暴至，会使堤岸崩溃，河水泛滥，陆地也可见到鱼类。人们就会病肚腹胀满，肠鸣，大便溏泄，泄泻不止。如果太溪脉绝，多会死亡而无法治疗。

土运对应　其在谷类为稷、麻；在畜类为牛、犬；在果类为枣、李；在色为黄、黑、青；在五味为咸；其象征四时为长夏；在虫类为裸虫、毛虫；在物体属于人体肌肉和植物果壳之类；在人体的经络是足太阴、足阳明；在五脏是脾、肾；

治疗　中运雨化所导致的疾病，宜用味苦性热的药物或食物调和。

司天在泉

甲子年　上为少阴君火司天，左边的间气为太阴湿土，右边的间气为厥阴风木。下为阳明燥金在泉，左边的间气为太阳寒水，右边的间气为少阳相火。

少阴君火司天则阳明燥金在泉，故地气干燥而清净，寒凉之气常至，肃杀之气行令，草木发生变化。人们发病则为胁痛、好叹息。

初之气，（大寒——惊蛰）主气为厥阴风木，客气为太阳寒水。

上年在泉之气迁移退位，少阳之暑气将要退去，寒冷之气始至，蛰虫重又归藏，水又结为冰，霜又降下，主气之风受客气之影响而凛冽寒冷，阳气因而被郁，不得宣发，人们应当居处周密，以避寒气，不然易患关节强硬，活动不灵，腰部与臀部疼痛等病。初之气后，炎暑之气即将到来，可导致内部与外部发生疮疡之病。

二之气，（春分——立夏）主气为少阴君火，客气为厥阴风木。

阳气乃得舒布，风气乃得流行，春气属于正化之令，万物亦当繁荣，寒气虽然有时而至，但因主客二气均数阳，所以人们会感到平和。如果其发病即为小便淋沥，目视不清，两眼红赤；气郁于上部则发生热病。

三之气，（小满——小暑）主气为少阳相火，客气为少阴君火。

司天之气布化，主客二气皆为火，所以大火流行，万物蕃盛而鲜明，寒之复气有时而至。人们易患气厥逆而心痛，塞热交替发作，咳嗽气喘，目赤等病。

四之气，（大暑——白露）主气为太阴湿土，客气亦为太阴湿土。

暑湿俱至，大雨时常降下，寒热交互而至。人们易患寒热，黄疸，咽喉干燥，鼻塞，衄血，水饮发作等病。

五之气，（秋分——立冬）主气为阳明燥金，客气为少阳相火。

少阳之烈火降临，暑气反而又至，阳热之气生化，万物又出现生长繁荣景象，人们会感到安康舒适，如果其发病即为温病。

终之气，（小雪——小寒）主气为太阳寒水，客气为阳明燥金。

所以燥气流行，由于燥金之收敛，五之气的余火被隔拒于内，不得外泄，使人的上部肿起，出现咳嗽气喘，甚至血液外溢的现象。若是寒气时常发作，则雾气弥漫，其病多发生在皮肤，如果邪气居于胁部，向下连及少腹则会发生内部寒冷的病。至终气之末，在泉之气将要改变。

少阴君火司天的年份　火热之气下临于地，燥金之气起而用事，使草木受到损伤。人体肺脏之气上从天气，发病则出现寒热、呕吐、气喘、衄血、喷嚏、鼻涕、鼻塞不通等症。暑热如火，有溶化金石之状。暑热流行过甚，则病发疮疡、高热。

凡此少阴司天之政，其气太过，先天时而至，少阴司天，阳明在泉，在泉之气肃杀，司天之气光明。初之气，客气之寒与上年终气少阳之暑相交，司天之热与在泉之燥气相加，使云驰于雨府，湿化之气乃得流行，雨乃应时而降。司天之光明，在泉之气急切，在泉金之燥气与司天火之热气相合，以为功德，其在谷类应于赤色与白色。初之客气寒水与火之热气相持于气交，为疾病发生的起因，所以热性病变出现在上部；凉性病变出现在下部；寒气与热气相互侵犯，争扰于中部。人们易患血液上溢、心痛、上部肿胀、目赤，眼角疮疡、咽喉干燥，咳嗽气喘，鼻塞喷嚏；寒气厥逆入于胃部，则腰痛，腹部胀大，或下泻等病。

这一年，羽虫同司天之气，故不生育，亦不耗损；介虫同在泉之气，故得以生育；（金克木）故毛虫不能生育。阳明燥金在泉，湿毒之物和味酸及属湿的东西都不生，而其所主的辛、苦、甘味的东西生长繁荣；其在谷类应火红和素色一类的作物。

治疗　若是其气化作用所致的疾病，司天热化所致的宜用味咸性寒的药物或食物调治，在泉燥化所致的宜用味酸性温的药物或食物调治，这就是所谓适宜的药食性味。

异常变化

若是上一年厥阴风木不退位，则大风早起，春天应时之雨不得下降，湿令不能施化，人们易患瘟疫、斑疵偏废。由于风气发生，人们普遍会出现肢节痛、头目痛。因伏热在内而心烦、咽喉干燥、口渴引饮等病。

厥阴不退位，则本年少阴不得迁正，冷气不退，春天先冷而后又寒，温暖之气不能应时施化，人们易患寒热、四肢烦痛、腰脊强直等病。上年厥阴风木之气虽然有余，但其不退位的时间也不能超过主气、二之气君火当令之时。

这一年，太阳寒水应从上年司天的右间，降为本年在泉的左间。但遇到地阜土气太过，土运太过，先天时而至，土运居中承之，太阳寒水欲降而不能降，则天空暴露黑气，昏暗凄惨。才出现黄色尘埃样的雾气，而又湿气弥漫。寒气刚刚布化之后，又会出现热化与湿化之令。

若太阳寒水日久不降，伏而不布，化为郁气。会天气阴沉，热气与湿气交替发作。人们易患大厥，四肢倦怠、沉重，阴痿少力等病。

太阴湿土应从上年在泉的右间，升为本年司天的左间，如果土气不升，久而化郁，郁极则发，就会发生土气埃尘化为疫病。人们患病就容易死亡，易患面部、四肢、六腑胀满闭塞、黄疸等病。湿气不得布化，雨水就要减少。

治疗与保养

凡此少阴司天之年，必须抑制其太过的运气，先取所不胜之气的根源，资助岁气所生之气，折减其郁而将发之气，不要使运气猝暴太过而发生疾病。食用得岁气的谷类保全真气，食用得间气的谷类以避虚邪，本年宜用咸味以软之，以调其上部，甚则用苦味以发之，用酸味以收之，以安其下部，甚则用苦味以泻之。应根据中运与岁气的同异，而制定用多或用少，中运与司天之气同为热者，用寒凉之品以化之；中运与在泉之气同为凉者，用温热之品以化之。用热性药物时，应避开热气主令之时；用凉性药物时，应避开凉气主令之时；用温性药物时，应避开温气主令之时；用寒性药物时，应避开寒气主令之时；用饮食调养时，也应遵照这个原则，若气候有反常变化时，就不必拘守这一原则，这是一般的规律，若不遵守这些规律，就会导致疾病的发生。

2045 乙丑年

年　运

乙丑年天气生运为顺化　中运为少商，司天为太阴湿土，土能生金，故为顺化。此年上为太阴湿土司天，中为少商金运不及，下为太阳寒水在泉。

乙庚为金运，乙为阴年，故运为少商金运不及。金运不及，则克我之火的热气成为胜气，而我生之水的寒气则为复气。此年，运气为凉，胜气为热，复气为寒。

金运不及，就会出现热化的胜气和寒化的复气。凡出现胜气复气的时候就是所谓的邪化日，灾变发生在南方的七宫。司天之气数为湿化五，对应于中央之位，如果出现胜复之气，则湿雨降下，冷风常至。中运之气数为清化四，对应于八风之数的西北方，如果出现胜复之气，则火热干燥，冷雨淅淅。在泉之气数为寒化六，对应于八风之数的北方，如果出现胜复之气，则大雪降下，狂风即至。

年运的排列顺序

年运五步：初之运春，二之运夏，三之运长夏，四之运秋，五之运冬。

主运五步：初之运少角，二之运太徵，三之运少宫，四之运太商，终之运少羽。

客运五步：初之运少商，二之运太羽，三之运少角，四之运太徵，终之运少宫。

乙丑年金运不及　金运不及称之为“从革”，是指无坚硬之气，使万物质地松散而无弹性。“从革”的年份又称之为“折收”。是指收敛之气不能及时发挥，使得生长之气得以发扬，生气和化气合而相得，火气于是得以实行其权利，万物繁盛。

如果其气发扬，其作用为急躁；在人体的病变为喷嚏，咳嗽，鼻塞流涕，衄血等症，这是因为金运不及而从火化的关系。所以少商和少徵相同。

因金衰火旺，所以火势炎热，但随之可见冰雪霜雹，这是水气来复的原因。故见鳞虫伏藏，猪鼠阴沉。冬藏之气提早而至，于是发生大寒。其灾害应于西方，其数为七。

金运不及，火气和木气就相应的旺盛，长夏之气专胜，所以万物因而茂盛，干燥烁热，人们多患肩背闷重，鼻塞流涕，喷嚏，大便下血，泄泻如注。

金运不及，秋收之气不能及时而至，白色的谷类不能及时成熟。火邪抑金，水气反应来复，于是寒冷之气突然而至，冰雹霜雪杀害万物，使红色的谷类不能成熟。由于阴气厥逆而格拒，阳气反而上行，所以使人头后部疼痛，痛势连及头顶，发热。人多病口腔生疮，甚至心痛。

金运不及，如果夏天有景色鲜明，树木茂盛的正常时令，那冬天就有冰冻寒冷的正常气候。如果夏天出现如火烧灼，过于炎热的气候；那秋天就会有冰雹霜雪的反应。它的自然灾害在西方，在人体应肺，其病在内为胸胁肩背，在外为皮毛。

金运对应　其在果为李和杏；所充实的是壳和络；在谷为麻和麦；在五味为苦与辛；在色为白和朱红；在畜类为鸡和羊；在虫类为介虫和羽虫；在音为商、徵；因为金虚火盛，有发光灼热之势；其所应的五脏为肺；在人体的变动为咳嗽失音，烦闷气逆，甚则咳喘。

治疗　中运清化所导致的疾病，宜用味酸的药物或食物调和。

司天在泉

乙丑年　上为太阴湿土司天，左边的间气为少阳相火，右边的间气为少阴君火。下为太阳寒水在泉，左边的间气为厥阴风木，右边的间气为阳明燥金。

太阴湿土司天则太阳寒水在泉，故地气阴凝闭藏，大寒便至，蛰虫很早就伏藏。人们发病则心下痞塞而痛。若寒气太过则土地冻裂，冰冻坚硬，人们病发则少腹痛，常常妨碍饮食，这是水气上乘肺金，寒水外化，故少腹痛。若水气增多，则口味觉咸，治疗时必使水气通行外泄，方可减退。

初之气，（大寒——惊蛰）主气为厥阴风木，客气亦为厥阴风木。

上年在泉之气，迁移退位，由于主客二气相同，则春得气化之政，风气乃来，生发之气布化，万物因而繁荣，人们会感到调畅舒适，湿气由于为风气所迫，降雨较迟。人们易患身体沉重，血液外溢，关节不利，拘急强直，筋脉痿软等病。

二之气，（春分——立夏）主气为少阴君火，客气亦为少阴君火。

主客二气相同，故火得气化之政，万物因而生化，温气与热气相迫，雨水乃按时降下。人们也会感到平和，然其发病则为温热与疫疠大行，远近的患者病皆相同。

三之气，（小满——小暑）主气为少阳相火，客气为太阴湿土。

司天之气布化，湿气乃降，地气乃升，雨水时常降下，寒气也随之而来。如果感受了寒湿之邪，人们则易患身体沉重浮肿，胸腹胀满等病。

四之气，（大暑——白露）主气为太阴湿土，客气为少阳相火。

相火驾临于主气之上，湿热合化，地气上升，与天气否隔不通，早晚俱有寒风吹来，热气与寒气相迫，烟雾凝集于草木之上，湿化之气不得流动，则白露阴布，成为秋令。

五之气，（秋分——立冬）主气为阳明燥金，客气亦为阳明燥金。

凄惨寒凉之气已行，寒露降下，霜亦早降，草木为之萎黄凋落。寒气侵及人体，人们易患皮肤与腠理等部位的疾病，善于养生的人们应该居处周密。

终之气，（小雪——小寒）主气为太阳寒水，客气亦为太阳寒水。

寒气大起，湿气大化，霜乃聚积，阴气凝结，水结成坚冰，阳光不得施治。感受了寒邪，人们则易患关节强急，活动不灵，腰部与臀部疼痛等病，这是由于寒湿之气相持于气交所致。

太阴湿土司天的年份　湿气下临于地，寒水之气起而用事，火气必然受到损伤。人的肾脏之气上从天气，因阳气大衰不能振奋而失去作用，所以发病则会胸中不爽、阴痿等症。当土旺之时则会感到腰臀部疼痛，转动不便或厥逆。

此年，太阴司天之政，其气不及，后天时而至。太阴司天，太阳在泉，其气皆阴，故阴专其令，阳气退避，时常有大风兴起；司天之气下降于地，在泉之气上腾于天，故原野雾气昏暗，白色的云埃四起，云奔于南极雨府。由于太阴湿土与太阳寒水主令，故寒雨频频降下，万物成熟于夏末秋初。人们因气候易患寒湿，全身肿胀，腹部胀满，痞满气逆，寒气厥逆，筋脉拘急等病。

湿气与寒气相合，以为功德，天空昏暗，黄黑色尘埃样的雾气流行于气交之内，司天之政严肃，在泉之令寂静，其在谷类应于黄色与黑色。司天之阴气凝集于上，在泉之寒气积聚于下，寒水之气胜于火气，则为冰雹。阳光不得施治，阴寒肃杀之气乃行，所以对于谷物的种植，太过的年份应在高地，不及的年份应在低地，在太过之年应晚种，不及之年应早种，这不仅要看土地条件是否有利，而且要根据气化的情况而定，间谷则借间气之太过而得以成熟。人们对于养生之道，也必须适应这些情况。

这一年裸虫与司天同气，故不生育，亦不耗损；鳞虫与在泉之气同，故多生育；水克火，故羽虫不能生成。太阳寒水在泉，热毒之物及苦味的东西都不生，而其所主的淡和咸味的东西则生长繁荣；其在谷类应土黄色和黑色一类的作物。

治疗　如果是因其气化作用所导致的疾病，司天湿化所致的宜用味苦性热的药物或食物调治，在泉寒化所致的宜用味甘性热的药物或食物调治，这就是所谓适宜的药食性味。

异常变化

若是上一年的少阴君火不退位，温暖之气发生于春冬季节，蛰虫早早出现，草木也提前发芽生长。人们易患膈热咽干、血液外溢、惊骇、小便赤涩、丹、瘤、疹、疮疡、留毒等病。

少阴不退位，本年太阴不能迁正，雨水不能及时下降，就会使万物枯焦，应当生长发育的也不能生发，由于少阴君火仍居天位而治之，使雨气欲布其令而不得，所以温暖之气亢盛而缺少雨泽。人们易患胸满不食、大腹水肿、飧泄胁满、手足肢节肿痛、四肢不举等病。

这一年，少阳相火应从上年在泉的右间，升为本年司天的左间，因遇到天篷水气过胜，少阳相火升之不前。又遇到太阴司天，未能迁居于正位，少阳相火也就不能升于司天的左间，这是由于水运已至而阻抑所致。少阳之气欲升为司天的左间，受到水运的阻抑升之不前，寒冷的雾露反而布化，气候凛冽如似冬季，河水干枯，冰冻再次凝结，这时突然出现温暖的气候，接着又是寒气布化，忽冷忽热，发作不时。人们易患阳气伏郁在内，烦热生于心中，心神惊骇，寒热交作等病。由于相火不能繁荣昌盛，久而化为郁气，郁极则发，这时就会出现暴热之气，风火之气积聚覆盖于上，化为疫疠，变为伏热内烦，肢体麻痹而厥逆，甚则发生血液外溢的疾病。

厥阴风木应从上年司天的右间，降为本年在泉的左间。金运居于司天之下而承其气，使厥阴风木降之不下，其气被抑而变为郁气。木被金承，降之不下，青色尘埃样的雾气远见于上，白色的雾气承之于下，大风时起。尘埃样的雾气使天空昏暗，清燥之气行使杀令，霜露再次降下，肃杀之气施布其令。

若木气日久不降，其气被抑则化为郁气，就会发生风气与燥气伏郁。天气才温暖反而又清冷；草木刚刚萌芽生长，严寒霜冻又至，蛰虫不能出现。人们也惧怕这种清凉之气伤害脏气。

治疗与保养

凡此太阴司天之年，必须折减其致郁的邪气，而取其不胜之气的生化之源，补益不及的岁气，不使邪气过胜，食用得岁气的谷类以保全真气，食用得间气的谷类以保养精气。所以本年宜用苦味的药物，用燥性以去湿，用温性以去寒，甚则用发泄的方法以去湿邪。如果不发不泄，湿气向外溢出，肌肉溃烂，皮肤破裂，则血水交相外流。必须赞助阳火之气，使其能抵御严寒。

应根据岁运与岁气之属性的异同，以制定药物性味的多少。岁运与岁气同为寒气的，用热性之品；岁运与岁气同为湿性的，用燥性之品；运与气不同者，少用调和之品；相同的，多用调和之品。用凉性药品时，应避开凉气主令之时；用寒性药品时，应避开寒气主令之时；用温性药品时，应避开温气主令之时；用热性药品时，应避开热气主令之时；用饮食调养时，也应遵照这个原则，若气候有反常变化时，就不必拘守这一原则，这是一般规律，若不遵守这些规律，就会导致疾病的发生。

2046 丙寅年

年　　运

丙寅年运克天气为不和　中运为太羽，司天为少阳相火，水能克火，故为不和。此年上为少阳相火司天，中为太羽水运太过，下为厥阴风木在泉。

丙辛为水运，丙为阳年，故运为太羽水运太过。水运之气为寒，其正常气化为凝敛凄惨，寒风凛冽，其反常变化为冰雪霜雹，其致病为寒气浮肿。

司天之气数为火化二，对应于八风之数的西南方，如果出现胜复之气，则湿热交蒸，大雨时至。中运之气数为寒化六，对应于八风之数的北方，如果出现胜复之气，则大雪纷纷，寒风凛冽，寒雨常至。在泉之气数为风化三，对应于八风之数的东南方，如果出现胜复之气，则冷风常起，火热干燥。

年运的排列顺序

年运五步：初之运春，二之运夏，三之运长夏，四之运秋，五之运冬。

主运五步：初之运太角，二之运少徵，三之运太宫，四之运少商，终之运太羽。

客运五步：初之运太羽，二之运少角，三之运太徵，四之运少宫，终之运太商。

丙寅年水运太过　水运太过称之为“流衍”是指其有溢满之气，可使万物漂流不能归宿。“流衍”的年份又称之为“封藏”，是指寒气执掌着万物的变化，天地之间严寒阴凝，闭藏之气行使其权利，使火的生长之气不能发扬。其气化为凛冽，其气为坚凝，其权力为安静，它的表现为流动灌注，其活动或为漂浮、或为下泻、或为灌溉、或为外溢，其性能是阴凝惨淡、寒冷雾气，其气候变化为冰雪霜雹；如果发生病变是胀。

水气太过，则土气来复，而化气发动，以致地气上升，大雨不时下降，尘土飞扬，如露一样的迷蒙郁结，在天上应土星光明。人们身上所发生的病变，都是由于土之邪气伤于肾脏造成的。

水运太过，则寒气流行，寒气非时早至，在天上应水星光明。若是寒之邪气损害于心，人们多患恶寒发热、心痛、心悸、烦躁、谵语妄动，四肢逆冷。水邪亢盛则有腹水、足胫浮肿、气喘咳嗽、盗汗怕风的症状。

水运对应　其在谷类为豆、稷；在畜类为猪、牛；在果类为栗、枣；在颜色为黑、朱红、黄；在五味为咸、苦、甘；其象征四时为冬天；在虫类为鳞虫、裸虫；在物体属于汁液、肌肉一类；在人体相应的经络是足少阴、足太阳；在内脏为肾和心。

治疗　中运寒化所导致的疾病，宜用味咸性温的药物或食物调和。

司天在泉

丙寅年　上为少阳相火司天，左边的间气为阳明燥金，右边的间气为太阴湿土。下为厥阴风木在泉，左边的间气为少阴君火，右边的间气为太阳寒水。

少阳相火司天则厥阴风木在泉，故风气流行于地，沙尘飞扬。人们发生的病变多为心痛、胸膈不通、胃脘痛、厥逆等症，其变化急暴快速。

初之气，(大寒——惊蛰) 主气为厥阴风木，客气为少阴君火。

上年在泉之气，迁移退位，风气胜时则摇动不宁，主客二气木火相生，寒气乃去，气候大温，草木燥气繁荣。有时寒气虽来但也不能行其杀伐之令，使温热病易于发生，其发病为气郁于上，出现头痛，目赤，咳嗽气逆，胁部胀满，血崩，血液外溢，皮肤肌腠生疮等症。

二之气，(春分——立夏) 主气为少阴君火，客气为太阴湿土。

火气反为湿土之气郁遏而不发，白色云雾四起，云气归于雨府，风气若不能胜湿土之气，则雨水降下，人们身体安康。如其发病为热郁于上部，出现头痛身热，神志昏愦不清，胸中与咽喉不利，咳嗽气逆，呕吐，脓疮，疮疡发生于内部等症。

三之气，(小满——小暑) 主气为少阳相火，客气亦为少阳相火。

主客气同，司天之气施布政令，炎暑乃至，少阳相火上临，火气过甚，故雨水穷尽而不降。人们易患热病在内之症，出现耳聋、目赤、目瞑，喉痹，口渴，咳嗽，呕吐，鼻塞衄血，喷嚏呵欠，血外溢，脓疮等病。

四之气，(大暑——白露) 主气为太阴湿土，客气为阳明燥金。

阳明主令，凉气乃至，炎暑之气间时而发，白露降下。人们平和无殃，如发病为胀满身重。

五之气，(秋分——立冬) 主气为阳明燥金，客气为太阳寒水。

阳气乃去，寒气乃至，雨水乃降，由于阳气收敛，气门闭塞，刚硬的树木早早凋零，人们应该懂得居周密处，以避开寒邪。

终之气，(小雪——小寒) 主气为太阳寒水，客气为厥阴风木。

在泉之气得其正化之位，风气乃至，万物反而有生发之势，雾气流行。由于气机外泄，其发病为应该关闭者反而不能禁锢，使阳气不得敛藏，出现心痛，咳嗽等症。

少阳相火司天的年份　火气下临于地，燥金之气起而用事，火热如烧灼，地上的草木受到损害。金气为之变革，且被消耗。火气太过，暑热流行，人身肺脏之气上从天气，人们如发生病变则寒热、咳嗽、喷嚏、流涕、鼻塞不通、衄血、口疮、浮肿等症。

此年，少阳司天之政，其气太过，先天时而至，司天之气得其正化之位，厥阴风木在泉，其气扰动不宁，大风突然而起，草木卧倒，飞沙走石。少阳炎热之气为之流行，岁半之前，为君火相火与太阴湿土行令之时，阴气流行，阳气布化，雨乃应时而降。少阳司天为火，厥阴在泉为木，木火相生，故同为功德，其在谷类应于赤色与青色，其司天之政严厉。由于在泉之令扰动，所以司天之热与在泉之风相参而敷布，云雾沸腾，流动不定，使太阴湿土之气横行气交，寒气有时而至，凉雨并起。人们易患寒病于内，内为泄泻胀满，外生疮疡等病。如果寒热之气，反复发作，人们易患疟疾，呕吐，泄泻，耳聋，目瞑，上部气郁肿胀而颜色改变等病。所以聪明圣智的人，遇到这种情况时，总是调和起居饮食以适之，不与之抗争。

这一年羽虫与司天同气，故羽虫不能生育，亦不耗损；毛虫与在泉同气，故多生育；木克土，故鳞虫不能生成。厥阴风木在泉，消毒之物及甘味的东西都不生，而其所主的酸和苦味的东西得以繁荣，在谷类应青和红色之类的作物。厥阴在泉，少阳司天，上阳下阴，木火相合，故其气化专一，其味纯正。

治疗　若是其气化所导致的疾病，司天热化所致宜用味咸性寒的药物或食物调治，在泉风化所致宜用味辛性凉的药物或食物调治，这就是所谓适宜的药食性味。

异常变化

如果上一年的太阴湿土不退位，则寒冷与暑热不时发生，天空昏暗，尘埃样的雾气弥漫天空，湿令不去，人们易患腹满、饮食不下、四肢少力、泄泻如注、大便闭塞、小便失禁、淋漓或小便频数，足胫寒冷、阴痿等症。

太阴湿土不退位，本年的少阳不得迁正，炎热的气候不得施布其令，植物的幼苗不能繁荣，少阳之气晚治则酷暑见之于秋季，肃杀之气亦必晚至，霜露不得应时而降，人们易患疟疾、骨蒸、心悸惊骇、甚则血液外溢等病。

这一年，少阴君火应从上年司天的右间，降为本年在泉的左间。因遇到丙申年，水运太过，先天时而至，少阴君火欲降，而水运居中承之，使君火不得降下，使得赤色之云气始生，黑色云气反现。温暖的气候刚使万物舒适，寒气又开始发作，天云凄凉，寒雪降下。少阴君火伏而不降，化为郁气，郁久必发，所以，寒气过胜之后，就会有热气发生。火风化为疫气，暴露之后，温病就要发生，人们易患面赤心烦、头晕目眩等病。

阳明燥金应从上年在泉的右间，升为本年司天的左间，当遇到天英火气过胜，则金气升之不前。当燥气不升，久而化为郁气，郁极则发，就会出现白色雾霭笼罩天空，清冷而生肃杀之气。人们易患胁下胀满，喜悲伤，伤寒、鼻塞、喷嚏，咽喉干燥，皮肤干燥，手部拆裂等症。

治疗与保养

凡此少阳司天之年，必须抑制中运与司天的太过之气，赞助所不胜之气，折减其致郁的胜气，资助不胜之气的生化之源，则猝暴，太过之气不能发生，重病可以不生。所以本岁当用咸味、辛味及酸味药物，用渗泄水渍发散等方法进行治疗，观察气候的寒热变化，以调治其太过之邪气，若中运遇太角、太徵与岁气风热相同之年，应多用寒化之品；若中运遇太宫、太商、太羽与岁气风热不同之年，应少用寒化之品。用热性药品时，应避开热气主令之时；用温性药品时，应避开温气主令之时；用寒性药品时，应避开寒气主令之时；用凉性药品时，应避开凉气主令之时；用饮食调养时，也应遵照这个原则，若气候有反常变化时，就不必拘守这一原则，否则就会导致疾病的发生。

2047 丁卯年

年　　运

丁卯年天气克运为天刑运　中运为少角，司天为阳明燥金，金能克木，故为天刑运。此年上为阳明燥金司天，中为少角木运不及，下为少阴君火在泉。

丁壬为木运，丁为阴年，故运为少角木运不及。木运不及，则克我之金的清气成为胜气，而我生之火的热则为复气。由于木运不及，司天之燥金胜之，则金兼木化，反得其政，故同金运平气。此年，运气为风，胜气为清，复气为热。

木运不及，就会出现清化的胜气与热化的复气。凡出现胜气复气的时候就是所谓的邪化日，灾害发生在东南方的三宫。司天之气数为燥化九，对应于八风之数的西方，如果出现胜复之气，则火热干燥，冷雨常至。中运之气数为风化三，对应于八风之数的东南方，如果出现胜复之气，则寒风大作，干旱燥热。在泉之气数为热化七，对应于八风之数的南方，如果出现胜复之气，则暑热交争，大雨滂沱。

年运的排列顺序

年运五步：初之运春，二之运夏，三之运长夏，四之运秋，五之运冬。

主运五步：主运与客运相同，起于少角，终于少羽。

客运五步：初之运少角，（客运与主运之气相同，气得正化）二之运太徵，三之运少宫，四之运太商，终之运少羽。

丁卯年木运不及　木运不及称之为“委和”，是指木无阳和之气，使万物萎靡不振。委和的年份又称之为“胜生”。“胜生”是指木不能很好地行使职权，使土的生化之气得到发扬（土不畏木），火的生长之气自然平静（木不生火），金的收敛之气于是提早（金胜木），风云突变，经常起发，凉雨不时下降，草木因此不能及时繁荣，并且容易干枯凋落，万物早秀早熟，皮肉充实。

因木运不及使得其气收敛；其作用拘束，不能曲直伸展。若发生病变则摇动和恐惧，这是由于木运不及而从金化的关系，所以，少角等同于判商。

这一年又逢阳明燥金司天，则木运更衰。若顺从金气用事，而成为金气的平气，所以，逢上商便和正商相同。当人体发生四肢痿弱、痈肿、疮疡、生虫等病，这是由于邪气伤肝的关系。

金运的正常功能称之为“审平”，是指其发散着宁静和平之气，能使万物结实。在审平的年份，金虽主收束，但无剥夺现象，虽主肃杀，但无残害的情况，五行的气化作用都得以宣畅清明。

其气清洁；其性刚强；其生化作用能使万物结实收敛、成熟散落；其属性是金；其权力是清劲严肃；其气候是清凉；其表现是燥；应于五脏是肺；肺开窍于鼻；所以主鼻。

其在谷为稻；在果为桃；所充实的是壳；其所应四时为秋；所应动物在虫类为介虫；在畜类为鸡；在色为白；其所充养的是皮毛；如发病则为咳嗽；在五味为辛；在五音为商；在物体是属于外面包裹的一类；在数为九。

委和的年份，起初是一片萧瑟肃杀的景象，但随之则是火热蒸腾，其灾害应于三（东方），这是由于金气克木，迫使火气前来报复。当火气来复，主多飞虫、蠹虫、蛆虫和雉。木气过郁则有火气来复，发为雷霆。

木运不及，燥气就会旺盛，生长之气与时令不相适应，草木不能应时而生长繁荣。萧瑟肃杀之气亢胜，使钢劲坚硬的木因受到金刑而碎裂如劈，本来柔嫩苍翠的枝叶也变得萎弱干枯。在气候方面是冷雨不时下降。在天上应金星光明。在五谷是青色谷物不能成熟。人们因此多患中气虚寒，胁肋部疼痛，少腹痛，腹中鸣响，大便溏泄等症。

这年又遇阳明司天，金气抑木，木气失去了应有的生气，草木到夏秋季节才开始繁荣，所以开花结果的时间非常急促，很快就凋谢。在天上应金、土二星光明。

金气抑木，木起反应而生火，于是就会有炎热如火的现象，湿润的天气变为干燥，柔嫩脆弱的枝叶干枯焦槁，只能从根部重新生长，开花与结果并见。在天上应金、火二星。在五谷则外强中干，秀而不实。在人体则因炎热之气郁于皮肤，多出现寒热、疮疡、痱疹、痈痤等病症。

木运不及，白霜提早下降，秋收肃杀之气流行；寒雨非时而降，损害万物；味甘色黄之物多生虫蛀，所以稻谷没有收获。在人体则脾土先受其邪。火气后起，火气克金，金气乃得抑制，所以其谷物不能成熟，人的心气继而亢盛，则会出现咳嗽、闭塞等症状。在天上应金星与木星。

木运不及，如果春天有和风使草木萌芽抽条的正常时令，那秋天也就有雾露润泽而凉爽的正常气候；如果春天反见寒霜冷冻惨凄残贼的秋天气候，那夏天就有特别炎热的反映。它的自然灾害在东方；在人体应肝脏；其病在内为胁肋部，在外为筋骨关节。

木运对应　其在果类是枣、李，所充实的是壳和核；在谷类是黍、稻；在五味是酸、辛；在颜色是白而苍；在畜类是犬和鸡；在虫类是毛虫和介虫；在声音为角、商。所主的气候是雾露寒冷之气，在人体的变动是筋络拘挛无力，或者易于惊骇，其应于内脏为肝。

治疗　中运风化所导致的疾病，宜用味辛的药物或食物调和。

司天在泉

丁卯年　上为阳明燥金司天，左边的间气为太阳寒水，右边的间气为少阳相火。下为少阴君火在泉，左边的间气为太阴湿土，右边的间气为厥阴风木。

阳明燥金司天则少阴君火在泉，故暴热至，地气变为暑热蒸腾，火热流行于冬令草木枯槁之时，气候不寒而流水不得结冰，蛰虫反见而不藏。在人体则阳气郁于内而发病，出现小便不正常，寒热往来如疟，甚至发生心痛。

初之气，（大寒——惊蛰）主气为厥阴风木，客气为太阴湿土。

上年在泉之气迁移退位，阳明司天燥金用事，阴气开始凝集，天气肃厉，水乃结冰，寒雨之气布化。其发病为内热，出现胸部胀满，满目浮肿，赤眼，鼻塞衄血，喷嚏呵欠，呕吐，小便黄赤，甚则淋沥不通。

二之气，（春分——立夏）主气为少阴君火，客气为少阳相火。

二火用事，阳气乃布，人们会感到很舒适，万物开始生长繁荣。若是有疫疠大行时，人们容易猝暴死亡。

三之气，（小满——小暑）主气为少阴相火，客气为阳明燥金。

司天之政乃布，凉气乃行，客气之燥气与主气之热气相互交合，燥气极则湿气来复，因而润泽，人们易患寒热之病。

四之气，（大暑——白露）主气为太阴湿土，客气为太阳寒水。

水土之气布化，寒雨降下。发病则为猝然扑倒，谵语妄言，振动战栗，少气，咽喉干燥而引饮，以及心痛，疟疾寒冷，痈肿疮疡，便血，骨痿软等症。

五之气，（秋分——立冬）主气为阳明燥金，客气为厥阴风木。

因为秋天行使春令，草木又得生长而繁荣，人们也会平和无病。

终之气，（小雪——小寒）主气为太阳寒水，客气为少阴君火。

在泉之气用事，阳气敷布，气候反而温暖，蛰虫又出现于外面，流水不能结冰，人们也健康平安，阳气盛则易发温病。

阳明燥金司天的年份 燥气下临于地，风木之气起而用事，脾土必受灾害，这时凄凉清冷之气常见，草木因此被克伐而枯萎。人体的肝脏之气上从天气，所以病发胁痛、目赤、眩晕、动摇、战栗、筋痿不能久立等症。

此年阳明司天之政，其气不及，后天时而至，阳明燥金司天，其气急切，少阴君火在泉，其气盛明，金气不及，火气乘之，阳气能专行其令，炎暑之气大行，万物干燥而坚硬，金气不及则木无所畏，和风主治，风气与燥气相兼而流行于气交之内，使阳气多而阴气少，但阳气盛极则必然衰减，衰则阴气来复，当四之气中的主客二气，即太阴与太阳主令时，云归于雨府，湿气敷布，干燥之气又变为润泽。

其在谷类，应于白色与赤色，间谷借间气太过而能得以成熟。金气不及，火气乘之，会损伤属金之类的白色甲虫，待水气来复时又会损及属火之类的羽虫，如果燥金清凉之气早至而急切，则属木的毛虫类乃死；如在泉之热气后至而急暴，则属金的介虫类乃受灾殃。胜气与复气发作急暴，正常的气候被扰乱而不定，司天之清气与在泉之热气，持续于气交之内。金气与火气相合，以为功德，天空应于太白星与荧惑星之光较强。其司天之政急切，其在泉之令猝暴，蛰虫不欲归藏，流水不能结冰。人们易患寒热发作急暴，振动寒栗，咽喉肿塞，咳嗽，大小便不通等病。

这一年，介虫与司天同气，故介虫静而不能生育；羽虫与在泉同气，故多生育；火克金，故介虫不能生成。少阴君火在泉，寒毒之物及咸味的东西都不生，而其所主的辛、苦、甘味的东西生长繁荣，在谷类应白色和火红色之类的作物。

治疗 因其气化作用所导致的疾病，司天燥化所致的宜用味苦性小温的药物或食物调治，在泉热化所致的宜用味咸性寒的药物或食物调治，这就是所谓适宜的药食性味。

异常变化

若是上一年的少阳相火不退位，则炎热的气候发生于春季，由于暑热在后期布化，故冬季温暖而不冻，流水不冰，蛰虫出现。人们易患少气、上部发热、寒热交替、小腹坚硬而胀满，便血、小便赤、甚则血液外溢等症。

少阳不退位，则本年阳明不得迁正，因此暑热之气施化于前，阳明燥金的肃杀之气布化于后，草木反而繁荣，由于热化之令继续施布，燥令不行，也就是清冷急切之气不行，肺金就要患病，出现寒热交替、喘嗽上气、鼻塞、喷嚏、皮毛脆折、爪甲枯焦、甚则悲伤不乐等病。

这一年，太阴湿土应从上年司天的右间，降为本年在泉的左间。若遇到少阳司天不得退位，则太阴湿土也就不能降入在泉的左间。太阴湿土降之不下，则刚出现黄云而又有青色云霞显露，云气郁蒸而大风发作，雾气遮蔽，尘埃样的雾气过胜，草木为之折损。

若太阴湿土日久不降，伏而不布，化为郁气，天空会出现尘埃样的黄气，地上湿气郁蒸。人们易患头晕目眩，胸满腹胀，四肢疼痛、不能举动等病。

太阳寒水应从上年在泉的右间，升为本年司天的左间，若遇到阳明司天，未得迁居于正位，则太阳寒水也就不能升于司天的左间，土运应时而至，寒水之气欲升于司天的左间，受到土运的阻抑升之不前，则湿热相蒸，寒气发生于天地之间。人们易患泄泻如注，食谷不化等病。

若寒水不升，久而化郁，郁极则发，冷气又胜过客热之气，冰雹突然降下。使得人们热生于内，阳痹于外，出现心悸、懊恼、烦热，暴烦而又厥逆，呃逆，足胫酸痛等病。

治疗与保养

因此，在阳明司天之年，应当食用得岁气的谷类以安定正气，食用得间气的谷类以去邪气，本年当用咸味、苦味、辛味的药物以汗之、清之、散之的方法进行治疗，安定其不及的运气，使其免受邪气的干犯，折减其致郁的胜气，资助其不胜之气生化之源。

根据寒热的轻重，决定方宜的多少，若中运与在泉之热气相同时，应多用与司天凉气相同之品；若中运与司天之凉气相同时，应多用与在泉之热气相同之品。用凉药时，应避开凉气主令之时；用热药时，应避开温气主令之时。用饮食调养时，也应遵照这个原则，这是一般情况而言。若气候有反常变化时，就不必拘守这一原则，这是指的自然变化之道，若是违背了它，就会扰乱天地阴阳的自然规律。

2048 戊辰年

年　　运

戊辰年天气克运为天刑运　中运为太徵，司天为太阳寒水，水能克火，故为天刑运。此年上为太阳寒水司天，中为太徵火运太过，下为太阴湿土在泉。

戊癸为火运，戊为阳年，故运为太徵火运太过。火运之气为热，其正常气化为温暑郁热，其反常变化为火炎沸腾，其致病为热邪郁滞。戊辰年（火运虽太过，但为司天之寒水所克则与火运平气相同）

司天之气数为寒化六，对应于八风之数的北方，如果出现胜复之气，则大雪纷飞，狂风呼啸。中运之气数为热化七，对应于八风之数的南方，如果出现胜复之气，则火热交蒸，大雨时下。在泉之气数为湿化五，对应于中央之位，如果出现胜复之气，则潮湿雨下，大风数起。

年运的排列顺序

年运五步：初之运春，二之运夏，三之运长夏，四之运秋，五之运冬。

主运五步：初之运少角，二之运太徵，三之运少宫，四之运太商，终之运少羽。

客运五步：初之运太徵，二之运少宫，三之运太商，四之运少羽，终之运太角。

戊辰年火运太过　火运太过称之为“赫曦”，是指其散布着强烈的火气，能使万物像烈焰一样躁动不安。赫曦的年份又称之为“蕃茂”。是指少阴之气从内而化，阳气发扬在外，炎暑的气候施行，万物得以昌盛，其生化之气为成长。

因其这一年逢太阳寒水司天，水能胜火，适得其平，故赫曦逢上羽则和正徵相同。火运既平，金不受克，所以收令得以正常。因为水气司天，火受水制，所以在人发病为痉。

火的正常功能称之为“升明”是指其有明朗而盛长之气，能使万物繁茂。升明的年份，南方火运正常行令，其德性普及四方，能使五行的气化功能平衡发展。其气上升，其性急速，其作用是燃烧，其生化作用能使万物繁荣茂盛。

火气的性质是上升的；其权力是闪烁活动；其表现是显露声色；其功能是烧着发热，并且因为过热而缭乱烦扰；其正常的性能是暑热郁蒸；其变化是热度高涨如烈火；如发病则身体抽搐掣动，火气过旺就会有雨水霜寒的变化，这是火热之极寒水来复的现象。在人体的病变是心气实则笑，伤于暑则疟疾、疮疡、失血、发狂、目赤。在五音为徵；其在数为七。

火运太过，则暑热流行，肺受火邪，人们多患胸中热、咽喉干燥、少气、咳嗽气喘、耳聋、肩背热、吐血、衄血、疟疾、二便下血、水泻如注等症。

在人体出现胸中疼痛、胁下胀满、胁痛、胸背肩胛间疼痛、两臂内侧疼痛、身热肤痛、浸淫疮等症，这是金气不振，火气独盛的现象。

火运对应　其在谷为麦、豆；在畜类为羊、猪；在果为杏、栗；其所充实的是络；在颜色为赤、白、黑；在五味为苦、辛、咸；其象征在四时是夏天；在虫类为羽虫、鳞虫；在人体属经络和津液；在人体的经络是手少阴、手太阳、手厥阴、手少阳；在五脏为心、肺，心开窍于舌，所以主于舌；其所充养的是血。

治疗　中运热化所导致的疾病，宜用味甘的药物或食物调和。

司天在泉

戊辰年　上为太阳寒水司天，左边的间气为厥阴风木，右边的间气为阳明燥金。下为太阴湿土在泉，左边的间气为少阳相火，右边的间气为少阴君火。

太阳寒水司天则太阴湿土在泉，土能制水，故土气滋润，水流丰盛，太阳司天则寒水之客气加临于三之气，太阴在泉则湿土之气下加于终之气。水湿相合而从阴化，万物因寒湿而发生变化，人体因此也会出现水饮内蓄、腹中胀满、不能饮食、皮肤麻痹、肌肉不仁、筋脉不利，甚至浮肿、背部生痈等病症。

初之气，（大寒——惊蛰）主气为厥阴风木，客气为少阳相火。

上年在泉之气迁移退位，温气大行，草木繁荣较早，人们易患疫疠，温热，身热，头痛，呕吐，肌肤疮疡等病症。

二之气，（春分——立夏）主气为少阴君火，客气为阳明燥金。

凉气反而大行，阳气不得舒发，草木因遇到寒凉之气，也不易生长，火气受到抑制，寒气开始发生。人们会感到凄惨，易患气郁不舒，腹中胀满等病。

三之气，（小满——小暑）主气为少阳相火，客气为太阳寒水。

司天之气施布其政令，寒气大行，雨水降下，人们易寒病于外，热病于内，出现心热烦闷，下利如注，痈疽等病。热郁于内，易伤心神，若不急治，多会死亡。

四之气，（大暑——白露）主气为太阴湿土，客气为厥阴风木。

风湿二气，交争于气交，湿得风气乃化为雨，万物乃得盛长，化育成熟，人们易患大热少气，肌肉痿弱，两足痿软，下利赤白等病。

五之气，（秋分——立冬）主气为阳明燥金，客气为少阴君火。

阳气重新施化，草木之类又得盛长，化育成熟，人们感到舒畅无病。

终之气，（小雪——小寒）主气为太阳寒水，客气为太阴湿土。

在泉之气得其政令，湿气大行，阴寒之气凝集太空，尘埃昏暗，笼罩郊野，人们会感到凄惨，若寒风骤至，土气不胜则脾不得长养，虽有妊娠，亦多致死而不能生。

太阳寒水司天的年份　寒水之气下临于地，火热之气起而用事，火气照耀显明，则肺金必然受伤。寒冷之气非其时而出现，寒气太过则水结成冰，又因火气逼迫而顺从天气，人体的心脏之气上从天气，故发病则为心热烦闷、口渴咽干、喷嚏流涕、易于悲哀，时常哈欠。热气妄行于上，寒气报复于下，因此寒霜不时下降，寒复则神气伤。人们易出现善忘，甚至心痛的毛病。

此年，太阳司天之政，其气太过，先天时而至。太阳寒水司天，其气肃厉，太阴湿土在泉，其气沉静。寒水之气临于太空，阳气不得施令，水土二气相合，以为功德，其在谷类，应于黑色与黄色，其司天之政严肃，其在泉之令徐缓。由于寒水之政大起，阳气不得伸张，湖泽中不见阳热的气焰升腾，火气则需等到其相应之时，方能舒发。主气少阳居中为三之气，因火气过胜，则出现应时之雨水穷尽不降，四之气在泉开始用事，雨水止极而云散，气还于太阴主令之时，云会聚于北极雨府之处，湿气乃得布化，万物为之润泽，太阳寒气施布于高空，少阴雷火动而在下，寒湿之气持续在气交之中。人们易患寒湿发作，肌肉痿弱，两足痿软不收，大便泄泻，血液外溢等症。

这一年，鳞虫与司天之气同，故鳞虫静不能生育也不能成长；裸虫与在泉之气同，故多生育。太阴湿土在泉，燥毒之物及咸味和气热的东西都不生，而其所主的甘和淡味的东西生长繁茂，在谷类是土黄和白色之类。太阴在泉，是土居地位，所以其气化淳厚，足以制水，故咸味得以内守，其气专精而能生金，故辛味也得以生化，而与湿土同治。

治疗　因其气化所导致的疾病，司天寒化所致的宜用味苦性温的药物或食物调治，在泉湿化所致的宜用味甘性温的药物或食物调治，这就是所谓适宜的药食性味。

异常变化

若是上一年的阳明燥金不退位，春天就会发生清冷之气，草木繁荣推迟，寒气与热气相间发作。人们易患头晕目眩、饮食不下、呕吐、四肢不举、大便干燥或暴发泄泻等症。

阳明不退位，则本年太阳不得迁正，致使冬季寒冷之气反而改行于春季，肃杀霜冻之气在前，严寒冰雪之气在后，若少阳之气来复而得以施治，使凛冽之气不能发作，雾云会待时而现。太阳寒化之令，须待燥气过后，才能司天主治，若燥气过期不退，时令失去正常规律，对人们就会发生灾害，瘟疠发作，出现喉痹咽干、烦躁口渴、喘息有音等症。

这一年，少阳相火应从上年司天的右间，降为本年在泉的左间。若遇地玄水气过胜，则少阳相火不得降入地下。若少阳相火日久不降，伏而不布，化为郁气。冷气之后又生热气，火风之气会化为疫气，火气一显露，热病即将发作，出现面赤心烦，头痛目眩等病。

厥阴风木应从上年在泉右间，升为本年司天的左间，若遇到天柱金气过胜，是木气升之不前。木气欲升天，金气抑制，而不能向前，则发生清凉之气，使风气反而减少。肃杀之气行于春季，霜露再次降临，草木因此而枯萎。人们易患瘟疫早发，咽喉干燥，两胁胀满，肢节皆痛等症。

当木气不升，久而化郁，郁极则发，就会有大风鸣声紊乱，摧折拉损的现象。人们易患卒中，半身麻痹，手足不仁等症。

治疗与保养

凡此太阳寒水司天之年，则火气郁而不行，宜食苦味以泻火，以燥治湿，以温治寒，必须折减其政郁之胜气，资助不胜之气的生化之源，抑制中运与天的太过之气，扶持被抑制的不胜之气，不要使运气猝暴太过而发生疾病，应当食用得发气的谷类以保全真气，避免虚邪贼风以安定正气。

应根据中运与司天在运与其泉阴阳五行之气的同异裁定药食性味的多少而制之，运与气寒湿相同者，用燥热之品以化之；运与气寒湿不同者，用燥湿之品以化之。凡用寒性药品时，应避开寒气主令之时；用热性药品时，应避开热气主令之时；用凉性药品时，应避开凉气主令之时；用温性药品时，应避开温气主令之时；用饮食调养时，也应遵照这个原则，这就是一般情况而言。若气候有反常变化时，就不必拘守这一原则，若不遵守这些规律，就会导致疾病的发生，就是说要根据四时气候变化的具体情况，决定治疗原则。

2049 己巳年

年　运

己巳年天气克运为天刑运　中运为少宫，司天为厥阴风木，木能克土，故为天刑运。此年上为厥阴风木司天，中为少宫土运不足，下为少阳相火在泉。

甲己为土运，己为阴年，故运为少宫土运不及。土运不及，则克我之木的风气成为胜气，而我生之金的清气则为复气。由于土运不及，司天之木气胜之，则为木兼土化，反得其政，故同木运平气。此年，运气为雨，胜气为风，复气为清。

土运不及，则出现风化的胜气和清化复气。凡是出现胜气复气的时候，就是所谓的邪化日，灾害发生在中央的五宫。司天之气数为风化三，对应于八风之数的东南方，如果出现胜复之气，则寒风凛冽，干燥火热。中运之气数为湿化五，如果出现胜复之气，则湿雨普降，大风常至。在泉之气数为火化七，对应于八风之数的南方，如果出现胜复之气，则湿热蒸腾，大雨时下。

年运的排列顺序

年运五步：初之运春，二之运夏，三之运长夏，四之运秋，五之运冬。

主运五步：初之运少角，二之运太徵，三之运少宫，四之运太商，终之运少羽。

客运五步：初之运少宫，二之运太商，三之运少羽，四之运太角，终之运少徵。

己巳年土运不及　土运不及称之为“卑监”，是指其无生化之气，使万物萎弱无力。

卑监的年份又称之为“减化”，是指土的生化之气不得其令，而木的生化之气独旺，生长之气自能完整如常，但雨水不能及时下降，金之收气平定，风寒并起。草木虽然繁荣美丽，但外秀而不能成实，所成的只是空壳或不饱满一类的东西。因其作用不足而显得过于静定，其气散漫。并发展为水气不行，其所应五脏为脾。在人体的变动为病发疮疡、脓多溃烂、痈肿。

这年又逢厥阴风木司天，土运更衰，如土运能顺从木气用事则可成为木之平气，所以逢上角则与正角相同，木的正常功能称之为“敷和”，是指其能散布温和之气，使万物荣华。在敷和的年份，木的德性布达于四方，阳气舒畅，阴气散布，五行的气化作用都能发挥其正常的功能。其气正直，其性顺从，其作用如树木的枝干一样曲直、自由伸展，其生化作用能使万物繁荣。从发病来讲，消化不良的泄泻是邪气伤脾的表现。

土衰木胜，所以见风势振动，摧折飘扬，随之而来的是草木干枯凋落，其灾害应于中宫而通于四方。由于金气来复，所以又有败坏折伤的现象，犹如虎狼之势。清气发生作用，土的生气便被抑制而不能行使权力。

土运不及，风气因而流行，使土气失去了生化的能力。风气旺盛，草木茂盛繁荣，因土生化无能，所以秀而不实。在天上应木星光明，人们的疾病多见腹中痛，身体重，筋骨动摇，肌肉跳动酸楚，以及消化不良的泄泻，上吐下泻的霍乱，并时常容易发怒。

土运不及，寒水之气失制而旺，在虫类提早伏藏，黄色之谷类不能成熟。在天上应水星光明，土星失明，在人体则病寒泄中满。

木邪抑土，土起反应则金气来复，于是秋收之气当令，出现一派严肃峻烈之气，坚固的树木也不免要枝叶凋谢，凡味甘色黄之物被虫蛀食，青色之谷受到损害。在天上应金星光明，土星减亮。邪气客于脾土，人们多病胸胁急剧疼痛，波及少腹，饮食减少，食而无味，常少气而叹息。

这年遇厥阴司天相火在泉，流水不能结冰，本来早已冬眠的虫类，重新又活动起来。不及的土运得在泉相火之助，寒水之气不能独旺，而土得火助，木气不能克土，所以也没有金气的反应，人们就健康，在天上应土星正常。

土运不及，如果辰、戌、丑、未月有尘土飞扬，和风细雨的正常时令，那春天也就有风和日暖的正常气候；如果辰、戌、丑、未月仅见狂风大作，那秋天也就是久雨霜雪的现象。它的自然灾害在四隅，在人体应在脾脏，其病在内为心腹，在外为肌肉四肢。

土运对应　其在果为李和栗；所充实的是汁液和核；在谷为豆和麻；在五味为酸、甘；在色为苍、黄；在畜类为牛和犬；在虫类为裸虫和毛虫；在音为宫、角，在人体发病为胀满痞塞不通，这是由于土运不及而从木化的现象，所以少宫和少角相同。

治疗　中运湿土所导致的疾病，宜用味甘的药物或食物调和。

司天在泉

己巳年　上为厥阴风木司天，左边的间气为少阴君火，右边的间气为太阳寒水。下为少阳相火在泉，左边的间气为阳明燥金，右边的间气为太阴湿土。

厥阴风木司天则少阳相火在泉，风火相煽，故火气横行，地气便为数热。风行于宇宙之间，云气与万物为之动摇。因气候温热，故蛰虫不藏而常见，流水不能成冰，其发病急速迅猛，人体常因大热而消烁津液，血水下流，还会出现目眩、耳鸣等现象。

初之气，（大寒——惊蛰）主气为厥阴风木，客气为阳明燥金。

寒气开始严厉，杀伐之气方来。人们易患寒病于右侧下方。

二之气，（春分——立夏）主气为少阴君火，客气为太阳寒水。

所以寒冷之气不去，雪花飘，水成冰，杀伐之气施化，霜乃降下，草类上部干焦，寒冷的雨水时常降下，若阳气来复则人们易患内部热证。

三之气，（小满——小暑）主气为少阳相火，客气为厥阴风木。

司天之政布化，大风时起，人们易患头目眩晕、两目流泪，耳鸣等病。

四之气，（大暑——白露）主气为太阴湿土，客气为少阴君火。

暑湿、湿热之气交争于司天之左间，人们易患黄疸病，以至于浮肿。

五之气，（秋分——立冬）主气为阳明燥金，客气为太阴湿土。

燥气与湿气互有胜负，阴寒沉降之气乃得布化，寒气侵及人们，风雨流行。

终之气，（小雪——小寒）主气为太阳寒水，客气为少阳相火。

由于少阳之烈火主令，阳气大化，蛰虫出现，流水不得结冰，地中阳气发泄，草类生长，人们也感到舒适，其发病则为温热疫疠。

厥阴风木司天的年份　风木之气下临于地，湿土之气起而用事，于是水气必然受到损伤。土运不足顺从风木的布化之气而受其克制，其功用亦为之变易。人体的脾脏之气上从天气，兴起而隆盛，容易患身体沉重、肌肉枯萎、饮食减少、口败五味方面的疾病。

此年，厥阴司天之政。其气不及，后天时而至，上述所谓同正角诸岁，其气化的情况是中运与司天之气相同，均为木运平气。厥阴司天，少阳在泉，司天之气扰动，在泉之气正化，司天之风气，生于高远之处，在泉之炎热自下而从之，云归于雨府，湿化之气流行，司天之政扰动，在泉之令迅速，司天之风气与在泉之火气相合，以为功德，其在谷类应于青色与赤色，间谷借间气太过而得以成熟，易耗损具有纹角样虫类及羽类动物。风气燥气，火气热气，互为胜复，交替发作，蛰虫出现，流水不能结冰，热病生于人之下部，风病生于人之上部，风气与燥气则互为胜复，见于人体的中部。

这一年毛虫同司天之气，故不能生育，亦不耗损；羽虫同在泉之气，故得以生育；火能克金，故介虫不能成长。少阳相火在泉，寒毒之物不生，火能克金，辛味的东西被克也不生，而其所主的苦和酸味的东西生长繁荣。其在谷类应青色和火红色的一类的作物。

治疗　其气化作用导致的疾病，司天风化所致的宜用味辛性凉的药物或食物调治，在泉火化所致的宜用味咸性寒的药物或食物调治，这就是所谓适宜的药食性味。

异常变化

若上一年的太阳寒水不退位，春季就会发生寒冷的气候，冰雹降下，阴沉之气昏暗覆盖，至二之气时，寒气尚不能退去。人们易患寒痹厥逆、阴痿不用、小便失禁、腰膝皆痛等病，瘟疫的发作就比较晚。

太阳寒水不退位，则本年厥阴风木不得迁正，风气欲施其令而寒气不退，温暖的气候不能应时而至，风木之气不能施化，则失去了正常的春令，花卉就会枯萎，人们易患淋病、目系转、转筋、善怒、小便赤等病。

这一年，阳明燥金应从上年司天的右间，降为本年在泉的左间。若遇到地形火气过胜，则阳明燥金不得降入地下。阳明燥金降之不下，则天气清冷而肃降，早晚会有大凉之气，湿热之气也时常发作，当火气显露之时则温热反作。人们感到体沉困倦，夜卧不安，易患咽喉干燥，口渴引饮，懊恼烦热等病。

若阳明燥金日久不降，伏而不布，化为郁气。天气会清凉而寒冷，远处有白色的雾气发生。人们易患眩晕，两胁作痛，双目视物不清，手足强直，麻木不仁等病。

少阴君火应从上年在泉的右间，升为本年司天的左间，因遇到厥阴风木司天，未能迁正于正位，少阴君火也就不能升于司天的左间，这是由于水运在中间阻抑所致。少阴君火欲升为司天的左间，受到水运的阻抑而升之不前，则清凉寒冷的气候再度发作，早晚都有冷气出现。人们因阳气伏郁于内而生烦热，出现心神惊悸，寒热交作等病。

君火不升，久而化为郁气，郁极则发，就会出现暴热，火热之风气积聚覆盖于上，化为疫气，疫疠之气逢温暖之时乃发，由于火气暴露化为火疫，则可出现心烦而躁动口渴等症。渴甚的可以泻其火热，则诸症可止。

治疗与保养

凡此厥阴司天之年，必须折减其致郁之气，资助不胜之气的生化之源，赞助其不及的运气，不要使邪气太胜。本年宜用辛味以调治司天之风邪；用咸味以调治在泉之火邪。少阳相火，其性尤烈，不可轻易触犯，应当慎重调治，用温性药物时，应避开温气主令之时；用热性药物时，应避开热气主令之时；用凉性药物时，应避开凉气主令之时；用寒性药物时，应避开寒气主令之时；用饮食调养时，也遵照这个原则。若气候反常变化时，就不必拘守这一原则，这是一般规律，若不遵守这些规律，就会导致疾病的发生。

2050 庚午年

年　　运

庚午年太过之运与在泉相合为同天符　中运为太商，在泉为阳明燥金，故为同天符。此年上为少阴君火司天，中为太商金运太过，下为阳明燥金在泉。

乙庚为金运，庚为阳年，故运为太商金运太过。金运虽为太过，但被司天之火克，故同金运平气。金运之气为清凉急切，其正常气化为雾露萧瑟，其反常变化为肃杀凋零，其致病为清气在下。

司天之气数为热化七，对应于八风之数的南方，如果出现胜复之气，则寒热交争，湿雨降下。中运之气数为清化九，在泉之气数为燥化九，中运与在泉皆对应于八风之数的西方，如果出现胜复之气，则火热干旱，寒雨降下。

年运的排列顺序

年运五步：初之运春，二之运夏，三之运长夏，四之运秋，五之运冬。

主运五步：初之运少角，二之运太徵，三之运少宫，四之运太商，终之运少羽。

客运五步：初之运太商，二之运少羽，三之运太角，四之运少徵，终之运太宫。

庚午年金运太过　金运太过称之为“坚成”，是指其有着强硬之气，能使万物刚直。“坚成”的年份又称之为“收引”。是指这时的天气清爽结净；地气明朗安详。阳气跟随阴气的权力而生化，因为阳明燥金之气当权，于是万物都能成熟。由于金气太过，秋收之气旺盛四布，以致长夏的化气顺从了收气的行令，使其化气提早收成。

金之气是削伐；其权力是严厉肃杀，它的表现是尖锐锋利而刚劲；其正常的性能是布散雾露凉风；其变化则是肃杀凋零的景象。其在人体之变动为强烈的折伤和疮疡、皮肤病；如果发生病变，大都为气喘有声而呼吸困难。

这一年虽然金运太过，恰逢火气司天，因为火能克金，使得其成为平气，所以上徵与正商相同。金运的正常功能称之为“审平”，是指其能发散宁静和平之气，能使万物结实。在审平的年份，金虽主收束，但无剥夺现象，虽主肃杀，但无残害的情况，五行的气化作用都得以宣畅清明。

“审平”之气清洁；其性刚强；其作用是成熟散落；其生化能使万物结实收敛；其权力是清劲严肃；其气候是清凉；其表现是燥；应于五脏是肺；肺畏火（火克金）肺开窍于鼻；所以主鼻。金气得到抑制，则木气不受克制，生气就能正常行令，如发生病变则为咳嗽。

如果金运太过，剧变暴虐，各种树木受到影响，不能发荣，会使得草木柔软脆弱，但继而火起来复，好像夏天的气候前来相救，炎热开始流行，蔓草被烧灼而渐至枯槁。这时人们所发生的病变多是火之邪气伤于肺脏。

金运太过，则燥气流行，燥邪之气伤肝，人们多病两胁及少腹疼痛，目赤肿痛，眼梢溃烂，耳朵听不到声音。

燥金之气过于亢盛，就会身体沉重而烦闷，胸部疼痛并牵引背部，两胁胀满而痛势下连少腹。

燥金之气太过，则发生喘息咳嗽，呼吸困难，肩、背、尻、阴、股、膝、髀、腓、胫、足等处都感疼痛的疾病。

金气突然亢盛，水气不能下降，草木因生气突然收敛而枝叶干枯凋落，人们发病多见胁肋急剧疼痛，不能转动翻身，咳嗽气逆，甚至吐血、衄血。若太冲脉绝，多死亡，而无法治疗。

金运对应　在谷类是稻、黍；在畜类是鸡和马；在果类是桃和杏；在颜色是青、白、丹；在五味为酸、苦；其象征在四时为秋天；在虫类为介虫、羽虫；所生成的物体是属于皮壳和筋络一类；在人体相应的经脉是手太阴、手阳明；在五脏为肺与肝。

治疗　中运清化所导致的疾病，宜用味辛性温的药物或食物调和。

司天在泉

庚午年　上为少阴君火司天，左边的间气为太阴湿土，右边的间气为厥阴风木。下为阳明燥金在泉，左边的间气为太阳寒水，右边的间气为少阳相火。

少阴君火司天则阳明燥金在泉，故地气干燥而清净，寒凉之气常至，肃杀之气行令，草木发生变化。在病变则为胁痛、好叹息。

初之气，（大寒——惊蛰）主气为厥阴风木，客气为太阳寒水。

上年在泉之气迁移退位，少阳之暑气将要退去，寒冷之气始至，蛰虫重又归藏，水结为冰，霜又降下，主气之风受客气之影响而凛冽寒冷，阳气因而被郁，不得宣发，人们易患关节强硬，活动不灵，腰部与臀部疼痛等病，所以要居周密处，以避寒气。初之气后，炎暑之气即将发生，可导致出现内部与外部疮疡等病。

二之气，（春分——立夏）主气为少阴君火，客气为厥阴风木。

阳气乃得舒布，风气乃得流行，春气属于正化之令，万物亦当繁荣，寒气虽然有时而至，但因主客二气均数阳，所以人们仍然感到平和。如其发病为两眼红赤，目视不清，小便淋沥；气郁于上部则发生热病。

三之气，（小满——小暑）主气为少阳相火，客气为少阴君火。

司天之气布化，主客二气皆为火，所以大火流行，万物蕃盛而鲜明，寒气有时而至。人们易患气厥逆而心痛，寒热交替发作，咳嗽气喘，目赤肿痛等病。

四之气，（大暑——白露）主气为太阴湿土，客气亦为太阴湿土。

暑湿俱至，大雨时常降下，寒热交互而至。人们易患寒热，咽喉干燥，鼻塞，衄血，黄疸，水饮发作等病。

五之气，（秋分——立冬）主气为阳明燥金，客气为少阳相火。

少阳之火降临，暑气跟随而至，阳热之气生化施布，万物又开始出现生长繁荣的景象，人们感到安康，如其发病为温病。

终之气，（小雪——小寒）主气为太阳寒水，客气为阳明燥金。

燥气流行，由于燥金之收敛，使五之气的余火隔拒于内，不得外泄，使人们患病肿于上部，咳嗽气喘，甚至血液外溢。若寒气时常发作，则会雾气弥漫，人们患病多发生于皮肤，若邪气居于胁部，向下连及少腹则会发生内部寒冷的病。至终气之末，在泉之气将要改变。

少阴君火司天的年份　火热之气下临于地，暑热如火，有溶化金石之状。燥金之气起而用事，使草木受到损伤。人体的肺脏之气上从天气，人们发病则气喘、呕吐、寒热、喷嚏、鼻涕、衄血、鼻塞不通。若暑热流行过甚，则病发疮疡、高热。

此年，少阴司天之政，其气太过，先天时而至，少阴司天，阳明在泉，在泉之气肃杀，司天之气光明。初之气，客气之寒与上年终气少阳之暑相交，司天之热与在泉之燥气相加，云驰于雨府，湿化之气乃得流行，雨乃应时而降，司天之光明，在泉之气急切，金之燥气与火之热气相合，以为功德，其在谷类应赤色与白色。

水之寒气与火之热气相持于气交，为疾病发生的起因，热性病变发生在上部，凉性病变发生在下部，寒气与热气相互侵犯而争扰于中部。人们易患上部肿胀、咽喉干燥，咳嗽气喘，鼻塞喷嚏，目赤肿痛，眼角疮疡，血液上溢或下泻。若寒气厥逆入胃部，则心痛腰痛，腹部胀大等病。

这一年，羽虫同司天之气，故不生育，亦不耗损；介虫同在泉之气，故得以生育；（金克木）故毛虫不能生育。阳明燥金在泉，湿毒之物及味酸和属湿的东西都不生，而其所主的辛、苦、甘味的东西生长繁荣。其在谷类应火红色和素色一类的作物。

治疗　其气化作用导致的疾病，司天热化所致的宜用味咸性寒的药物或食物调治，在泉燥化所致的宜用味酸性温的药物或食物调治，这就是所谓适宜的药食性味。

异常变化

若上一年的厥阴风木不退位，则大风早起，时雨不得下降，湿令不能施化，人们易患瘟疫、斑疵偏废。因风气继续发生，人们普遍出现肢节痛、头目痛。因伏热在内而出现心烦、咽喉干燥、口渴引饮等症。

厥阴风木不退位，本年少阴君火不能迁正，冷气不退，春天先冷而后又寒，温暖之气不能应时施化，人们易患寒热、腰脊强直、四肢烦痛等病。上年的厥阴木气虽然有余，但其不退位的时间不能超过主气、二之气君火当令之时。

这一年，太阳寒水应从上年司天的右间，降为本年在泉的左间。若遇到地阜土气太过，太阳寒水不能降入地下，天空会暴露黑气，昏暗凄惨。才出现黄色尘埃样的雾气又有湿气弥漫。寒气布化之后，又出现热化与湿化之令。

太阳寒水日久不降，伏而不布，化为郁气。天气就会阴沉，热气与湿气交替发作。人们易患大厥，四肢倦怠、沉重，阴痿少力等病。

太阴湿土应从上年在泉的右间，升为本年司天的左间，若遇到天冲木气过胜，则土气升之不前。则风土之气的尘埃四起，雨湿之气不能布化。人们易患风厥，涎液上涌，半身麻痹不遂，腹部胀满等病。

土气不升，久而化郁，郁极则发，湿气不得布化，雨水就要减少。土气的埃尘化为疫病，人们患病容易死亡，会出现六腑胀满闭塞、面部、四肢及黄疸方面的疾病。

治疗与保养

凡此少阴司天之年，必须抑制其太过的运气，资助岁气所胜之气，折减其郁而将发之气，先取所不胜之气的化源，不要使运气猝暴太过而发生疾病。食用得岁气的谷类保全真气，食用得间气的谷类以避虚邪，本年宜用咸味以软之，以调其上部，甚则用苦味以发之，用酸味以收之，以安其下部，甚则用苦味以泻之。应根据中运与岁气的同异，而制定用多或用少。

中运与司天之气同为热者，用寒凉之品以化之；中运与在泉之气同为凉者，用温热之品以化之。用热性药物时，应避开热气主令之时；用凉性药物时，应避开凉气主令之时；用温性药物时，应避开温气主令之时；用寒性药物时，应避开寒气主令之时；用饮食调养时，也应遵照这个原则，若气候有反常变化时，就不必拘守这一原则，这是一般的规律，若不遵守这些规律，就会导致疾病的发生。

2051 辛未年

年　　运

辛未年不及之运与在泉相合为同岁会　中运为少羽，在泉为太阳寒水，故为同岁会。此年上为太阴湿土司天，中为少羽水运不及，下为太阳寒水在泉。

丙辛为水运，辛为阴年，故运为少羽水运不及。水运不及，则克我之土的雨气成为胜气，而我生之木的风气则为复气。由于水运不及，司天之土气胜之，则土兼水化，反得其政，故同土运平气。此年，运气为寒，胜气为雨，复气为风。

水运不及，则可出现雨化的胜气与风化的复气，未年与丑年相同。凡出现胜气复气的时候就是所谓的邪化日，灾害发生在东北方的一宫。司天之气数为雨化五，对应于中央之位，如果出现胜复之气，则风雨交加，冷气频至。中运之气数为寒化一，在泉之气数为寒化一，中运与在泉皆对应于东北方，如果出现胜复之气，则大雪纷飞，狂风大作。

年运的排列顺序

年运五步：初之运春，二之运夏，三之运长夏，四之运秋，五之运冬。

主运五步：初之运少角，二之运太徵，三之运少宫，四之运太商，终之运少羽。

客运五步：初之运少羽，二之运太角，三之运少徵，四之运太宫，终之运少商。

辛未年水运不及　水运不及称之为“涸流”，是指其无封藏之气，使万物干枯。“涸流”的年份又称之为“反阳”，是指藏气衰弱，不能行使其封藏的权力，反而使火之化气因此昌盛，生长之气宣行而布达于四方。蛰虫应藏而不藏；土地润泽而泉水减少，草木条达茂盛，万物繁荣秀丽而丰满。因其气不能流畅，使其作用为暗中渗泄，其变动为症结不行，如其发病则为干燥枯槁，其应五脏为肾。

辛未年，太阴湿土司天，水运更衰，只能顺从土气用事，出现土的平气，所以“涸流”逢上宫与正宫相同。土运的正常功能称之为“备化”，是指其有着生化万物之气，有使万物具备形体的作用。这时天地的气化协调和平，其德流布四方，使五行之气化都能完善的发挥其作用。其气和平；其性和顺；其作用能上能下；其生化能使万物成熟丰满；如病则见大小便不畅或闭塞不通，这是土之邪气伤于肾脏。

太阴司天，寒水在泉，寒气会时时侵袭，虫类很早就要冬眠，地上的积水结成厚冰，阳气伏藏，不能发挥它的温暖作用，在天上应土星光明，水星失明，在谷类应黄色的稻成熟。人们多患下半身的寒性疾病，甚至腹满浮肿。

土之邪气抑水，水起而反应则生风木，因此大风暴发，草类偃伏，树木凋零，生发的力量不能显露，使黄色的谷类没有收获，在天上应木星光明，土星失明。人们的面色会时时改变，两眼昏花，视觉不清，视物体若分裂或失常，筋骨拘急疼痛，活动不利，肌肉跳动抽掣，皮肤出现风疹。若邪气侵入胸膈之中，就会心腹疼痛，这是木气太过，损伤土气的缘故。

因水运不及，故见尘埃昏蔽或骤然下雨，随之又大风震动，摧折倒拔，其灾害应于北方，其数为一，这是木气来复的缘故，所以又见毛虫狐貛，这些善于变动而不喜闭藏的动物。

水运不及，湿土之气因而大盛，使水不能制火，火气反而更旺，天气炎热，不时下雨，万物的生化作用会很迅速，在天上应土星光明，水星失明，但在谷类黑色的黍类则不能成熟。人们多患腹胀，烦闷抑郁，身体困重，大便溏泄，阴性疮疡脓水稀薄，腰股疼痛，下肢关节活动不利，两脚痿软疼痛，甚至足背浮肿逆冷等症，这是冬藏之气不能发挥作用，使肾气不能平衡的原故。

水运不及，辰、戌、丑、未月有尘沙飞扬而无暴雨的气候，则时常有和风生发的正常气候。如果辰、戌、丑、未月出现飞沙走石，狂风暴雨的气候，则会有吹断的树枝在树木上飘荡的景象。它的自然灾害在北方，在人体应肾脏，其病位内在腰脊骨髓，外在肌肉之会和小腿膝弯等处。

水运对应　其在果为枣、杏；所充实的是汁液和肉；在谷类为黍和稷；在五味为甘和咸；在颜色为黄和黑；在畜类为猪和牛；在虫类为鳞虫和裸虫；在音为羽、宫；在人体的病变为痿厥和下部的症结，这是水运不及而从土化的关系，所以少羽与少宫相同；水运衰，土气用事，故有尘土昏郁的现象。

治疗　中运寒化所导致的疾病，宜用味苦的药物或食物调和。

司天在泉

辛未年　上为太阴湿土司天，左边的间气为少阳相火，右边的间气为少阴君火。下为太阳寒水在泉，左边的间气为厥阴风木，右边的间气为阳明燥金。

太阴湿土司天则太阳寒水在泉，故地气阴凝闭藏，大寒便至，蛰虫很早就伏藏。人们发病则心下痞塞而痛。若寒气太过则会出现土地冻裂，冰冻坚硬。若水气上乘肺金，寒水外化，人们会病发少腹疼痛，常常妨碍饮食。若水气增多，则口味觉咸，必使水气通行外泄，方可减退。

初之气，（大寒——惊蛰）主气为厥阴风木，客气亦为厥阴风木。

上年在泉之气，迁移退位，由于主客二气相同，春得气化之政，风气乃至，生发之气布化，万物因此繁荣，人们也会感到调畅舒适。由于湿气为风气所迫，降雨较迟。人们易患身体沉重，血液外溢，关节不利，拘急强直，筋脉痿软等病。

二之气，（春分——立夏）主气为少阴君火，客气亦为少阴君火。

主客二气相同，火得气化之政，万物因而生化，温气与热气相迫，雨水按时降下。人们也感到平和，如其发病则为温热与疫疠大行，远近的患者病皆相同。

三之气，（小满——小暑）主气为少阳相火，客气为太阴湿土。

司天之气布化，湿气乃降，地气上升，雨水时常降下，寒气随之而来。如果感受了寒湿之邪，人们则易患身体沉重，浮肿，胸腹胀满等病。

四之气，（大暑——白露）主气为太阴湿土，客气为少阳相火。

相火驾临于主气之上，湿热合化，地气上升，与天气否隔不通，早晚俱有寒风吹来，热气与寒气相迫，烟雾凝集于草木之上，湿化之气不能流动，则会出现白露阴布，成为秋令。

五之气，（秋分——立冬）主气为阳明燥金，客气亦为阳明燥金。

凄惨寒凉之气已行，寒霜早降，草木为之萎黄凋落。寒气侵及人体，人们易患皮肤与腠理等部位的疾病，所以善于养生的人们应该居处周密。

终之气，（小雪——小寒）主气为太阳寒水，客气亦为太阳寒水。

寒气大起，湿气大化，霜乃聚积，阴气凝结，水结成坚冰，阳光不得施治。所以感受了寒邪，则易患关节强急，活动不灵，腰部与臀部疼痛等病，这是由于寒湿之气相持于气交所致。

太阴湿土司天的年份　湿气下临于地，寒水之气起而用事，火气必然受到损伤。人体的肾脏之气上从天气，会因阳气大衰，不能振奋机能而失去作用，出现胸中不爽、阴痿等症状。当土旺之时则会感到腰臀部疼痛，转动不便或厥逆。

此年，太阴司天之政，其气不及，后天时而至。太阴司天，太阳在泉，其气皆阴，阴专其令，阳气退避，因此，时常有大风兴起。司天之气下降于地，在泉之气上腾于天，原野会雾气昏暗，白色云埃四起，云奔于南极雨府，由于太阴湿土与太阳寒水主令，故寒雨频频降下，万物成熟于夏末秋初。人们易患寒湿，腹部胀满，全身肿胀，痞满气逆，寒气厥逆，筋脉拘急等病。

湿气与寒气相合，以为功德，黄、黑色尘埃昏暗，流行于气交之内，上则应于镇星与辰星之光较强。司天之政严肃，在泉之令寂静，其在谷类应于黄色与黑色。由于司天之阴气凝集于上，在泉之寒气积聚于下，寒水之气胜于火气，则为冰雹。阳光不得施治，阴寒肃杀之气乃行，所以对于谷物的种植会产生影响，由于阴寒之气太过，所以，应该种在高地，并且要早种，这不仅要看土地条件是否有利，而且要根据气化的情况而定，间谷则借间气之太过而得以成熟。人们要是懂得养生之道，也就必须符合这些情况。

这一年，裸虫与司天同气，故不生育，亦不耗损；鳞虫与在泉之气同，故多生育；水克火，故羽虫不能生成。太阳寒水在泉，热毒之物及苦味的东西都不生，而其所主的淡和咸味的东西则生长茂盛，其在谷类应土黄色和黑色一类的作物。

治疗　当其气化作用导致的疾病，司天热化所致的宜用味苦性热的药物或食物调治，在泉寒化所致的宜用味甘性热的药物或食物调治，这就是所谓适宜的药食性味。

异常变化

若上一年的少阴君火不退位时，温暖之气会发生在春冬季节，蛰虫会早早出现，草木也提前发芽生长。这时人们易患膈热咽干、血液外溢、惊骇、小便赤涩、丹、瘤、疹、疮疡、留毒等病。

少阴君火不退位，则本年的太阴湿土不能迁正，雨气欲布其令，但由于少阴君火仍居天位而治之，使温暖之气亢盛而缺少雨泽　雨水不能及时下降，万物就会枯焦，应当生长发育的也不能生发，人们易患大腹水肿、胸满不食、飧泄胁满、手足肢节肿痛、四肢不举等病。

这一年，厥阴风木应从上年司天的右间，降为本年在泉的左间。若遇到地晶金气过胜，厥阴风木则降之不前，其气被抑而变为郁气，青色尘埃样的雾气远见于上，白色的雾气承之使其不下，大风时起。尘埃样的雾气使天空昏暗，清燥肃杀之气施布其令，霜露再次降下。

若木气日久不降，其气被抑化为郁气，就会发生风气与燥气伏郁。天气才温暖则又清冷；草木虽已萌芽生长，严寒霜冻又至。蛰虫不能出现。人们也惧怕这种清凉之气伤害脏气。

少阳相火应从上年在泉的右间，升为本年司天的左间，今遇到太阴司天，未能迁居于正位，少阳相火也就不能升于司天的左间，这是由于水运已至而阻抑所致。少阳之气欲升为司天的左间，受到水运的阻抑升之不前，使寒冷的雾露反而布化，气候凛冽如似冬季，河水干枯，冰冻再次凝结。这时会突然出现温暖的气候，接着又有寒气布化，忽冷忽热，发作不时。人们因阳气伏郁在内，则会出现心中烦热，心神惊骇，寒热交作等病。

相火由于不能繁荣昌盛，久而化郁，郁极则发，就会出现暴热之气，其气积聚覆盖于上，化为疫疠，变为伏热内烦，出现肢体麻痹而厥逆，甚则发生血液外溢的疾病。

治疗与保养

凡此太阴司天之年，必须折减其致郁的邪气，而取其不胜之气的生化之源，补益不及的岁气，不使邪气过胜，食用得岁气的谷类以保全真气，食用得间气的谷类以保养精气。所以本年宜用苦味的药物，用燥性以去湿，用温性以去寒，甚则用发泄的方法以去湿邪。如果不发不泄，湿气向外溢出，肌肉溃烂，皮肤破裂，则血水交相外流。必须赞助阳火之气，使其能抵御严寒，应根据岁运与岁气之属性的异同。以制定药物性味的多少，岁运与岁气同为寒气的，用热性之品；岁运与岁气同为湿性的，用燥性之品；运与气不同者，少用调和之品；相同的，多用调和之品。用凉性药品时，应避开凉气主令之时；用寒性药品时，应避开寒气主令之时；用温性药品时，应避开温气主令之时；用热性药品时，应避开热气主令之时；用饮食调养时，也应遵照这个原则，若气候有反常变化时，就不必拘守这一原则，这是一般规律，若不遵守这些规律，就会导致疾病的发生。

2052 壬申年

年　　运

壬申年太过之运与在泉相合为同天符　中运为太角，在泉为厥阴风木，故为同天符。此年上为少阳相火司天，中为太角木运太过，下为厥阴风木在泉。

丁壬为木运，壬为阳年，故运为太角木运太过。木运之气为风气鼓动，其正常气化为风声紊乱，物体启开，其反常变化为大风震撼摧毁折拔，其致病为头目眩晕，两胁支撑，神魂惊骇。

司天之气数为火化二，对应于西南方，如果出现胜复之气，则寒热交替，暑湿蒸腾。中运之气数为风化八，在泉之气数亦为风化八，中运与在泉皆对应于东方，如果出现胜复之气，则寒风凛冽，火热干燥。

年运的排列顺序

年运五步：初之运春，二之运夏，三之运长夏，四之运秋，五之运冬。

主运五步：主运与客运相同，起于太角，终于太羽。

客运五步：初之运太角（客运与主运之气相同，气得正化），二之运少徵，三之运太宫，四之运少商，终之运太羽。

壬申年木运太过　木运太过称之为“发生”，是指其会过早地散布温和之气，使万物提早发育。“发生”的年份又称之为“启陈”，是指这时的土气疏松虚薄，草木之青气发荣，阳气温和布化于四方，阴气随阳气而动，生长之气淳厚，万物因之而欣欣向荣。

其变化为发生，万物得其气则秀丽；其功能为布散；其表现为舒展畅达；其在人体的变动是眩晕和巅顶部的疾病；其正常的性能是风和日暖，使万物奢靡华丽，推陈出新，若变动则为狂风震怒，折树拔根。

木运太过则相当于金气司天，故太角与上商同。若逢上徵，正当火气司天，木运太过亦能生火，则火气上逆。木旺克土，故病发气逆、吐泻等症。木气太过失去了正常的性能，则金之收气来复，以致发生秋令劲切的景象，甚至有肃杀之气，这时气候清凉，草木凋零，人们若是发生病变，则是金之邪气伤于肝脏所致。

木运太过，则风气流行，脾土受其侵害，人们多患肚腹胀满、烦闷抑郁、肠中鸣响、饮食减少、肢体沉重无力以及因消化不良引起的泄泻等症，这都是由于木气太过的缘故。在天上应木星光明，显示木气过于亢盛的征象。

如果出现易怒，头昏眼花等头部病症，好像天上的云在飞跑，地上的万物迅速变动，草木动摇不定，甚至树倒草偃。这是土气无权，木气独胜的现象。（胡按：美尼尔综合征的病因病机）

如病人胁部疼痛，呕吐不止，这是木胜而金气制之的结果。若冲阳脉绝，多死亡而无法治疗。在天上应金星光明。

木运对应　其在谷类为麻、稻；在畜类为鸡、犬；在果实为桃、李；在颜色为青、黄、白三色杂见；在五味为酸、甘、辛；其象征为春天；其在人体经络为足厥阴、足少阳；在内脏为肝、脾；在虫类为毛虫、介虫；在物体为内外坚硬的一类；若发病则为怒，这是木运太过的缘故，是为太角。

治疗　中运风化所导致的疾病，宜用味酸的药物或食物调和。

司天在泉

壬申年　上为少阳相火司天，左边的间气为阳明燥金，右边的间气为太阴湿土。下为厥阴风木在泉，左边的间气为少阴君火，右边的间气为太阳寒水。

少阳相火司天则厥阴风木在泉，故风气流行于地，沙尘飞扬，人们发生的病变多为胸膈不逋、心痛、胃脘痛、厥逆等症，其变化急暴快速。

初之气，（大寒——惊蛰）主气为厥阴风木，客气为少阴君火。

上年在泉之气，迁移退位，风气胜时则摇动不宁，主客二气木火相生，寒气乃去，气候大温，草木燥气繁荣。有时寒气虽来但不能行其杀伐之令，温热病发生，其发病为气郁于上，血液外溢，目赤，咳嗽气逆，头痛，血崩，胁部胀满，皮肤肌腠生疮等。

二之气，（春分——立夏）主气为少阴君火，客气为太阴湿土。

火气反为湿气郁遏而不发，白色云埃四起，云气归于雨府，风气若不胜湿气，则雨水降下，人们身体安康。其发病为热郁于上部，出现头痛身热，神志昏愦不清，胸中与咽喉不利，咳嗽气逆，呕吐，疮疡发生于内部，脓疮等。

三之气，（小满——小暑）主气为少阳相火，客气亦为少阳相火。

主客气同，司天之气施布政令，炎暑乃至，少阳相火上临，火气过甚，故雨水穷尽而不降。人们易患热病在内，出现耳聋、目赤、目瞑，口渴，血外溢，喉痹，咳嗽，呕吐，鼻塞衄血，喷嚏呵欠，脓疮等病症。

四之气，（大暑——白露）主气为太阴湿土，客气为阳明燥金。

阳明主令，凉气乃至，炎暑之气间时而化，白露降下，人们平和无殃，其发病为胀满身重。

五之气，（秋分——立冬）主气为阳明燥金，客气为太阳寒水。

阳气乃去，寒气乃至，雨水乃降，由于阳气收敛，化气门闭，刚硬的树木早早为之凋零，通晓养生之道者，就会居周密处，以避寒气。

终之气，（小雪——小寒）主气为太阳寒水，客气为厥阴风木。

在泉之气得其正化之位，风气乃至，万物反而有生发之势，所以雾气流行。由于气机外泄，故其发病为应关闭的反而不能禁锢，使阳气不能敛藏，以致出现心痛，咳嗽等症。

少阳相火司天的年份　火气下临于地，燥金之气起而用事，但火热烧灼，金气为之变革，并被消耗，地上的草木也受到损害。火气太过，暑热流行，人体的肺脏之气上从天气，因此，人们如发生病则会出现寒热、咳嗽、喷嚏、流涕、鼻塞不通、衄血、口疮、浮肿等症。

此年，少阳司天之政，其气太过，先天时而至，司天之气得其正化之位，厥阴风木在泉，其气扰动不宁，大风突然而起，草木卧倒，飞沙走石。少阳炎热之气为之流行，岁半之前，为君火相火与太阴湿土行令之时，阴气流行，阳气布化，雨乃应时而降。少阳司天为火，厥阴在泉为木，木火相生，故同为功德，其在谷类应于赤色与青色，其司天之政热烈，在泉之令扰动，所以司天之热与在泉之风相参而敷布，云雾沸腾，流动不定，太阴湿土之气横行气交，寒气间时而至，凉雨并起，寒热之气，反复发作。人们易患寒病生于内，疮疡生于外，上部气郁肿胀而颜色改变，腹满，泄泻，疟疾，耳聋，目瞑，呕吐等病。所以聪明圣智的人，遇到这种情况时，总是能调和阴阳，顺应寒热以适之，不去与之抗争。

这一年，羽虫与司天同气，故羽虫不能生育，亦不耗损；毛虫与在泉同气，故多生育；木克土，故鳞虫不能生成。厥阴风木在泉，消毒之物及甘味的东西都不生，而其所主的酸和苦味的东西生长茂盛，其在谷类应青色和红色之类的作物。厥阴在泉，少阳司天，上阳下阴，木火相合，故其气化专一，其味纯正。

治疗　因其气化作用导致的疾病，司天火化所致的宜用味咸性寒的药物或食物调治，在泉风化所致的宜用味辛性凉的药物或食物调治，这就是所谓适宜的药食性味。

异常变化

若是上一年的太阴湿土不退位时，则寒冷与暑热不时发生，天空昏暗，尘埃样的雾气弥漫天空，湿令不去，人们易患腹满、饮食不下、泄泻如注、四肢少力、足胫寒冷、阴痿、大便闭塞、小便失禁或小便淋漓频数等症。

太阴湿土不退位，则本年的少阳相火不能迁正，炎热的气候不得施布其令，植物的幼苗不能繁荣，少阳之气晚治则酷暑见之于秋季，肃杀之气亦必晚至，霜露不能应时而降，人们易患疟疾、骨蒸、心悸惊骇、甚则血液外溢等病。

这一年，少阴君火应从上年司天的右间，降为本年在泉的左间。若遇到地玄水气过胜，少阴君火不得降入地下，则赤色之云气始生，黑色云气反现。温暖的气候刚使万物舒适，寒气又开始发作，天云凄凉，寒雪降下。

少阴君火伏而不降，化为郁气。郁久必发，所以，寒气过胜之后，又有热气发生，火风化为疫气，当火气暴露之后，温病就要发生。人们易患面赤心烦、头晕目眩等病。

阳明燥金应从上年在泉的右间，升为本年司天的左间，若遇到天英火气过胜，则金气升之不前，应时之雨不得降下，西风频作，土地干燥，咸卤出现。人们易患上部热病，气喘咳嗽，血液外溢等病。

当燥气不升，久而化为郁气，郁极则发，就会出现清冷生肃杀之气，白色的雾霭笼罩天空。人们易患胁下胀满，喜悲伤，伤寒、鼻塞、喷嚏，咽喉干燥，皮肤干燥，手部拆裂等症。

治疗与保养

凡此少阳司天之年，必须抑制中运与司天的太过之气，赞助所不胜之气，折减其致郁的胜气，资助不胜之气的生化之源，则猝暴，太过之气不能发生，重病可以不生。所以本岁当用咸味、辛味及酸味药物，用渗泄水渍发散等方法进行治疗，观察气候的寒热变化，以调治其太过之邪气，若中运遇太角、太徵与岁气风热相同之年，应多用寒化之品；若中运遇太宫、太商、太羽与岁气风热不同之年，应少用寒化之品。用热性药品时，应避开热气主令之时；用温性药品时，应避开温气主令之时；用寒性药品时，应避开寒气主令之时；用凉性药品时，应避开凉气主令之时；用饮食调养时，也应遵照这个原则，若气候有反常变化时，就不必拘守这一原则，否则就会导致疾病的发生。

2053 癸酉年

年　　运

癸酉年不及之运与在泉相合为同岁会　中运为少徵，在泉为少阴君火，故为同岁会。此年上为阳明燥金司天，中为少徵火运不及，下为少阴君火在泉。

戊癸年为火运，癸为阴年，故运少徵火运不及。火运不及，则克我之水的寒气成为胜气，而我生之土的雨气则为复气。由于火运不及，无力克金，司天之金气得政，故同金运平气。此年，运气为热，胜气为寒，复气为雨。

火运不及，就会出现寒化的胜气与雨化的复气。凡出现胜气复气的时候就是所谓的邪化日，灾害发生在西方的九宫。司天之气数为燥化九，对应于西方，如果出现胜复之气，则火热干燥，雨水降下。中运之气数为热化二，在泉之气数为热化二，中运与在泉皆对应于西南方，如果出现胜复之气，则寒热交替，暑湿蒸腾。

年运的排列顺序

年运五步：初之运春，二之运夏，三之运长夏，四之运秋，五之运冬。

主运五步：初之运太角，二之运少徵，三之运太宫，四之运少商，终之运太羽。

客运五步：初之运少徵，二之运太宫，三之运少商，四之运太羽，终之运少角。

癸酉年火运不及　火运不及称之为“伏明”，是指其缺少温暖之气，使万物暗淡无光。伏明的年份又称之为“胜长”，是指其生长之气不得发扬，收藏之气反而布散，擅自行使职权，使生化之气平定而不能发展，寒冷之气常现，暑热之气衰薄，万物虽承土的化气而生，但因火运不足，虽生而不能成长，虽结实而很小，此乃生化的时候，气已经衰老。

火运不及，阳气屈服，蛰虫早藏。若火气郁结，其发作时，必然横暴。其变动隐现多变。若发病则为精神昏乱，悲哀易忘，这是火运不及而从水化的关系。所以少徵和少羽相同。

癸酉年逢阳明燥金司天，因金不畏火，形成金气用事，而成为金之平气，所以伏明逢上商则与正商相同。金运的正常功能称之为“审平”，是指其能发散宁静和平之气，能使万物结实。金虽主收束，但无剥夺现象，虽主肃杀，但无残害的情况，五行的气化作用都得以宣畅清明；其气清洁；其性刚强；其作用是成熟散落；其生化能使万物结实收敛；火运衰，所以有阴凝惨淡，寒风凛冽的现象，但随之而来的是暴雨下注，雷霆震惊，乌云蔽日，阴雨连绵，其灾害应于九（南方），这是土气来复的缘故。如其发病，都是由于邪气伤心的原因。

火运不及，寒气旺盛，夏天的生长之气不能发挥作用，就缺乏积极向上的力量，万物就不能茂盛。阴寒凝滞之气过盛，则阳气不能生化，繁荣美丽的生机就受到摧残，赤色的谷类不能成熟，在天上应火星失明，水星光明；人们就会患胸腹肿大，心痛，胸、背、肩胛之间及两臂内侧疼痛，抑郁眩晕，头目不清，突然失音，胁部胀满，胁下与腰背相互牵扯而痛，甚至四肢蜷曲不能伸展，髋骨与大腿之间不能活动自如。

火运不及，火被水抑，火起反应则生土气来复，于是尘埃样的雾气郁冒，大雨倾盆，水气又受到抑制，在天上应土星光明，水星失明；黑色的谷类不能成熟。病见腹中胀满、疼痛、寒冷鸣响，饮食不下，大便溏泄如注，两足拘挛、萎缩、麻木、不能行走等症。

火运不及，如果夏天有景色明显的正常气候，那冬天也就有严肃寒冷的正常时令。如果夏天反见萧条凄惨寒冷的冬天气候，那时常会有倾盆大雨的反应。它的自然灾害在南方；在五脏为心，其病位内为胸胁部，外在经络。

火运对应　其在果为栗和桃，其所充实的是络和汁液。在谷为豆和稻，在五味为苦和咸，在颜色为玄和丹，在畜类为马和猪，在虫类为羽虫和鳞虫，在气候主冰雪霜寒，在声音为徵、羽，在人体病发为痛，应于五脏为心。

治疗　中运热化所导致的疾病，宜用味咸性温的药物或食物调和。

司天在泉

癸酉年　上为阳明燥金司天，左边的间气为太阳寒水，右边的间气为少阳相火。下为少阴君火在泉，左边的间气为太阴湿土，右边的间气为厥阴风木。

阳明燥金司天则少阴君火在泉，故暴热至，地气变为暑热蒸腾，火热流行于冬令草木枯槁之时，使气候不寒而流水不能结冰，蛰虫反而不藏。在人体则因阳气郁于内而发病，出现寒热往来如疟，小便不正常，甚至发生心痛。

初之气，（大寒——惊蛰）主气为厥阴风木，客气为太阴湿土。

上年在泉之气迁移退位，阳明司天燥金用事，天气肃厉，阴气开始凝集，水乃结冰，寒雨之气布化。其发病为内热胀满，满目浮肿，赤眼，鼻塞衄血，喷嚏呵欠，呕吐，小便黄赤，甚则淋沥不通。

二之气，（春分——立夏）主气为少阴君火，客气为少阳相火。

二火用事，阳气乃布，万物开始生长繁荣。人们会感到很舒适，若发生疫疠时，容易猝暴死亡。

三之气，（小满——小暑）主气为少阴相火，客气为阳明燥金。

司天之政乃布，凉气乃行，客之燥气与主之热气相互交合，使燥气极故湿气来复而润泽，人们易患寒热之病。

四之气，（大暑——白露）主气为太阴湿土，客气为太阳寒水。

水土气化，寒雨降下。发病为猝然扑倒，谵语妄言，少气，咽喉干燥而引饮，疟疾寒冷，振动战栗，骨痿软，以及心痛，痈肿疮疡，便血等症。

五之气，（秋分——立冬）主气为阳明燥金，客气为厥阴风木。

秋行春令，草木又得生长而繁荣，人们也平和无病。

终之气，（小雪——小寒）主气为太阳寒水，客气为少阴君火。

在泉之气用事，阳气敷布，气候温暖，蛰虫又出现在外面，流水不能结冰，人们也健康平安，若阳气过盛则易发温病。

阳明燥金司天的年份　燥气下临于地，风木之气起而用事，脾土必受灾害，凄凉清冷之气常见，草木因被克伐而枯萎，人体的肝脏之气上从天气，所以发病为胁痛、目赤、眩晕、动摇、战栗、筋痿不能久立。

凡此阳明司天之政，其气不及，后天时而至。阳明燥金司天，其气急切，少阴君火在泉，其气盛明，金气不及，火气乘之，阳气能专其令，炎暑之气大行，使万物干燥而坚硬。金气不及则木无所畏，和风主治，风气与燥气相兼而流行于气交之内，使阳气多而阴气少，但阳气盛极则必衰，衰则阴气来复，当四之气主客二气即太阴与太阳主令时，云归于雨府，湿气敷布，干燥之气又变为润泽。

其在谷类，应于白色与赤色，间谷可借间气太过而能成熟。金气不及，火气乘之，会损伤属金之白色甲虫类，待水气来复时又损及属火之羽虫类，如果燥金清凉之气早至而急切，则属木的毛虫类乃死；如在泉之热气后至而急暴，则属金的介虫类乃受灾殃。金气与火气相合，以为功德，其司天之政急切，其在泉之令猝暴，蛰虫不欲归藏，流水不能结冰。胜气与复气发作急暴，正常的气候被扰乱而不定，司天之清气与在泉之热气，持续于气交之内。人们易患寒热发作急暴，振动寒栗，咽喉肿塞，咳嗽，大小便不通等病。

这一年，介虫与司天同气，故介虫静而不能生育；羽虫与在泉同气，故多生育；火克金，故介虫不能生成。少阴君火在泉，寒毒之物及咸、辛味的东西都不生，而其所主的苦、甘、淡味的东西生长茂盛，其在谷类应白色和火红色之类的作物。

治疗　如是其气化作用导致的疾病，司天燥化所致的宜用味苦性小温的药物或食物调治，在泉热化所致的宜用味咸性寒的药物或食物调治，这就是所谓适宜的药食性味。

异常变化

若是上一年的少阳相火不退位时，则炎热的气候发生于春季，由于暑热在后期布化，故冬季温暖而不冻，流水不冰，蛰虫出现。人们易患发热少气，寒热交替，小腹坚硬而胀满，便血、小便赤、甚则血液外溢等症。

少阳相火不退位，则本年阳明燥金不能迁正，因此暑热之气施化于前，阳明燥金的肃杀之气责之于后，草木反而繁荣。由于热化之令继续施布，燥令不行，也就是清冷急切之气不行，肺金就要得病，人们易患寒热喘嗽、悲伤不乐、鼻塞、喷嚏、皮毛脆折、爪甲枯焦等病。

这一年，太阴湿土应从上年司天的右间，降为本年在泉的左间。若遇到地苍木气过胜，太阴湿土则不得降入地下。又或少阳司天不得退位，太阴湿土也就不能降入在泉的左间。太阴湿土降之不下，会出现黄云并时常有青色云霞显露，云气郁蒸而大风发作，雾气遮蔽，尘埃过胜，草木为之折损。

若太阴湿土日久不降，伏而不布，化为郁气，天空中会出现尘埃样的黄气，地上湿气郁蒸。人们易患胸满，腹胀，头晕目眩，四肢疼痛、不能举动等病。

太阳寒水应从上年在泉的右间，升为本年司天的左间，若遇到天芮土气过胜，则太阳寒水升之不前。又或阳明司天，未能迁居于正位，太阳寒水也就不能升于司天的左间，土运应时而至，寒水之气欲升于司天的左间，受到土运的阻抑升之不前，则湿热相蒸，寒气发生于天地之间。人们易患泄泻如注，食谷不化等病。

寒水不升，久而化郁，郁极则发，冷气又胜过客热之气，冰雹突然降下。人们因热病生于内，阳气痹于外，出现心悸、懊恼烦热，暴烦厥逆，呃逆，足胫酸痛等病。

治疗与保养

因此在阳明司天之年，应当食用得岁气的谷类以安定正气，食用得间气的谷类以去邪气，本年当用咸味、苦味、辛味的药物以汗之、清之、散之的方法进行治疗，安定其不及的运气，使其免受邪气的干犯，折减其致郁的胜气，资助其不胜之气生化之源。根据寒热的轻重，决定方宜的多少，若中运与在泉之热气相同时，应多用与司天凉气相同之品；若中运与司天之凉气相同时，应多用与在泉之热气相同之品。用凉药时，应避开凉气主令之时；用热药时，应避开温气主令之时。用饮食调养时，也应遵照这个原则，这是一般情况而言。若气候有反常变化时，就不必拘守这一原则，这是指的自然变化之道，若是违背了它，就会扰乱天地阴阳的自然规律。

2054 甲戌年

年　运

甲戌年既是岁会又是同天符还为不和　中运太宫与在泉太阴湿土相合，故为同天符；司天为寒水，中运为土，土能克水故为不和；甲为土运，戌亦属土，运临本气之上，故为岁会。此年上为太阳寒水司天，中为太宫土运太过，下为太阴湿土在泉。

甲已为土运，甲为阳年，故运为太宫土运太过。土运之气为阴雨，其正常的气化功能为柔软后重润泽，其反常的变化为风飘雨骤震撼惊骇，其致病为湿邪下重。

司天之气数为寒化六，对应于八风之数的北方，如果出现胜复之气，则雨雪交加，风声鹤唳。中运之气数为湿化五，在泉之气数为湿化五，中运与在泉皆对应于中央之位，如果出现胜复之气，则雾气蒸腾，冷风飕飕。

年运的排列顺序

年运五步：初之运春，二之运夏，三之运长夏，四之运秋，五之运冬。

主运五步：初之运太角，二之运少徵，三之运太宫，四之运少商，终之运太羽。

客运五步：初之运太宫，二之运少商，三之运太羽，四之运少角，终之运太徵。

甲戌年土运太过　土运太过称之为“敦阜”是指其有着浓厚坚实之气，反而使万物不能成形。敦阜的年份又称之为“广化”。是指其德性浑厚而清静，能使万物顺时生长直至充盈。土的至阴之气充实，则万物能生化而有形。土运太过，可见土气蒸腾如烟，笼罩于山丘之上，大雨常下，湿气用事，燥气退避。其化圆满；其气丰盛；其权力为静；其表现是周密而详备；其变动为湿气积聚；其性能柔润，使万物不断得到润泽；其变化为暴雨骤至，雷霆震动，山崩堤溃，在病变为腹中胀满，四肢沉重，举动不便。这是由于土运太过，木气来复的缘故，所以，大风迅速而来，其所见的疾病多由木之邪气伤于脾脏所致。

土运太过，则雨湿之气流行，肾受湿邪，人们多病腹痛，身体困重而烦闷，情绪忧虑，四肢厥冷，这是土气太过所致。在天上应土星光明。

土运太过则土病，土病则不能制水，以致于水饮之邪积于体内而生胀满，饮食减少，四肢无力，不能举动，甚至肌肉枯萎，两足痿弱不能行动，抽掣挛痛。

若遇土旺之时，水气无权，土气独旺，则湿令大行，因此泉水喷涌，河水高涨，本来干枯的池沼也会滋生鱼类。

若木气来复，风雨暴至，使堤岸崩溃，河水泛滥，陆地也可出现鱼类。人们就会病肚腹胀满，大便溏泄，肠鸣，泄泻不止。太溪脉绝，多死亡而无法治疗，在天上应木星光明。

土运对应　其在谷类为稷、麻；在畜类为牛、犬；在果类为枣、李；在色为黄、黑、青；在五味为咸；其象征在四时为长夏；在虫类为裸虫、毛虫；在物体属于人体肌肉和植物果壳之类；在人体的经络是足太阴、足阳明；在五脏是脾、肾。

治疗　中运湿化所导致的疾病，宜用味苦性温的药物或食物调和。

司天在泉

甲戌年　上为太阳寒水司天，左边的间气为厥阴风木，右边的间气为阳明燥金。下为太阴湿土在泉，左边的间气为少阳相火，右边的间气为少阴君火。

太阳寒水司天则太阴湿土在泉，土能制水，故土气滋润，水流丰盛，太阳司天则寒水之客气加临于三之气，太阴在泉则湿土之气下加于终之气。水湿相合而从阴化，万物因寒湿而发生变化，应在人身上则出现腹中胀满、水饮内蓄、不能饮食、皮肤麻痹、肌肉不仁、筋脉不利，甚至浮肿、背部生痈等。

初之气，（大寒——惊蛰）主气为厥阴风木，客气为少阳相火。

上年在泉之气迁移退位，温热之气大行，草木也繁荣较早，人们易患疫疠病，温热病，出现身热，头痛，呕吐，肌肤疮疡等症。

二之气，（春分——立夏）主气为少阴君火，客气为阳明燥金。

故凉气大行，火气受到抑制，阳气不能舒发，草木因遇到寒凉之气，也不易生长。人们会感到凄惨，易患气郁不舒，腹中胀满等病。

三之气，（小满——小暑）主气为少阳相火，客气为太阳寒水。

司天之气布其政令，寒气大行，雨乃降下，人们因寒病于外，热病于内，会出现心热烦闷，下利如注，痈疽等病，热郁于内，易伤心神，若不急治，病多死亡。

四之气，（大暑——白露）主气为太阴湿土，客气为厥阴风木。

风湿二气，交争于气交，湿得风气乃化为雨，万物乃得盛长，化育成熟，人们易患大热少气，肌肉痿弱，两足痿软，下利赤白等病。

五之气，（秋分——立冬）主气为阳明燥金，客气为少阴君火。

阳气重新施化，草木之类又得盛长、化育、成熟，人们会感到心情舒畅而无病。

终之气，（小雪——小寒）主气为太阳寒水，客气为太阴湿土。

在泉之气得其政令，湿气大行，阴寒之气凝集太空，尘埃昏暗，笼罩郊野，人们会感到凄惨，若寒风骤至，土气不胜，脾不得长养，虽有妊娠，亦多致死而不能生。

太阳寒水司天的年份　寒水之气下临于地，火热之气起而用事，火气照耀显明，肺金必然受伤。热气妄行于上，故寒气报复于下，寒霜不时下降，寒复则神气伤，发病为善忘，甚至心痛。寒冷之气非其时而出现，寒气太过则水结成冰，因此火气被迫顺从天气，人体的心脏之气上从天气，故发病为心热烦闷、口渴咽干、喷嚏流涕、易于悲哀，时常哈欠。

此年，太阳司天之政，其气太过，先天时而至。太阳寒水司天，其气肃厉，太阴湿土在泉，其气沉静。寒水之气临于太空，阳气不得施令，水土二气相合，以为功德，其在谷类应于黑色与黄色，其司天之政严肃，其在泉之令徐缓。由于寒水之政大起，阳气不得伸张，湖泽中不见阳热的气焰升腾，火气只能等到其相应之时，方能舒发。主气少阳居中为三之气，因火气过胜，应时之雨水穷尽不降。四之气，在泉用事，雨水止极而云散，气还于太阴主令之时，云会于北极雨府之处，湿气乃得布化，万物为之润泽。太阳寒气布于高空，少阴雷火动于地下，寒湿之气持续在气交之中。人们易患寒湿病发作，肌肉痿弱，两足痿软不收，大便泄泻，血液外溢等症。

这一年，鳞虫与司天之气同，故鳞虫即不能生育也不能成长，土克水；裸虫与在泉之气同，故多生育。太阴湿土在泉，燥毒之物及咸味和气热的东西都不生，而其所主的甘和淡味的东西生长茂盛，其在谷类应土黄和黑色之类的作物。太阴在泉，是土居地位，所以其气化淳厚，足以制水，故咸味得以内守，其气专精而能生金，故辛味也得以生化，而与湿土同治。

治疗　因其气化作用所导致的疾病，司天寒化所致的宜用味苦性热的药物或食物调治，在泉湿化所致的宜用味苦性温的药物或食物调治，这就是所谓适宜的药食性味。

异常变化

若上一年的阳明燥金不退位时，则春天发生清冷之气，草木繁荣推迟，寒气与热气相间发作。人们易患呕吐、暴发泄泻、饮食不下、大便干燥、四肢不举、头晕目眩等症。

阳明燥金不退位，则本年的太阳寒水不能迁正，致使冬季寒冷之气反而改行于春季，肃杀霜冻之气在前，严寒冰雪之气在后，若阳热之气来复而得以施治，凛冽之气就不能发作，雾云待时而现。太阳寒化之令，须待燥气过后，才能司天主治，若燥气过期不退，时令失去正常规律，对人们就会发生灾害，瘟疠就有可能发作，人们易患喉痹咽干、烦躁口渴、喘息有音等症。

这一年，少阳相火应从上年司天的右间，降为本年在泉的左间。若遇地玄水气过胜，少阳相火不能降入地下，则会赤云始现，黑气又生。温暖之气才欲发生，寒冷之气又突然而至，甚则降下冰雹。

若少阳相火日久不降，伏而不布，化为郁气。冷气之后又生热气，风火之气化为疫气，火气显露之时，热病发作。人们易患面赤心烦，头痛目眩等病。

厥阴风木应从上年在泉右间，升为本年司天的左间，若遇到天柱金气过胜，木气升之不前，则会发生清凉之气，风气反而减少。肃杀之气畅行于春季，霜露再次降临，草木因此而枯萎。人们易患瘟疫，出现两胁胀满，咽喉干燥，肢节皆痛等症。

木气不升，久而化郁，郁极则发，就要出现大风摧拉折损，鸣声紊乱的景象。人们易患卒中，半身麻痹，手足不仁等症。

治疗与保养

凡此太阳寒水司天之年，则火气郁而不行，宜食苦味以泻火，以燥治湿，以温治寒，必须折减其致郁之胜气，资助不胜之气的生化之源，抑制中运与天的太过之气，扶持被抑制的不胜之气，不要使运气猝暴太过而发生疾病，应当食用得发气的谷类以保全真气，避免虚邪贼风以安定正气。

根据中运与司天在运与其泉阴阳五行之气的同异裁定药食性味的多少而制之，运与气寒湿相同者，用燥热之品以化之；运与气寒湿不同者，用燥湿之品以化之。凡用寒性药品时，应避开寒气主令之时；用热性药品时，应避开热气主令之时；用凉性药品时，应避开凉气主令之时；用温性药品时，应避开温气主令之时；用饮食调养时，也应遵照这个原则，这就是一般情况而言。若气候有反常变化时，就不必拘守这一原则，若不遵守这些规律，就会导致疾病的发生，就是说要根据四时气候变化的具体情况，决定治疗原则。

2055 乙亥年

年　运

乙亥年运克天气为不和　中运为少商，司天为厥阴风木，金能克木，故为不和。此年上为厥阴风木司天，中为少商金运不足，下为少阳相火在泉。

乙庚为金运，乙为阴年，故运为少商。金运不及，则克我之火的热气成为胜气，而我生之水的寒气则为复气。金运不及，无力克木，司天之木气反而得政，故同木运平气。此年，运气为凉，胜气为热，复气为寒。

金运不及则可出现热化的胜气与寒化的复气。凡出现胜气复气的就是所谓邪化日。灾害发生在南方的七宫。司天之气数为风化八，对应于八风之数的东方，如果出现胜复之气，则寒风骤起，火热干燥。中运之气数为清化四，对应于八风之数的西北方，如果出现胜复之气，则火热干燥，冷雨时下。在泉之气数为火化二，对应于西南方，如果出现胜复之气，则火热蒸腾，大雨滂沱。

年运的排列顺序

年运五步：初之运春，二之运夏，三之运长夏，四之运秋，五之运冬。

主运五步：初之运太角，二之运少徵，三之运太宫，四之运少商，终之运太羽。

客运五步：初之运少商，二之运太羽，三之运少角，四之运太徵，终之运少宫。

乙亥年金运不及　金运不及称之为“从革”，是指其无坚硬之气，使万物质地松散而无弹性。“从革”的年份又称之为“折收”。是指其收敛之气不能及时施布，反使生长之气得以发扬，生气和化气合而相得，火气得以实行其权利，万物生长繁盛。其气发扬；其作用急躁；人体的病变为喷嚏，咳嗽，鼻塞流涕，衄血等症，这是因为金运不及而从火化的关系。所以少商和少徵相同。

今年逢厥阴风木司天，金运不及，木不畏金，所以使木气用事而成为木之平气，所以逢上角与正角相同。木的正常功能称之为“敷和”，是指其能散布温和之气，能使万物荣华。木的德性布达于四方，阳气舒畅，阴气散布，五行的气化作用都能发挥其正常的功能。其功能是发散，其性能是温和顺从，其气正直，其作用如树木的枝干一样曲直、自由伸展，其生化作用能使万物繁荣。其病变是由于木之邪气伤于肺脏。

因金衰火旺，所以火势炎热，但随之可见冰雪霜雹，这是水气来复的缘故。故见鳞虫伏藏不出，猪鼠阴沉不动。冬藏之气提早而至，于是大寒发生。其灾害应于西方，其数为七。

金运不及，火气和木气就相应的旺盛，干燥而烁热，长夏之气专胜，万物因此而茂盛，人们多患肩背闷重，鼻塞流涕，喷嚏，大便下血，泄泻如注等病。

金运不及，秋收之气不能及时而至，白色的谷类不能及时成熟，火邪抑金，水起反应而来复，于是寒冷之气突然而来，以致冰雹霜雪杀害万物，使红色之谷类不能成熟。因为阴气厥逆而格拒，使阳气反而上行，所以人们易患头后部疼痛，痛势连及头顶，发热，心痛，口腔生疮等病。

金运不及，如果夏天有景色鲜明，树木茂盛的正常时令，那冬天就有冰冻寒冷的正常气候。如果夏天出现如火烧灼，过于炎热的气候；那秋天就会有冰雹霜雪的反应。它的自然灾害在西方，在人体应肺，其病在内为胸胁肩背，在外为皮毛。

金运对应　其在果为李和杏；所充实的是壳和络；在谷为麻和麦；在五味为苦与辛；在色为白和朱红；在畜类为鸡和羊；在虫类为介虫和羽虫；在音为商、徵；因为金虚火盛，有发光灼热之势；在人体的变动为咳嗽失音，烦闷气逆，甚则咳嗽气喘；其所应五脏为肺。

治疗　中运清化所导致的疾病，宜用味酸的药物或食物调和。

司天在泉

乙亥年　上为厥阴风木司天，左边的间气为少阴君火，右边的间气为太阳寒水。下为少阳相火在泉，左边的间气为阳明燥金，右边的间气为太阴湿土。

厥阴风木司天则少阳相火在泉，风火相煽，火气横行，地气便为之数热。因气候温热，蛰虫不藏而常见，流水不能成冰。其发病急速而迅猛，在人体则见因大热而消烁津液，血水下流等症。

初之气，（大寒——惊蛰）主气为厥阴风木，客气为阳明燥金。

寒气开始严厉，杀伐之气开始到来。人们易患寒病于右侧下方。

二之气，（春分——立夏）主气为少阴君火，客气为太阳寒水。

所以寒冷之气不去，雪花飘，水成冰，杀伐之气施化，使草类的上部容易干焦，寒冷的雨水时常降下，若是阳气来复，人们则易患内部热证。

三之气，（小满——小暑）主气为少阳相火，客气为厥阴风木。

司天之政布化，大风时起，人们易患头目眩晕，两目流泪，耳鸣等病。

四之气，（大暑——白露）主气为太阴湿土，客气为少阴君火。

湿热之气交争于司天之左间，人们易患黄疸，以至于浮肿等病。

五之气，（秋分——立冬）主气为阳明燥金，客气为太阴湿土。

燥气与湿气互有胜负，阴寒沉降之气乃得布化，风雨流行，寒气侵及人体，出现恶寒发热，咳嗽气喘，腹满、腹痛、泄泻等症。

终之气，（小雪——小寒）主气为太阳寒水，客气为少阳相火。

由于少阳之烈火主令，阳气大化，蛰虫出现，流水不得结冰，地中阳气发泄，草类生长，人们也会感到舒适，如其发病则为温热疫疠。

厥阴风木司天的年份　风木之气下临于地，兴起而隆盛。湿土之气起而用事，于是水气必然受到损伤。土从木化而受其克制，其功用亦为之变易。人体的脾脏之气上从天气，人们发病则身体沉重、饮食减少、口败五味、肌肉枯萎。风行于宇宙之间，云气与万物为之动摇。人们发病则目眩、耳鸣。

此年，厥阴司天之政，其气不及，后天时而至，上述所谓同正角诸岁，其气化情况，因中运不及故与司天之气相同，均为木运平气。厥阴司天，少阳在泉，司天之气扰动，在泉之气正化，司天之风气生于高远之处，在泉之炎热自下而从之，因此，云归于雨府，湿化之气流行。司天之风气与在泉之火气相合，以为功德，司天之政扰动，在泉之令迅速，其在谷类应于青色与赤色；间谷借间气太过而能成熟；其易耗损具有纹角虫类及羽类动物。

风气燥气，火气热气，互为胜复，交替发作，蛰虫出现，流水不能结冰。因此，热病生于人之下部，风病生于人之上部，风气与燥气互为胜复，见于人体中部。

这一年，毛虫同司天之气，故不能生育，亦不耗损；羽虫同在泉之气，故得以生育；火能克金，故介虫不能生成。少阳相火在泉，寒毒之物不生，火能克金，故辛味的东西因被克而不生，而其所主的苦和酸味的东西生长繁茂。其在谷类应青色和火红色一类的作物。

治疗　因其气化作用导致的疾病，司天热化所致的宜用味辛性凉的药物或食物调治，在泉火化所致的宜用味咸性寒的药物或食物调治，这就是所谓适宜的药食性味。

异常变化

若是上一年的太阳寒水不退位时，春季会有发生寒冷气候的现象，冰雹降下，阴沉之气覆盖，至二之气时，如果寒气尚未退去。人们易患寒痹厥逆、阴痿不用、小便失禁、腰膝皆痛等病，瘟疠之发作较晚。

太阳寒水不退位，则本年的厥阴风木不能迁正，风气欲施其令而寒气不退，风木的温暖之气不能应时施化，则失去了正常的春令，造成花卉枯萎。人们善怒，易出现目系转、转筋、淋病、小便赤等病。

这一年，阳明燥金应从上年司天的右间，降为本年在泉的左间。若遇到地形火气过胜，阳明燥金不得降入地下，会使天气清冷而肃降，若火气显露则温热反作。早晚有大凉之气，而白天湿热之气发作。人们会感到体沉困倦，夜卧不安，易患咽喉干燥，口渴引饮，懊恼烦热等病。

若阳明燥金日久不降，伏而不布，化为郁气。天气清凉而寒冷，远处会有白色的雾气发生。人们易患眩晕，两胁作痛，双目视物不清，手足强直，麻木不仁等病。

少阴君火应从上年在泉的右间，升为本年司天的左间，若遇到天篷水气过胜，君火升之不前。又或厥阴司天，未能迁正于正位，少阴君火也就不能升于司天的左间，这是由于水运在中间阻抑所致。少阴君火欲升为司天的左间，受到水运的阻抑而升之不前，会使清凉寒冷的气候再度发作，早晚都有冷气出现。人们易患因阳气伏郁内而生烦热，心神惊悸，寒热交作等病。

少阴君火不升，久而化为郁气，郁极则发，就会出现暴热，火热之风气积聚覆盖于上，化为疫气，疫疠之气逢温暖之时乃发。火气暴露化为火疫，则可出现心烦而躁动口渴等症。渴甚的可以泻其火热，则诸症可止。

治疗与保养

凡此厥阴司天之年，必须折减其致郁之气，资助不胜之气的生化之源，赞助其不及的运气，不要使邪气太胜。本年宜用辛味以调治司天之风邪；用咸味以调治在泉之火邪。少阳相火，其性尤烈，不可轻易触犯，应当慎重调治，用温性药物时，应避开温气主令之时；用热性药物时，应避开热气主令之时；用凉性药物时，应避开凉气主令之时；用寒性药物时，应避开寒气主令之时；用饮食调养时，也遵照这个原则。若气候反常变化时，就不必拘守这一原则，这是一般规律，若不遵守这些规律，就会导致疾病的发生。

2056 丙子年

年　　运

丙子年运克天气为不和　中运为太羽，司天为少阴君火，水能克火，故为不和。此年上为少阴君火司天，中为太羽水运太过，下为阳明燥金在泉。

丙辛为水运，丙为阳年，故运为太羽水运太过。水运之气为寒冷，其正常气化为凝敛凄惨，寒风凛冽，其反常变化为冰雪霜雹，其致病为寒气在下。

司天之气数为热化二，对应于八风之数的西南方，如果出现胜复之气，则寒热交争，大雨滂沱。中运之气数为寒化六，对应于北方，如果出现胜复之气，则雨雪交加，狂风四起。在泉之气数为清化四，对应于八风之数的西北方，如果出现胜复之气，则干燥火热，冷雨降下。

年运的排列顺序

年运五步：初之运春，二之运夏，三之运长夏，四之运秋，五之运冬。

主运五步：初之运太角，二之运少徵，三之运太宫，四之运少商，终之运太羽。

客运五步：初之运太羽，二之运少角，三之运太徵，四之运少宫，终之运太商。

丙子年水运太过　水运太过称之为“流衍”是指其有溢满之气，可使万物漂流不能归宿。“流衍”的年份又称之为“封藏”，是指其寒气执掌着万物的变化，天地之间的严寒阴凝，闭藏之气是其行使的权利，火的生长之气不能发扬，其化为凛冽，其气则坚凝，其权力为安静，它的表现为流动灌注，其活动或为漂浮、或为下泻、或为灌溉、或为外溢，其性能是阴凝惨淡、寒冷雾气，其气候变化为冰雪霜雹。如果发生病变是胀。

水运太过，寒气流行，寒气非时早至，如果土气来复则大雨下降，尘土飞扬，会有如露一样的迷蒙郁结，寒之邪气损害于心，人们多患心痛、心悸、烦躁、谵语妄动、恶寒发热、四肢逆冷。若水邪亢盛则有腹水、足胫浮肿、气喘咳嗽、盗汗怕风等症。

水运对应　其在谷类为豆、稷；在畜类为猪、牛；在果类为栗、枣；在颜色为黑、朱红、黄；在五味为咸、苦、甘；其象征为冬天；在虫类为鳞虫、裸虫；在物体属于汁液、肌肉一类；在人体相应的经络是足少阴、足太阳；在内脏为肾和心。

治疗　中运寒化所导致的疾病，宜用味咸性温的药物或食物调和。

司天在泉

丙子年　上为少阴君火司天，左边的间气为太阴湿土，右边的间气为厥阴风木。下为阳明燥金在泉，左边的间气为太阳寒水，右边的间气为少阳相火。

少阴君火司天则阳明燥金在泉，地气会干燥而清净，寒凉之气常至，肃杀之气行令，草木也会发生变化。在病变则为胁痛、好叹息。

初之气，（大寒——惊蛰）主气为厥阴风木，客气为太阳寒水。

上年在泉之气迁移退位，少阳之暑气将要退去，寒冷之气始至，蛰虫重又归藏，水结为冰，霜又降下，主气之风受客气之影响而凛冽寒冷，阳气因此被郁，不得宣发。初之气后，炎暑之气即将发生，可导致内部与外部疮疡之病。人们易患关节强硬，活动不灵，腰部与臀部疼痛等病，所以应当居周密处，以避寒气。

二之气，（春分——立夏）主气为少阴君火，客气为厥阴风木。

阳气乃得舒布，风气乃得流行，春气属于正化之令，万物亦当繁荣，寒气虽然有时而至，因主客二气均数阳，所以人们仍然会感到很平和。其发病为小便淋沥，目视不清，两眼红赤，如果气郁于上部则会发生热病。

三之气，（小满——小暑）主气为少阳相火，客气为少阴君火。

司天之气布化，主客二气皆为火，所以大火流行，万物蕃盛而鲜明，寒气有时而至。人们易患气逆心痛，寒热交替，咳嗽气喘，目赤等病。

四之气，（大暑——白露）主气为太阴湿土，客气亦为太阴湿土。

暑湿俱至，大雨时常降下，寒热交互而至。人们易患寒热，咽喉干燥，鼻塞，衄血，黄疸，水饮发作等病。

五之气，（秋分——立冬）主气为阳明燥金，客气为少阳相火。

少阳之烈火降临，暑气反而又至，阳热之气生化，万物又出现生长繁荣的景象，人们会感到安康，其发病为温病。

终之气，（小雪——小寒）主气为太阳寒水，客气为阳明燥金。

燥气流行，由于燥金之收敛，使五之气的余火隔拒于内，不得外泄，出现上部肿胀，咳嗽气喘，甚则血液外溢。若寒气时常发作，则雾气弥漫，其病多发生于皮肤。若邪气居于胁部，向下连及少腹，则会发生内部寒冷的病。至终气之末，在泉之气将要改变。

少阴君火司天的年份　火热之气下临于地，燥金之气起而用事，草木必然受到损伤。暑热如火，有溶化金石之状，暑热流行过甚，则病发疮疡、高热。人体的肺脏之气上从天气，人们发病则寒热、气喘、呕吐、喷嚏、鼻涕、鼻塞不通、衄血等症。

此年，少阴司天之政，其气太过，先天时而至，少阴司天，阳明在泉，在泉之气肃杀，司天之气光明。初之气，客气之寒与上年终气少阳之暑相交，司天之热与在泉之燥气相加，云驰于雨府，湿化之气乃得流行，雨乃应时而降。金之燥气与火之热气相合，以为功德，其在谷类应于赤色与白色。

司天之光明，在泉之气急切，水之寒气与火之热气相持于气交，为疾病发生的起因，所以热性病变发生在上部，凉性病变发生在下部，寒气与热气相互侵犯而争扰于中部。人们易患咳嗽气喘，咽喉干燥，上部肿胀，血液上溢或下泻，鼻塞喷嚏，目赤，眼角疮疡；如果寒气厥逆入于胃部，则出现心痛腰痛，腹部胀大等病。

这一年，羽虫同司天之气，故不生育，亦不耗损；介虫同在泉之气，故得以生育；（金克木）故毛虫不能生育。阳明燥金在泉，湿毒之物及味酸和属湿的东西都不生，而其所主的辛、苦、甘味的东西生长繁茂。其在谷类应火红色和素色一类的作物。

治疗　因其气化作用所导致的疾病，司天热化所致的宜用味咸性寒的药物或食物调治，在泉清化所致的宜用味酸性温的药物或食物调治，这就是所谓适宜的药食性味。

异常变化

若是上一年的厥阴风木不退位时，则大风早起，时雨不能下降，湿令不能施化，人们易患瘟疫、斑疵偏废。若风气发生，会普遍出现肢节痛、头目痛。若伏热在内则出现心烦、咽喉干燥、口渴引饮等病。

厥阴风木不退位，本年的少阴君火不能迁正，冷气不退，春天先冷而后又寒，温暖之气不能应时施化，人们易患寒热、四肢烦痛、腰脊强直等病。虽然上年的厥阴木气有余，但其不退位的时间也不能超过主气、二之气君火当令之时。

这一年，太阳寒水应从上年司天的右间，降为本年在泉的左间。若遇到地阜土气太过，太阳寒水不能降入地下，则天空黑气暴露，昏暗凄惨，才有黄色尘埃样的雾气出现，而又湿气弥漫。寒气刚刚布化，又出现热化与湿化之令。若太阳寒水日久不降，伏而不布，化为郁气。天气则会阴沉，热气会与湿气交替发作。人们易患大厥，四肢倦怠、沉重，阴痿少力等病。

太阴湿土应从上年在泉的右间，升为本年司天的左间，若遇到天冲木气过胜，土气升之不前，则会风土之气的尘埃四起，雨湿之气不能布化。人们易患风厥，涎液上涌，半身麻痹不遂，腹部胀满等病。

土气不升，久而化郁，郁极则发，湿气不能布化，雨水就要减少，就会发生土气的埃尘化为疫病。人们易患六腑胀满闭塞，黄疸，面部，四肢等方面的疾病，并容易死亡。

治疗与保养

凡此少阴司天之年，必须抑制其太过的运气，资助岁气所胜之气，折减其郁而将发之气，先取所不胜之气的化源，不要使运气猝暴太过而发生疾病。食用得岁气的谷类保全真气，食用得间气的谷类以避虚邪，本年宜用咸味以软之，以调其上部，甚则用苦味以发之，用酸味以收之，以安其下部，甚则用苦味以泻之。应根据中运与岁气的同异，而制定用多或用少。

中运与司天之气同为热者，用寒凉之品以化之；中运与在泉之气同为凉者，用温热之品以化之。用热性药物时，应避开热气主令之时；用凉性药物时，应避开凉气主令之时；用温性药物时，应避开温气主令之时；用寒性药物时，应避开寒气主令之时；用饮食调养时，也应遵照这个原则，若气候有反常变化时，就不必拘守这一原则，这是一般的规律，若不遵守这些规律，就会导致疾病的发生。

2057 丁丑年

年　　运

丁丑年运克天气为不和　中运为少角，司天为太阴湿土，木能克土，故为不和。此年上为太阴湿土司天，中为少角木运不及，下为太阳寒水在泉。

丁壬为木运，丁为阴年，故运为少角木运不及。木运不及，则克我之金的清气成为胜气，而我生之火的热气则为复气。木运不及，无力克土，司天之土气得政，故同土运平气。此年，运气为风，胜气为清，复气为热。

木运不及，就会出现清化的胜气和热化的复气。凡出现胜气复气的时候即使所谓的邪化日，灾害发生在东南方的三宫。司天之气数为雨化五，对应于中央之位，如果出现胜复之气，则大雾弥漫，寒风凛冽。中运之气数为风化三，对应于东南方，如果出现胜复之气，则冷风飕飕，干燥火热。在泉之气数为寒化一，对应于八风之数的东北方，如果出现胜复之气，则风雪交加，大雪弥漫。

年运的排列顺序

年运五步：初之运春，二之运夏，三之运长夏，四之运秋，五之运冬。

主运五步：主运与客运相同，起于少角，终于少羽。

客运五步：初之运少角（客运与主运之气相同，气得正化），二之运太徵，三之运少宫，四之运太商，终之运少羽。

丁丑年木运不及　木运不及称之为“委和”，是指其因无阳和之气，所以使万物萎靡不振。委和的年份又称为“胜生”，“胜生”是指其不能很好地行使职权，使土的生化之气得到发扬（土不畏木），而火的生长之气自然平静（木不生火），金的收敛之气提早施布（金胜木），凉雨不时下降，风云突变，经常起发，草木不能及时繁荣，并且容易干枯凋落，万物早秀早熟，皮肉充实。

其气收敛；其作用拘束，不能曲直伸展，若发生病变则摇动和恐惧，这是由于木运不及而从金化的关系，所以，少角等同于判商。当人体发生四肢痿弱、痈肿、疮疡、生虫等病，这是由于邪气伤肝的关系。

太阴湿土司天，土不畏木，亦能形成土气用事而成为土之平气。所以，逢上宫则和正宫相同。土运的正常功能称之为“备化”，是指其具有生化万物之气，并能使万物具备形体的作用。天地的气化协调和平，其德流布四方，使五行之气化都能完善的发挥其作用。其气和平；其性和顺；其作用能上能下；其生化能使万物成熟丰满；其权力是使之安静；其气候是湿热交蒸；其表现为湿。

木运不及，燥气就会旺盛，生长之气与时令不相适应，草木不能应时而生长繁荣。如萧瑟肃杀之气亢胜，会使劲硬的木因受金刑而碎裂如劈，本来柔嫩苍翠的枝叶也变的萎弱干枯。在气候方面是冷雨不时下降。在天上应金星光明。在五谷是青色的谷物不能成熟。人们多患中气虚寒，胁肋部疼痛，少腹痛，腹中鸣响，大便溏泄。

木运不及，如果春天有和风使草木萌芽抽条的正常时令，那秋天也就有雾露润泽而凉爽的正常气候；如果春天反见寒霜冷冻惨凄残贼的秋天气候，那夏天就有特别炎热的反映。它的自然灾害在东方；在人体应肝脏；其病在内为胁肋部，在外为筋骨关节。

这一年，起初是一片萧瑟肃杀的景象，但随之便是火热蒸腾，其灾害应于三（东方），这是由于金气克木，迫使火气前来报复，木郁火复，发为雷霆。当火气来复时，主多飞虫、蠹虫、蛆虫和雉。

木运对应　在果类是枣、李，所充实的是壳和核；在谷类是黍、稻；在五味是酸、辛；在颜色是白而苍；在畜类是犬和鸡；在虫类是毛虫和介虫；在声音为角、商。所主的气候是雾露寒冷之气，在人体的变动是筋络拘挛无力，或者易于惊骇，其应于内脏为肝。

若不出现胜气复气的就是所谓正化日。而其气化作用导致疾病时，司天雨化所致的宜用苦温，中运风化所致的宜用辛和，在泉寒化所致的宜用甘热，这就是所谓适宜的药食性味。

司天在泉

丁丑年　上为太阴湿土司天，左边的间气为少阳相火，右边的间气为少阴君火。下为太阳寒水在泉，左边的间气为厥阴风木，右边的间气为阳明燥金。

太阴湿土司天则太阳寒水在泉，地气阴凝闭藏，大寒便至，蛰虫很早就伏藏。人们发病则心下痞塞而痛。若寒气太过则土地冻裂，冰冻坚硬，寒水外化，水气上乘肺金，故发病为少腹痛，常常妨碍饮食。若水气增多，则口味觉咸，必使水气通行外泄，方可减退。

初之气，（大寒——惊蛰）主气为厥阴风木，客气亦为厥阴风木。

上年在泉之气，迁移退位，由于主客二气相同，春得气化之政，风气乃来，生发之气布化，万物因此而繁荣，人们会感到调畅舒适。由于湿气为风气所迫，故降雨较迟。人们易患血液外溢，身体沉重，关节不利，拘急强直，筋脉痿软等病。

二之气，（春分——立夏）主气为少阴君火，客气亦为少阴君火。

主客二气相同，故火得气化之政，万物因此而生化，温气与热气相迫，雨水乃按时降下。人们也会感到平和，如其发病则为温热与疫疠大行，远近患者病皆相同。

三之气，（小满——小暑）主气为少阳相火，客气为太阴湿土。

司天之气布化，湿气乃降，地气上升，雨水时常降下，寒气随之而来。如果感受了寒湿之邪，人们则易患身体沉重浮肿，胸腹胀满等病。

四之气，（大暑——白露）主气为太阴湿土，客气为少阳相火。

相火驾临于主气之上，湿热合化，地气上升，与天气否隔不通，早晚俱有寒风吹来，热气与寒气相迫，烟雾凝集于草木之上，湿化之气不得流动，白露阴布，成为秋令。

五之气，（秋分——立冬）主气为阳明燥金，客气亦为阳明燥金。

凄惨寒凉之气已行，寒霜降下，草木随之萎黄凋落。如果寒气侵及人体，人们易患皮肤与腠理等部位的疾病。善于把握养生的人们，会居住在周密处，以避免寒气的袭扰。

终之气，（小雪——小寒）主气为太阳寒水，客气亦为太阳寒水。

寒气大起，湿气大化，霜乃聚积，阴气凝结，水结成坚冰，阳光不得施治，如果感受了寒邪，则易患关节强急，活动不灵，腰部与臀部疼痛等病，这是由于寒湿之气相持于气交所致。

太阴湿土司天的年份　湿气下临于地，寒水之气起而用事，火气必然受到损伤。人体的肾脏之气上从天气，因阳气大衰，不能振奋机能而失去作用，其所发疾病为胸中不爽、阴痿等症。当土旺之时则会感到腰臀部疼痛，转动不便或厥逆。

此年，太阴司天之政，其气不及，后天时而至。太阴司天，太阳在泉，其气皆阴，故阴专其令，阳气退避，时常有大风兴起。司天之气下降于地，在泉之气上腾于天，白色的云埃四起，原野上的雾气使天空昏暗，云奔于南极雨府，由于太阴湿土与太阳寒水主令，故寒雨频频降下，万物成熟于夏末秋初。人们易患寒湿，全身肿胀，腹部痞满，寒气厥逆，筋脉拘急等病。

湿气与寒气相合，以为功德，天空昏暗，黄黑色尘埃样的雾气流行于气交之内，天空应镇星与辰星之光较强。司天之政严肃，在泉之令寂静，其在谷类应于黄色与黑色。由于司天之阴气凝集于上，在泉之寒气积聚于下，寒水之气胜于火气，阳光不得施治，阴寒肃杀之气乃行，则为冰雹。所以对于谷物的种植，太过之年应在高地，不及之年应在低地，在太过之年应晚种，在不及之年应早种，间谷借间气之太过而得以成熟。这不仅要看土地条件是否有利，而且要根据气化的情况而定，人们对于养生之道，也必须符合这些情况。

这一年，裸虫与司天同气，故不生育，亦不耗损；鳞虫与在泉之气同，故多生育；水克火，故羽虫不能生成。太阳寒水在泉，热毒之物及苦味的东西都不生，而其所主的淡和咸味的东西生长茂盛，其在谷类应土黄色和黑色一类的作物。

异常变化

若是上一年的少阴君火不退位时，温暖之气会发生于春冬季节，蛰虫早早出现，草木也提前发芽生长。人们易患膈热咽干、血液外溢、惊骇、小便赤涩、丹、瘤、疹、疮疡、留毒等病。

少阴君火不退位，本年的太阴湿土不能迁正，雨气欲布其令，但由于少阴君火仍居天位而治之，温暖之气亢盛而缺少雨泽，雨水不能及时下降，使万物枯焦，应当生长发育的也不能生发，人们易患大腹水肿、胸满不食、飧泄胁满、四肢不举、手足肢节肿痛等病。

这一年，厥阴风木应从上年司天的右间，降为本年在泉的左间。若遇到地皛金气过胜，则厥阴风木降之不前，其气被抑而变为郁气。木被金承，降之不下，青色尘埃样的雾气远见于天上，白色的雾气承之使其不下，大风时起。尘埃样的雾气使天空昏暗，肃杀之气施布其令，清燥之气妄行杀令，霜露再次降下。

若木气日久不降，其气被抑则化为郁气，就会发生风气与燥气伏郁。天气才温暖而又清冷；草木虽已萌芽生长，又遭严寒霜冻，蛰虫不能出现。人们也应注意这种清凉之气伤害到脏气。

少阳相火应从上年在泉的右间，升为本年司天的左间，若遇到天篷水气过胜，少阳相火则升之不前。又或太阴司天，未能迁居于正位，少阳相火也就不能升于司天的左间，这是由于水运已至而阻抑所致。少阳之气欲升为司天的左间，受到水运的阻抑升之不前，寒冷的雾露得以布化，气候凛冽就如似冬季，河水干枯，冰冻再次凝结，这时会突然出现温暖的气候，紧接着又有寒气布化，忽冷忽热，发作不时。人们易患阳气伏郁在内，烦热生于心中，心神惊骇，寒热交作等病。

相火不能繁荣昌盛，久而化为郁气，郁极则发，就会出现暴热之气，风火之气积聚覆盖于上，化为疫疠，变为伏热内烦，就会出现肢体麻痹而厥逆，甚则发生血液外溢的疾病。

治疗与保养

凡此太阴司天之年，必须折减其致郁的邪气，而取其不胜之气的生化之源，补益不及的岁气，不使邪气过胜，食用得岁气的谷类以保全真气，食用得间气的谷类以保养精气。所以本年宜用苦味的药物，用燥性以去湿，用温性以去寒，甚则用发泄的方法以去湿邪。如果不发不泄，湿气向外溢出，肌肉溃烂，皮肤破裂，则血水交相外流。必须赞助阳火之气，使其能抵御严寒，应根据岁运与岁气之属性的异同。以制定药物性味的多少，岁运与岁气同为寒气的，用热性之品；岁运与岁气同为湿性的，用燥性之品；运与气不同者，少用调和之品；相同的，多用调和之品。用凉性药品时，应避开凉气主令之时；用寒性药品时，应避开寒气主令之时；用温性药品时，应避开温气主令之时；用热性药品时，应避开热气主令之时；用饮食调养时，也应遵照这个原则，若气候有反常变化时，就不必拘守这一原则，这是一般规律，若不遵守这些规律，就会导致疾病的发生。

2058 戊寅年

年　运

戊寅年运与司天相合为天符　中运为太徵，司天为少阳相火，二火相合，故为天符。此年上为少阳相火司天，中为太徵火运太过，下为厥阴风木在泉。

戊癸为火运，戊为阳年，故运为太徵。火运之气为暑热，其正常气化为火盛热郁，其反常为火炎沸腾，其发病为热郁于上，热甚迫血妄行而出现血溢、血泄，心痛等症状。

司天之气数为火化七，中运之气数为火化七，司天与中运皆对应于南方之位，如果出现胜复之气，则寒热交争，大雨滂沱。在泉之气数为风化三，对应于八风之数的东南方，如果出现胜复之气，则冷风飕飕，火热干燥。

年运的排列顺序

年运五步：初之运春，二之运夏，三之运长夏，四之运秋，五之运冬。

主运五步：初之运少角，二之运太徵，三之运少宫，四之运太商，终之运少羽。

客运五步：初之运太徵，二之运少宫，三之运太商，四之运少羽，终之运太角。

戊寅年火运太过　火运太过称之为“赫曦”，是指其散布着强烈的火气，能使万物像烈焰一样躁动不安。赫曦的年份又称之为“蕃茂”。是指少阴之气从内而化并发扬在外，炎暑的气候得以施行，万物繁荣昌盛，其生化之气为成长。

火气的性质是上升的；其权力是闪烁活动；其表现是显露声色；其功能是烧着发热，并且因为过热而缭乱烦扰；其正常的性能是暑热郁蒸；其变化是热度高涨如烈火，在人体的病变是因为心气实而笑，伤于暑则疟疾、疮疡、失血、发狂、目赤。

火运太过，又逢火气司天，二火相合，金气受伤。逢上徵，金之收气不能及时行令，于是火运暴烈，致使水之藏气来复，转而寒冷，故常见阴凝惨淡的景象，甚至雨水霜雹。若见病变多是水之邪气伤于心脏。在人体出现胸中疼痛、胁下胀满、胁痛、胸背肩胛间疼痛、两臂内侧疼痛、身热肤痛、浸淫疮等症，这是金气不振，火气独盛的现象。

火运太过，则暑热流行，肺受火邪，人们多患疟疾、胸中热、肩背热、少气、咳嗽气喘、咽喉干燥、耳聋、吐血、衄血、二便下血、水泻如注。火气过旺就会有雨水霜寒的变化，这是火热之极寒水来复的现象。

火运对应　其在谷为麦、豆；在畜类为羊、猪；在果为杏、栗；在颜色为赤、白、黑；在五味为苦、辛、咸；其象征是夏天；在虫类为羽虫、鳞虫；在人体属经络和津液；在经络是手少阴、手太阳、手厥阴、手少阳；在五脏为心、肺。

治疗　中运火化所导致的疾病，宜用味甘的药物或食物调和。

司天在泉

戊寅年　上为少阳相火司天，左边的间气为阳明燥金，右边的间气为太阴湿土。下为厥阴风木在泉，左边的间气为少阴君火，右边的间气为太阳寒水。

少阳相火司天则厥阴风木在泉，故风气流行于地，出现沙尘飞扬，人们发生的病变多为胸膈不通、心痛、胃脘痛、厥逆等症，其变化急暴快速。

初之气，（大寒——惊蛰）主气为厥阴风木，客气为少阴君火。

上年在泉之气，迁移退位，风气胜时则摇动不宁，主客二气为木火相生，寒气乃去，气候大温，草木因此而繁荣。虽然时有寒气袭来，但不能行其杀伐之令。这时温热病容易发生，其发病为气郁于上，血液外溢，出现头痛，目赤，胁部胀满，咳嗽气逆，血崩，皮肤肌腠生疮等症。

二之气，（春分——立夏）主气为少阴君火，客气为太阴湿土。

火气为湿土之气郁遏而不发，白色云埃四起，云气归于雨府，风气若不胜湿土之气，则雨水降下，人们身体安康。若发病则为热郁于上部，出现头痛身热，神志昏愦不清，胸中与咽喉不利，咳嗽气逆，呕吐，脓疮，疮疡发生于内部等。

三之气，（小满——小暑）主气为少阳相火，客气亦为少阳相火。

主客气同，司天之气施布政令，炎暑乃至，少阳相火上临，火气过甚，使雨水穷尽而不降。人们易患热病在内而出现的血液外溢，耳聋目瞑，目赤肿痛，喉痹，口渴，呕吐，咳嗽，喷嚏呵欠，鼻塞衄血，脓疮等病。

四之气，（大暑——白露）主气为太阴湿土，客气为阳明燥金。

阳明主令，凉气乃至，炎暑之气间时而布化，白露降下，人们平和无殃，其发病为胀满身重。

五之气，（秋分——立冬）主气为阳明燥金，客气为太阳寒水。

阳气乃去，寒气乃至，雨水乃降，由于阳气收敛，热气门闭，刚硬的树木早早为之凋零，通晓养生之道者，会居处周密，以避寒气。

终之气，（小雪——小寒）主气为太阳寒水，客气为厥阴风木。

在泉之气得其正化之位，风气乃至，万物反而有生发之势，雾气流行。由于气机外泄，其应关闭者，反不禁锢，使阳气不得敛藏而出现心痛，咳嗽等。

少阳相火司天的年份　火气下临于地，火热如烧灼，燥金之气起而用事，金气为之变革，且被消耗，地上的草木也受到损害。因火气太过，暑热流行，人体的肺脏之气上从天气，如发生病变就会出现寒热、咳嗽、喷嚏、流涕、鼻塞不通、衄血、口疮、浮肿等症。

此年，少阳司天之政，其气太过，先天时而至，司天之气得其正化之位，厥阴风木在泉，其气扰动不宁，大风突然而起，使草木卧倒，飞沙走石，少阳炎热之气为之流行。岁半之前，为君火相火与太阴湿土行令之时，因此阴气流行，阳气布化，雨乃应时而降。

少阳司天为火，厥阴在泉为木，木火相生，故同为功德，其在谷类应于赤色与青色，其司天之政严厉，在泉之令扰动，所以司天之热与在泉之风相参而敷布，造成云雾沸腾，流动不定，太阴湿土之气横行气交，寒气有时而至，凉雨并起。人们易患寒病生于内，疮疡生于外，胀满、泄泻等病。如果寒热之气，反复发作，人们则易患上部气郁肿胀而颜色改变，疟疾，呕吐，泄泻，耳聋，目瞑等病。所以聪明圣智的人，凡遇到这种情况时，总是能调和阴阳，顺应寒热以适之，而不与之抗争。

少阳司天，火热之气更加亢盛，有如燃烧烤灼，以致水源干枯，植物焦枯。人们发病多见谵语妄动，发狂越常，咳嗽、气喘痰鸣，火气盛则血从二便下泄不止。若太渊脉绝，多死亡而无法治疗。

这一年，羽虫与司天同气，故羽虫不能生育，亦不耗损；毛虫与在泉同气，故多生育；木克土，故鳞虫不能生成。厥阴风木在泉，消毒之物及甘味的东西都不生，而其所主的酸和苦味的东西生长繁茂，其在谷类应青色和红色之类的作物。厥阴在泉，少阳司天，上阳下阴，木火相合，故其气化专一，其味纯正。

治疗 因其气化作用导致的疾病，司天火化所致的宜用味咸性寒的药物或食物调治，在泉风化所致的宜用味辛性凉的药物或食物调治，这就是所谓适宜的药食性味。

异常变化

若是上一年的太阴湿土不退位时，寒冷与暑热不时发生，天空昏暗，尘埃样的雾气弥漫天空，湿令不去，人们易患四肢少力、饮食不下、泄泻如注、小便淋漓、腹满、足胫寒冷、阴痿、大便闭塞、小便失禁或小便频数等症。

太阴湿土不退位，本年的少阳相火不能迁正，炎热的气候不能施布其令，植物的幼苗不能繁荣，少阳之气晚治则酷暑见之于秋季，肃杀之气亦必晚至，霜露不能应时而降，人们易患疟疾、骨蒸、心悸惊骇、甚则血液外溢等病。

这一年，少阴君火应从上年司天的右间，降为本年在泉的左间。若遇到地玄水气过胜，少阴君火不能降入地下，则赤色之云气始生，黑色云气又现。温暖的气候刚使万物舒适，寒气发作，天云凄凉，寒雪降下。

少阴君火伏而不降，化为郁气。郁久必发，所以，寒气过胜之后，就会有热气发生，化为疫气。火气暴露之后，温病就要发生。人们易患面赤心烦、头晕目眩等病。

阳明燥金也应从上年在泉的右间，升为本年司天的左间，若遇到天英火气过胜，则金气升之不前。又或戊申年，火运之气先天时而至，金气欲升为司天之左间，中运之火阻抑，金气升之不前，则应时之雨不得降下，西风频作，土地干燥，咸卤出现。人们易患上部热病，气喘咳嗽，血液外溢等病。

当燥气不升，久而化为郁气，郁极则发，就会出现白色雾霭笼罩天空，清冷而生肃杀之气。人们易患胁下胀满，喜悲伤，伤寒、鼻塞、喷嚏，咽喉干燥，皮肤干燥，手部拆裂等症。

治疗与保养

凡此少阳司天之年，必须抑制中运与司天的太过之气，赞助所不胜之气，折减其致郁的胜气，资助不胜之气的生化之源，则猝暴，太过之气不能发生，重病可以不生。所以本岁当用咸味、辛味及酸味药物，用渗泄水渍发散等方法进行治疗，观察气候的寒热变化，以调治其太过之邪气，若中运遇太角、太徵与岁气风热相同之年，应多用寒化之品；若中运遇太宫、太商、太羽与岁气风热不同之年，应少用寒化之品。用热性药品时，应避开热气主令之时；用温性药品时，应避开温气主令之时；用寒性药品时，应避开寒气主令之时；用凉性药品时，应避开凉气主令之时；用饮食调养时，也应遵照这个原则，若气候有反常变化时，就不必拘守这一原则，否则就会导致疾病的发生。

2059 己卯年

年　运

己卯年运生天气为小逆 己为土运，卯年为阳明燥金司天，土上生下金，故为小逆。

此年上为阳明燥金司天，中为少宫土运不及，下为少阴君火在泉。

甲己为土运，己为阴年，故运为少宫土运不及。土运不及，则可我之木的风气成为胜气，而我生之金的凉气则为复气。此年，运气为雨，胜气为风，复气为凉。

土运不及，就会出现风化的胜气和清化的复气，卯年与酉年相同。凡出现胜气复气的时候就是所谓的邪化日，灾害发生在中央的五宫。司天之气数为清化九，对应于八风之数的西方，如果出现胜复之气，则干燥火热，寒雨时至。中运之气数为雨化五，对应于中央之位，如果出现胜复之气，则风雨交加，冷气袭人。在泉之气数为热化七，对应于八风之数的南方，如果出现胜复之气，则寒热交争，大雨时下。

年运的排列顺序

年运五步：初之运春，二之运夏，三之运长夏，四之运秋，五之运冬。

主运五步：初之运少角，二之运太徵，三之运少宫，四之运太商，终之运少羽。

客运五步：初之运少宫，二之运太商三之运少羽，四之运太角，终之运少徵。

己卯年土运不及　土运不及称之为“卑监”，是指其无生化之气，使万物萎弱无力。卑监的年份又称之为“减化”。是指土的生化之气不得其令，而木的生化之气独旺，生长之气自然能完整如常，雨水不能及时下降，金之收气平定，风寒并起。草木虽然繁荣美丽，但秀外而不能实内，所成的只是空壳或不饱满的东西。其气散漫，因其作用不足而显得过于静定。在人体的变动为病发疮疡、脓多溃烂、痈肿、并发展为水气不行，其所应五脏为脾。

因木胜风动，有振动摧折之势，在音为宫、角，在人体发病为胀满痞塞不通，这是由于土运不及而从木化的原因，所以少宫和少角相同。

土衰木胜，所以见风势振动，摧折飘扬的现象，随之而草木干枯凋落，其灾害应于中宫而通于四方。由于金气来复，所以又主败坏折伤，犹如虎狼之势。清气发生作用，生气便被抑制而不能行使权力。

土运不及，风气因而流行，使土气失去了生化的能力。风气旺盛，则草木茂盛繁荣，因土生化无能，则秀而不实。人们的疾病多见消化不良的泄泻，上吐下泻的霍乱，身体重，腹中痛，筋骨动摇，肌肉跳动酸痛，时常容易发怒。

土运不及，寒水之气失制而旺，在虫类提早伏藏；在人体则病寒泄中满；黄色之谷类不能成熟。

木邪抑土，土起反应则金气来复，于是秋收之气当令，出现一派严肃峻烈之气，坚固的树木也不免要枝叶凋谢，凡味甘色黄之物被虫蛀食，青色之谷受到损害。邪气客于脾土，人们多病饮食减少，食而无味，胸胁急剧疼痛，波及少腹，常少气而叹息。

土运不及，如果辰、戌、丑、未月有尘土飞扬，和风细雨的正常时令，那春天也就有风和日暖的正常气候；如果辰、戌、丑、未月仅见狂风大作，那秋天也就是久雨霜雪的现象。它的自然灾害在四隅，在人体应在脾脏，其病在内为心腹，在外为肌肉四肢。

土运对应　其在果为李和栗；所充实的是汁液和核；在谷为豆和麻；在五味为酸、甘；在色为苍、黄；在畜类为牛和犬；在虫类为裸虫和毛虫。

治疗　中运雨化所导致的疾病，宜用味甘的药物或食物调和。

司天在泉

己卯年　上为阳明燥金司天，左边的间气为太阳寒水，右边的间气为少阳相火。下为少阴君火在泉，左边的间气为太阴湿土，右边的间气为厥阴风木。

阳明燥金司天则少阴君火在泉，故暴热至，地气变为暑热蒸腾，火热流行于冬令草木枯槁之时，气候不冷而流水不能结冰，蛰虫反而不藏。在人体因阳气郁于内而发病，出现寒热往来如疟，小便不正常，甚至发生心痛。

初之气，（大寒——惊蛰）主气为厥阴风木，客气为太阴湿土。

上年在泉之气迁移退位，阳明司天燥金用事，天气肃厉，寒雨之气布化，阴气开始凝集，水乃结冰。其发病为内热胀满，满目浮肿，赤眼，鼻塞衄血，喷嚏呵欠，呕吐，小便黄赤，甚则淋沥不通。

二之气，（春分——立夏）主气为少阴君火，客气为少阳相火。

二火用事，阳气乃布，人们会感到舒适，万物开始生长繁荣。若疫疠大行时，人们容易猝暴死亡。

三之气，（小满——小暑）主气为少阴相火，客气为阳明燥金。

司天之政乃布，凉气乃行，客气之燥气与主气之热气相互交合，燥气极则湿气来复而润泽，人们易患寒热之病。

四之气，（大暑——白露）主气为太阴湿土，客气为太阳寒水。

水土之气布化，寒雨降下。如发病则为猝然扑倒，谵语妄言，振动战栗，少气，咽喉干燥而引饮，以及心痛，痈肿疮疡，疟疾寒冷，骨痿软，便血等。

五之气，（秋分——立冬）主气为阳明燥金，客气为厥阴风木。

秋行春令，草木又得生长而繁荣，人们也平和无病。

终之气，（小雪——小寒）主气为太阳寒水，客气为少阴君火。

在泉之气用事，阳气敷布，气候温暖，蛰虫现于外面，流水不能结冰，人们也健康平安，阳气盛则易发温病。

阳明燥金司天的年份　燥气下临于地，风木之气起而用事，故脾土必受灾害，凄凉清冷之气常见，草木因被克伐而枯萎，人身肝脏之气上从天气，所以发病为胁痛、目赤、眩晕、动摇、战栗、筋痿不能久立。

此年阳明司天之政，其气不及，后天时而至，阳明燥金司天，其气急切，少阴君火在泉，其气盛明，金气不及，火气乘之，则阳气能专其令，炎暑之气大行，万物干燥而坚硬。金气不及则木无所畏，和风主治，风气与燥气相兼而流行于气交之内，使阳气多而阴气少，阳气盛极则必衰，衰则阴气来复，当四之气主客二气，即太阴与太阳主令时，云归于雨府，湿气敷布，干燥之气又变为润泽。

其在谷类，应于白色与赤色，间谷借间气太过而能成熟。金气不及，火气乘之，会损伤属金之白色甲虫类，待水气来复之时又会损及属火之羽虫类。如果燥金清凉之气早至而急切，则属木的毛虫类乃死；如在泉之热气后至而急暴，则属金的介虫类乃受灾殃。金气与火气相合，以为功德，其司天之政急切，其在泉之令猝暴，蛰虫不欲归藏，流水不能结冰。胜气与复气发作急暴，正常的气候被扰乱而不定，司天之清气与在泉之热气，持续于气交之内。人们易患寒热发作急暴，咽喉肿塞，咳嗽，振动寒栗，大小便不通畅等病。

这一年，介虫与司天同气，故介虫静而不能生育；羽虫与在泉同气，故多生育；火克金，故介虫不能生成。少阴君火在泉，寒毒之物及辛味的东西都不生，而其所主的辛、苦、甘味的东西生长繁茂，其在谷类应白色和火红色之类的作物。

治疗　因其气化作用导致的疾病，司天清化所致的宜用味苦性小温的药物或食物调治，在泉热化所致的宜用味咸性寒的药物或食物调治，这就是所谓适宜的药食性味。

异常变化

若是上一年的少阳相火不退位时，炎热的气候则会发生于春季，由于暑热在后期布化，故冬季温暖而不冻，流水不冰，蛰虫出现。人们易患寒热交替发作、上部发热、少气、小腹坚硬而胀满，小便赤、便血、甚则血液外溢等症。

少阳相火不退位，本年的阳明燥金不能迁正，因此暑热之气施化于前，阳明燥金肃杀之气责之于后，草木反而繁荣。由于热化之令继续施布，燥令不行，也就是清冷急切之气不行，肺金又要患病，人们易患寒热、鼻塞、喷嚏、皮毛脆折、爪甲枯焦、甚则喘嗽上气、悲伤不乐等病。

这一年，太阴湿土应从上年司天的右间，降为本年在泉的左间。若遇到地苍木气过胜，太阴湿土不得降入地下，则会刚出现黄云而又有青色云霞显露，云气郁蒸而大风发作，雾气遮蔽，尘埃样的雾气过胜，草木为之折损。

若太阴湿土日久不降，伏而不布，化为郁气，天空中则会出现尘埃的黄气，地上湿气郁蒸。人们易患头晕目眩，胸满腹胀，四肢疼痛、不能举动等病。

太阳寒水也应从上年在泉的右间，升为本年司天的左间，若遇到天芮土气过胜，太阳寒水升之不前。又或阳明司天，未能迁居于正位，太阳寒水也就不能升于司天的左间，土运应时而至，寒水之气欲升于司天的左间，受到土运的阻抑升之不前，则湿热相蒸，寒气发生于天地之间。人们易患泄泻如注，食谷不化等病。

若寒水不升，久而化郁，郁极则发，冷气又胜过客热之气，冰雹突然降下。人们热病生于内，阳气痹于外，反而发生心悸、懊恼烦热，暴烦厥逆，呃逆，足胫酸痛等病。

治疗与保养

因此在阳明司天之年，应当食用得岁气的谷类以安定正气，食用得间气的谷类以去邪气，本年当用咸味、苦味、辛味的药物以汗之、清之、散之的方法进行治疗，安定其不及的运气，使其免受邪气的干犯，折减其致郁的胜气，资助其不胜之气生化之源。

根据寒热的轻重，决定方宜的多少，若中运与在泉之热气相同时，应多用与司天凉气相同之品；若中运与司天之凉气相同时，应多用与在泉之热气相同之品。用凉药时，应避开凉气主令之时；用热药时，应避开温气主令之时。用饮食调养时，也应遵照这个原则，这是一般情况而言。若气候有反常变化时，就不必拘守这一原则，这是指的自然变化之道，若是违背了它，就会扰乱天地阴阳的自然规律。

2060 庚辰年

年　　运

庚辰年运生天气为小逆　上为太阳寒水司天，中为太商金运太过，下为太阴湿土在泉。

乙庚为金运，庚为阳年，故运为太商金运太过。金运之气为凉，其正常的气化功能为雾露萧瑟，其反常的变化为肃杀凋零，其致病为津液干燥，胸背满闷。

司天之气数为寒化一，对应于八风之数的东北方，如果出现胜复之气，则风雪交加，大雪纷飞。中运之气数为清化九，对应于西方之位，如果出现胜复之气，则干燥火热，湿雨降下。在泉之气数为雨化五，对应于中央之位，如果出现胜复之气，则风雨交加，清冷凄苦。

年运的排列顺序

年运五步：初之运春，二之运夏，三之运长夏，四之运秋，五之运冬。

主运五步：初之运少角，二之运太徵，三之运少宫，四之运太商，终之运少羽。

客运五步：初之运太商，二之运少羽，三之运太角，四之运少徵，终之运太宫。

庚辰年金运太过　金运太过称之为“坚成”，是指其有着强硬之气，能使万物刚直。“坚成”的年份又称之为“收引”。是指这时的天气清爽结净；地气明朗安详，阳气也跟随着阴气的权力而生化，因为阳明燥金之气当权，于是万物都能成熟。但由于金气太过，秋收之气旺盛四布，以致长夏的化气只能顺从收气的行令，使其化气提早收成。

其气是削伐；其权力是严厉肃杀，它的表现是尖锐锋利而刚劲；其正常的性能是布散雾露凉风；其变化则是肃杀凋零的景象。其在人体之变动为强烈的折伤和疮疡、皮肤病；如果发生病变，大都为气喘有声而呼吸困难。

金运太过，会剧变暴虐，各种树木受到影响，不能发荣，使得草木柔软脆弱。继而火起来复，好像夏天的气候前来相救，炎热天气又开始流行，使蔓草被烧灼而渐至枯槁。这时人们所发生的病变多是由火之邪气伤于肺脏所致。

金运太过，则燥气流行，燥邪之气伤肝，人们多病两胁及少腹疼痛，目赤肿痛，眼梢溃烂，耳朵听不到声音。

燥金之气过于亢盛，就会身体沉重而烦闷，胸部疼痛并牵引背部，两胁胀满而痛势下连少腹，在天上应金星光明。

金气太过，甚则发生喘息咳嗽，呼吸困难，肩、背、尻、阴、股、膝、髀、腓、胫、足等处都感疼痛的疾病。

如金气突然亢盛，水气下降，草木的生气也会收敛，枝叶为之干枯凋落，人们发病多见胁肋急剧疼痛，不能转动翻身，咳嗽气逆，甚至吐血、衄血。若太冲脉绝，多死亡，而无法治疗。

金运对应　在谷类是稻、黍；在畜类是鸡和马；在果类是桃和杏；在颜色是青、白、丹；在五味为酸、苦；其象征为秋天；在虫类为介虫、羽虫；所生成的物体是属于皮壳和筋络一类；在人体相应的经脉是手太阴、手阳明；在五脏为肺与肝。

治疗　中运清化所导致的疾病，宜用味辛性温的药物或食物调和。

司天在泉

庚辰年　上为太阳寒水司天，左边的间气为厥阴风木，右边的间气为阳明燥金。下为太阴湿土在泉，左边的间气为少阳相火，右边的间气为少阴君火。

太阳寒水司天则太阴湿土在泉，土能制水，故土气滋润，水流丰盛，太阳司天则寒水之客气加临于三之气，太阴在泉则湿土之气下加于终之气。水湿相合而从阴化，万物因寒湿而发生变化，应在人身上则水饮内蓄、腹中胀满、不能饮食、皮肤麻痹、肌肉不仁、筋脉不利，甚至浮肿、背部生痈。

初之气，（大寒——惊蛰）主气为厥阴风木，客气为少阳相火。

上年在泉之气迁移退位，温气大行，草木繁荣较早，人们易患疫疠病，温热病，出现身热，头痛，呕吐，肌肤疮疡等病。

二之气，（春分——立夏）主气为少阴君火，客气为阳明燥金。

寒气开始发生，凉气大行，阳气不得舒发，草木因遇到寒凉之气，也不易生长，火气受到抑制，人们也会感到凄惨，易患气郁不舒，腹中胀满等病。

三之气，（小满——小暑）主气为少阳相火，客气为太阳寒水。

司天之气施布其政令，寒气大行，雨乃降下，人们易寒病生于外，热病生于内，出现心热烦闷，下利如注，痈疽等病，热郁于内，易伤心神，若不急治，病多死亡。

四之气，（大暑——白露）主气为太阴湿土，客气为厥阴风木。

风湿二气，交争于气交，湿得风气乃化为雨，万物乃得盛长，化育成熟，人们易患大热少气，肌肉痿弱，两足痿软，下利赤白等病。

五之气，（秋分——立冬）主气为阳明燥金，客气为少阴君火。

阳气重新施化，草木之类又得盛长，化育成熟，人们也会感到舒畅无病。

终之气，（小雪——小寒）主气为太阳寒水，客气为太阴湿土。

在泉之气，施其政令，湿气大行，尘埃样的雾气使天空昏暗，阴寒之气凝集太空，笼罩郊野，人们会感到很凄惨。若是寒风骤至，土气不生，脾不得长养，虽有妊娠，亦多致死而不能生。

太阳寒水司天的年份　寒水之气下临于地，寒冷之气非其时而出现，寒气太过则水结成冰，因此火气被迫而顺从天气。火热之气起而用事，火气照耀显明，肺金必然受伤，人体的心脏之气上从天气，故人们发病则为心热烦闷、口渴咽干、喷嚏流涕、易于悲哀，时常哈欠。热气妄行于上，寒气报复于下，寒霜不时下降。因寒气复而神气伤，故发病为善忘，甚至心痛。

此年，太阳司天之政，其气太过，先天时而至。太阳寒水司天，其气肃厉，太阴湿土在泉，其气沉静。寒水之气临于太空，阳气不得施令，水土二气相合，以为功德，其在谷类，应于黑色与黄色，其司天之政严肃，其在泉之令徐缓。由于寒水之政大起，阳气不得伸张，湖泽中不见阳热的气焰升腾，火气则需等到其相应之时，方能舒发。主气少阳居中为三之气，因火气过胜，应时之雨水穷尽不降，四之气，在泉用事，雨水止极而云散，气还于太阴主令之时，云会于北极雨府之处，湿气乃得布化，万物为之润泽，太阳寒气施布于上，少阴雷火动而在下，寒湿之气持续于气交之中。人们易患寒湿病发作，肌肉痿弱，两足痿软不收，大便泄泻，血液外溢等症。

这一年，鳞虫与司天之气同，故鳞虫静不能生育；裸虫与在泉之气同，故多生育。太阴湿土在泉，燥毒之物及咸味和气热的东西都不生，而其所主的甘和咸味的东西生长繁茂，其在谷类应土黄色和黑色之类的作物。太阴在泉，是土居地位，所以其气化淳厚，足以制水，故咸味得以内守，其气专精而能生金，故辛味也得以生化，而与湿土同治。

治疗　因其气化作用导致的疾病，司天寒化所致的宜用味苦性热的药物或食物调治，在泉雨化所致的宜用味甘性热的药物或食物调治，这就是所谓适宜的药食性味。

异常变化

若是上一年的阳明燥金不退位时，春天则会发生清冷之气，草木的繁荣向后推迟，寒气与热气相间发作。人们易患头晕目眩、呕吐、饮食不下、大便干燥、四肢不举或暴发泄泻等症。

阳明燥金不退位，本年的太阳寒水不能迁正，致使冬季寒冷之气反而改行于春季，肃杀霜冻之气在前，严寒冰雪之气在后，太阳的寒化之令，须待燥气过后，才能司天主治。若燥气过期不退，使时令失去正常规律，对人们就会发生灾害。若阳热之气来复而能施治，使凛冽之气不能发作，雾云待时而现，瘟疠就会发作，人们易患喉痹咽干、烦躁口渴、喘息有音等症。

这一年，少阳相火应从上年司天的右间，降为本年在泉的左间。若遇地玄水气过胜，则少阳相火不得降入地下。又或水运太过，先天时而至，水运居中承之，相火欲降而不得降，则会赤云始现，黑气又生。温暖之气才欲发生，寒冷之气突然而至，甚至降下冰雹。

若少阳相火日久不降，伏而不布，化为郁气。则会出现冷气之后又生热气，风火之气化为疫气，当火气显露之时，热病就要发作。人们易患面赤心烦，头痛目眩等病。

厥阴风木也应从上年在泉右间，升为本年司天的左间，若遇到天柱金气过胜，是木气升之不前。又遇到庚辰年，金运之气先天时而至，中运之胜气乃使木气突然升之不前。木气欲升天，金气抑制，而不得前，则发生清凉之气，风气反而减少。肃杀之气行于春季，霜露再次降临，草木因此而枯萎。人们易患瘟疫早发，咽喉干燥，两胁胀满，肢节皆痛等症。

当木气不升，久而化郁，郁极则发，就要出现大风摧拉折损，鸣声紊乱。人们易患卒中，半身麻痹，手足不仁等症。

治疗与保养

凡此太阳寒水司天之年，则火气郁而不行，宜食苦味以泻火，以燥治湿，以温治寒，必须折减其政郁之胜气，资助不胜之气的生化之源，抑制中运与天的太过之气，扶持被抑制的不胜之气，不要使运气猝暴太过而发生疾病，应当食用得发气的谷类以保全真气，避免虚邪贼风以安定正气。

根据中运与司天在运与其泉阴阳五行之气的同异裁定药食性味的多少而制之，运与气寒湿相同者，用燥热之品以化之；运与气寒湿不同者，用燥湿之品以化之。凡用寒性药品时，应避开寒气主令之时；用热性药品时，应避开热气主令之时；用凉性药品时，应避开凉气主令之时；用温性药品时，应避开温气主令之时；用饮食调养时，也应遵照这个原则，这就是一般情况而言。若气候有反常变化时，就不必拘守这一原则，若不遵守这些规律，就会导致疾病的发生，就是说要根据四时气候变化的具体情况，决定治疗原则。

2061 辛巳年

年　运

辛巳年运生天气为小逆　辛为水运，巳年厥阴风木司天，水上生下木，故为小逆。此年上为厥阴风木司天，中为少羽水运不及，下为少阳相火在泉。

丙辛为水运，辛为阴年，故运为少羽水运不及。水运不及，则克我之土的雨气成为胜气，而我生之木的风气则为复气。此年，运气为寒，胜气为雨，复气为风。

水运不及，就会出现雨化的胜气和风化的复气，巳年与亥年相同。凡出现胜气复气的时候就是所谓的邪化日，灾害发生在东北方的一宫。司天之气数为风化三，对应于八风之数的东南方，如果出现胜复之气，则冷风四起，干燥火热。中运之气数为寒化一，对应于东北方之位，如果出现胜复之气，则湿雨降下，风声鹤唳。在泉之气数为火化七，对应于南方之位，如果出现胜复之气，则寒热交替，大雨降下。

年运的排列顺序

年运五步：初之运春，二之运夏，三之运长夏，四之运秋，五之运冬。

主运五步：初之运少角，二之运太徵，三之运少宫，四之运太商，终之运少羽。

客运五步：初之运少羽，二之运太角，三之运少徵，四之运太宫，终之运少商。

辛巳年水运不及　水运不及称之为“涸流”，是指其无封藏之气，使万物干枯。“涸流”的年份又称之为“反阳”，是指其藏气衰弱，不能行使其封藏的权力，因此火之化气昌盛，生长之气宣行而布达于四方。蛰虫应藏而不藏；土地润泽而泉水减少，草木条达茂盛，万物繁荣秀丽而丰满。因其气不能流畅，故其作用为暗中渗泄，其变动为症结不行。在人体的病变为痿厥和下部的症结，这是水运不及而从土化的关系，所以少羽与少宫相同；水运衰，土气用事，故有尘土昏郁的现象。

因水运不及，故尘埃昏蔽或骤然下雨，但随之反见大风震动，摧折倒拔，其灾害应于北方，其数为一，这是木气来复，所以又见毛虫狐獾等善于变动而不主闭藏的动物出现。

水运不及，湿土之气因此大盛。水不制火，火气反而生旺，天气炎热，不时下雨，万物的生化很迅速。人们多患腹胀，身体困重，烦闷抑郁，大便溏泄，阴性疮疡脓水稀薄，腰股疼痛，下肢关节活动不利，两脚痿软疼痛，甚至足背浮肿逆冷等症，这是由于冬藏之气不能发挥作用，肾气不平衡的原故，在谷类应黑色的黍类不能成熟。

水运不及，土之邪气抑水，水起反应则生风木，因此大风暴发，使草类偃伏，树木凋零，生发的力量不能显露，人们的面色会时时改变，出现两眼昏花，视觉不明或失常，视物体若分裂，筋骨拘急疼痛，活动不利，肌肉跳动抽掣，皮肤出现风疹。假若邪气侵入胸膈之中，就会心腹疼痛。这是木气太过，土气受伤，会使黄色的谷类没有收获。

水运不及，辰、戌、丑、未月有尘沙飞扬而无暴雨的气候，则平常会有和风生发的正常气候。如果辰、戌、丑、未月出现飞沙走石，狂风暴雨的气候，则时时会有吹断的树木飘荡的现象发生。它的自然灾害在北方，在人体应肾脏，其病位内在腰脊骨髓，外在肌肉之会和小腿膝弯等处。

水运对应　其在果为枣、杏；所充实的是汁液和肉；在谷类为黍和稷；在五味为甘和咸；在颜色为黄和黑；在畜类为猪和牛；在虫类为鳞虫和裸虫；在音为羽、宫；其发病为干燥枯槁，应于五脏为肾。

治疗　中运寒化所导致的疾病，宜用味苦的药物或食物调和。

司天在泉

辛巳年　上为厥阴风木司天，左边的间气为少阴君火，右边的间气为太阳寒水。下为少阳相火在泉，左边的间气为阳明燥金，右边的间气为太阴湿土。

厥阴风木司天则少阳相火在泉，风火相煽，火气横行，地气便为之数热。因气候温热，蛰虫不藏而常见，流水不能成冰，其发病急速而迅猛。在人体则见因大热而消烁津液，血水下流。

初之气，（大寒——惊蛰）主气为厥阴风木，客气为阳明燥金。

寒气开始严厉，杀伐之气开始到来。人们易患寒病于右侧下方。

二之气，（春分——立夏）主气为少阴君火，客气为太阳寒水。

所以寒冷之气不去，杀伐之气施化，雪花飘，水成冰，霜乃降下，草类上部干焦，寒冷的雨水时常降下，若阳气来复则人们易患内部热证。

三之气，（小满——小暑）主气为少阳相火，客气为厥阴风木。

司天之政布化，大风时起，人们易患两目流泪，耳鸣，头目眩晕等病。

四之气，（大暑——白露）主气为太阴湿土，客气为少阴君火。

暑湿湿热之气交争于司天之左间，人们易患黄疸病，以至于浮肿。

五之气，（秋分——立冬）主气为阳明燥金，客气为太阴湿土。

燥气与湿气互有胜负，阴寒沉降之气乃得布化，风雨流行，寒气会侵及人们。

终之气，（小雪——小寒）主气为太阳寒水，客气为少阳相火。

由于少阳之烈火主令，阳气布化，蛰虫出现，流水不能结冰，地中的阳气得以发泄，草类又开始生长，人们也会感到舒适，其发病则为温热疫疠。

厥阴风木司天的年份 风木之气下临于地，兴起而隆盛。湿土之气起而用事，于是水气受到损伤。土从木化而受其克制，其功用亦为之变易。人体的脾脏之气上从天气，发病则身体沉重、肌肉枯萎、饮食减少、口败五味。风行于宇宙之间，云气与万物为之动摇。人们发病则目眩、耳鸣。

此年，厥阴司天之政，其气不及，后天时而至，上述所谓同正角诸岁，其气化情况，中运与司天之气相同，均为木运平气。厥阴司天，少阳在泉，司天之气扰动，在泉之气正化，司天之风气生于高远之处，在泉之炎热自下而从之，云归于雨府，湿化之气流行，司天之风气与在泉之火气相合，以为功德，司天之政扰动，在泉之令迅速，其在谷类应于青色与赤色，间谷借间气太过而能成熟，其易耗损具有纹角样的虫类及羽类动物。风气、燥气、火气、热气，互为胜复，交替发作，蛰虫出现，流水不能结冰，热病生于人之下部，风病生于人之上部，风气与燥气互为胜复，见于人体中部。

这一年，毛虫与司天同气，故不能生育，亦不耗损；羽虫同在泉之气，故得以生育；火能克金，故介虫不能生成。少阳相火在泉，寒毒之物不生，火能克金，辛味的东西因被克而不生，而其所主的苦和酸味的东西生长繁茂。其在谷类应青色和火红色一类的作物。

治疗 因其气化作用导致的疾病，司天风化所致的宜用味辛性凉的药物或食物调治，在泉火化所致的宜用味咸性寒的药物或食物调治，这就是所谓适宜的药食性味。

异常变化

若是上一年的太阳寒水不退位时，春季会有发生寒冷的气候，阴沉之气昏暗覆盖，冰雹降下，至二之气时，如果寒气尚未退去。人们易患寒痹厥逆、阴痿不用、小便失禁、腰膝皆痛等病，瘟疠之发作也会较晚。

太阳寒水不退位，本年的厥阴风木不能迁正，风气欲施其令而寒气不退，温暖的气候不能应时施化，会失去正常的春令，造成花卉枯萎，人们也易怒、患淋病、小便赤、目系转、转筋等病。

这一年，阳明燥金应从上年司天的右间，降为本年在泉的左间。若遇到地形火气过胜，阳明燥金不能降入地下，则天气清冷而肃降，如果火气显露则温热反作。早晚有大凉之气，而白天湿热之气却又发作。人们会感到体沉困倦，夜卧不安，易患咽喉干燥，口渴引饮，懊恼烦热等病。

若阳明燥金日久不降，伏而不布，化为郁气。天气会清凉而寒冷，远处有白色雾气发生。人们易患眩晕，两胁作痛，双目视物不清，手足强直，麻木不仁等病。

少阴君火也应从上年在泉的右间，升为本年司天的左间，因遇到厥阴司天，未能迁正于正位，少阴君火也就不能升于司天的左间，这是由于水运在中间阻抑所致。少阴君火欲升为司天的左间，受到水运的阻抑而升之不前，则清凉寒冷的气候再度发作，早晚都有冷气出现。人们会因阳气伏郁内而生烦热，出现心神惊悸，寒热交作等病。

君火不升，久而化为郁气，郁极则发，就会出现暴热，火热之风气积聚覆盖于上，化为疫气，疫疠之气逢温暖之时乃发。火气暴露化为火疫，则可出现心烦而躁动口渴等症。渴甚的可以泻其火热，则诸症可止。

治疗与保养

凡此厥阴司天之年，必须折减其致郁之气，资助不胜之气的生化之源，赞助其不及的运气，不要使邪气太胜。本年宜用辛味以调治司天之风邪；用咸味以调治在泉之火邪。少阳相火，其性尤烈，不可轻易触犯，应当慎重调治，用温性药物时，应避开温气主令之时；用热性药物时，应避开热气主令之时；用凉性药物时，应避开凉气主令之时；用寒性药物时，应避开寒气主令之时；用饮食调养时，也遵照这个原则。若气候反常变化时，就不必拘守这一原则，这是一般规律，若不遵守这些规律，就会导致疾病的发生。

2062 壬午年

年　运

壬午年运生天气为小逆　壬为木运，午年少阴君火司天，木上生下火，故为小逆。此年上为少阴君火司天，中为太角木运太过，下为阳明燥金在泉。

丁壬为木运，壬为阳年，故运为太角。木运之气为风气鼓动，其正常的气化功能为风声紊乱，物体启开。其反常的变化为大风震撼，摧毁折拔，其致病为胁下支撑胀满。

司天之气数为热化二，对应于八风之数的西南方，如果出现胜复之气，则寒热交替，大雨降下。中运之气数为风化八，对应于东方之位，如果出现胜复之气，则冷风大作，火热干燥。在泉之气数为清化四，对应于西北方之位，如果出现胜复之气，则冷热交替，湿雨降下。

年运的排列顺序

年运五步：初之运春，二之运夏，三之运长夏，四之运秋，五之运冬。

主运五步：主运与客运之气相同，气得正化，起于太角，终于太羽。

客运五步：初之运太角，二之运少徵，三之运太宫，四之运少商，终之运太羽。

壬午年木运太过 木运太过称之为“发生”，是指其会过早地散布温和之气，使万物提早发育。“发生”的年份又称之为“启陈”，是指这时的土气疏松虚薄，草木之青气发荣，阳气温和布化于四方，阴气随阳气而动，生长之气淳厚，万物因此而欣欣向荣。

其变化为发生，万物得其气则秀丽；其功能为布散；其表现为舒展畅达；其正常的性能是风和日暖，使万物奢靡华丽，推陈出新，若变动则为狂风震怒，折树拔根；在人体的变动是眩晕和巅顶部的疾病；若发病则为怒。这是木运太过的缘故。

木运太过则相当于金气司天，故太角与太商同。木气太过如果失去了正常的性能，金之收气就会来复，以致发生秋令劲切的景象，气候清凉，甚至会有肃杀之气，使草木凋零。若人们发生病变，就是金之邪气伤于肝脏。

木运太过，则风气流行，脾土受其侵害，人们多患肚腹胀满、烦闷抑郁、肠中鸣响、饮食减少、肢体沉重无力、消化不良的泄泻等症，这都是由于木气太过的缘故。

如果出现易怒，头昏眼花，木气独胜的现象，好像天上的云在飞跑，地上的万物迅速变动，草木动摇不定，甚至树倒草偃等头部病症，这是土气无权。（胡按：美尼尔综合征的病因病机）

如病人胁部疼痛，呕吐不止。若冲阳脉绝，多死亡而无法治疗。在天上应金星光明，这是木胜而金气制之的结果。

木运对应 其在谷类为麻、稻；在畜类为鸡、犬；在果实为桃、李；在颜色为青、黄、白三色杂见；在五味为酸、甘、辛；其象征为春天；在虫类为毛虫、介虫；在物体为内外坚硬的一类；其在人体经络为足厥阴、足少阳；在内脏为肝、脾。

治疗 中运风化所导致的疾病，宜用味酸的药物或食物调和。

司天在泉

壬午年 上为少阴君火司天，左边的间气为太阴湿土，右边的间气为厥阴风木。下为阳明燥金在泉，左边的间气为太阳寒水，右边的间气为少阳相火。

少阴君火司天则阳明燥金在泉，故地气干燥而清净，肃杀之气行令，寒凉之气常至，草木发生变化。在病变则为胁痛、好叹息。

初之气，（大寒——惊蛰）主气为厥阴风木，客气为太阳寒水。

上年在泉之气迁移退位，少阳之暑气将要退去，寒冷之气始至，蛰虫重又归藏，水结为冰，霜又降下，主气之风受客气之影响而凛冽寒冷，阳气因此被郁，不能宣发，人们应当居处周密，躲避寒气，以免发生关节强硬，活动不灵，腰部与臀部疼痛等疾病。初之气后，炎暑之气即将要发生，其可导致内部与外部疮疡的病变。

二之气，（春分——立夏）主气为少阴君火，客气为厥阴风木。

阳气乃得舒布，风气乃得流行，春气属于正化之令，可使万物繁荣昌盛。偶有寒气而至，但因主客二气均数阳，亦无大碍，所以人们仍然会感到平和。其发病为小便淋沥，目视不清，两眼红赤，气郁于上部则发生热病。

三之气，（小满——小暑）主气为少阳相火，客气为少阴君火。

司天之气布化，主客二气皆为火，所以大火流行，万物蕃盛而鲜明，寒气有时而至。

人们易患气逆心痛，寒热往来，咳嗽气喘，目赤肿痛等病。

四之气，（大暑——白露）主气为太阴湿土，客气亦为太阴湿土。

暑湿俱至，大雨时常降下，寒热交替而至。人们易患寒热，咽喉干燥，鼻塞，衄血，黄疸，水饮发作等病。

五之气，（秋分——立冬）主气为阳明燥金，客气为少阳相火。

少阳之烈火降临，暑气又至，阳热之气生化，万物又出现生长繁荣的景象，人们会感到安康，其发病为温病。

终之气，（小雪——小寒）主气为太阳寒水，客气为阳明燥金。

燥气流行，由于燥金之收敛，使五之气的余火隔拒于内，不得外泄，就会出现上部肿胀，咳嗽气喘，甚则血液外溢。若寒气时常发作，则雾气弥漫，其病多发生于皮肤。若邪气居于胁部，向下连及少腹则会出现内部寒冷的病。至终气之末，在泉之气将要发生改变。

少阴君火司天的年份　火热之气下临于地，暑热如火，有溶化金石之状。燥金之气起而用事，草木必然受到损伤。人体的肺脏之气上从天气，人们则病发寒热、气喘、呕吐、喷嚏、鼻涕、衄血、鼻塞不通。如果暑热流行过甚，则病发疮疡、高热。

此年少阴司天之政，其气太过，先天时而至，少阴司天，阳明在泉，在泉之气肃杀，司天之气光明。初之气，客气之寒与上年终气少阳之暑相交，司天之热与在泉之燥气相加，云驰于雨府，湿化之气乃得流行，雨乃应时而降，金之燥气与火之热气相合，以为功德，司天之光明，在泉之气急切，其在谷类应于赤色与白色。

水之寒气与火之热气相持于气交，为疾病发生的起因，热性病变发生在上部，凉性病变发生在下部，寒气与热气相互侵犯而争扰于中部。人们易患咳嗽气喘，鼻塞喷嚏，血液上溢或下泻，目赤，眼角疮疡，若寒气厥逆入于胃部，则出现上部肿胀，咽喉干燥，心痛腰痛，腹部胀大等病。

这一年，羽虫同司天之气，故不生育，亦不耗损；介虫同在泉之气，故得以生育；（金克木）故毛虫不能生育。阳明燥金在泉，湿毒之物及味酸和属湿的东西都不生，而其所主的辛、苦、甘味的东西生长繁茂。其在谷类应火红色和素色一类的作物。

治疗　因其气化作用导致的疾病，司天热化所致的宜用味咸性寒的药物或食物调治，在泉清化所致的宜用味酸性温的药物或食物调治，这就是所谓适宜的药食性味。

异常变化

若是上一年的厥阴风木不退位时，则大风早起，时雨不能下降，湿令不能施化，人们易患瘟疫、斑疵偏废。若风气发生，会普遍出现肢节疼痛、头目痛。如果伏热在内，会出现心烦、咽喉干燥、口渴引饮等病。

厥阴风木不退位，则本年的少阴君火不能迁正，冷气就不退，春天会先冷而后寒，温暖之气不能应时施化，人们易患寒热、腰脊强直、四肢烦痛等病。虽然上年的厥阴木气有余，但其不退位的时间不能超过主气、二之气君火当令之时。

这一年，太阳寒水应从上年司天的右间，降为本年在泉的左间。若遇到地阜土气太过，太阳寒水不能降入地下，天空则会暴露黑气，昏暗凄惨。才出现黄色尘埃样的雾气又有湿气弥漫。寒气布化之后，又会出现热化与湿化之令。

若太阳寒水日久不降，伏而不布，化为郁气，就会天气阴沉，热气与湿气交替发作。人们易患大厥，四肢倦怠、沉重，阴痿少力等病。

太阴湿土也应从上年在泉的右间，升为本年司天的左间，若遇到天冲木气过胜，则土气升之不前。又或壬子年，土运之气先天时而至，中运木气阻抑土气，土气升之不前，使风土尘埃四起，雨湿之气不能布化。人们易患风厥，涎液上涌，半身麻痹不遂，腹部胀满等病。

土气不升，久而化郁，郁极则发。湿气不能布化，雨水就要减少，就会发生土气埃尘化为疫病。人们患病就容易死亡，易患六腑胀满闭塞、黄疸以及面部、四肢等病。

治疗与保养

凡此少阴司天之年，必须抑制其太过的运气，资助岁气所胜之气，折减其郁而将发之气，先取所不胜之气的化源，不要使运气猝暴太过而发生疾病。食用得岁气的谷类保全真气，食用得间气的谷类以避虚邪，本年宜用咸味以软之，以调其上部，甚则用苦味以发之，用酸味以收之，以安其下部，甚则用苦味以泻之。应根据中运与岁气的同异，而制定用多或用少，中运与司天之气同为热者，用寒凉之品以化之；中运与在泉之气同为凉者，用温热之品以化之。用热性药物时，应避开热气主令之时；用凉性药物时，应避开凉气主令之时；用温性药物时，应避开温气主令之时；用寒性药物时，应避开寒气主令之时；用饮食调养时，也应遵照这个原则，若气候有反常变化时，就不必拘守这一原则，这是一般的规律，若不遵守这些规律，就会导致疾病的发生。

2063 癸未年

年　运

癸未年运生天气为小逆　癸为火运，未年太阴湿土司天，火上生下土，故为小逆。此年上为太阴湿土司天，中为少徵火运不及，下为太阳寒水在泉。

戊癸为水运，癸为阴年，故运为少徵火运不及。火运不及，则胜我之水的寒气成为胜气，而我生之土的雨气则为复气。此年，运气为热，胜气为寒，复气为雨。

火运不及，就会出现寒化的胜气和雨化的复气，未年与丑年相同。凡出现胜气复气的就是所谓邪化日，灾害发生在西方的九宫。司天之气化为雨化五，对应于中央之位，如果出现胜复之气，则风雨交加，清冷袭人。中运之气数为火化二，对应于八风之数的西南方，如果出现胜复之气，则寒热交争，大雨滂沱。在泉之气数为寒化一，对应于东北方之位，如果出现胜复之气，则大雪纷飞，狂风呼啸。

年运的排列顺序

年运五步：初之运春，二之运夏，三之运长夏，四之运秋，五之运冬。

主运五步：初之运太角，二之运少徵，三之运太宫，四之运少商，终之运太羽。

客运五步：初之运少徵，二之运太宫，三之运少商，四之运太羽，终之运少角。

癸未年火运不及　火运不及称之为“伏明”，是指其因缺少温暖之气，所以使万物暗淡无光。伏明的年份又称之为“胜长”，是指其生长之气不能发扬，藏气反而布散，收气也擅自行使职权，使生化之气平定而不能发展，寒冷之气常现，暑热之气衰薄，万物虽承土的化气而生，但因火运不足，虽生而不能成长，虽能结果，然而很小，及至该生化的时候，已经衰老。

阳气屈服，蜇虫早藏。因火气郁结，当其发作时，必然横暴，其变动隐现多变。若发生病变则为精神昏乱，悲哀易忘，这是火运不及而从水化的缘故。所以少徵和少羽相同。

火运不及，火运衰，所以会有阴凝惨淡，寒风凛冽的现象，但随之而暴雨淋漓不止，其灾害应于九（南方）。这时土气来复，以致乌云蔽日，暴雨下注，雷霆震惊，阴雨连绵。

火运不及，寒气旺盛，夏天生长之气不能发挥作用，就缺乏积极向上的力量，万物就不会生长茂盛。阴寒凝滞之气过盛，阳气不能生化，繁荣美丽的生机就受到了摧残，赤色的谷类不能成熟。人们患病就会出现心痛，胸胁部胀满、疼痛，上胸部、背部、肩胛之间及两臂内则都感疼痛，抑郁眩晕，头目不清，突然失音，胸腹肿大，胁下与腰背相互牵扯而痛，甚至四肢蜷曲不能伸展，髋骨与大腿之间不能活动自如。

火运不及，火被水抑，火起反应则生土气来复，于是尘埃样的雾气郁冒，大雨倾盆，水气受到抑制，黑色的谷类不能成熟。故病见腹中疼痛胀满，饮食不下，寒冷鸣响，大便溏泄如注，两足拘挛、萎缩、麻木、不能行走。

火运不及，如果夏天有景色明显的正常气候，那冬天也就有严肃寒冷的正常时令。如果夏天反见萧条凄惨寒冷的冬天气候，那时常会有倾盆大雨的反应。它的自然灾害在南方；在五脏为心，其病位内为胸胁部，外在经络。

火运对应　其在果为栗和桃，其所充实的是络和汁液。在谷为豆和稻，在五味为苦和咸，在颜色为玄和丹，在畜类为马和猪，在虫类为羽虫和鳞虫，在气候主冰雪霜寒，在声音为徵、羽，在人体病发为痛，应于五脏为心。

治疗　中运火化所导致的疾病，宜用味咸性温的药物或食物调和。

司天在泉

癸未年　上为太阴湿土司天，左边的间气为少阳相火，右边的间气为少阴君火。下为太阳寒水在泉，左边的间气为厥阴风木，右边的间气为阳明燥金。

太阴湿土司天则太阳寒水在泉，大寒便至，地气阴凝闭藏，蛰虫很早就伏藏。人们发病则心下痞塞而痛。

初之气，（大寒——惊蛰）主气为厥阴风木，客气亦为厥阴风木。

上年在泉之气，迁移退位，由于主客二气相同，春得气化之政，风气乃来，生发之气布化，万物因此繁荣，人们会感到调畅舒适，由于湿气为风气所迫，降雨会比较迟。人们易患血液外溢，筋拘强直，关节不利，身体沉重，筋脉痿软等病。

二之气，（春分——立夏）主气为少阴君火，客气亦为少阴君火。

主客二气相同，火得气化之政，万物因此而能生化，温气与热气相迫，雨水乃按时降下。人们也会感到平和，其发病为温热病与疫疠大行，远近的患者病皆相同。

三之气，（小满——小暑）主气为少阳相火，客气为太阴湿土。

司天之气布化，湿气下降，地气上升，寒气随之而来，雨水时常降下。如果人们感受了寒湿之邪，则易患身体沉重浮肿，胸腹胀满等病。

四之气，（大暑——白露）主气为太阴湿土，客气为少阳相火。

相火驾临于主气之上，湿热合化，地气上升，与天气否隔不通，早晚俱有寒风吹来。热气与寒气相迫，像烟雾一样凝集于草木之上。如果湿化之气不能流动，则白露阴布，成为秋令。

五之气，（秋分——立冬）主气为阳明燥金，客气亦为阳明燥金。

凄惨寒凉之气已行，寒露早至，霜乃降下，草木为之萎黄凋落，这时寒气容易侵及人体，所以善于养生的人们应该知道居处周密，人们易患皮肤与腠理等部位的疾病。

终之气，（小雪——小寒）主气为太阳寒水，客气亦为太阳寒水。

寒气大起，湿气大化，阴气凝结，霜乃聚积，水结成冰，阳光不能施治。人们感受了寒邪，则易患关节强急，活动不灵，腰部与臀部疼痛等病，乃是由于寒湿之气相持于气交所致。

太阴湿土司天的年份　湿气下临于地，寒水之气起而用事，火气必然受到损伤。人身肾脏之气上从天气，人们发病会因机体阳气大衰，不能振奋而出现胸中不爽、阴痿等症。当土旺之时又会感腰臀部疼痛，转动不便或厥逆。

若寒气太过则土地冻裂，冰冻坚硬，寒水外化上乘肺金，故人们少腹痛，常常妨碍饮食。若水气增多，则口味觉咸，治疗时必使水气通行外泄，方可减退。

此年，太阴司天之政，其气不及，后天时而至。太阴司天，太阳在泉，其气皆阴，阴专其令，阳气退避，时常有大风兴起。司天之气下降于地，在泉之气上腾于天，原野上白色的雾气四起，天空昏暗，云奔于南极雨府，由于太阴湿土与太阳寒水主令，故寒雨频频降下，万物成熟于夏末秋初。人们易患寒湿，腹部胀满，全身肿胀，浮肿，痞满气逆，寒气厥逆，筋脉拘急等病。

湿气也与寒气相合，以为功德，天空昏暗，黄、黑色的雾气流行于气交之内，司天之政严肃，在泉之令寂静，其在谷类应于黄色与黑色。由于司天之阴气凝集于上，在泉之寒气积聚于下，寒水之气胜于火气，则会出现冰雹，使阳光之气不能施治，阴寒肃杀之气乃得通行。所以对于谷物的种植，在太过之年应在高地，在不及之年应在低地，在太过之年应晚种，在不及之年应早种，间谷借间气太过而得以成熟，种植作物不仅要看土地条件是否有利，而且还要根据气化的情况而定，人们对于养生之道，也必须符合这些情况。

这一年，裸虫与司天同气，故不生育，亦不耗损；鳞虫与在泉之气同，故多生育；水克火，故羽虫不能生成。太阳寒水在泉，热毒之物及苦味的东西都不生，而其所主的淡和咸味的东西生长繁茂，其在谷类应土黄色和黑色一类的作物。

治疗　因其气化作用导致的疾病，司天雨化所致的宜用味苦性温的药物或食物调治，在泉寒化所致的宜用味甘性热的药物或食物调治，这就是所谓适宜的药食性味。

异常变化

若是上一年的少阴君火不退位时，温暖之气则发生于春冬季节，蛰虫早早出现，草木提前发芽生长。人们易患膈热咽干、血液外溢、惊骇、小便赤涩、丹、瘤、疹、疮疡、留毒等病。

少阴君火不退位，本年的太阴湿土不能迁正，雨气欲布其令，由于少阴君火仍居天位而治之，所以温暖之气亢盛而缺少雨泽，使雨水不能及时下降，万物会出现枯焦的现象，应当生长发育的也不能生发。人们易患大腹水肿、胸满不食、飧泄胁满、手足肢节肿痛、四肢不举等病。

这一年，厥阴风木应从上年司天的右间，降为本年在泉的左间。若遇到地皛金气过胜，则厥阴风木降之不前，其气被抑而变为郁气。木被金承，降之不下，则青色尘埃样的雾气远见于上，白色的雾气承之使其不下，大风时起。天空因尘埃样的雾气而昏暗，肃杀之气施布其令，清燥之气行杀令，霜露再次降下。

若木气日久不降，其气被抑，化为郁气，就会发生风气与燥气伏郁。天气才开始温暖反又清冷；草木已经萌芽生长，严寒霜冻又至。蛰虫不能出现。人们也会惧怕这种清凉之气伤害脏气。

少阳相火也应从上年在泉的右间，升为本年司天的左间，若遇到天篷水气过胜，则少阳相火升之不前。又或太阴司天，未能迁居于正位，少阳相火也就不能升于司天的左间，这是由于水运已至而阻抑所致。少阳之气欲升为司天的左间，受到水运的阻抑升之不前，则寒冷的雾露反而布化，气候凛冽如似冬季，河水干枯，冰冻再次凝结，这时会突然出现温暖的气候，紧接着又有寒气布化，忽冷忽热，发作不时。人们易患因阳气伏郁在内，烦热生于心中，出现心神惊骇，寒热交作等病。

由于相火升之不前，不能繁荣昌盛，久而化为郁气，郁极则发，就会出现暴热之气，暴热之气积聚覆盖于上，变为伏热内烦，化为疫疠，就会出现肢体麻痹而厥逆，甚则发生血液外溢的疾病。

治疗与保养

凡此太阴司天之年，必须折减其致郁的邪气，而取其不胜之气的生化之源，补益不及的岁气，不使邪气过胜，食用得岁气的谷类以保全真气，食用得间气的谷类以保养精气。所以本年宜用苦味的药物，用燥性以去湿，用温性以去寒，甚则用发泄的方法以去湿邪。如果不发不泄，湿气向外溢出，肌肉溃烂，皮肤破裂，则血水交相外流。必须赞助阳火之气，使其能抵御严寒，应根据岁运与岁气之属性的异同。以制定药物性味的多少，岁运与岁气同为寒气的，用热性之品；岁运与岁气同为湿性的，用燥性之品；运与气不同者，少用调和之品；相同的，多用调和之品。用凉性药品时，应避开凉气主令之时；用寒性药品时，应避开寒气主令之时；用温性药品时，应避开温气主令之时；用热性药品时，应避开热气主令之时；用饮食调养时，也应遵照这个原则，若气候有反常变化时，就不必拘守这一原则，这是一般规律，若不遵守这些规律，就会导致疾病的发生。

2064 甲申年

年　运

甲申年天气生运为顺化　中运太宫，司天少阳相火，火能生土，故为顺化。此年上为少阳相火司天，中为太宫土运太过，下为厥阴风木在泉。

甲己为土运，甲为阳年，故运为太宫土运太过。土运之气为阴雨，其正常的气化功能为柔软厚重润泽，其反常的变化为风飘雨骤，震撼惊骇，其致病为身重浮肿，水饮痞满。

司天之气数为火化二，对应于八风之数的西南方，如果出现胜复之气，则湿热蒸腾，冷雨滂沱。中运之气数为雨化五，对应于中央之位，如果出现胜复之气，则大雾弥漫，冷风嗖嗖。在泉之气数为风化八，对应于东方之位，如果出现胜复之气，则冷风四起，燥热干旱。

年运的排列顺序

年运五步：初之运春，二之运夏，三之运长夏，四之运秋，五之运冬。

主运五步：初之运太角，二之运少徵，三之运太宫，四之运少商，终之运太羽。

客运五步：初之运太宫，二之运少商，三之运太羽，四之运少角，终之运太徵。

甲申年土运太过　土运太过称之为“敦阜”是指其因为有浓厚坚实之气，反而使万物不能成形。敦阜的年份又称之为“广化”。是指其德性浑厚而清静，能使万物顺时生长及至充盈。土的至阴之气充实，万物则能生化而有形。土运太过，可见土气蒸腾如烟雾，笼罩在山丘之上，大雨常下，湿气用事，燥气退避。

其化圆满；其气丰盛；其权力则为静；其表现是周密而详备；其变动则湿气积聚；其性能柔润，使万物不断得到润泽；其变化则为暴雨骤至，雷霆震动，山崩堤溃。在病变为腹中胀满，四肢沉重，举动不便。由于土运太过，木气来复，所以，大风迅速而来，其所见的疾病多由木之邪气伤于脾脏。

土运太过，雨湿之邪气流行，肾受湿邪。人们多病腹痛，情绪忧虑，身体困重而烦闷，四肢厥冷，这是土气太过所致。在天上应土星光明。

土运太过则土病，土病则不能制水，以致水饮之邪积于体内而生胀满，饮食减少，四肢无力，不能举动，甚至肌肉枯萎，两足痿弱不能行动，抽掣挛痛。

若遇土旺之时，水气无权，土气独旺，湿令大行，因此泉水喷涌，河水高涨，本来干枯的池沼也会滋生鱼类。若是木气来复，则会出现风雨暴至，使堤岸崩溃，河水泛滥，陆地也可出现鱼类。人们就会病肚腹胀满，大便溏泄，肠鸣，泄泻不止。太溪脉绝，多死亡而无法治疗。

土运对应　在谷类为稷、麻；在畜类为牛、犬；在果类为枣、李；在色为黄、黑、青；在五味为咸；其象征为长夏；在虫类为裸虫、毛虫；在物体属于人体肌肉和植物果壳之类；在人体的经络是足太阴、足阳明；在五脏是脾、肾。

治疗　中运雨化所导致的疾病，宜用味咸的药物或食物调和。

司天在泉

甲申年　上为少阳相火司天，左边的间气为阳明燥金，右边的间气为太阴湿土。下为厥阴风木在泉，左边的间气为少阴君火，右边的间气为太阳寒水。

少阳相火司天则厥阴风木在泉，风气流行于地，会出现沙尘飞扬景象，人们发生的病变多为胸膈不通、心痛、胃脘痛、厥逆等症，其变化急暴快速。

初之气，(大寒——惊蛰）主气为厥阴风木，客气为少阴君火。

上年在泉之气，迁移退位，风气胜时则摇动不宁，主客二气木火相生，寒气乃去，气候大温，草木因此而繁荣。虽然有时寒气来袭，但不能行其杀伐之令。这时会有温热病发生，其发病为气郁于上，血液外溢，出现头痛，目赤，咳嗽气逆，胁部胀满，血崩，皮肤肌腠生疮等病症。

二之气，(春分——立夏）主气为少阴君火，客气为太阴湿土。

火气反为湿土之气郁遏而不发，白色云雾四起，云气归于雨府，风气若是不胜湿土之气，则雨水降下。人们的身体安康。如其发病则为热郁于上部，出现头痛身热，神志昏愦不清，胸中与咽喉不利，咳嗽气逆，呕吐，疮疡发生于内部，脓疮等病症。

三之气，（小满——小暑）主气为少阳相火，客气亦为少阳相火。

主客气同，司天之气施布政令，炎暑乃至，少阳相火上临，火气过甚，故雨水穷尽而不降。人们易患因热病在内而出现的耳聋目瞑，目赤，喉痹，口渴，咳嗽，呕吐，血外溢，鼻塞衄血，喷嚏呵欠，脓疮等病。

四之气，（大暑——白露）主气为太阴湿土，客气为阳明燥金。

阳明主令，凉气乃至，炎暑之气间时而化，白露降下，人们也平和无殃，其发病为胀满身重。

五之气，（秋分——立冬）主气为阳明燥金，客气为太阳寒水。

阳气乃去，寒气乃至，雨水乃降，由于阳气收敛，生气门闭，刚硬的树木早为凋零，通晓养生之道者，都会居处周密，避开寒邪。

终之气，（小雪——小寒）主气为太阳寒水，客气为厥阴风木。

在泉之气得其正化之位，风气乃至，万物反而有生发之势，雾气开始流行。由于气机外泄，阳气不能敛藏，其应关闭反而不能禁锢者，就会出现心痛，咳嗽等症。

少阳相火司天的年份　火气下临于地，火热如烧灼，虽然燥金之气起而用事，但金气为之变革，且被消耗，地上的草木也受到损害。火气太过，暑热流行，人体的肺脏之气上从天气，如发生病变则出现寒热、咳嗽、喷嚏、流涕、鼻塞不通、衄血、口疮、浮肿等症。

此年，少阳司天之政，其气太过，先天时而至，司天之气得其正化之位。厥阴风木在泉，其气扰动不宁，大风突然而起，草木卧倒，飞沙走石。少阳炎热之气为之流行，岁半之前，为君火相火与太阴湿土行令之时，阴气流行，阳气布化，雨乃应时而降。

少阳司天为火，厥阴在泉为木，木火相生，故同为功德，其在谷类应于赤色与青色，其司天之政严厉，在泉之令扰动，所以司天之热与在泉之风相参而敷布，云雾沸腾，流动不定，太阴湿土之气横行气交，寒气有时而至，与凉雨并起。人们易患寒病生于内为泄泻胀满，外部生疮疡等病。如果寒热之气，反复发作，人们易患疟疾，呕吐，泄泻，耳聋，目瞑，上部气郁肿胀而颜色改变等病。所以聪明圣智的人，遇到这种情况时，总是能调和阴阳，顺从寒热以适之，绝不与之抗争。

这一年，羽虫与司天同气，故羽虫不能生育，亦不耗损；毛虫与在泉同气，故多生育；木克土，故鳞虫不能生成。厥阴风木在泉，消毒之物及甘味的东西都不生，而其所主的酸和苦味的东西生长繁茂，其在谷类应青色和红色之类的作物。厥阴在泉，少阳司天，上阳下阴，木火相合，故其气化专一，其味纯正。

治疗　因其气化作用导致的疾病，司天火化所致的宜用味咸性寒的药物或食物调治，在泉风化所致的宜用味辛性凉的药物或食物调治，这就是所谓适宜的药食性味。

异常变化

若是上一年的太阴湿土不退位时，寒冷与暑热不时发生，天空昏暗，尘埃样的雾气弥漫，湿令不去，人们易患腹满、饮食不下、四肢少力、泄泻如注、小便失禁、足胫寒冷或小便频数淋漓、阴痿、大便闭塞等症。

太阴湿土不退位，则本年的少阳相火不能迁正，炎热的化气就不能施布其令，植物的幼苗就不能繁荣，少阳之气晚治则酷暑见之于秋季，肃杀之气亦必晚至，霜露不能应时而降，人们易患疟疾、骨蒸、心悸惊骇、甚则血液外溢等病。

这一年，少阴君火应从上年司天的右间，降为本年在泉的左间。若遇到地玄水气过胜，少阴君火欲降，而水运居中承之，使君火不得降下，就会出现赤色之云气始生，而黑色之云气又现。温暖的气候刚使万物舒适，寒气又发作，天气凄凉，寒雪降下。

少阴君火伏而不降，化为郁气，郁久必发，所以，寒气过胜之后，就有热气发生，火风化为疫气。人们易患面赤心烦、头晕目眩等病。火气暴露之后，温病就要发生。

阳明燥金也应从上年在泉的右间，升为本年司天的左间，若遇到天英火气过胜，金气欲升为司天之左间，中运之火阻抑，金气升之不前，则应时之雨不能降下，西风频作，土地干燥，咸卤出现。人们易患上部热病，气喘咳嗽，血液外溢等病。

当金气不升，久而化郁，郁极则发，就会出现清冷肃杀之气，白色的雾霭笼罩天空。人们易患胁下胀满，喜悲伤，伤寒、鼻塞、喷嚏，咽喉干燥，皮肤干燥，手部拆裂等症。

治疗与保养

凡此少阳司天之年，必须抑制中运与司天的太过之气，赞助所不胜之气，折减其致郁的胜气，资助不胜之气的生化之源，则猝暴，太过之气不能发生，重病可以不生。所以本岁当用咸味、辛味及酸味药物，用渗泄水渍发散等方法进行治疗，观察气候的寒热变化，以调治其太过之邪气，若中运遇太角、太徵与岁气风热相同之年，应多用寒化之品；若中运遇太宫、太商、太羽与岁气风热不同之年，应少用寒化之品。用热性药品时，应避开热气主令之时；用温性药品时，应避开温气主令之时；用寒性药品时，应避开寒气主令之时；用凉性药品时，应避开凉气主令之时；用饮食调养时，也应遵照这个原则，若气候有反常变化时，就不必拘守这一原则，否则就会导致疾病的发生。

2065 乙酉年

年　　运

乙酉年既为岁会又为太乙天符　运临本气之上，即运与地支相合，乙为金，酉亦为金，故为岁会；又逢司天为阳明燥金，三金合会，故又为太乙天符。此年上为阳明燥金司天，中为少商金运不足，下为少阴君火在泉。

乙庚为金运，乙为阴年，故运为少商金运不及。金运不及则克我之火的热气为胜气，而我生之水的寒气则为复气。金运虽不及，但得司天之金气相助，故同金运平气。此年，运气为凉，胜气为热，复气为寒。

金运不及，就会出现热化的胜气和寒化的复气，酉年与卯年相同。凡出现胜气复气的时候就是所谓的邪化日，灾害发生在南方的七宫。司天之气数为燥化四，中运之气数为清化四，运与司天皆对应于西北方之位，如果出现胜复之气，则天干地旱，偶有大雨。在泉之气数为热化二，对应于八风之数的西南方，如果出现胜复之气，则寒热交争，大雨时下。

年运的排列顺序

年运五步：初之运春，二之运夏，三之运长夏，四之运秋，五之运冬。

主运五步：初之运太角，二之运少徵，三之运太宫，四之运少商，终之运太羽。

客运五步：初之运少商，二之运太羽，三之运少角，四之运太徵，终之运少宫。

乙酉年金运不及　金运不及称之为“从革”，是指其无坚硬之气，使得万物质地松散而无弹性。“从革”的年份又称之为“折收”。指其收敛之气不能及时敷布，使得生长之气得以发扬，生气和化气合而相得，火气因此得以实行其权利，并使万物生长繁盛。

其气发扬；其作用急躁；人体的病变为喷嚏，咳嗽，鼻塞流涕，衄血等症，这是因为金运不及而从火化的关系。所以少商和少徵相同。

若逢阳明燥金司天，虽金运不及，但得司天之助，也能转成平气，所以“从革”逢上商与正商相同。金运的正常功能称之为“审平”，是指其发散着宁静和平之气，能使万物结实。金虽主收敛，但无剥夺之象，虽主肃杀，但无残害的情况，五行的气化作用都能得以宣畅清明。其气清洁；其性刚强；其作用是成熟散落；其生化能使万物结实收敛。

金运不及，秋收之气不能及时而至，白色的谷类不能及时成熟。金衰火旺，火势炎热，火邪抑金，于是水起反应而来复，寒冷之气突然而来，随之而来的就是冰雪霜雹，以致冰雹霜雪残害万物，在谷类应红色之谷不能成熟，鳞虫伏藏，猪鼠阴沉不动。冬藏之气提早而至，其灾害应于西方，其数为七。阴气厥逆而格拒，使阳气上行，所以头后部疼痛，发热，痛势连及头顶，人多病口腔生疮，甚至心痛。

金运不及，火气和木气就相应的旺盛，长夏之气专胜，干燥烁热，万物因此而茂盛。人们多患肩背闷重，鼻塞流涕，喷嚏，大便下血，泄泻如注等病。

金运不及，如果夏天有景色鲜明，树木茂盛的正常时令，那冬天就有冰冻寒冷的正常气候。如果夏天出现如火烧灼，过于炎热的气候；那秋天就会有冰雹霜雪的反应。它的自然灾害在西方，在人体应肺，其病在内为胸胁肩背，在外为皮毛。

金运对应　其在果为李和杏；所充实的是壳和络；在谷为麻和麦；在五味为苦与辛；在色为白和朱红；在畜类为鸡和羊；在虫类为介虫和羽虫；在音为商、徵；因为金虚火盛，有发光灼热之势；在人体的变动为烦闷气逆，咳嗽失音，甚则咳嗽气喘；其所应五脏为肺。

治疗　中运清化所导致的疾病，宜用味酸的药物或食物调和。

司天在泉

乙酉年　上为阳明燥金司天，左边的间气为太阳寒水，右边的间气为少阳相火。下为少阴君火在泉，左边的间气为太阴湿土，右边的间气为厥阴风木。

阳明燥金司天则少阴君火在泉，暴热至，地气变为暑热蒸腾，火热会流行于冬令草木枯槁之时，使气候不寒而流水不能结冰，蛰虫不藏。人体会因阳气郁于内而发病，出现寒热往来如疟，小便不正常，甚至发生心痛。

初之气，（大寒——惊蛰）主气为厥阴风木，客气为太阴湿土。

上年在泉之气迁移退位，阳明司天燥金用事，天气肃厉，寒雨之气生化，阴气开始凝集，水乃结冰。其发病为内热胀满，满目浮肿，赤眼，鼻塞衄血，喷嚏呵欠，呕吐，小便黄赤，甚则淋沥不通。

二之气，（春分——立夏）主气为少阴君火，客气为少阳相火。

二火用事，阳气乃布，人们也会感到舒适，万物开始生长繁荣。若疫疠大行时，人们容易猝暴死亡。

三之气，（小满——小暑）主气为少阴相火，客气为阳明燥金。

司天之政乃布，凉气乃行，客气之燥气与主气之热气相互交合，燥气极则湿气复而润泽，人们易患寒热之病。

四之气，（大暑——白露）主气为太阴湿土，客气为太阳寒水。

水土之气化，寒雨降下。发病为猝然扑倒，振动战栗，谵语妄言，少气，咽喉干燥而引饮，以及心痛，疟疾寒冷，骨痿软，便血，痈肿疮疡等。

五之气，（秋分——立冬）主气为阳明燥金，客气为厥阴风木。

秋行春令，草木又开始生长而繁荣。人们也感到平和无病。

终之气，（小雪——小寒）主气为太阳寒水，客气为少阴君火。

在泉之气用事，阳气敷布，气候反到温暖，蛰虫又出现在外面，流水不能结冰，人们也健康平安，但阳气盛则易发温病。

阳明燥金司天的年份　燥气下临于地，风木之气起而用事，使脾土受到伤害，凄凉清冷之气常见，草木因被克伐而枯萎，人体的肝脏之气上从天气，所以发病为眩晕、动摇、战栗、胁痛、目赤、筋痿不能久立。

此年，阳明司天之政，其气不及，后天时而至，阳明燥金司天，其气急切，少阴君火在泉，其气盛明。金气不及，火气乘之，阳气得专其令，炎暑之气大行，万物因此而干燥、坚硬。金气不及则木无所畏，和风主治，风气与燥气相兼并流行于气交之内，使阳气多而阴气少，然而阳气盛极则必衰，衰则阴气来复，当四之气之主客二气，即太阴与太阳主令时，云归于雨府，湿气敷布，干燥之气又变为润泽之气。

其在谷类应白色与赤色，间谷借间气太过而得以成熟。金气不及，火气乘之，会损伤属金之白色甲虫类，待水气来复时则又损及属火之羽虫类。如果燥金清凉之气早至而急切，属木的毛虫类乃死；如在泉之热气后至而急暴，属金的介虫类乃受灾殃。金气与火气相合，以为功德，其司天之政急切，其在泉之令猝暴，蛰虫不欲归藏，流水不能结冰。胜气与复气发作急暴，正常的气候被扰乱而不定，司天之清气与在泉之热气，持续于气交之内。人们易患寒热发作急暴，咳嗽，咽喉肿塞，振动寒栗，大小便不通畅等病。

这一年，介虫与司天同气，故介虫静而不能生育；羽虫与在泉同气，故多生育；火克金，故介虫不能生成。少阴君火在泉，寒毒之物及辛味的东西都不生，而其所主的辛、苦、甘味的东西生长繁茂，其在谷类应白色和火红色之类的作物。

治疗　因其气化作用导致的疾病，司天燥化所致的宜用味苦性小温的药物或食物调治，在泉热化所致的宜用味咸性寒的药物或食物调治，这就是所谓适宜的药食性味。

异常变化

若是上一年的少阳相火不退位时，炎热的气候则发生于春季，暑热在后期布化，因此冬季温暖而不冻，流水不冰，蛰虫出现。人们易患寒热往来、上部发热、小腹坚硬而胀满，少气、小便赤、便血、甚则血液外溢等症。

少阳相火不退位，则本年的阳明燥金不能迁正，暑热之气施化于前，阳明肃杀之气责之于后，草木反而生长繁荣，由于热化之令继续施布，燥令不行，也就是清冷急切之气不行，肺金又要患病。人们易患寒热、鼻塞、喷嚏、皮毛脆折、爪甲枯焦、甚则喘嗽上气、悲伤不乐等病。

太阴湿土应从上年司天的右间，降为本年在泉的左间。若遇到地苍木气过胜，太阴湿土不得降入地下。又或遇到少阳司天不得退位，太阴湿土也就不能降入在泉的左间。或木运应时已至，木运居于司天之下而承其气，太阴湿土降之不下，就会出现既有黄色云气又有青色云霞显露，因云气郁蒸，雾气遮蔽而大风发作，草木为之折损。

若太阴湿土日久不降，伏而不布，化为郁气，天空会出现黄色尘埃样的雾气，地上湿气郁蒸。人们易患头晕目眩，腹胀胸满，四肢疼痛、不能举动等病。

太阳寒水也应从上年在泉的右间，升为本年司天的左间，若遇到天芮土气过胜，则太阳寒水升之不前。又遇到阳明司天，未能迁居于正位，太阳寒水也就不能升于司天的左间，土运应时而至，寒水之气欲升于司天的左间，受到土运的阻抑升之不前，则湿热相蒸，寒气发生于天地之间。人们易患泄泻如注，食谷不化等病。

寒水不升，久而化郁，郁极则发，冷气胜过客热之气，冰雹就会突然降下。人们因热病生于内，阳气痹于外，会出现心悸、懊恼烦热，暴烦厥逆，呃逆，足胫酸痛等病。

治疗与保养

因此在阳明司天之年，应当食用得岁气的谷类以安定正气，食用得间气的谷类以去邪气，本年当用咸味、苦味、辛味的药物以汗之、清之、散之的方法进行治疗，安定其不及的运气，使其免受邪气的干犯，折减其致郁的胜气，资助其不胜之气生化之源。根据寒热的轻重，决定方宜的多少，若中运与在泉之热气相同时，应多用与司天凉气相同之品；若中运与司天之凉气相同时，应多用与在泉之热气相同之品。用凉药时，应避开凉气主令之时；用热药时，应避开温气主令之时。用饮食调养时，也应遵照这个原则，这是一般情况而言。若气候有反常变化时，就不必拘守这一原则，这是指的自然变化之道，若是违背了它，就会扰乱天地阴阳的自然规律。

2066 丙戌年

年　运

丙戌年运与司天相合为天符　上为太阳寒水司天，中为太羽水运太过，下为太阴湿土在泉。

丙辛为水运，丙为阳年，故运为太羽。水运之气为寒冷肃杀，其正常气化为寒风凛冽，凝敛凄惨。其反常变化为冰雪霜雹，其致病为大寒留滞于筋肉关节空隙处。

司天之气数为寒化六，中运之气数为寒化六，运与司天皆对应于八风之数的北方，如果出现胜复之气，则大雪纷飞，狂风大作。在泉之气数为雨化五，对应于中央之位，如果出现胜复之气，则风雨交加，寒气飕飕。

年运的排列顺序

年运五步：初之运春，二之运夏，三之运长夏，四之运秋，五之运冬。

主运五步：初之运太角，二之运少徵，三之运太宫，四之运少商，终之运太羽。

客运五步：初之运太羽，二之运少角，三之运太徵，四之运少宫，终之运太商。

丙戌年水运太过 水运太过称之为“流衍”是指其有溢满之气，可使万物漂流而不能归宿。“流衍”的年份又称之为“封藏”，是指其寒气执掌着万物的变化，能使天地之间严寒阴凝，闭藏之气行使其权利，使火的生长之气不能发扬。其化为凛冽，其气为坚凝，其权力为安静，它的表现为流动灌注，其活动或为漂浮、或为下泻、或为灌溉、或为外溢，其性能是阴凝惨淡、寒冷雾气，其气候变化为冰雪霜雹。

逢水气司天，二水相合，流衍逢上羽，火气更衰，火的生长之气更不能发挥作用。如果水气太过，土气就会来复，土之化气发动，以致地气上升，大雨不时下降，人们身上发生的病变，都是由于土之邪气伤于肾脏造成的。

水运太过，则寒气流行，寒气非时早至，在天上应水星光明。寒之邪气损害于心，人们多患恶寒发热、心痛、心悸、烦躁、四肢逆冷、谵语妄动等病。水邪亢盛则会有腹水、足胫浮肿、气喘咳嗽、盗汗怕风等症。

水运太过，则土气来复，大雨下降，空气中象有尘土飞扬，又像雾露一样迷蒙郁结。

当遇太阳寒水司天，就会雨水霜雪不时下降，湿气大盛，物变其形。人们多患腹中胀满，肠鸣便泻、食不化、渴而妄冒。如神门脉绝，多死亡而无法治疗。

水运对应 其在谷类为豆、稷；在畜类为猪、牛；在果类为栗、枣；在颜色为黑、朱红、黄；在五味为咸、苦、甘；其象征在四时为冬天；在虫类为鳞虫、裸虫；在物体属于汁液、肌肉一类；在人体相应的经络是足少阴、足太阳；在内脏为肾和心；如果发生病变是胀。

治疗 中运寒化所导致的疾病，宜用味咸性温的药物或食物调和。

司天在泉

丙戌年 上为太阳寒水司天，左边的间气为厥阴风木，右边的间气为阳明燥金。下为太阴湿土在泉，左边的间气为少阳相火，右边的间气为少阴君火。

太阳寒水司天则太阴湿土在泉，土能制水，故土气滋润，水流丰盛，太阳司天则寒水之客气加临于三之气，太阴在泉则湿土之气下加于终之气。水湿相合而从阴化，万物因寒湿而发生变化，应在人身上则水饮内蓄、腹中胀满、不能饮食、皮肤麻痹、肌肉不仁、筋脉不利，甚至浮肿、背部生痈。

初之气，（大寒——惊蛰）主气为厥阴风木，客气为少阳相火。上年在泉之气迁移退位，温热之气大行，草木繁荣较早，人们易患温热、疫疠病，出现身热，头痛，呕吐，肌肤疮疡等症。

二之气，（春分——立夏）主气为少阴君火，客气为阳明燥金。

这时凉气反而大行，阳气不能舒发，草木因遇到寒凉之气，也不易生长，火气受到抑制，寒气开始发生，人们也会感到凄惨，易患气郁不舒，腹中胀满等病。

三之气，（小满——小暑）主气为少阳相火，客气为太阳寒水。

司天之气布其政令，寒气大行，雨乃降下，人们因寒病于外，热病于内，而出现心热烦闷，下利如注，痈疽等病。热郁于内，则易伤心神，若不急治，病多死亡。

四之气，（大暑——白露）主气为太阴湿土，客气为厥阴风木。

风湿二气，交争于气交，湿得风气乃化为雨，万物得以盛长，并化育成熟。人们易患大热少气，肌肉痿弱，两足痿软，下利赤白等病。

五之气，（秋分——立冬）主气为阳明燥金，客气为少阴君火。

阳气重新施化，草木之类又得以盛长，并化育成熟，人们也会感到舒畅无病。

终之气，（小雪——小寒）主气为太阳寒水，客气为太阴湿土。

在泉之气，得其政令，湿气大行，阴寒之气凝集，天空昏暗，象有尘埃一样笼罩郊野，人们也感到凄惨。若寒风骤至，则土气不胜，脾不得长养，虽有妊娠，亦多至死而不能生。

太阳寒水司天的年份　寒水之气下临于地，火热之气起而用事，火气照耀显明，肺金必然受伤。热气妄行于上，故寒气报复于下，寒冷之气非其时而出现，寒霜不时下降，寒气太过则水结成冰，寒复则神气伤。发病为善忘，甚至心痛。因火气被迫而顺从天气，人体的心脏之气上从天气，故人们发病则为心热烦闷、口渴咽干、喷嚏流涕、易于悲哀，时常哈欠。

此年，太阳司天之政，其气太过，先天时而至。太阳寒水司天，其气肃厉，太阴湿土在泉，其气沉静。寒水之气临于太空，阳气不能施令，水土二气相合，以为功德，其在谷类应于黑色与黄色作物，其司天之政严肃，其在泉之令徐缓。由于寒水之政大起，阳气不能伸张，湖泽中不见阳热的气焰升腾，火气只能等到其相应之时，方能舒发。主气少阳居中为三之气，因火气过胜，应时之雨水穷尽不降，四之气，在泉用事，雨水止极而云散，气还于太阴主令之时，云会于北极雨府之处，湿气乃得布化，万物为之润泽，太阳寒气布于高空，少阴雷火动而在下，寒湿之气持续于气交之中。人们易患寒湿病发作，肌肉痿弱，两足痿软不收，大便泄泻，血液外溢等症。

这一年，鳞虫与司天之气同，故鳞虫静不能生育；裸虫与在泉之气同，故多生育。太阴湿土在泉，燥毒之物及咸味和气热的东西都不生，而其所主的甘和咸味的东西生长繁茂，其在谷类应土黄色和黑色之类的作物。太阴在泉，是土居地位，所以其气化淳厚，足以制水，故咸味得以内守，其气专精而能生金，故辛味也得以生化，而与湿土同治。

治疗　因其气化作用导致的疾病，司天寒化所致的宜用味苦性热的药物或食物调治，在泉雨化所致的宜用味甘性热的药物或食物调治，这就是所谓适宜的药食性味。

异常变化

若是上一年的阳明燥金不退位时，春天则发生清冷之气，草木推迟繁荣，寒气与热气相间发作。人们易患头晕目眩、饮食不下、呕吐、大便干燥、四肢不举、暴发泄泻等症。

阳明燥金不退位，则本年的太阳寒水不能迁正，致使冬季寒冷之气改行于春季，肃杀霜冻之气在前，严寒冰雪之气在后，太阳寒化之令，须待燥气过后，才能司天主治，若燥气过期不退，时令失去正常规律，对人们就会发生灾害。如果阳光之气来复并能得到施布，凛冽之气则不能发作，雾云会待时而现。这时瘟疠容易发作，人们易患喉痹咽干、烦躁口渴、喘息有音等症。

这一年，少阳相火应从上年司天的右间，降为本年在泉的左间。若遇地玄水气过胜，少阳相火不能降入地下。又遇到水运太过，先天时而至，水运居中承之，相火欲降而不能降，则会赤色的云团刚开始出现，黑色的云气跟随而至。温暖之气才欲发生，寒冷之气突然而至，甚至会降下冰雹。

若少阳相火日久不降，伏而不布，则化为郁气。冷气之后随又生热，火风之气就会化为疫气，当火气显露之时，热病就要发作。人们易患面赤心烦、头痛目眩等病。

厥阴风木应从上年在泉右间，升为本年司天的左间，若遇到天柱金气过胜，使木气升之不前，就会出现清凉之气，风气减少，肃杀之气会行于春季，霜露再次降临，草木因此而枯萎。人们易患瘟疫早发，咽喉干燥，两胁胀满，肢节皆痛等症。

当木气不升，久而化郁，郁极则发，就要出现大风摧拉折损，鸣声紊乱的景象。人们易患卒中，半身麻痹，手足不仁等症。

治疗与保养

凡此太阳寒水司天之年，火气郁而不行，宜食苦味以泻火，以燥治湿，以温治寒，必须折减其政郁之胜气，资助不胜之气的生化之源，抑制中运与天的太过之气，扶持被抑制的不胜之气，不要使运气猝暴太过而发生疾病，应当食用得发气的谷类以保全真气，避免虚邪贼风以安定正气。

根据中运与司天在运与其泉阴阳五行之气的同异裁定药食性味的多少而制之，运与气寒湿相同者，用燥热之品以化之；运与气寒湿不同者，用燥湿之品以化之。凡用寒性药品时，应避开寒气主令之时；用热性药品时，应避开热气主令之时；用凉性药品时，应避开凉气主令之时；用温性药品时，应避开温气主令之时；用饮食调养时，也应遵照这个原则，这就是一般情况而言。若气候有反常变化时，就不必拘守这一原则，若不遵守这些规律，就会导致疾病的发生，就是说要根据四时气候变化的具体情况，决定治疗原则。

2067 丁亥年

年 运

丁亥年运与司天相合为天符 上为厥阴风木司天，中为少角木运不及，下为少阳相火在泉。

丁壬为木运，丁为阴年，故运为少角。木运不及，则克我之金的清气乃为胜气，胜气之后，则我生之火的热气来复。此年，运气为风，胜气为清，复气为热。

木运不及，则可出现清化的胜气和热化的复气。亥年与巳年相同。凡出现胜气复气的就是所谓邪化日，灾害发生在东南方的三宫。司天之气数为风化三，中运之气数为风化三，运与司天皆对应于东南之位，如果出现胜复之气，则狂风大作，寒热交替。在泉之气数为火化七，对应于八风之数的南方，如果出现胜复之气，则寒热交加，大雨滂沱。

年运的排列顺序

年运五步：初之运春，二之运夏，三之运长夏，四之运秋，五之运冬。

主运五步：主运与客运之气相通，气得正化。起于少角，终于少羽。

客运五步：初之运少角，二之运太徵，三之运少宫，四之运太商，终之运少羽。

丁亥年木运不及 木运不及称之为“委和”，是指其因无阳和之气，所以使万物萎靡不振。委和的年份又称为“胜生”，是指其不能很好地行使职权，反而使生化之气得到发扬（土不畏木），生长之气自然平静没有生机（木不生火），收敛之气提早施布（金胜木），凉雨不时下降，风云突变经常起发，草木不能及时生长繁荣，并且易于干枯凋落。万物早秀早熟，皮肉充实。

其气收敛；其作用拘束，不能曲直伸展。若发生病变则为摇动和恐惧，这都是由于木运不及而从金化的关系，所以，少角等同于判商。

今逢厥阴风木司天，不及的木运得司天之助也可成为平气，所以委和逢上角，其气化作用可与正角相同。木的正常功能称之为“敷和”，其能散布温和之气，能使万物荣华，木的德性可布达于四方，阳气舒畅，阴气散布，五行的气化作用都能发挥其正常的功能。其气正直，其性顺从，其作用如树木的枝干一样曲直、自由伸展，其生化作用能使万物繁荣，其功能是发散；其性能是温和；其表现是风。当人体发生四肢痿弱、痈肿、疮疡、生虫等病时，都是因为邪气伤肝的原因。

木运不及，燥气就会旺盛，生长之气与时令不相适应，草木不能应时而生长繁荣。萧瑟肃杀之气亢胜，使劲硬的木因受金刑而易碎裂如劈，本来柔嫩苍翠的枝叶变的萎弱干枯。冷雨不时下降，在五谷使青色的谷物不能成熟，在天上应金星光明。人们多患中气虚寒，胁肋部疼痛，少腹痛，腹中鸣响，大便溏泄。

金气抑木，木起反应而生火，于是就会炎热如火，湿润的变为干燥，柔嫩脆弱的干枯焦槁，枝叶从根部重新生长，开花与结果并见，五谷外强中干，秀而不实。在人体因炎热之气郁于皮肤，多病寒热、疮疡、痱疹、痈痤。在天上应金、火二星。白霜提早下降，秋收肃杀之气流行；寒雨非时而降损害万物；味甘色黄之物多生虫蛀，稻谷没有收获，在人则脾土先受其邪。火气后起，心气亦继之亢盛。火气克金，金气乃得抑制，所以其谷物不能成熟，在疾病则咳嗽、闭塞。在天上应金星与木星。

木运不及，如果春天有和风使草木萌芽抽条的正常时令，那秋天也就有雾露润泽而凉爽的正常气候；如果春天反见寒霜冷冻惨凄残贼的秋天气候，那夏天就有特别炎热的反映。它的自然灾害在东方；在人体应肝脏；其病在内为胁肋部，在外为筋骨关节。

委和的年份，起初是一片萧瑟肃杀的景象，但随之则是火热蒸腾，其灾害应于三（东方），这是由于金气克木，迫使火气前来报复。当火气来复，主多飞虫、蠹虫、蛆虫和雉。木郁火复，发为雷霆。

木运对应：在果类是枣、李，所充实的是壳和核；在谷类是黍、稻；在五味是酸、辛；在颜色是白而苍；在畜类是犬和鸡；在虫类是毛虫和介虫；在声音为角、商，所主的气候是雾露寒冷之气，在人体的变动是筋络拘挛无力，或者易于惊骇，其应于内脏为肝。

治疗　中运风化所导致的疾病，宜用味辛的药物或食物调和。

司天在泉

丁亥年　上为厥阴风木司天，左边的间气为少阴君火，右边的间气为太阳寒水。下为少阳相火在泉，左边的间气为阳明燥金，右边的间气为太阴湿土。

厥阴风木司天则少阳相火在泉，风火相煽，火气横行，地气便为数热，因气候温热，蛰虫不藏而常见，流水不能成冰，其所发之病急速而迅猛。在人体可见因大热而消烁津液，血水下流。

初之气，（大寒——惊蛰）主气为厥阴风木，客气为阳明燥金。

寒气开始严厉，杀伐之气刚来。人们易患寒病于右侧下方。

二之气，（春分——立夏）主气为少阴君火，客气为太阳寒水。

寒冷之气不去，杀伐之气仍在施化，雪花飘，水成冰，霜降下，草类的上部因此干焦，寒冷的雨水时常降下。若是阳气来复，人们则易患内部热证。

三之气，（小满——小暑）主气为少阳相火，客气为厥阴风木。

司天之政布化，大风时起，人们易患头目眩晕，耳鸣，两目流泪等病。

四之气，（大暑——白露）主气为太阴湿土，客气为少阴君火。

暑、湿、热之气交争于司天之左间，人们易患黄疸病，甚者会浮肿。

五之气，（秋分——立冬）主气为阳明燥金，客气为太阴湿土。

燥气与湿气互有胜负，阴寒沉降之气乃得布化，风雨流行，寒气会侵及人们。

终之气，（小雪——小寒）主气为太阳寒水，客气为少阳相火。

由于少阳之烈火主令，阳气布化，蛰虫出现，流水不能结冰，地中的阳气发泄，草类生长，人们也感到舒适，如其发病则为温热疫病。

厥阴风木司天的年份　风木之气下临于地，风行于宇宙之间，云气与万物为之动摇。人们发病则目眩、耳鸣。湿土之气起而用事，于是水气必然受到损伤。土从木化而受其克制，其功用亦为之变易。人体的脾脏之气上从天气，兴起而隆盛，人们发病则身体沉重、肌肉枯萎、饮食减少、口败五味。

此年，厥阴司天之政。其气不及，后天时而至，上述所谓同正角诸岁，其气化的情况是：中运与司天之气相同，均为木运平气。厥阴司天，少阳在泉，司天之气扰动，在泉之气正化，司天之风气生于高远之处，在泉之炎热自下而从之，云归于雨府，湿化之气流行，司天之风气与在泉之火气相合，以为功德，司天之政扰动，在泉之令迅速，其在谷类应于青色与赤色，间谷借间气太过而能成熟，其易耗损具有纹角虫类及羽类动物。风气、燥气、火气、热气互为胜复，交替发作，蛰虫出现，流水不能结冰，热病生于人之下部，风病生于人之上部，风气与燥气互为胜复见于人之中部。

这一年，毛虫同司天之气，故不能生育，亦不耗损；羽虫同在泉之气，故得以生育；火能克金，故介虫不能生成。少阳相火在泉，寒毒之物不生，火能克金，辛味的东西因被克而不生，而其所主的苦和酸味的东西生长繁茂。其在谷类应青色和火红色一类的作物。

治疗　因其气化作用导致的疾病，司天风化所致的宜用味辛性凉的药物或食物调治，在泉火化所致的宜用味咸性寒的药物或食物调治，这就是所谓适宜的药食性味。

异常变化

若是上一年的太阳寒水不退位时，春季发生寒冷的气候，冰雹降下，阴沉昏暗之气覆盖，至二之气时，寒气尚未退去。人们易患寒痹厥逆、阴痿不用、小便失禁、腰膝皆痛等病，而瘟疫之发作较晚。

太阳寒水不退位，则本年的厥阴风木不能迁正，风气欲施其令而寒气不退，风木的温暖之气不能应时施化，失去了正常的春令，花卉因此枯萎，人们易患淋病、目系转、转筋、善怒、小便赤等病。

这一年，阳明燥金应从上年司天的右间，降为本年在泉的左间。若遇到地形火气过胜，则阳明燥金不得降入地下。又或遇到太阳司天不得退位，则阳明燥金也就不能降入在泉的左间。或火运应时而至，火运居于司天之下而承其气，阳明燥金降之不下，则见天气清冷而肃降，火气显露时温热出现。早晚有大凉之气，而白天湿热之气发作。人们感到体沉困倦，夜卧不安，易患咽喉干燥，口渴引饮，懊恼烦热等病。

若阳明燥金日久不降，伏而不布，化为郁气。天气清凉而寒冷，远处会有白色雾气发生。人们易患眩晕，手足强直，麻木不仁，两胁作痛双目视物不清等病。

少阴君火也应从上年在泉的右间，升为本年司天的左间，若遇到天篷水气过胜，君火升之不前。又遇到厥阴司天，未能迁正于正位，少阴君火也就不能升于司天的左间，这是由于水运在中间阻抑所致。少阴君火欲升为司天的左间，受到水运的阻抑而升之不前，则会使清凉寒冷的气候再度发作，早晚都有冷气出现。人们易患阳气伏郁内而生烦热，心神惊悸，寒热交作等病。

少阴君火不升，久而化为郁气，郁极则发，就会出现暴热，火热之风气积聚覆盖于上，化为疫气，疫疠之气逢温暖之时乃发，由于火气暴露化为火疫，则可出现心烦而躁动口渴等症。渴甚的可以泻其火热，则诸症可止。

治疗与保养

凡此厥阴司天之年，必须折减其致郁之气，资助不胜之气的生化之源，赞助其不及的运气，不要使邪气太胜。本年宜用辛味以调治司天之风邪；用咸味以调治在泉之火邪。少阳相火，其性尤烈，不可轻易触犯，应当慎重调治，用温性药物时，应避开温气主令之时；用热性药物时，应避开热气主令之时；用凉性药物时，应避开凉气主令之时；用寒性药物时，应避开寒气主令之时；用饮食调养时，也遵照这个原则。若气候反常变化时，就不必拘守这一原则，这是一般规律，若不遵守这些规律，就会导致疾病的发生。

以上是五运六气在一甲子的年运行情况，其始终围绕着这个规律，周而复始的不停运动。胜复之气所造成的异常变化，会随着春夏秋冬的不同而有所不同，读者切莫教条。

2009年3月4日于北京西山枫林
2009年10月30日第一次修改完
2010年5月18日定稿

附

《四诊诀微·运气要略》清·林之瀚

六气之脉应节侯之诊《素问·至真要大论篇》

厥阴之至，其脉弦。此言主气也。大寒至惊蛰，为厥阴肝木主之初气也，其气之至，脉来弦也。但子午之年，客气之初气，乃太阳寒水。然太阳之至，其脉大而长之类，为医者，学宜活泼，不可拘执。若止言主气而不言客气，恐临诊有所不应，后学无所适从也。

丑未之年，客之初气，厥阴风木；寅申之年，客之初气，少阴君火；卯酉之年，客之初气，太阴湿土；辰戍之年，客之初气，少阳相火；巳亥之年，客之初气，阳明燥金也。

少阴之至，其脉钩。春分至立夏，为少阴君火主之二气也。但子午之年，客之二气，厥阴风木，即丑未之初气也。丑未之年，客之二气，少阴君火，即寅申之初气，以此类推。

少阳之至，大而浮。小满之小暑，为少阳相火主之三气也。如子午年客之三气，即寅申年客之初气少阴也。丑未年客之三气，即卯酉年客之初气，太阴之类是也。

太阴之至，其脉沉。大暑至白露，为太阴湿土主之四气也。如子午年客之四气，即卯酉年客之初气，太阴湿土。丑未年客之四气，即辰戍年客之初气，阳明之类。

阳明之至，短而涩。秋分至立冬，为阳明燥金主气之五气也。如子午年客之五气，即辰戍年客之初气，少阳相火。丑未年客之五气，即巳亥年客之初气，阳明之类。

太阳之至，大而长。小雪至小寒，为太阳寒水主气之六气也。如子午年客之六气，即巳亥年客之初气，阳明燥金。丑未年客之六气，即子午年客之初气，太阳寒水之类，以此而推之也。

按：以上六气之脉，各有其时。时至则气至，气至则脉至，所谓天和也。《经》曰：毋伐天和。若至而甚，则失中和之气，则病，如但弦无胃之类；时至而脉不羸你，来气不足也，亦病；时未至而两脉先至，来气太过也，亦病。如此之类，安可不知也？

五运六气图论

五运者，金、木、水、火、土也。六气者，风、寒、暑、湿、燥、火也。其法合十干为五运，对十二支为六气。运有主运、客运；气有主气、客气。天以六气动而不息，上应乎客；地以五行静而守位，下应乎主。

运有南北二政。惟土运为南政，甲、己二年是也。盖土位居中，面南行令故也。金木水火四运为北政，乙丙丁戊庚辛壬癸是也。皆以臣事，北面受令故也。

甲己之岁，土运统之；乙庚之岁，金运统之；丙辛之岁，水运统之；丁壬之岁，木运统之；戊癸之岁，火运统之也。

总　　论

运乃五年一周，气则六期环会。五运有太过、不及，有平运，有大运，有主运、客运也。太过者，甲、丙、戊、庚、壬，五阳干也；不及者，乙、丁、己、辛、癸，五阴干也。

太过之年，大寒前十三日交，名曰先天。不及之年，大寒后十三日交，名曰后天。平运者，司天与运同气也。或太过而司天克气，或不及而年支相合，谓之岁会。或月干与之相符，或交初气，日干、时干与之相合，谓之干德符。值之者，物生脉应，无相先后，皆平运也。正大寒日交，名齐天大运者，本年年干也。

主运者，每年皆以木运，从大寒日始，以次相生，至水而终，每运各主七十二日零五刻，岁岁皆然也。客运者，如甲为土，乙为金，以次相生，至癸为火，逐岁变迁也。

六气有司天，有在泉，有主气、客气，有正化、对化也。主气者，每年皆以木气从大寒始，以次相生，至水气而终，每气各主六十日奇八十七刻半，岁岁皆然也。客气者，以本年年支后第三支起，如子年子后第三支是戌，戌属水，就以水气从大寒日始，为初气，即在泉左间也；木为二气，即司天右间也；火为三气，即司天火气也；土为四气，即司天左间也；金为五气，即在泉燥金也；水为终气，即在泉右间也。每气各主六十日奇八十七刻半，每年相易也。以客加主，客胜主则从，主胜客则逆。凡司天主上半年，在泉主下半年。此运气之大概也。

天干之生五行之位五音之运
生成之数太过不及平运总图

阴干为少少数生；阳干为太太数成。水羽一，火徵二，木角三，金商四，土宫五。

如丙辛水运丙为太羽其从成数六，辛为少羽其从生数一之类也。但土无成数皆从生数五也。

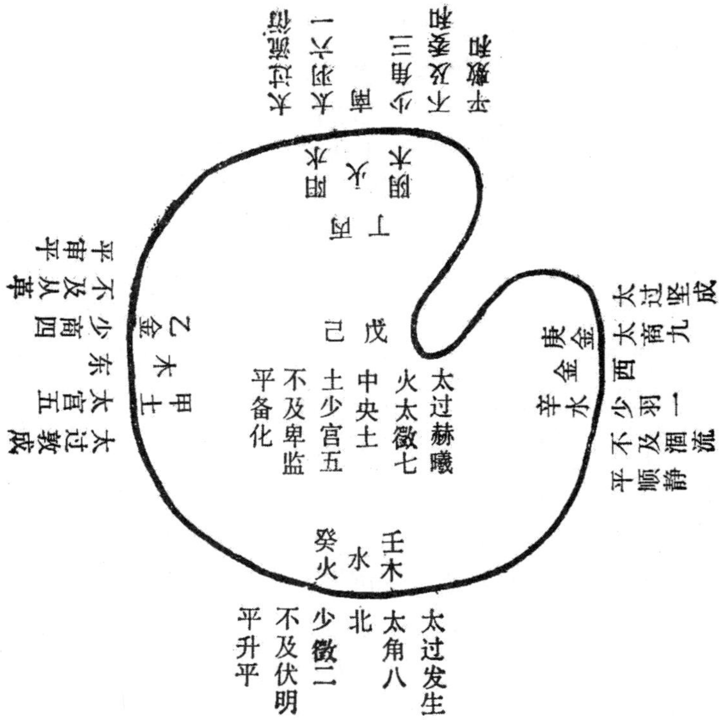

每年司天在泉正化对化之图

正司化令之实，对司化令之虚；正化从本生数，对化从标生数。

土无成数皆从生数，故正化对化皆从五也。

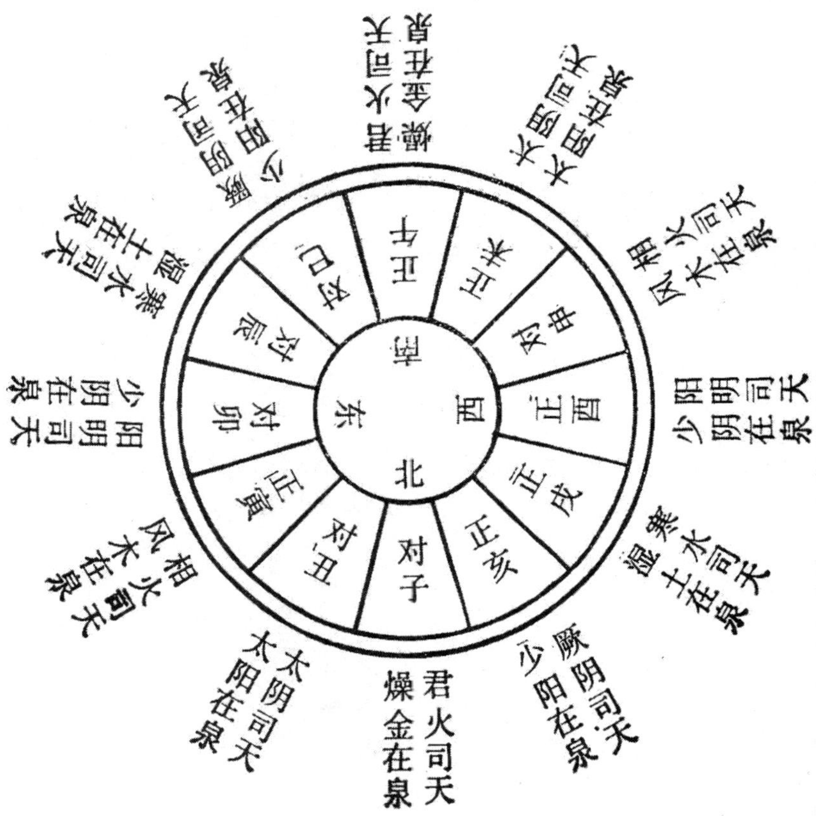

六气分上下左右而行天令，十二支分节令时日而司地化。然以六气而加于十二支，则有正化、对化之不同。如厥阴之司于巳亥者，以厥阴属木，木生于亥，故正化于亥，对化于巳也。少阴司于子午者，少阴为君火，当正南离位，故正化于午，对化于子也。太阴司于丑未者，以太阴属土居中，旺于西南，故正化于未，对化于丑也。少阳司于寅申者，以相火卑于君火，生于寅，故正化于寅，对化于申也。阳明司于卯酉者，以阳明属金，酉为西方金位，故正化于酉，对化于卯也。太阳司化于辰戌者，以太阳为水，辰戌属土，谓水行土中，而戌居西北为水渐旺之乡，故《洪范》五行以戌属水，故正化于戌，对化于辰也。皆以阴阳之盛衰合于十二辰，以明正化、对化之理也。

每年主气客气之图

内图是主气，主气又名地气，年年如此，千古不易。外图是客气，客气又名天气，年年更换，六岁相同。

按：客气，《六微旨大论》曰：上下有位，左右有纪。故少阳之右，阳明治之；阳明之右，太阳治之；太阳之右，厥阴治之；厥阴之右，少阴治之；少阴之右，太阴治之；太阴之右，少阳治之。此谓气之标，盖南面而待之也。

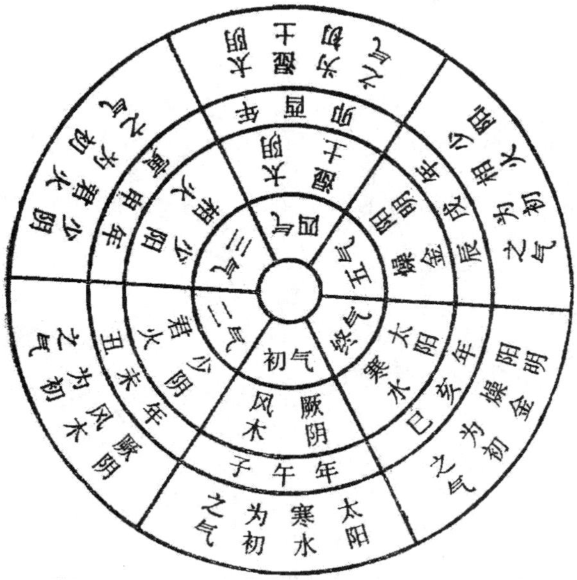

假如子午年，初气太阳，二气厥阴，三气少阴之类；丑未年，初气厥阴，二气少阴，三气太阴之类，推之是也。

下六图皆岁气加盘图也；内盘属天，天主动，客气也，故一岁而一迁。外盘属地，地主静，主气也，故常守其位。如子午岁则初气太阳加厥阴；丑未岁则初气厥阴厥阴加厥阴之类，主客相并而病生焉。每岁具图于后。

子午岁气热化之图

甲子甲午岁名敦阜，庚午庚子岁名坚成，丙子丙午岁名流衍，戊子戊午岁名赫曦，壬午壬子岁名发生。

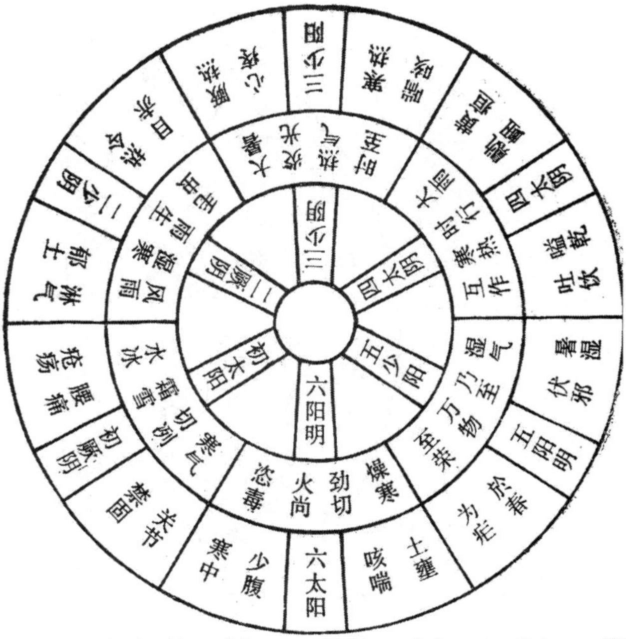

丑未岁气湿化之图

乙丑乙未岁名从革，辛未辛丑岁名涸流，丁未丁丑岁名敷和，己丑己未岁名卑监，癸未癸丑岁名升明。

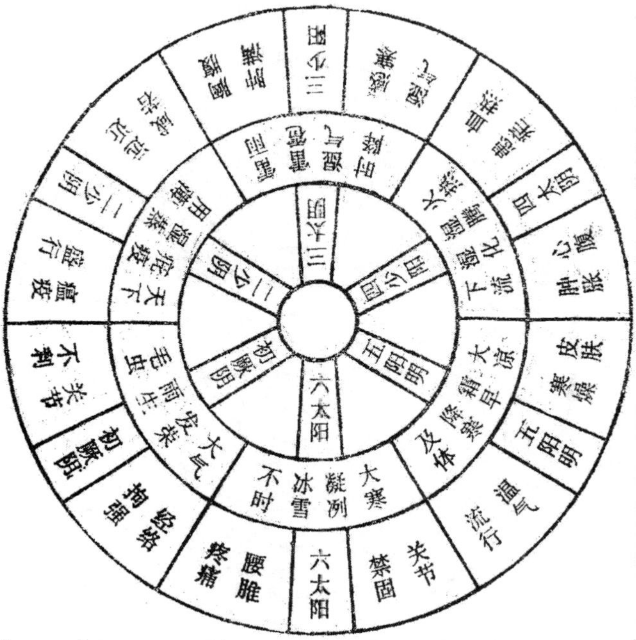

寅申岁气火化之图

丙寅丙申岁名流衍，壬申壬寅岁名发生，戊寅戊申岁名赫曦，甲申甲寅岁名敦阜，庚寅岁名审平，庚申岁名坚成。

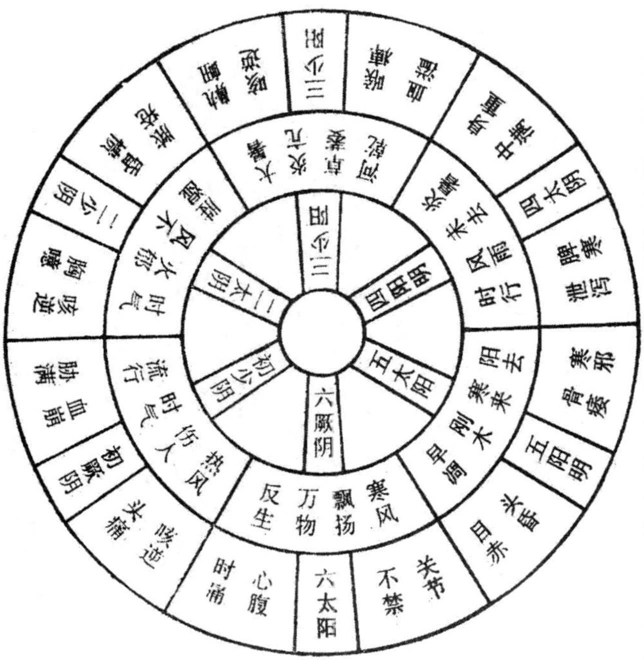

卯酉岁气燥化之图

丁卯丁酉岁名敷和，癸卯癸酉岁名伏明，己卯己酉岁名卑监，乙卯岁名从革，乙酉岁名审平，辛卯辛酉岁名涸流。

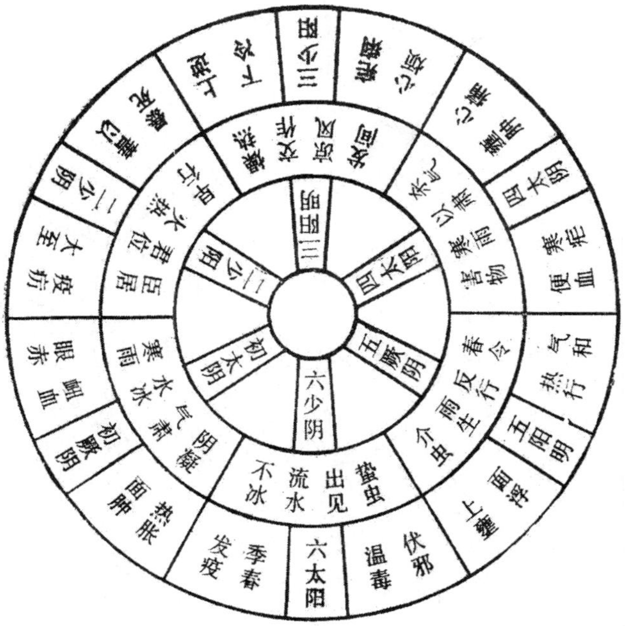

辰戌岁气寒化之图

戊辰戊戌岁名赫曦，甲戌甲辰岁名敦阜，庚辰庚戌岁名坚成，丙辰丙戌岁名流衍，壬辰壬戌岁名发生。

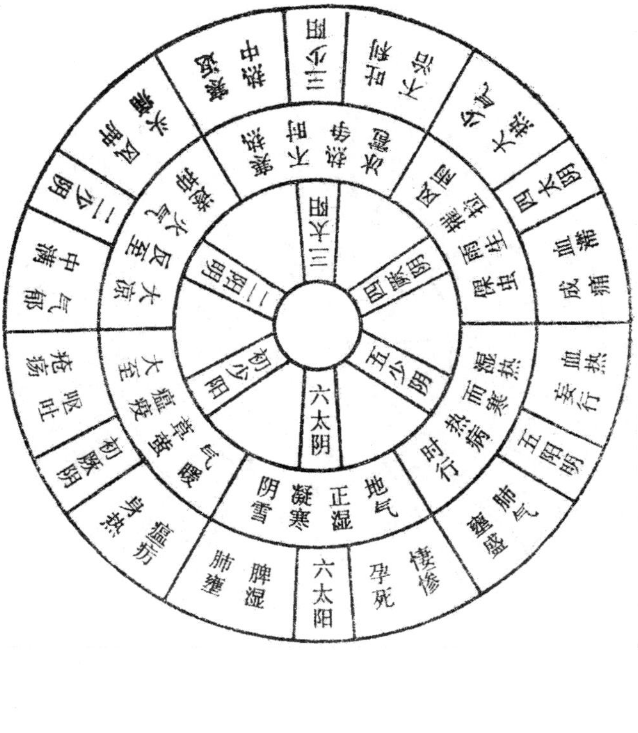

巳亥岁气风化之图

己巳己亥岁名卑监，乙巳乙亥岁名审平，辛巳辛亥岁名涸流，丁巳丁亥岁名敷和，癸巳岁名升平，癸亥岁名伏明。

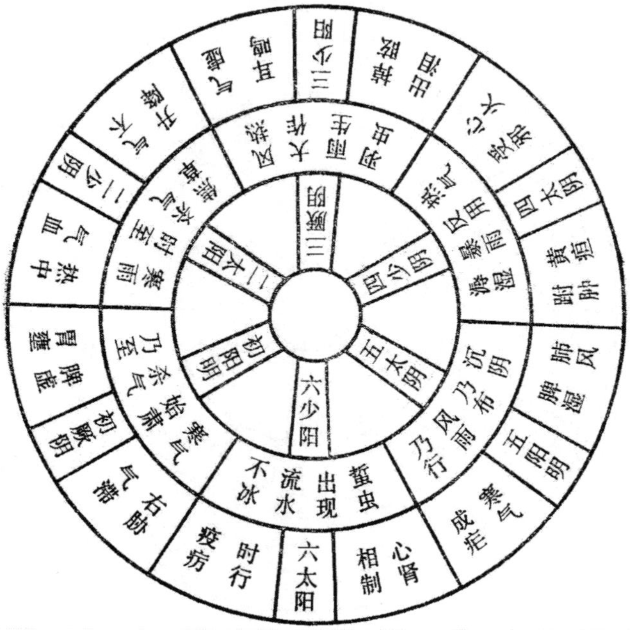

每年交六气时节日图

五日为一候，一候金水木火土周也；三候为一节，以为三才之道也；三月为一时，亦乾象也；四时为一岁，乃四曜之义也。每气主二月令，每令主二节，其时刻变气可以类推。

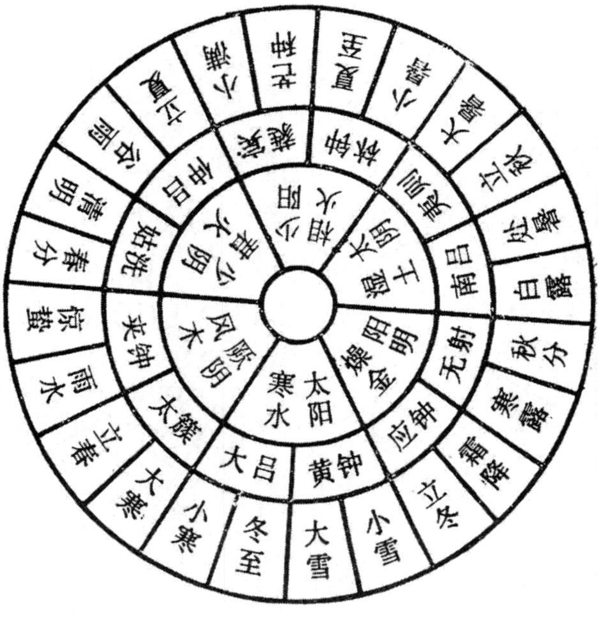

先天八卦后天八卦九宫分野总图

内图为先天；外图为后天九宫分野。

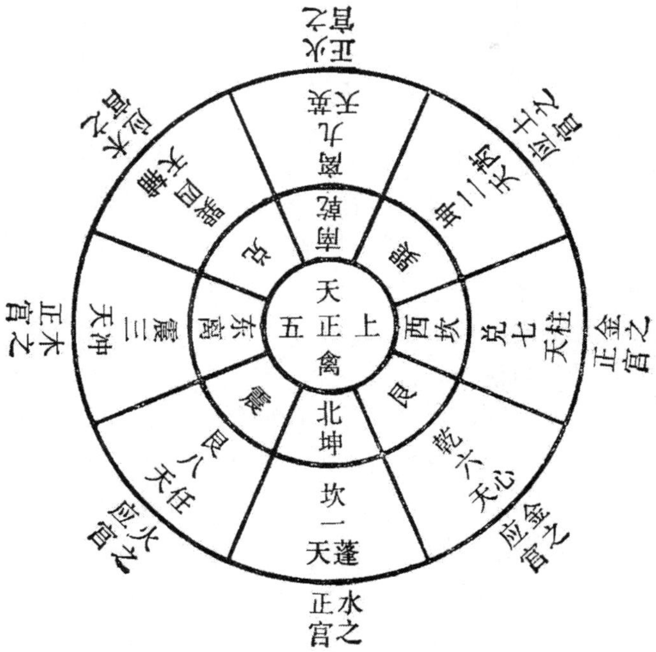

运气十一法

六十年内，有天符十二年，岁会七年，同天符六年，岁会同天符二年，同岁会六年，太乙天符四年，支德符四年，顺化运十二年，天刑运十年，小逆运十二年，不和运十二年。

运与司天相合，曰天符　如戊子、戊午为火运，司天乃少阴君火，运与司天皆火为合，故曰天符。其己丑、己未、乙卯、乙酉、丙辰、丙戌、戊寅、戊甲、丁巳、丁亥，共十二年也。

运临本气之上，谓岁会　即运与地支合也。如丙子年，丙为水运，子乃属水，则运与子合，故曰岁会。其丁卯、甲辰、己未、甲戌、戊午、乙酉共七年，皆是岁会也。

太过之运与在泉合，谓同天符　谓之同者，岁运与在泉合，阳年曰同天符，阴年曰同岁会。如庚子、庚午年为金运，运与在泉阳明燥金合，故曰同天符。其壬寅、壬申、甲辰、甲戌共六年，亦皆同天符也。

岁会同天符　如甲辰、甲戌二年，是也。

不及之运与在泉合，谓同岁会　如辛丑、辛未年，辛为水运，与在泉太阳寒水合，故曰同岁会。其癸卯、癸酉、癸巳、癸亥亦是，共六年也。

天符岁会相合，谓太乙天符　如己丑、己未二年，己为土运，又司天太阴湿土，丑未又属土，乃三合会也，故曰太乙天符。其戊午、乙酉亦是，共四年也。

运与四孟月相合，谓支德符　如寅属木，春孟月也，壬寅年木运临之；巳属火，夏孟月也，癸巳年火运临之；申属金，秋孟月也，庚申年金运临之；亥属水，冬孟月也，辛亥水运临之是也。六十年中，只有此四年也。

天气生运曰顺化　如甲子、甲午、甲寅、甲申四年，乃少阴君火下生甲土之运也。其壬辰、壬戌二年，水下生木也。乙丑、乙未二年，土下生金也。癸巳、癸亥二年，木下生火也，共十二年也。（按：缺金下生水）

天气克运曰天刑运　如庚子、庚午年为金运，子、午少阴君火，下克金运，故曰天刑，余仿此推之。如辛丑、辛未、庚寅、庚申、丁酉、丁卯、戊辰、戊戌、己亥、己巳，共十一年也。

运生天气曰小逆　如壬子、壬午年，丁、壬木运，子午年少阴君火，木上生下火，故曰小逆，余仿此推之。如辛巳、辛亥、癸丑、癸未、壬寅、壬申、己卯、己酉、庚辰、庚戌，共十二年也。

运克天气曰不和　如丙子、丙午、丁丑、丁未、丙寅、丙申、癸卯、癸酉、甲辰、甲戌、乙巳、乙亥，共十二年也。

按：《经》曰：天符谓执法，岁会谓行令，太乙天符谓贵人。邪之中人，则执法者，其病速而危；行令者，其病徐而待；贵人者，其病暴而死也。

六气司天所主天时诗

风木司天主有风，少阴君火日融融。
相火当权多酷热，太阴湿土雨蒙蒙。
燥金用事多清肃，寒水当时冷气攻。

六气司天所主民病诗

风木司天多掉眩，少阴疮疡热相煎。
相火流行瘟疫盛，太阴湿土胃家愆。
燥金用事多皮揭，寒水当权筋骨挛。

主运诗

大寒木运始行初，清明前三火运居。
芒种后三土运是，立秋后六金运推。
立冬后九水运伏，周而复始万年如。

客运诗

甲己化土南政君，丙辛水运乙庚金。
丁壬化木戊癸火，此为北政居于臣。

司天在泉诗

子午少阴君火天，阳明燥金应在泉。
丑未太阴湿土上，太阳寒水两连绵。
寅申少阳相火旺，厥阴风木地中联。
卯酉却与子午倒，辰戌巳亥亦皆然。

卯酉年阳明司天，少阴在泉。
辰戌年太阳司天，太阴在泉。
巳亥年厥阴司天，少阳在泉。

以此推之是也

主气诗

大寒厥阴气之初，春分君火二之隅。
小满少阳为三气，大暑太阴四相呼。
秋分阳明五是位，小雪太阳六之余。

客气诗

子午太阳寒水始，丑未厥阴风木通。
寅申少阴君火初，卯酉太阴湿土是。
辰戌少阳相火光，巳亥阳明燥金主。

此诀乃轮流数去之法，假如子午年，初气太阳，二气厥阴，三气少阴，四气太阴，五气少阳，六气阳明。又如丑未年，初气便是厥阴，二气少阴，三气太阴之类，余仿此。

二十四气七十二候生旺

可推运气盛衰章

立春正月节，斗指艮，土旺木相。
雨水正月中，斗指寅，寅木用事。
惊蛰二月节，斗指甲，甲木用事。
春分二月中，斗指卯，木旺木相。
清明三月节，斗指乙，乙木用事。
谷雨三月中，斗指辰，辰土用事。
立夏四月节，斗指巽，木旺火相。
小满四月中，斗指巳，巳火用事。
芒种五月节，斗指丙，丙火用事。
夏至五月中，斗指午，火旺土相。
小暑六月节，斗指丁，丁火用事。
大暑六月中，斗指未，未土用事。
立秋七月节，斗指坤，土旺金相。
处暑七月中，斗指申，申金用事。
白露八月节，斗指庚，庚金用事。
秋分八月中，斗指酉，金旺金相。
寒露九月节，斗指辛，辛金用事。
霜降九月中，斗指戌，戌土用事。
立冬十月节，斗指乾，金旺水相。
小雪十月中，斗指亥，亥水用事。
大雪十一月节，指壬，壬水用事。
冬至十一月中，指子，水旺土相。
小寒十二月节，指癸，癸水用事。
大寒十二月中，指丑，丑土用事。

以上节气十二，中气十二。每五日为一候，三候为一节气，共节气有二十四，侯有七十二也。

伤寒温病总图

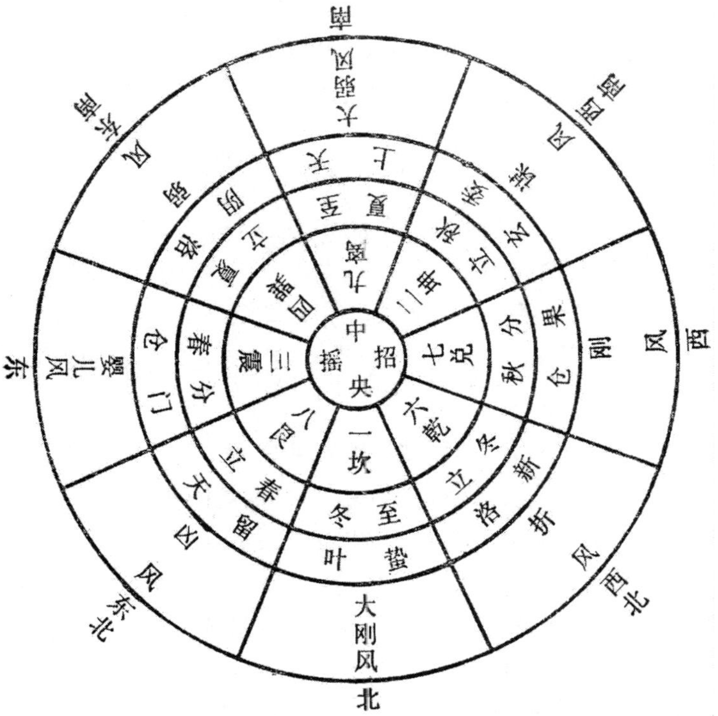

麻黄汤　桂枝汤　葛根汤　炙甘草汤　大小青龙汤　大小柴胡汤　补中益气汤　参苓白术散　真武汤　银翘散　三仁汤　宣痹汤　至宝丹　清营汤　玉女煎加生地元参汤　生脉饮　沙参麦冬汤　紫雪丹　安宫牛黄丸　清暑益气汤　新加香薷饮　桑杏汤　翘荷汤　白虎加苍术汤　陷胸汤　半夏泻心汤　五苓散　吴茱萸汤　清燥救肺汤　建中汤　大小承气汤　附子理中汤　桂枝姜附汤　瓜蒌薤白半夏汤　瓜蒌薤白白酒汤　四逆汤　甘草附子汤　抵挡汤

浅淡中国传统医学之异同

中国是一个历史悠久，地域广阔，四季分明，南北温差很大，民族众多的国家，其地理与气候环境是东南低气温高，西北高气温低。由于民族分布广泛和地理环境以及气候的差异，所以就产生了很多有区域特色的民族医学，除了汉医以外，其中最有特点的为苗医、蒙医和藏医。

苗　医

苗族地处中华大地的西南地区。考古发现，西南地区的许多少数民族，都是在夏商周时期，因战乱而从中原地区迁徙过去的，由于地理环境和文化交流相对闭塞，所以在他们的文化传承当中，始终存在着先民的遗风。

苗族医药也是经过数千年的文化积淀，及无数代人的不断实践积累和潜心研究，而发展起来的一个理论体系较为完备的独立学科。由于苗医从业者的文化水平普遍比较低下，其传授方法又多为口传心授，从而使得苗医在发展和传承过程中，能够始终保持着其原生状态下的理论和临床治疗方法。

在苗医的基础理论当中，其天人合一的健康理念与汉医相同，其万物有灵的思想观念也与汉医相同。如在治疗方法中根据不同的病因，取自然界中与之相克的物质为药来进行治疗的“相克为治”的理论；在治疗用药时取与人体患病部位相似的植物或其中的某一部分，或动物相关的脏器来进行治疗的“以形解形”“以脏治脏”的方法，完全符合汉医的“五行生克”理论和“援物比类”理论。只是汉医在发展过程当中非常重视研究抽象的基础理论，不再强调“以形解形”“以脏治脏”，而在临床实践当中，都在自觉不自觉的应用“以形解形”“以脏治脏”的方法。

苗医的生成学当中说：“万事万物同一理，事物生成共根本。头号重要的是搜媚若，第二是各薄港搜，第三是玛汝务翠，三本缺一不可”，它们是构成事物生成的三大要素。

所谓的“搜媚若”，（“搜”意为生；“媚”意为有；“若”意为力量和能量）就是指任何事物都有其与生俱来的特殊性，或者说力量和能量，也就是遗传基因。如：鸡胆怎么孵也孵不出鸭子来；老虎不管吃多少肉不可能成为野狗，野狗不管吃多少肉也不可能成为老虎一样，各有其“搜媚若”。

所谓的“各薄港搜”，（“各薄”意为基础；“港”意为送；“搜”意为生）是指构成万事万物的物质基础和条件。对于人体而言，就是维持人体生存的水谷精微物质和温度。

所谓的“玛汝务翠”，（“玛汝”意为良好；“务翠”意为事物的内外结构）就是在“各薄港搜”的作用下，所形成的正常、良好、完整的物质构成。如：鸡胆在“各薄港搜”的作用下转化为了雄壮的鸡；老虎的精子和卵结合在“各薄港搜”的作用下成长为健康的老虎一样。

三者之间互为一体，相互资生，相互制约，相互平衡，并且不断变化。这又与汉医当中，天、地、人三者之间的辩证关系，十分的相似。

在苗医的生理学是由三生成学说、五基成物学说、人体构成的基本组成部分、三界学说、九架组学说、交环学说、三肚学说、气血水三要素论、四大筋脉学说、六大关节论、魂魄学说及穴位等十二部分构成。

三生成学说已有阐述，不再赘论。苗医当中的五基成物学说、三界学说、气血水三要素论、魂魄学说和九架组学说，分别与汉医基础理论当中的五行学说、三焦学说、气血津液学说、七情理论以及脏腑理论非常接近，但又有所不同。

如：苗医的五基成物学说认为：光、气、水、土、石这五种元素本身是物质，同时又是构成万事万物的物质基础；而汉医的木、火、土、金、水即包含着五基成物学说的内容，又包含着事物内部所具有的生长化收藏五种功能。

而其交环学说、三肚学说、四大筋脉学说、六大关节学说、人体构成的基本组成部分以及穴位，则与汉医有着要么基本相同，要么明显不同的区别或者说有其独到的见解。

苗医的病因、病机基本与汉医相同，不外乎内因、外因、不内外因三者，而苗医的“毒”学说，则比汉医要丰富多彩，这应该与其自然环境和气候环境有关。

苗医的诊断方法与治疗手段和汉医比较基本相同，所不同的是在苗医当中完整保存了下来的，如：灯火法、拔罐法、履蛋法、佩戴法、刮治法、放血法、熏蒸法、扎针法、睡药床法、抹搽法、外敷法、拍击法、挑刺法、插入法、天灸法塞药法、吹筒法、推拿按摩法等，都曾经在广大的中原地区传承着，可惜的是许多治疗方法正在逐渐遗失。

由于苗族文化不是很发达，使得苗医没有进行系统的整理，从而造成在传承过程中，不同的从业者对苗医基础理论的理解也会不同。不管怎么样，通过现代整理出来的苗医著作，似乎可以使我们能够看到汉医早期的影子。

由于语言表达方式和对医学理解的不同，接受现代西方医学体系教育的人，在整理传统医学时，会自觉不自觉地打上西方医学的烙印。

藏　　医

藏医是中国传统医学当中的一份子，也是世界上仅存的几种仍然具有生命力的传统医学体系之一，至今已有2000多年的发展历史。

西藏地处中华大地的西北边陲，由于历史久远，必然会有其自身的传统文化，同时因为受地理环境影响的缘故，他的文化又会受到来自西部的印度文化和来自中原的汉文化之影响。

关于藏医的起源，藏族人普遍认为与苯教有着十分密切的关系，是苯教的祖师辛饶米沃创造的。而据西藏古代史籍《述臣语录》的记载，藏医药可以追溯到大约公元前一世纪，那时的藏族人民已经在长期的生产生活实践中认识到了某些野菜、野果、动物、矿物，可以解除身体的病痛，并有了“有毒就有药”的认识，懂得了用药可以解毒的道理。后又经过无数医家的不断总结和对外交流，融合了印度医学和汉医学的精华，逐渐形成了现在的藏医学。

天葬是藏族普遍采用的殡葬习俗。在西藏，人死之后要先停尸三天，然后由天葬师将遗体背到山上专设的天葬台，先点火招引秃鹫，再将尸体切成小块，喂食秃鹫，最后连骨头和头颅也要砸碎，拌上糌粑让秃鹫吃光。藏医学当中的解剖学和胚胎学早在公元八世纪以前，就有了详细的描述，这应该和藏医经常能实地观察天葬师肢解人体有很大关系，所以天葬的习俗客观上对藏医学的发展起到了非常重要的作用。

在藏医重要的典籍《四部医典》中，不但说明了人体各个部位及脏腑器官的形态和功能，还分别为它们作了一个形象生动的比喻。如：人的头部像高高在上的屋顶阁楼，而头上的七窍正如同楼上的门窗……双耳放佛屋脊两端的飞檐，头发就像顺次排列的屋瓦等等，这些比喻不仅恰当贴切，而且都取材于藏族人民的日常生活当中，颇具浓郁的藏地特色。

在生理学方面，藏医提了五源学说、三因学说，及七大物质基础和三种排泄物的概念。

五源学说是藏医对宇宙万物的高度总结，认为宇宙是由小五行和大五行构成的，小五行是指木、火、土、金、水；大五行则是指风、火、土、水、空，习惯上被称之为五源。此外，土、水、火、风、空也用来指五大种。

三因学说是指维持生命运动的隆、赤巴、培根三大因素。

所谓的“隆”是指生命活动的动力，相对应于五源中的气或风。人体的呼吸、肢体的运动、血液的循环、五官的感觉、大小便的排泄以及食物的分解和营养的输送等，都是由隆来决定的。

所谓“赤巴”是指生命活动的能量，相对应于五源中的火。其功用在于产生热能并维持体温，增强胃的消化功能，使人知饥渴、能消化、润气色、壮胆量、长智慧。

所谓“培根”是指生命活动中能量的转化，相对应于五源中的水和土。它的主要功能是磨碎食物、增加胃液、促进消化；为人体提供营养和输送体液，以保持水分；同时还能够司味觉，调节人的胖瘦，滋润皮肤，调节睡眠，稳定情绪等等。

这三大因素保持协调时，身体就会呈现出一种健康有序的状态，而一旦其中某一因素发生盛衰，打破了这种协调有序的状态，它就会成为导致疾病的内在原因。

七大物质基础则是指饮食精微、血、肉、脂、骨、骨髓和精，其中饮食精微是形成其他六种物质的基础，在七大物质中最为重要。

三种排泄物就是指大便、小便以及汗液三种人体主要的排泄物。

而对于疾病的产生，藏医首先认为是因为世人无明而引发的贪、嗔、痴三毒造成的三因素失调，三因素失调的主要表现为过盛、虚损和紊乱。其次就是外感、饮食劳逸以及意外伤害。

藏医的诊断与汉医一样，也是通过望、闻、问、切四诊的方法，而其根据尿色诊断疾病的方法独树一帜。

藏医的治疗方法基本与汉医相同，也是采用热病寒之，寒病热之的治疗原则，通过药物或食物的四气五味来治疗疾病。

藏医当中的关于四季养生、饮食养生和性养生理论，却有着独到的见解。

蒙　　医

自古以来，蒙古民族就驰骋在广袤的草原上，过着逐水草而居的游牧生活，由于北方地区非常寒冷，其先祖在放牧和狩猎过程中，经常会用火来抵御严寒和治疗疾病，所以“火疗”是蒙医早期用于医疗的重要内容，如：蒙医在治疗外伤出血不止时用艾灸或烧红的烙铁烙治病患伤口。灸疗就是在火疗和热敷疗法的基础上发展起来的，灸疗的使用远早于其他民族。

马是蒙古族人民的朋友和交通工具，骑马摔伤是常见的致病因素，所以他们在日常生活当中就积累了丰富的治疗骨折的经验。

蒙医的放血疗法与汉医放血疗法在放血量上有很大区别，汉医一般只是用三棱针、粗毫针或小尖刀刺破人体穴位的浅表脉络，放出少量的血液，而蒙医则用特制的放血器械，将体表浅部的脉道切开或穿破，放出适量的瘀血。

蒙医的放血疗法与灸疗、油脂疗法、浴疗、穿刺疗法是蒙医内病外治的五种非药物疗法，是蒙医传统的治疗技术。

舞蹈是蒙古族人民自娱自乐的健身法宝，他们以唱、跳、扭、跃等多姿的舞步和欢畅的曲调，深受青年男女的青睐，在这种欢快的气氛当中，自觉不自觉地就治疗了因精神抑郁所造成的疾病。

用酸马奶和荞麦粉治疗因药物或食物中毒，这是蒙医的一大特色和拿手好戏，同时酸马奶还是蒙古族人民的保健食品。

蒙古人民在长期与疾病做斗争的社会实践当中，不断地总结经验，并广泛地吸收藏医和汉医的理论精华，逐步形成了具有民族独特的医疗科学——蒙医学。

蒙医学在基础理论方面，是把藏医的五源学说、三因学说和七大物质基础与汉医的阴阳五行和脏腑理论融合在一起，用本民族的语言进行了从新的注释。

蒙医的“三根”赫依、希拉、巴达干与藏医的“三因”隆、赤巴、培根，都是指人体进行生命活动所需的能量和基本物质。

蒙医的“七素”是指构成人体和维持生命活动的七种基本物质，即饮食精微、血、肉、脂、骨、骨髓和精液，这与藏医中的七大物质完全相同。

蒙医中的寒热学说与汉医的阴阳学说是完全相同的，只是汉医把寒热这两种现象上升到哲学的高度，用阴阳论述罢了。

蒙医的脏腑理论基本与汉医相同，其中最大的区别是蒙医把五脏归为阳，把六腑归为阴，与汉医相反。

关于疾病侵入人体，蒙医学有“病入六门”之说。认为疾病的发作是以布于皮肤、发于肌肉、入于脉道、渗于骨骼、侵于脏、落于腑的程序进入人体而发生病变的，这与伤寒的六经传变有异曲同工之处。

通过以上简单分析不难看出，由于地域的差异、文化的差异以及语言表达方式的不同，中医体系当中的汉医、苗医、藏医、蒙医除了对人体的生理功能和发病机理存在着认知上的不同以外，而在病因、诊断、治疗、用药，以及药物炮制等方面基本是相同的，即便是存在不同也只是单纯技术方面的问题，不存在原则上的差异。

2011 年 5 月 24 日于北京西山枫林